MANUAL WASHINGTON®
DE ESPECIALIDADES CLÍNICAS

Enfermedades infecciosas

TERCERA EDICIÓN

MANUAL WASHINGTON®
DE ESPECIALIDADES CLÍNICAS

Enfermedades infecciosas

TERCERA EDICIÓN

Editores

Nigar Kirmani, MD

Professor of Medicine
Division of Infectious Diseases
Department of Internal Medicine
Washington University School of Medicine
St. Louis, Missouri

Michael J. Durkin, MD

Assistant Professor of Medicine
Division of Infectious Diseases
Department of Internal Medicine
Washington University School of Medicine
St. Louis, Missouri

Stephen Y. Liang, MD

Assistant Professor of Medicine
Divisions of Infectious Diseases and
    Emergency Medicine
Department of Internal Medicine
Washington University School of Medicine
St. Louis, Missouri

Editores de la serie

Thomas M. Ciesielski, MD

Assistant Professor of Medicine
Associate Program Director
Division of Medical Education, Department
    of Medicine
Washington University School of Medicine
St. Louis, Missouri

Thomas M. De Fer, MD, FACP

Executive Editor
Professor of Medicine
Associate Dean for Medical Student
    Education
Division of Medical Education, Department
    of Medicine
Washington University School of Medicine
St. Louis, Missouri

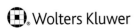. Wolters Kluwer

Philadelphia · Baltimore · New York · London
Buenos Aires · Hong Kong · Sydney · Tokyo

Av. Carrilet, 3, 9.ª planta, Edificio D
Ciutat de la Justícia
08902 L'Hospitalet de Llobregat
Barcelona (España)
Tel.: 93 344 47 18
Fax: 93 344 47 16
Correo electrónico: consultas@wolterskluwer.com

Revisión científica:
Dr. Eduardo Becerril Vargas
Jefe del Laboratorio de Microbiología Clínica del Instituto Nacional de Enfermedades Respiratorias (INER)
Médico Adscrito al Servicio de Infectología de Adultos en el Centro Médico Nacional La Raza

Dra. Ana Isabel Burguete García
Jefe de Departamento Epidemiología Genética e Infecciones
Investigadora en Ciencias Médicas "E"
Investigadora Nacional, SNI II
CISEI, INSP

Dra. Pamela Garciadiego Fossas
Infectología/VIH
Centro Médico ABC

Traducción:
Pilar Obón León

Dirección editorial: Carlos Mendoza
Editor de desarrollo: María Teresa Zapata
Gerente de mercadotecnia: Simon Kears
Cuidado de la edición: Teresa Parra Villafaña
Maquetación: Punto 5 Diseño, Margarito Sánchez Cabrera y Silvia Plata Garibo
Adaptación de portada: Jesús Esteban Mendoza
Impresión: C&C Offset/Impreso en China

CCS0620

Dedicatoria

Para nuestras familias, sin cuya paciencia, aliento y múltiples sacrificios, esta obra no hubiese sido posible.

—Nigar Kirmani, Michael J. Durkin, Stephen Y. Liang

En memoria

Estamos eternamente agradecidos con Gerald Medoff, MD, antiguo jefe de la División de Enfermedades Infecciosas en la Washington University School of Medicine, quien falleció poco antes de la publicación de este libro. Fue un extraordinario médico, científico y profesor, que enseñó a generaciones de estudiantes de enfermedades infecciosas para empujar los límites del conocimiento actual. Él nos enseñó a todos a cuidar a los pacientes con respeto y compasión.

Colaboradores

Abdullah Aljorayid, MD
Clinical Fellow
Division of Infectious Diseases
Department of Internal Medicine
Washington University School of Medicine
St. Louis, Missouri

Merilda Blanco, MD
Assistant Professor of Medicine
Division of Infectious Diseases
Department of Internal Medicine
Washington University School of Medicine
St. Louis, Missouri

Philip Budge, MD
Assistant Professor of Medicine
Division of Infectious Diseases
Department of Internal Medicine
Washington University School of Medicine
St. Louis, Missouri

Juan J. Calix, MD
Clinical Fellow
Division of Infectious Diseases
Department of Internal Medicine
Washington University School of Medicine
St. Louis, Missouri

Abigail L. Carlson, MD
Instructor in Medicine
Division of Infectious Diseases
Department of Internal Medicine
Washington University School of Medicine
St. Louis, Missouri

Maren Cowley, MD
Pharmacy Resident, Infectious Diseases
Barnes-Jewish Hospital
St. Louis, Missouri

Michael J. Durkin, MD
Assistant Professor of Medicine
Division of Infectious Diseases
Department of Internal Medicine
Washington University School of Medicine
St. Louis, Missouri

Gerome Escota, MD
Assistant Professor of Medicine
Division of Infectious Diseases
Department of Internal Medicine
Washington University School of Medicine
St. Louis, Missouri

Ige George, MD
Assistant Professor of Medicine
Division of Infectious Diseases
Department of Internal Medicine
Washington University School of Medicine
St. Louis, Missouri

Yasir Hamad, MD
Assistant Professor of Medicine
Division of Infectious Diseases
Department of Internal Medicine
Washington University School of Medicine
St. Louis, Missouri

Jeffrey P. Henderson, MD
Associate Professor of Medicine
Division of Infectious Diseases
Department of Internal Medicine
Washington University School of Medicine
St. Louis, Missouri

Matifadza Hlatshwayo, MD
Clinical Fellow
Division of Infectious Diseases
Department of Internal Medicine
Washington University School of Medicine
St. Louis, Missouri

Kevin Hsueh, MD
Assistant Professor of Medicine
Division of Infectious Diseases
Department of Internal Medicine
Washington University School of Medicine
St. Louis, Missouri

Nigar Kirmani, MD
Professor of Medicine
Division of Infectious Diseases
Department of Internal Medicine
Washington University School of Medicine
St. Louis, Missouri

Robyn S. Klein, MD
Professor of Medicine
Division of Infectious Diseases
Department of Internal Medicine
Washington University School of Medicine
St. Louis, Missouri

F. Matthew Kuhlmann, MD
Assistant Professor of Medicine
Division of Infectious Diseases
Department of Internal Medicine
Washington University School of Medicine
St. Louis, Missouri

Jennie H. Kwon, MD
Assistant Professor of Medicine
Division of Infectious Diseases
Department of Internal Medicine
Washington University School of Medicine
St. Louis, Missouri

Michael A. Lane, MD
Assistant Professor of Medicine
Division of Infectious Diseases
Department of Internal Medicine
Washington University School of Medicine
St. Louis, Missouri

Steven J. Lawrence, MD
Associate Professor of Medicine
Division of Infectious Diseases
Department of Internal Medicine
Washington University School of Medicine
St. Louis, Missouri

Stephen Y. Liang, MD
Assistant Professor of Medicine
Division of Infectious Diseases
Divisions of Infectious Diseases and
    Emergency Medicine
Washington University School of Medicine
St. Louis, Missouri

Darrell McBride, MD
Clinical Fellow
Division of Infectious Diseases
Department of Internal Medicine
Washington University School of Medicine
St. Louis, Missouri

Carlos Mejia-Chew, MD
Clinical Fellow
Division of Infectious Diseases
Department of Internal Medicine
Washington University School of Medicine
St. Louis, Missouri

Caline S. Mattar, MD
Assistant Professor of Medicine
Division of Infectious Diseases
Department of Internal Medicine
Washington University School of Medicine
St. Louis, Missouri

Lemuel B. Non, MD
Assistant Professor of Medicine
Division of Infectious Diseases
Department of Internal Medicine
Washington University School of Medicine
St. Louis, Missouri

Jane O'Halloran, MD
Clinical Fellow
Division of Infectious Diseases
Department of Internal Medicine
Washington University School of Medicine
St. Louis, Missouri

Anupam Pande, MD
Assistant Professor of Medicine
Division of Infectious Diseases
Department of Internal Medicine
Washington University School of Medicine
St. Louis, Missouri

Shadi Parsaei, DO
Clinician, Infectious Diseases
Norton Hospital
Louisville, Kentucky

Rachel Presti, MD
Assistant Professor of Medicine
Division of Infectious Diseases
Department of Internal Medicine
Washington University School of Medicine
St. Louis, Missouri

Krunal Raval, MD
Clinical Fellow
Division of Infectious Diseases
Washington University School of Medicine
St. Louis, Missouri

Hilary Reno, MD
Assistant Professor of Medicine
Division of Infectious Diseases
Department of Internal Medicine
Washington University School of Medicine
St. Louis, Missouri

David J. Ritchie, PharMD
Clinical Pharmacist, Infectious Diseases
Barnes-Jewish Hospital
Professor of Pharmacy Practice
St. Louis College of Pharmacy
St. Louis, Missouri

Mohammad J. Saeed, MD
Instructor in Medicine
Division of Infectious Diseases
Department of Internal Medicine
Washington University

Andrej Spec, MD
Assistant Professor of Medicine
Division of Infectious Diseases
Department of Internal Medicine
Washington University School of Medicine
St. Louis, Missouri

Michael Tang, MD
Instructor in Medicine
Division of Hospital Medicine
Washington University School of Medicine
St. Louis, Missouri

Derek Yee, MD
Instructor in Medicine
Division of Hospital Diseases
Department of Internal Medicine
Washington University School of Medicine
St. Louis, Missouri

Nota de la directora

Es un placer presentar la nueva edición de *Manual Washington® de especialidades clínicas. Enfermedades infecciosas*. Este libro de bolsillo aún es la referencia principal para estudiantes de medicina, internos, residentes y otros practicantes que necesitan tener un acceso rápido a información clínica práctica para diagnosticar y tratar a pacientes que presentan una amplia variedad de enfermedades infecciosas. Estos padecimientos siguen siendo causas principales de morbilidad y mortalidad en todo el mundo. Patógenos nuevos y emergentes, y el aumento en la resistencia a los fármacos antimicrobianos, han planteado nuevos retos en muchos centros del cuidado de la salud. El conocimiento médico en torno a la patogénesis microbiana, las interacciones huésped-patógeno y los mecanismos de la resistencia farmacológica ha crecido en forma dramática. También se han registrado avances significativos en las pruebas diagnósticas moleculares rápidas para enfermedades infecciosas, así como nuevas estrategias terapéuticas y preventivas. El sorprendente ritmo de los descubrimientos científicos en el área de las enfermedades infecciosas crea un reto para los médicos, quienes deben mantenerse al tanto de los descubrimientos biomédicos y las nuevas terapias que pueden impactar de manera positiva los desenlaces para los pacientes. Este manual aborda este reto al proveer en forma concisa y práctica información científica actual a los médicos para ayudarlos con el diagnóstico, la investigación y el tratamiento de las enfermedades infecciosas.

Quiero agradecer a título personal a los autores, residentes, miembros y asistentes a la *Washington University School of Medicine* y al *Barnes-Jewish Hospital*. Su compromiso con la atención al paciente y la educación es insuperable, y sus esfuerzos y destreza en compilar este manual son evidentes en la calidad del producto final. Quisiera reconocer en particular a nuestros editores, Dres. Nigar Kirmani, Michael J. Durkin y Stephen Y. Liang, y a los editores de la serie, Dres. Tom De Fer y Thomas Ciesielski, quienes han trabajado de forma incansable para producir otra extraordinaria edición de este manual. También quiero agradecer al Dr. Melvin Blanchard, Jefe de la División de Educación Médica en el Departamento de Medicina de la *Washington University School of Medicine*, por su guía y consejo. Creo que este manual de subespecialidad cumplirá su meta deseada de proporcionar conocimiento práctico que puede aplicarse directo al pie del lecho del enfermo y en entornos ambulatorios para mejorar la atención al paciente.

Victoria J. Fraser, MD
Adolphus Busch Professor
Chair of the Department of Medicine
Washington University School of Medicine

Prefacio

E stamos encantados de presentar la tercera edición del *Manual Washington®️ de especialidades clínicas. Enfermedades infecciosas*. Los capítulos han recibido la contribución sobre todo de los profesores y miembros de la División de Enfermedades Infecciosas en el Departamento de Medicina Interna de la *Washington University School of Medicine* en St. Louis. En esta edición, hemos añadido capítulos sobre la optimización antimicrobiana, los arbovirus y las fiebres hemorrágicas, y hemos actualizado el contenido en todos los demás capítulos.

El campo de las enfermedades infecciosas es excitante y está en constante evolución. Incluso desde la publicación de la última edición de este manual, han surgido nuevas enfermedades, nuevos métodos de diagnóstico y nuevos desafíos en el tratamiento con el desarrollo de organismos resistentes a múltiples fármacos. Existe una continua necesidad de especialistas para este campo. Los especialistas en enfermedades infecciosas tratan pacientes de todas las edades, lidian con todos los sistemas de órganos, y colaboran con casi todas las otras especialidades y subespecialidades médicas. Ningún caso es igual en una enfermedad infecciosa, así que no hay un abordaje de "libro de recetas" a estos problemas. Esto hace que cada caso sea intrigante, e incluso los casos más mundanos tienen su atractivo. Esperamos que este manual estimule entre sus lectores el interés en las enfermedades infecciosas y los inspire a seguir una carrera en esta especialidad.

Este manual complementa al *Washington Manual of Medical Therapeutics* al proporcionar una cobertura más profunda de las enfermedades infecciosas. Nos hemos enfocado en aportar una guía fácil de seguir para el diagnóstico y tratamiento de las enfermedades infecciosas que tienen más probabilidades de ser vistas en los consultorios de medicina general privados y de los hospitales. Los padecimientos están organizados sobre todo por sistema de órganos para facilitar la generación de un diagnóstico diferencial útil con base en la presentación de un paciente. Al proporcionar una guía práctica a los problemas comunes, el manual sirve no como un libro de texto extenso, sino más bien como una referencia rápida que puede mantenerse a la mano en los pabellones hospitalarios.

Debe resaltarse que la información de la dosificación que aparece en el texto asume que existe una función renal normal, a menos que se indique lo contrario. La información de la dosificación para la disfunción renal está disponible en un capítulo dedicado a los fármacos antimicrobianos.

Quisiéramos agradecer de manera especial a Katie Sharp por su gran ayuda en mantener el proyecto organizado y avanzando. Este libro no hubiese sido posible sin ella. También queremos agradecer al Dr. Tom De Fer del Departamento de Medicina por su guía editorial, y al Dr. Thomas Ciesielski por revisar todos y cada uno de los capítulos. Por último, queremos reconocer al Dr. William G. Powderly, al profesor J. William Campbell del Departamento de Medicina y co-jefe de la División de enfermedades infecciosas, y a la Dra. Victoria Fraser, Profesora Adolphus Busch y Directora del Departamento de medicina, por su liderazgo, orientación y apoyo incondicional.

N.K.
M.J.D.
S.Y.L.

Contenido

Abordaje de la consulta de enfermedades infecciosas

1

Stephen Y. Liang, Michael J. Durkin
y Nigar Kirmani

EL VALOR DE LA CONSULTA DE ENFERMEDADES INFECCIOSAS

La consulta de enfermedades infecciosas se asocia con cuidados de alta calidad. El valor de esta consulta se ha determinado a partir de estudios que demuestran una reducción en la mortalidad debida a diferentes factores, incluyendo bacteriemia por *Staphylococcus aureus*,[1] infecciones asociadas con trasplantes de órgano sólido,[2] infecciones debidas a patógenos resistentes a múltiples fármacos,[3] infecciones criptocócicas[4] y *candidemia*.[5] Es probable que tales beneficios se deriven de una mejor adherencia a directrices de la práctica clínica basadas en la evidencia.[4,5] Los médicos que tratan las enfermedades infecciosas también se inclinan a prescribir los antibióticos más apropiados y a reducir su uso general en los hospitales.[6] Los autores creen que al seguir los enfoques descritos en este capítulo se puede proporcionar a los pacientes un cuidado extraordinario y de alta calidad y, a la vez, comunicarse efectivamente con los colegas.

PRINCIPIOS GENERALES

- El principal reto en la consulta de enfermedades infecciosas es establecer el alcance de la subespecialidad. Las manifestaciones clínicas de dichas enfermedades pueden afectar múltiples órganos y sistemas, y expandirse a través de un amplio rango de disciplinas médicas y quirúrgicas. La consulta de enfermedades infecciosas requiere una evaluación exhaustiva, procesos ordenados y estructurados, así como la capacidad de considerar de manera adecuada los diagnósticos menos frecuentes, aunque siempre significativos.
- **Se distinguen cuatro categorías generales de consultas de enfermedades infecciosas:**
  ○ Los **dilemas diagnósticos** son, con mucho, el tipo de consulta más problemático: se trata de consultas en donde el diagnóstico aún es por exclusión (p. ej., la fiebre de origen desconocido). Resultan esenciales la evaluación minuciosa y una detallada historia clínica que describa las potenciales exposiciones del paciente.
  ○ El **abordaje terapéutico** se relaciona con el tratamiento de una infección específica vinculada al cuidado integral, por ejemplo, en el caso de la infección de un implante articular.
  ○ El **manejo antibiótico** asegura la elección, dosis y duración adecuadas de los antibióticos utilizados contra una determinada infección.
  ○ La **salud ocupacional y la prevención de infecciones** velan por la salud de los trabajadores, pacientes y visitantes en las instalaciones de asistencia sanitaria.
- **Los diez mandamientos de la consulta eficaz.** Establecidas en 1983 y modificadas en 2007, las siguientes pautas ofrecen el marco adecuado para proporcionar al paciente una asistencia eficaz y favorecer la comunicación idónea con los médicos que solicitan información.[7,8] El conocimiento de las expectativas específicas de estos últimos permite abordar los problemas que dan lugar a la consulta. Es importante recordar siempre que un médico solicita un servicio por parte de un consultor especializado al igual que un consumidor compra los productos de un proveedor.
  ○ **Determine cómo es su cliente.** ¿Está proporcionando medios de **tratamiento** a un cirujano u **orientación** a un internista? ¿A qué pregunta(s) específica(s) se debe dar respuesta?
  ○ **Establezca el grado de urgencia.** ¿Cuál es el grado de rapidez con el que el paciente debe ser examinado? Varias enfermedades infecciosas (p. ej., la fascitis necrosante o el paludismo cerebral) requieren una consulta urgente para establecer el tratamiento idóneo.

○ **Compruebe los detalles por sí mismo.** Aunque no es necesario repetir cada uno de los detalles por escrito en la consulta del médico solicitante, siempre debe confirmar los más importantes.

○ **Sea breve.** Escriba de manera concisa las valoraciones que expliquen su justificación.

○ **Sea específico y moderado.** Escriba planes claros. Preste ayuda para ejecutarlos cuando se le solicite, lo cual incluye escribir órdenes y obtener información de hospitales o departamentos de salud.

○ **Proporcione planes en caso de emergencias.** Determine posibles problemas y ayude para su solución. Dé su información de contacto permanente que permita abordar estos problemas cuando surjan.

○ **Determine el nivel adecuado de atención.** ¿En qué medida debe intervenir en la prescripción de indicaciones y el dictamen de asistencia al paciente? Este aspecto ha de tratarse con el médico solicitante durante las conversaciones iniciales.

○ **Instruya con tacto y sentido práctico.** Aporte materiales formativos o análisis apropiados.

○ **Hablar es esencial.** Llame al médico siempre que sea necesario para darle sus recomendaciones.

○ **Efectúe un seguimiento diario.** Siempre proporcione notas escritas/electrónicas hasta que los problemas hayan desaparecido, según su propio criterio y el del médico que efectúa la consulta. Garantice el seguimiento a largo plazo cuando sea pertinente.

• **Consulta "informal".** Con frecuencia los médicos que requieren información solicitan opiniones basadas en una conversación limitada. Estas consultas "informales" se consideran una cortesía y favorecen la relación entre colegas. En una consulta informal, siempre se debe hablar en términos generales, evitando recomendaciones categóricas. A menudo se omiten de manera involuntaria detalles importantes del historial, limitando con ello la capacidad de asesoramiento preciso. Estas son algunas directrices generales aplicables a las consultas informales.

○ **Consultas informales adecuadas**
  ▪ Dosis o duración de la administración de antibióticos en infecciones simples
  ▪ Elección de antibióticos en infecciones simples

○ **Consultas informales no adecuadas**
  ▪ Problemas complejos relacionados con el paciente
  ▪ Incertidumbre en lo que respecta a la pregunta formulada por el médico solicitante
  ▪ Infecciones por organismos en extremo resistentes o poco frecuentes, o del torrente sanguíneo

• **Motivos de consulta del paciente.** Numerosos pacientes pueden considerar que hacer preguntas adicionales es reiterativo o improcedente. A menudo, una completa revisión de la historia clínica escrita, seguida de consultas que favorezcan la empatía con el paciente, mejoran el vínculo con él. Estas indicaciones pueden ser útiles para aliviar sus temores:

○ Indique al paciente que le va a atender por indicación de su médico de cabecera y que cooperará con él para ofrecerle la mejor asistencia posible.

○ Considere la posibilidad de indicar al paciente que revisó su historia clínica y desea realizar preguntas adicionales antes de concretar una opinión sobre su atención médica.

○ Pida al paciente que confirme su breve conocimiento de sus antecedentes y aporte la información adicional que considere pertinente. Tras la conversación inicial pueden plantearse preguntas acerca de los antecedentes de la afectación del paciente.

○ No contradiga de manera directa las medidas de atención del médico de cabecera. Quizá las razones para seguir un plan de asistencia específico no sean fáciles de entrever en el momento de la cita con el paciente y deban ser precisadas, junto con el médico solicitante, antes de establecer cambios.

ESTRUCTURA DE LAS ANOTACIONES DE CONSULTA

• Las anotaciones de consulta se redactan de forma similar a las de la historia clínica inicial y la exploración física, complementadas con detalles únicos a la epidemiología y la presentación clínica de las enfermedades infecciosas.

- **Enfermedad actual (EA).** Realice una revisión completa de la enfermedad actual del paciente (inicio, gravedad, duración, localización, etc.) y de la evolución hospitalaria. Debe incluir los detalles específicos sobre hallazgos positivos o negativos registrados en la revisión de sistemas, los antecedentes médicos/quirúrgicos y los familiares y sociales.
- **Interrogatorio por aparatos y sistemas.** Procure ser minucioso al caracterizar la presencia o ausencia de signos y síntomas de la enfermedad. En las primeras consultas los pacientes pueden olvidar detalles significativos que aportan información adicional sobre los posibles diagnósticos.
- **Antecedentes personales patológicos**
  - Proporcione los detalles específicos en la documentación referida a la EA y la información adicional que complemente el conjunto de las anotaciones de consulta.
  - Identifique y caracterice inmunodepresión asociada con enfermedades o medicamentos.
  - Cree una línea de tiempo de cirugías relevantes y hallazgos relacionados con infecciones.
  - Recapitule el historial de vacunas que pueden modificar el riesgo de infección de un paciente.
- **Medicamentos**
  - Especifique todos los antibióticos que el paciente ha recibido en los últimos meses, incluyendo dosis, duración y cualquier nivel de fármaco obtenido.
  - Registre todos los fármacos inmunodepresores utilizados.
  - Ponga atención en los fármacos que interactúen con los antimicrobianos, en especial la warfarina.
- **Alergias.** Anote los fármacos y describa el tipo de reacción que produjeron (p. ej., exantema, intolerancia gastrointestinal, anafilaxia), con particular atención a los antibióticos.
- **Antecedentes personales no patológicos**
  - Muchos comportamientos pueden poner a los pacientes en riesgo para infecciones específicas. Una historia de exposiciones detallada es uno de los puntos principales de la consulta de enfermedades infecciosas (tabla 1-1).
  - **Exposiciones a animales.** ¿El paciente ha tenido contacto con animales domésticos o salvajes asociados con zoonosis específicas?
  - **Exposiciones laborales.** ¿Qué tipo de trabajos ha tenido el paciente?, ¿alguno de ellos involucra la exposición a agentes potencialmente infecciosos o tóxicos?
  - **Antecedentes de viajes.** ¿El paciente ha viajado a un área conocida como endémica de infecciones, incluso dentro de su país? Cualquier viaje que haya realizado puede ser importante.
  - **Pasatiempos.** ¿En qué tipo de actividades recreativas le gusta participar al paciente?, ¿alguna de ellas involucra exposiciones ambientales?
  - **Antecedentes sexuales.** El número y género de las parejas sexuales, la naturaleza del contacto, el uso de anticonceptivos de barrera y una historia previa de infecciones de transmisión sexual son factores importantes al evaluar el riesgo de infecciones específicas.
  - **Consumo de sustancias ilegales.** ¿Qué sustancias ha usado el paciente y por qué vía?
  - **Entorno vital.** ¿En qué región geográfica reside el paciente? ¿Tiene un hogar estable o carece de vivienda? ¿Vive en un entorno urbano o rural? ¿Ha estado en la cárcel?
- **Exploración física.** Un examen detallado puede proporcionar pistas adicionales sobre la causa de una enfermedad o de complicaciones derivadas de intervenciones médicas practicadas al paciente. Los exámenes dermatológicos, orales, oculares y de ganglios linfáticos son en particular importantes. Los exantemas son altamente indicativos de infecciones específicas o de toxicidades por antibióticos. Las descripciones detalladas de las lesiones infectadas aún son esenciales.
- **Datos de laboratorio e imagenología**
  - Preste atención a las tendencias en los datos de laboratorio. Busque neutropenia y linfopenia. En el caso de pacientes que han recibido antibióticos a largo plazo, una nueva prueba anormal de la función renal hepática puede ser indicativa de toxicidad medicamentosa.
  - Observe los detalles específicos en los datos de cultivos microbiológicos, tanto positivos como negativos, incluidos el sitio corporal, la fecha y hora de la recolección, y cualquier microorganismo aislado junto con su perfil de sensibilidad antibiótica.

| TABLA 1-1 | PREGUNTAS IMPORTANTES RELACIONADAS CON LOS ANTECEDENTES SOCIALES, Y SU ASOCIACIÓN CON INFECCIONES ESPECÍFICAS |

Exposición a animales

¿Tiene mascota?	Aves	*Chlamydophila psittaci* (psitacosis)
	Gatos	*Bartonella henselae* (enfermedad por arañazo de gato)
		Coxiella burnetii (fiebre Q)
		Pasteurella multocida
		Toxocara cati
		Toxoplasma gondii (toxoplasmosis)
	Perros	*Capnocytophaga canimorsus*
		Pasteurella multocida
		Toxocara canis
	Reptiles	*Salmonella* spp. (salmonelosis)
	Peces	*Mycobacterium marinum* (granuloma de las piscinas)
¿Ha sido mordido por un animal?	Murciélagos, perros domésticos y animales silvestres carnívoros	Rabia
	Monos	Virus del herpes B
¿Caza usted?	Desollar conejos	*Francisella tularensis* (tularemia)
	Comer carne salvaje poco cocida	*Trichinella spiralis* (triquinosis)
	Exposición a garrapatas	*Rickettsia rickettsii* (fiebre maculosa de las Montañas Rocosas)
		Francisella tularensis (tularemia)
		Anaplasma phagocytophilum (anaplasmosis)
		Babesia microti (babesiosis)
		Borrelia burgdorferi (enfermedad de Lyme)
		Ehrlichia chaffeensis (erquiliosis)

Exposiciones laborales

¿Cuál es su ocupación?	Granjeros, veterinarios y trabajadores del rastro	*Brucella melitensis*
		Coxiella burnetii
	Trabajadores de la construcción	*Blastomyces dermatitidis* (blastomicosis, suelo húmedo)
		Histoplasma capsulatum (histoplasmosis, suelo contaminado)
		Leptospira spp. (leptospirosis, exposición a orina de rata)
	Industria de la pesca	*Erysipelothrix rhusiopathiae* (erisipeloide)

TABLA 1-1	**PREGUNTAS IMPORTANTES RELACIONADAS CON LOS ANTECEDENTES SOCIALES, Y SU ASOCIACIÓN CON INFECCIONES ESPECÍFICAS (CONTINÚA)**

Antecedentes de viajes

¿Qué áreas de Estados Unidos ha visitado?	Región sudoccidental	*Coccidioides immitis* (coccidioidomicosis)
	Ohio y valles del río Mississippi	*Blastomyces dermatitidis* (blastomicosis)
		Histoplasma capsulatum (histoplasmosis)
	Regiones sudoriental y sudcentral	*Ehrlichia* spp. (erliquiosis)
	Regiones noroeste y oeste medio superior	*Borrelia burgdorferi* (enfermedad de Lyme)
		Babesia microti (babesiosis)
¿Ha hecho viajes internacionales?	África, Asia, partes de Centro y Sudamérica	*Plasmodium* spp. (paludismo)
		Virus del dengue (fiebre del dengue)
		Salmonella typhi (fiebre tifoidea)
	Brasil	Virus de la fiebre amarilla
	América Latina	*Trypanosoma cruzi* (enfermedad de Chagas)
		Virus Zika
		Paracoccidioides brasiliensis (paracoccidioidomicosis)
	Norte de Australia/Sudeste de Asia	*Burkholderia pseudomallei* (melioidosis)
Tipo de viaje	Crucero	Norovirus

Pasatiempos

¿Cuáles son sus pasatiempos?	Jardinería	*Aspergillus* spp. (abono)
		Sporothrix schenckii (esporotricosis, espinas de las rosas)
	Espeleología	*Histoplasma capsulatum* (histoplasmosis)
	Deportes acuáticos	*Naegleria fowleri* (meningoencefalitis amebiana primaria, agua tibia)
		Leptospira spp. (leptospirosis)

Exposiciones sexuales

¿Es usted sexualmente activo?	Úlcera peneana dolorosa	*Haemophilus ducreyi* (chancroide)
		Virus del herpes simple

(Continúa)

TABLA 1-1	PREGUNTAS IMPORTANTES RELACIONADAS CON LOS ANTECEDENTES SOCIALES, Y SU ASOCIACIÓN CON INFECCIONES ESPECÍFICAS (CONTINÚA)	
	Úlcera peneana indolora	*Treponema pallidum* (sífilis)
		Klebsiella granulomatis (granuloma inguinal, conocido también como donovanosis)
		Chlamydia trachomatis L1, L3, L3 serovares (linfogranuloma venéreo)
	Descarga vaginal/uretral	*Chlamydia trachomatis*
		Neisseria gonorrhoeae
	Virus sanguíneos	VIH
		Virus de la hepatitis B
		Virus de la hepatitis C
Consumo de sustancias ilegales		
¿Alguna vez se ha inyectado sustancias ilegales?	Virus sanguíneos	VIH
		Virus de la hepatitis B
		Virus de la hepatitis C
	Heroína alquitrán negro	*Clostridium botulinum* (botulismo)
		Clostridium tetani (tétanos)
Entorno vital		
¿En dónde vive?	Área rural	*Coxiella burnetii* (fiebre Q, contacto directo con animales)
¿De dónde viene su suministro de agua?	Agua de pozo	Virus de la hepatitis A
		Giardia lamblia (giardiasis)
		Campylobacter jejuni
		Escherichia coli
		Shigella spp. (shigelosis, disentería)
		Salmonella spp. (salmonelosis)
		Cryptosporidium spp. (criptosporidiosis)

Cortesía de Jane O'Halloran. Washington University School of Medicine, St. Louis, MO.

○ La discusión y revisión individualizadas de los especímenes microbiológicos o patológicos con un microbiólogo clínico o un patólogo cuando resulte indicado pueden proporcionar percepciones invaluables sobre el proceso de la enfermedad. De igual manera, la revisión de la imagenología con un radiólogo a menudo puede ayudar a afinar y estrechar el diagnóstico diferencial radiográfico.

○ Cuando estén disponibles, los datos históricos de laboratorio (p. ej., cultivos microbiológicos pasados, serologías específicas de los organismos) pueden brindar un contexto importante para entender la condición actual del paciente.

- **Valoración y plan**
  - Resuma el caso.
  - Indique sus recomendaciones en un formato fácil de leer, y describa su razonamiento para dichas recomendaciones.
  - Incluya los pasos siguientes y los planes de contingencia.
  - Comunique su valoración directamente al médico solicitante.

REFERENCIAS

1. Honda H, Krauss MJ, Jones JC, et al. The value of infectious diseases consultation in *Staphylococcus aureus* bacteremia. *Am J Med*. 2010;123:631-637.
2. Hamandi B, Husain S, Humar A, Papadimitropoulos EA. Impact of infectious disease consultation on the clinical and economic outcomes of solid organ transplant recipients admitted for infectious complications. *Clin Infect Dis*. 2014;59:1074-1082.
3. Burnham JP, Olsen MA, Stwalley D, et al. Infectious diseases consultation reduces 30-day and 1-year all-cause mortality for multidrug-resistant organism infections. *Open Forum Infect Dis*. 2018;5(3):ofy026.
4. Spec A, Olsen MA, Raval K, Powderly WG. Impact of infectious diseases consultation on mortality of cryptococcal infection in patients without HIV. *Clin Infect Dis*. 2017;64:558-564.
5. Mejia C, Kronen R, Lin C, et al. Impact of infectious diseases consultation on mortality in patients with candidemia. *Open Forum Infect Dis*. 2017;4(suppl_1):S52.
6. Pulcini C, Botelho-Nevers E, Dyar OJ, Harbarth S. The impact of infectious disease specialists on antibiotic prescribing in hospitals. *Clin Microbiol Infect*. 2014;20:963-972.
7. Goldman L, Lee T, Rudd P. Ten commandments for effective consultations. *Arch Intern Med*. 1983;143:1753-1755.
8. Salerno SM, Hurst FP, Halvorson S, Mercado DL. Principles of effective consultation: an update for the 21st-century consultant. *Arch Intern Med*. 2007;167:271-275.

Paciente febril agudo y sepsis

Yasir Hamad y Stephen Y. Liang

2

Abordaje del paciente febril agudo

PRINCIPIOS GENERALES

Definición

- La fiebre es definida como la temperatura corporal de $\geq$ 38 °C. La evidencia científica reciente indica que el límite de la temperatura es de $\geq$ 37.2 °C a primera hora y en sujetos sanos de 37.7 °C; sin embargo, existe una importante variabilidad entre individuos.[1]
- La respuesta febril en los adultos mayores está disminuida, por lo que algunos autores han establecido una definición de fiebre en esta población: fiebre se define como una temperatura oral persistente $\geq$ 37.2 °C, temperatura rectal $\geq$ 37.5 °C o aumento de la temperatura de $\geq$ 1.3 °C respecto al nivel basal.
- Las temperaturas orales suelen ser de 0.4 °C comparadas con las rectales.

Etiología

- Múltiples son las causas infecciosas de fiebre que duran menos de 2 semanas y varían desde infecciones virales de resolución espontánea hasta infecciones bacterianas graves. El diagnóstico diferencial se articula en buena medida sobre la historia clínica y la exploración física. Las fiebres de origen desconocido que duran más de 3 semanas se tratan en el capítulo 3.
- Entre las causas no infecciosas de fiebre se incluyen los trastornos neoplásicos, reumatológicos, endocrinos, tromboembólicos y los relacionados con medicamentos.
- Aunque la hiperpirexia (> 41.5 °C) se registra en diversas infecciones graves, es más común en la hemorragia del sistema nervioso central.
- La **hipertermia** es una entidad diferenciada, distinta de la fiebre, que puede ser consecuencia de factores ambientales, trastornos endocrinos (hipertiroidismo) o uso de ciertos medicamentos (p. ej., anestésicos, neurolépticos o sustancias recreativas).

Fisiopatología

- La termorregulación es mediada por el hipotálamo.
- Ciertos pirógenos exógenos (p. ej., microbios, toxinas) inducen la liberación de citocinas endógenas por macrófagos huésped y otras células fagocíticas, (p. ej., interleucina [IL]-1, IL-6, factor de necrosis tumoral [TNF]-α, interferones).
- Estos pirógenos endógenos modulan una respuesta de la fase aguda inflamatoria y favorecen la síntesis de prostaglandina E2 (PGE2). Se cree que la PGE2 actúa sobre el hipotálamo, lo que precipita una elevación de la temperatura corporal.

DIAGNÓSTICO

Presentación clínica

Historia clínica

- **Precise cuál es la definición de "fiebre" del paciente** y establezca si es subjetiva, táctil o medida y, en este caso, por qué medio. Especifique la magnitud, duración y constancia de la fiebre.

9

- **Establezca una línea de tiempo de todos los síntomas** en relación con el inicio de la fiebre. Aunque en muchos casos la causa puede ser obvia, una revisión minuciosa de los sistemas puede revelar una sintomatología adicional característica de infecciones específicas (p. ej., mialgias, exantemas, linfadenopatía). Determine las relaciones temporales entre la fiebre y las intervenciones médicas (p. ej., operaciones quirúrgicas, catéteres, ventilación mecánica, antibióticos, hospitalizaciones prolongadas).
- **Determine el estado inmunitario del paciente.** Las neoplasias, la quimioterapia, el tratamiento inmunodepresor (para evitar el rechazo de trasplantes o tratar trastornos reumatológicos), el uso de corticosteroides, la infección por el virus de la inmunodeficiencia humana (VIH) y la enfermedad de inmunodeficiencia primaria (p. ej., inmunodeficiencia humoral o combinada grave) influyen en el posible espectro de infección.
- Obtenga antecedentes médicos completos, antecedentes quirúrgicos (que incluyan prótesis, materiales extraños y dispositivos implantables) y una lista de los medicamentos utilizados (fármacos con y sin receta o tratamientos alternativos). Debe anotarse el uso de antipiréticos. De ser posible, revise el registro de vacunaciones, en especial en pacientes asplénicos e inmunodeprimidos.
- Los antecedentes sociales permiten identificar exposiciones ambientales, ocupacionales, recreativas, sexuales, dietéticas y causadas por animales y viajes, o por contacto con enfermos.
- A menudo, los familiares aportan perspectivas adicionales sobre la enfermedad del paciente y sus antecedentes de exposición.

Exploración física

Un planteamiento minucioso y metódico de la exploración física ayuda a garantizar que no se pasen por alto los hallazgos más sutiles (tabla 2-1).

Síndromes febriles

- Cuando se valoran en unión de la historia clínica y la exploración física, los síndromes febriles contribuyen a orientar el diagnóstico diferencial, indicando posibles procesos patológicos específicos de determinados órganos.
- La fiebre con cefalea es indicativa de meningitis; aquella con deficiencia neurológica focal o convulsiones puede indicar encefalitis, absceso cerebral, empiema subdural o absceso epidural.
- La fiebre con dolor torácico requiere la investigación de una posible neumonía, aunque también se da en la pericarditis, la esofagitis y la mediastinitis.
- Según la localización y los antecedentes, la fiebre con dolor abdominal eleva la sospecha de colecistitis, apendicitis, absceso intraabdominal, peritonitis, diverticulitis u otras patologías.
- Otros síndromes febriles (p. ej., exantema [tabla 2-2], linfadenopatía [tabla 2-3], ictericia y esplenomegalia) pueden ser indicativos de infección sistémica subyacente (tabla 2-4).

Pruebas diagnósticas

Pruebas de laboratorio

- **Pruebas iniciales**
  - La evaluación en laboratorio de la fiebre debe orientarse en función de la naturaleza y la gravedad de los síntomas del paciente. En el entorno hospitalario, las siguientes pruebas son un punto de partida razonable para la detección de anomalías:
    - Hemograma completo con fórmula leucocítica (leucocitosis, neutrofilia, desviación a la izquierda, neutropenia, anemia, trombocitopenia)
    - Pruebas metabólicas (hiponatriemia, acidosis, deterioro de la función renal)
    - Pruebas hepáticas (transaminitis, colestasis)
    - Estudios de coagulación (coagulación intravascular diseminada)
    - Análisis de orina (infección urinaria, sedimento urinario activo)
  - La detección del VIH es altamente recomendable, en particular en áreas de alta prevalencia.

TABLA 2-1	HALLAZGOS DE LA EXPLORACIÓN FÍSICA Y SÍNDROMES CLÍNICOS QUE DEBEN CONSIDERARSE EN EL PACIENTE CON FIEBRE

Localización	Hallazgos y asociaciones
Ojos	Retinitis y otras lesiones (p. ej., manchas de Roth), uveítis, hipopión, sufusión/hemorragia conjuntival, conjuntivitis, deficiencias del campo visual
Oídos	Otitis media/externa, mastoiditis
Cara, nariz, garganta	Senos dolorosos a la palpación, faringitis (edema, exudado), lesiones mucosas, candidiasis bucal, periodontitis, absceso periamigdalino, voz apagada (epiglotitis)
Cuello	Rigidez cervical (meningitis, absceso retrofaríngeo), dolor a la palpación en el músculo esternocleidomastoideo (tromboflebitis séptica yugular interna), tiromegalia
Corazón	Soplos (endocarditis), roces, ruidos a distancia
Pulmones	Crepitaciones, roncus, sibilancias, matidez a la percusión
Abdomen	Dolor focal a la palpación, signos peritoneales, hepatomegalia, esplenomegalia, ascitis
Aparato genitourinario/recto	Hombre: uretritis, prostatitis, orquitis, epididimitis Mujer: cervicitis, masa/dolor a la palpación en los anexos, cuerpo extraño (p. ej., tampón) Recto: fluctuación perirrectal (absceso), úlceras, gangrena de Fournier
Espalda	Úlceras por presión, úlceras de decúbito, dolor a la palpación del ángulo costovertebral
Extremidades	Estigmas de endocarditis (nódulos de Osler, lesiones de Janeway, hemorragias subungueales en astilla), acropaquia, exantemas palmares/plantares, marcas cutáneas
Estado neurológico	Estado mental alterado, déficit neurológico focal, ataxia
Piel	Celulitis, absceso cutáneo, trayectos fistulosos, crepitación, infección de tejido blando necrosante, exantema (petequias, púrpura, máculas, pápulas, vesículas, úlceras, escaras)
Sistema musculoesquelético	Derrame, artritis séptica, dolor a la palpación de la apófisis espinosa
Sistema linfático	Linfadenopatías, fluctuación o drenaje de ganglios linfáticos
Dispositivos	Marcapasos/desfibrilador, catéter intravenoso tunelizado, puerto implantable, materiales ortopédicos

- Siempre que sea posible, los cultivos han de obtenerse antes de administrar antimicrobianos. Sin embargo, la obtención de dichos cultivos no debe retrasar la administración de antimicrobianos en el paciente inestable.
- Los hemocultivos (de preferencia un mínimo de dos o tres) se deben obtener en el paciente febril en las primeras 24 horas desde la presentación cuando haya sospecha de endocarditis, bacteriemia o infección del torrente circulatorio asociada con catéteres. Cada cultivo debe constar de 20 a 30 mL de sangre tomada de un mismo sitio y en un mismo momento. En

TABLA 2-2	DIAGNÓSTICO DIFERENCIAL DE LAS INFECCIONES QUE CAUSAN FIEBRE Y EXANTEMA

Exantema	Causas potenciales	
Petequias/ púrpura	Meningococemia Gonococemia Endocarditis bacteriana subaguda Enterovirus VEB Rubéola	FMMR Fiebre recurrente Fiebre por mordedura de rata Hepatitis B (aguda) Fiebres hemorrágicas virales
Máculas/pápulas	Enfermedad de Lyme Meningococemia Gonococemia Micoplasma Adenovirus Enterovirus VEB VHH-6 Virus de Coxsackie	Fiebre tifoidea (roséola) Sífilis (secundaria) FMMR y otras *rickettsiosis* Tifus [epidémico, murino, de la maleza (o de los matorrales)] Parvovirus B19 Hepatitis B Rubéola Rubéola VIH Dengue
Nódulos	Ectima gangrenoso (sepsis por *Pseudomonas*) Infección micobacteriana atípica diseminada	Infección micótica diseminada (candidiasis, histoplasmosis, blastomicosis, coccidioidomicosis, esporotricosis)
Eritema nudoso	*Streptococcus* spp. *Yersinia* spp. *Mycoplasma pneumoniae* *Chlamydia* spp.	Micobacterias Histoplasmosis Coccidioidomicosis
Vesículas	Enterovirus Echovirus VHS	VVZ Virus de Coxsackie (exantema viral de manos, pies y boca) Poxvirus
Pústulas	*Pseudomonas aeruginosa* *Staphylococcus* spp.	Gonococemia
Ampollas	*Streptococcus* spp. (grupo A) *Staphylococcus* spp.	*Pseudomonas aeruginosa* *Vibrio vulnificus*
Úlceras	Ántrax (carbunco) Chancroide Muermo Granuloma inguinal Lepra Linfogranuloma venéreo Todas las infecciones micóticas invasivas VHS	Melioidosis Micobacterias Peste Sífilis Tularemia Dracunculosis Amebiasis Leishmaniasis

TABLA 2-2	DIAGNÓSTICO DIFERENCIAL DE LAS INFECCIONES QUE CAUSAN FIEBRE Y EXANTEMA (CONTINÚA)

Exantema	Causas potenciales	
Escaras	Rickettsia spp.	Tularemia
	Ántrax (carbunco)	Peste
	Poxvirus	Aspergilosis diseminada
	Leishmaniosis	Blastomicosis
		Mucormicosis
Lesiones que afectan a las palmas de las manos y las plantas de los pies	Meningococemia	FMMR e infecciones por otras
	Endocarditis bacteriana	Rickettsia spp.
	subaguda	Erliquiosis
	Sífilis (secundaria) Enterovirus	Fiebre por mordedura de rata
		VVZ
Lesiones orales	VHS	Enterovirus
	VVZ	Sífilis (secundaria)
		Histoplasmosis (úlcera)

CMV, citomegalovirus; FMMR, fiebre maculosa de las Montañas Rocosas; VEB, virus de Epstein-Barr; VHH, virus del herpes humano; VHS, virus del herpes simple; VIH, virus de la inmunodeficiencia humana; VVZ, virus de la varicela-zóster.

caso de infección del torrente circulatorio asociada con catéteres, al menos un cultivo ha de obtenerse a través del catéter infectado. En ocasiones son necesarios medios de cultivo especializados para aislar hongos, micobacterias, virus y organismos poco frecuentes (p. ej., *Brucella* spp.).

- ○ Es preciso obtener un cultivo de orina si hay sospecha de infección urinaria.
- ○ Se pueden obtener cultivos de esputo y lavado broncoalveolar para orientar el tratamiento de antibióticos contra la neumonía, en especial en unidades de cuidados intensivos (UCI) y en pacientes gravemente inmunodeprimidos en los que también se sospeche de posibles infecciones micóticas y micobacterianas.
- ○ En el paciente febril con diarrea es necesario considerar el coprocultivo, el estudio de parásitos y las pruebas para *Clostridioides difficile*.
- ○ En caso de sospecha de osteomielitis, la velocidad de sedimentación globular y la proteína C reactiva pueden ser referencias útiles cuando están muy elevadas.
- **Pruebas posteriores**
- ○ Si se sospecha meningitis o encefalitis, se debe proceder a punción lumbar antes del inicio de los antibióticos, siempre que sea posible. El líquido cefalorraquídeo se remite para recuento celular, determinaciones de glucosa y proteínas, tinción de Gram, cultivo y otras pruebas especializadas, según la sospecha clínica.
- ○ Por regla general, es necesario tomar muestras de todos los líquidos obtenidos de los que se sospeche que están infectados (p. ej., líquido pleural o líquidos de ascitis o abscesos), remitiéndolos a continuación para recuento celular, cultivo y otros estudios analíticos pertinentes.
- ○ Las heridas crónicas sobreinfectadas (p. ej., úlceras por decúbito o de pie diabético) primero deben desbridarse, obteniendo después un cultivo de la base de la herida. Los cultivos superficiales están contaminados con flora cutánea, que puede o no ser responsable de la infección.
- ○ Los catéteres intravasculares en los que exista una sólida sospecha de que puedan ser fuente de infección deben retirarse tras la obtención de los hemocultivos a través de su luz, remitiendo la punta del catéter para cultivo.

TABLA 2-3	DIAGNÓSTICO DIFERENCIAL DE LAS INFECCIONES QUE CAUSAN FIEBRE Y LINFADENOPATÍA	
Distribución	**Causas potenciales**	
Generalizada	Enfermedad por arañazo de gato	Brucelosis
	Sífilis (secundaria)	Micobacterias
	Fiebre tifoidea	Leptospirosis
	CMV	Rubéola
	VEB	Rubéola
	VIH	Dengue
	Histoplasmosis	Toxoplasmosis
	Blastomicosis	Leishmaniosis visceral
	Coccidioidomicosis	
Cervical	Estreptococos (grupo A)	Micobacterias
	Difteria	VEB
	Otros muchos virus	
Regional	Estreptococos	Micobacterias
	Estafilococos	Tularemia
	Enfermedad por arañazo de gato	Peste
	Sífilis (secundaria, epitroclear)	Tifus
	VHS	Esporotricosis
	Toxoplasmosis	Filariasis
	Tripanosomiasis	
Inguinal	Sífilis (primaria)	Linfogranuloma venéreo
	Chancroide	Granuloma inguinal
	VHS	

CMV, citomegalovirus; VEB, virus de Epstein-Barr; VHS, virus del herpes simple; VIH, virus de la inmunodeficiencia humana.

○ Los cultivos orofaríngeos o nasofaríngeos ayudan a detectar las infecciones virales o estreptocócicas de las vías respiratorias superiores. Las pruebas de la gripe, en especial en inmunodeprimidos y adultos mayores, se han de considerar cuando la estación sea la propia de esta enfermedad o cuando se halle en curso una epidemia.

○ Las pruebas serológicas específicas de determinadas enfermedades y otras pruebas analíticas especializadas (p. ej., la reacción en cadena de la polimerasa) pueden estar indicadas cuando el contexto clínico es el adecuado.

Diagnóstico por imágenes
• En caso de síntomas pulmonares debe obtenerse una radiografía de tórax.
• La tomografía computarizada (TC), la resonancia magnética, la ecografía y los estudios de medicina nuclear pueden indicarse en función de los síntomas y la sospecha clínica. La consulta con el radiólogo para determinar la mejor manera de visualizar una patología (p. ej., absceso, osteomielitis, enfermedad cerebral) evita el exceso de pruebas de imagen.
• Se puede realizar una ecocardiografía si se sospecha endocarditis, en función de la presencia de un nuevo soplo cardiaco o de otros criterios clínicos.

Técnicas diagnósticas
• A veces es necesario obtener una biopsia tisular para patología, un cultivo, o realizar otras pruebas especializadas que permitan establecer el diagnóstico de osteomielitis, trastornos asociados

TABLA 2-4	DIAGNÓSTICO DIFERENCIAL DE LAS CAUSAS INFECCIOSAS DE SÍNDROMES FEBRILES SELECCIONADOS	
Síndrome	**Causas potenciales**	
Fiebre e ictericia	Sepsis	Fiebre Q
	Colangitis	Leptospirosis
	Abscesos hepáticos	Hepatitis viral
	CMV	Fiebre del valle del Rift
	VEB	Fiebres hemorrágicas virales
	VIH	Fasciolosis
	Paludismo	
	Duelas hepáticas	
Fiebre y esplenomegalia	Endocarditis	Brucelosis
	Fiebre tifoidea	Rickettsiosis
	Tuberculosis miliar	CMV
	VEB	Equinococosis
	Paludismo	Tripanosomiasis
	Leishmaniosis visceral	
	Esquistosomiasis	
Fiebre sin síntomas localizados	Tuberculosis	Brucelosis
	Endocarditis	Fiebre Q
	Aneurisma micótico	Fiebre por mordedura de rata
	Absceso intraabdominal	Leptospirosis
	Osteomielitis	Rickettsiosis
	Fiebre tifoidea	Erliquiosis
	Enfermedad por arañazo de gato	Enfermedad de Whipple
	CMV	VIH
	Coccidioidomicosis	Toxoplasmosis
	Histoplasmosis	Paludismo

CMV, citomegalovirus; VEB, virus de Epstein-Barr; VIH, virus de la inmunodeficiencia humana.

con linfadenopatía (p. ej., enfermedad por arañazo de gato, toxoplasmosis) e infecciones diseminadas (p. ej., tuberculosis, patologías por micobacterias atípicas, histoplasmosis).
• Cuando sea posible, se han de obtener cultivos apropiados durante las intervenciones quirúrgicas para tratar posibles complicaciones infecciosas (p. ej., endocarditis, infección de derivación del marcapasos o infección de un injerto o un dispositivo implantado).

TRATAMIENTO

Tratamiento antimicrobiano

• En el entorno ambulatorio, la mayoría de los casos en adultos sanos se asocia con infecciones virales transitorias de resolución espontánea sobretratadas con antimicrobianos.
• Para orientar la cobertura antimicrobiana adecuada se debe establecer la etiología infecciosa de la fiebre.
• Estas son situaciones que justifican tratamiento antimicrobiano empírico antes del diagnóstico definitivo:
  ○ Deterioro clínico agudo (p. ej., dificultad respiratoria, alteración del estado mental, inestabilidad hemodinámica, sepsis).

○ Estado de inmunodepresión (p. ej., VIH, neoplasia, trasplante, tratamiento inmunodepresor).
○ Pacientes adultos mayores (en los que son frecuentes las presentaciones atípicas de infecciones graves).
• La elección del antimicrobiano de uso empírico se debe basar en el tipo de infección sospechada (p. ej., neumonía, meningitis, celulitis), los microorganismos comunes implicados, la preocupación ante la resistencia a múltiples fármacos entre estos organismos y los patrones de sensibilidad antimicrobiana local.

Tratamiento antipirético

• Los antipiréticos se administran para aliviar los síntomas, aunque no modifican el pronóstico. En pacientes con enfermedad cardiovascular o pulmonar, los antipiréticos pueden reducir algunas de las demandas metabólicas inducidas por la fiebre.
• El paracetamol y los antiinflamatorios no esteroideos, como el ibuprofeno y el ácido acetilsalicílico, inhiben la síntesis de prostaglandinas inflamatorias a través de la vía de la ciclooxigenasa y activan otras vías antipiréticas, lo que reduce la fiebre mediada por el hipotálamo.
• Los corticosteroides también tienen propiedades antipiréticas, aunque en general no están indicados para controlar exclusivamente la fiebre.
• Los métodos de refrigeración externa, como las mantas de enfriamiento, los ventiladores o la aplicación de paños o de una esponja húmeda, inducen pérdida de calor por conducción, convección y evaporación, respectivamente. Si no se administran fármacos antipiréticos y no se controlan los escalofríos, se puede producir una hipertermia de rebote.

CONSIDERACIONES ESPECIALES

Fiebre en la unidad de cuidados intensivos

• La fiebre de nueva aparición y origen desconocido es una complicación frecuente en un número significativo de los ingresos en la UCI y en los casos de hospitalización prolongada.[3,4] Sus causas son muy variables, lo que incrementa la complejidad del abordaje de estos pacientes (tabla 2-5).
• Al revisar los antecedentes médicos del paciente ingresado en la UCI, se ha de prestar especial atención a la presentación clínica inicial, al diagnóstico principal y a la secuencia de las intervenciones médicas (p. ej., nuevos fármacos, técnicas, intervenciones quirúrgicas, dispositivos asociados con el cuidado de la salud, soporte respiratorio) que se hayan realizado desde el ingreso.
• Las observaciones de enfermería referidas a hemodinámica, requerimientos de oxígeno, secreciones traqueales, localización de catéteres, discontinuidades de la piel, heridas, diarrea y otras alteraciones clínicas relevantes aportan una valiosa perspectiva de la evolución hospitalaria del paciente.
• **Las infecciones asociadas con el cuidado de la salud** son el origen de una parte considerable de estas fiebres.
  ○ **Infecciones del torrente circulatorio asociadas con catéteres intravasculares.**[5] Las tasas de infección difieren en virtud del tipo de catéter (sin manguito > tunelizado > periférico), su localización (vena femoral > vena yugular interna > vena subclavia), la duración, su implantación, la frecuencia de manipulación y el método de colocación (se han de adoptar precauciones de esterilidad).
    ▪ Se deben obtener al menos un hemocultivo de una muestra obtenida del catéter infectado y un cultivo de una muestra obtenida de una localización periférica, por venopunción.
    ▪ El catéter intravascular en cuestión debe ser retirado sin demora, remitiendo la punta del mismo para cultivo en caso de sospecha de sepsis, enfermedad embólica o infección del túnel.
    ▪ Los catéteres intravenosos periféricos deben ser cambiados cada 72 horas, haya o no fiebre.
  ○ **Neumonía asociada con el respirador.** Infección que se produce 48 horas después de la intubación endotraqueal y la instauración de ventilación mecánica.
    ▪ La radiografía de tórax o la TC con infiltrados en evolución junto a indicios clínicos (aumento de las secreciones traqueales purulentas y/o necesidad de oxígeno) ayudan a confirmar el diagnóstico.

TABLA 2-5	DIAGNÓSTICO DIFERENCIAL DE LA FIEBRE DE NUEVA APARICIÓN EN LA UNIDAD DE CUIDADOS INTENSIVOS	

Infecciosa	Infección relacionada con catéteres intravasculares:
	   Infección del túnel
	   Infección del torrente
	     circulatorio
	   Flebitis supurativas
	
	Neumonía:
	   Intrahospitalaria
	   Asociada con el respirador
		Infección urinaria
		Infección por *Clostridiodes difficile*
		Infección del sitio quirúrgico
		Celulitis/absceso
		Sinusitis
		Otitis media
		Parotiditis
		Infección relacionada con transfusión
		Cuerpo extraño retenido (p. ej., tampón)

No infecciosa	Fiebre por fármacos:
	   Antimicrobianos
	   Anticonvulsivos
	   Antihistamínicos
	   Antihipertensivos
	   Antiarrítmicos
	   Síndrome maligno neuroléptico
	   Antipsicóticos (haloperidol)
	   Síndrome de la serotonina
	   Inhibidores selectivos de la
	     recaptación de serotonina
	   Hipertermia maligna
	   Succinilcolina
	   Halotano
	
	Síndromes de abstinencia:
	   Alcohol
	   Opiáceos
	   Barbitúricos
	   Benzodiacepinas
		Colecistitis alitiásica
		Pancreatitis
		Insuficiencia suprarrenal
		Hipertiroidismo (tormenta tiroidea)
		Accidente vascular cerebral
		Hemorragia intracraneal
		Infarto agudo de miocardio
		Isquemia/infarto mesentéricos
		Enfermedades tromboembólicas (trombosis venosa profunda/embolia pulmonar)
		Reacciones transfusionales
		Síndrome de lisis tumoral
		Gota

- Se puede considerar la realización de una broncoscopia para obtener cultivos precisos de las vías respiratorias inferiores y tinciones de Gram.
- Los hemocultivos y la toracocentesis diagnóstica del derrame pleural también contribuyen a identificar el microorganismo responsable.
  ○ **Infección en el tracto urinario.**[6] Los factores de riesgo incluyen la presencia de un catéter uretral permanente, un catéter suprapúbico, una endoprótesis ureteral o una nefrostomía.
    - Es necesario realizar un análisis de orina y un urocultivo a partir de la toma de muestras del catéter y nunca de la bolsa de drenaje.
    - Los catéteres infectados han de retirarse lo antes posible.
  ○ **Infección por *C. difficile*.**[7] Este espectro de la enfermedad puede variar de la diarrea al íleo y el megacolon tóxico. Se registran reacciones leucemoides con recuentos de leucocitos muy altos.
    - Envíe una muestra de heces para detectar la presencia de *C. difficile*, por inmunoanálisis enzimáticos o reacción en cadena de la polimerasa, y de leucocitos fecales.
    - Considere tratamiento con metronidazol o vancomicina oral si la enfermedad es grave.

- ○ **Sinusitis.** Las intubaciones nasotraqueal/nasogástrica, el taponamiento nasal y el traumatismo maxilofacial pueden impedir el drenaje de los senos faciales (en especial los maxilares), con la consiguiente proliferación bacteriana.
  - Es necesario obtener una TC de los senos faciales. La punción y aspiración de los senos en condiciones estériles resulta diagnóstica.
  - En la mayoría de los casos están indicados la antibioticoterapia empírica y el retiro de las sondas nasotraqueal o nasogástrica.
- ○ **Infección del sitio quirúrgico.** Véase el análisis de la fiebre posoperatoria.
- ○ **Infección de heridas.** El debilitamiento prolongado o crónico aumenta el riesgo de escaras por presión y úlceras por decúbito, que son propensas a la infección.
  - Examine la espalda, el sacro y otras áreas dependientes en busca de heridas.
  - Documente el número, el tamaño y la profundidad de cualquier herida y signo de super-infección o necrosis.
- ○ **Infección relacionada con transfusión.** Aunque no es frecuente, la infección bacteriana puede transmitirse por la transfusión de productos de la sangre. El citomegalovirus (CMV) transmitido por leucocitos donantes presentes en un producto de la sangre puede dar lugar a un síndrome similar a la mononucleosis en adultos sanos o a enfermedad diseminada en inmunodeprimidos (en particular si el receptor es seronegativo para CMV).
  - Identifique el momento de todas las transfusiones de productos sanguíneos en relación con el inicio de la fiebre. Si se sospecha una posible infección bacteriana, obtenga un cultivo de sangre del receptor de una localización opuesta a la de la transfusión y un cultivo del producto sanguíneo del donante.
  - Administre componentes sanguíneos reducidos en leucocitos a los pacientes inmunodeprimidos, con el fin de evitar la enfermedad por CMV.
- Las **causas no infecciosas** de la fiebre de nueva aparición de origen desconocido en la UCI incluyen las siguientes:
  - ○ **Fiebre por fármacos.** Cabe citar los antimicrobianos (p. ej., sulfamidas, penicilinas, cefalosporinas, vancomicina, nitrofurantoína), los anticonvulsivos (p. ej., fenitoína, carbamazepina, barbitúricos), los antihistamínicos bloqueadores de los receptores H1 y H2, los antihipertensivos (p. ej., hidralazina, metildopa) y los antiarrítmicos (p. ej., quinidina, procainamida). Pueden estar o no presentes bradicardia relativa, exantema, leucocitosis y eosinofilia.
    - Establezca la cronología de las fechas de inicio y final de uso de todos los medicamentos sospechosos (sobre todo de los antimicrobianos).
    - El tiempo transcurrido entre la suspensión del fármaco responsable y la remisión de la fiebre es variable y puede llegar hasta 1 semana.
  - ○ **Enfermedad tromboembólica.** La trombosis venosa profunda y la embolia pulmonar a veces se presentan con fiebre aislada.
  - ○ **Enfermedad endocrina.** La insuficiencia suprarrenal y la tormenta tiroidea pueden presentarse con fiebre, taquicardia e hipotensión, que se confunden fácilmente con un cuadro de sepsis.
  - ○ **Reacciones transfusionales**
    - **Las reacciones transfusionales febriles no hemolíticas son frecuentes** (en una de cada 100 unidades) y tienen lugar cuando los anticuerpos del receptor reaccionan contra los leucocitos y plaquetas del donante, desencadenando liberación de citocinas en cualquier momento desde los 30 minutos hasta varias horas después de una transfusión.
    - Las reacciones transfusionales hemolíticas agudas se deben a una transfusión de sangre de grupos incompatibles y se producen cuando anticuerpos receptores preformados destruyen rápidamente eritrocitos donantes, dando lugar a fiebre, dolor de costado y hemoglobinuria. Se consideran urgencia médica.
- Directrices recientes indican que una temperatura corporal ≥ 38.3 °C o < 36 °C es un umbral razonable para iniciar la evaluación de la infección en el paciente ingresado en la UCI. Los pacientes con infección grave pueden estar normotérmicos o hipertérmicos en un contexto de quemaduras extensas, heridas abdominales abiertas, tratamiento de sustitución renal, oxigenación con membrana extracorpórea o diversos padecimientos médicos. La evaluación ha de orientarse en caso de sospecha clínica.

- Si se sospecha infección, debe instaurarse de inmediato el tratamiento antibiótico empírico una vez obtenidos los cultivos pertinentes. Se han de tener en cuenta el riesgo de infección por patógenos resistentes a múltiples fármacos y los patrones de sensibilidad antimicrobiana local.

Fiebre posoperatoria

- **La fiebre en las primeras 72 horas después de una operación quirúrgica** es frecuente y, en general, autolimitada. Se cree que en el proceso desempeña cierta función la liberación de citocinas inducida por el traumatismo quirúrgico.
  - **Las infecciones de heridas son poco frecuentes durante los 3 primeros días del posoperatorio.** Cuando se hace patente una infección temprana, se debe considerar la posible mionecrosis secundaria a especies del género *Clostridiodes* y a estreptococos del grupo A, que puede requerir antibióticos y desbridamiento quirúrgico de urgencia. Un síndrome de choque tóxico acompaña en ocasiones a la infección grave por estreptococos del grupo A o por *Staphylococcus aureus*.
  - Entre las causas no infecciosas de fiebre se cuentan la tromboembolia, el hematoma, las reacciones transfusionales y la insuficiencia suprarrenal. La hipertermia maligna se puede manifestar en forma de rigidez muscular, taquicardia e hipertermia hasta 10 horas después de la inducción de la anestesia general.
- **La fiebre que aparece más de 72 horas después de la cirugía** es un rasgo significativo, probablemente asociado con infección.
  - Las infecciones de heridas, las infecciones intraabdominales, los abscesos, los hematomas infectados y las secuelas de las fugas anastomóticas se observan de manera característica en torno al cuarto o quinto día del posoperatorio.
  - También son frecuentes infecciones asociadas con cuidados a la salud, como neumonía, infección urinaria (en un contexto de drenaje con sonda urinaria), infecciones relacionadas con catéteres intravenosos (celulitis, tromboflebitis, infección circulatoria) e infección por *C. difficile* relacionada con exposición a antibióticos.
  - La colecistitis alitiásica, la pancreatitis y la tromboembolia son causas no infecciosas que también han de considerarse.
- La fiebre posoperatoria es a veces consecuencia de inflamación del sitio quirúrgico, seroma o hematoma sin infección.
- Las pautas de enseñanza clásicas mantienen que el diagnóstico diferencial de la fiebre posoperatoria se ha de centrar en cinco aspectos principales: **neumonía**, **infección urinaria**, **heridas**, **tromboembolia** y **reacción farmacológica**. Por otra parte, la implicación de las atelectasias en el desarrollo de fiebre suscita opiniones divergentes.
- La obtención de la historia clínica debe centrarse en el conocimiento de la presentación preoperatoria (incluida la infección existente), la técnica quirúrgica (duración, complejidad, productos sanguíneos, antibióticos profilácticos perioperatorios y complicaciones, incluidas la contaminación intraoperatoria; tabla 2-6) y la evolución posoperatoria (tos, diarrea, dolor y cambios en el carácter o el volumen del flujo de drenaje quirúrgico). Los dispositivos y materiales extraños insertados durante la cirugía deben documentarse. La posibilidad de fiebre por fármacos ha de analizarse a partir de la cronología de todos los medicamentos (p. ej., antibióticos, anestésicos) recibidos durante la intervención y después de ella (tabla 2-6).
- La radiografía de tórax, el análisis de orina y el urocultivo están indicados para evaluar la fiebre que se presenta 72 horas después de la cirugía y en cualquier paciente febril que haya tenido implantada una sonda vesical durante ≥ 72 horas. La inestabilidad hemodinámica con posible bacteriemia o amenaza de sepsis debe ser motivo de obtención de hemocultivos.
- Todas las heridas quirúrgicas han de examinarse diario para detectar eritema, induración y secreción purulenta. Todos los depósitos de drenajes quirúrgicos y percutáneos y sus sitios de salida también deben inspeccionarse con el fin de detectar evidencias de infección.
- En todas las heridas quirúrgicas infectadas es necesario obtener cultivos y, en algunos casos, abrirlas para facilitar el drenaje.

TABLA 2-6	CAUSAS FRECUENTES DE FIEBRE POSOPERATORIA ASOCIADA CON TIPOS ESPECÍFICOS DE CIRUGÍA	
Neurocirugía	Meningitis Trombosis venosa profunda Hemorragia intracraneal	Síndrome de la fosa posterior Disfunción hipotalámica
Cirugía cardiotorácica	Neumonía Endocarditis	Mediastinitis Infección de herida esternal
Cirugía abdominal	Absceso Hematoma/seroma infectado Fuga anastomótica (p. ej., intestinal, biliar)	Peritonitis Pancreatitis Trombosis esplenoportal
Cirugía obstétrica o ginecológica	Infección urinaria Absceso pélvico Endometritis posparto	Tromboflebitis pélvica Síndrome de shock tóxico (compresa vaginal)
Cirugía urológica	Infección urinaria	Infección profunda (prostática, perirrenal)
Cirugía ortopédica	Infección de prótesis Hematoma infectado	Trombosis venosa profunda Embolia grasa
Cirugía vascular	Infección de injerto Síndrome posimplantación	Síndrome de los dedos del pie azules (embolia aterotrombótica)

- **Los cultivos de heridas superficiales rara vez son útiles en ausencia de infección clínicamente aparente.**
- Si se sospecha un absceso o una infección profunda, se debe mostrar una actitud decidida en cuanto a obtención de nuevas pruebas de imagen y a la realización de una evaluación quirúrgica para determinar si es necesario el drenaje quirúrgico o el drenaje guiado por medios radiológicos. Todas las muestras de fluidos obtenidas que requieran drenaje han de ser remitidas para cultivo.
- En pacientes febriles ingresados en la UCI, se ha de mantener una actitud vigilante en lo que respecta a las infecciones asociadas con catéteres intravenosos, a la infección por *C. difficile* y a las causas no infecciosas de fiebre ya analizadas.
- El tratamiento antimicrobiano no suele ser necesario cuando la fiebre se presenta en las primeras 72 horas siguientes a la cirugía, a no ser que la infección sea clínicamente evidente y se descubra en la evaluación de laboratorio o por imagen. La continuación de los antibióticos profilácticos perioperatorios para la fiebre posoperatoria temprana no evita la infección y, probablemente, actúa como elemento selectivo para los organismos resistentes.

Fiebre en el paciente inmunodeprimido

- Los pacientes inmunodeprimidos están expuestos a un mayor riesgo de contraer infecciones extrahospitalarias y de padecer una amplia variedad de infecciones oportunistas.
- Son numerosas las presentaciones clínicas atípicas e inespecíficas. Las respuestas inflamatorias débiles, causadas por neutropenia o corticosteroides y otras formas de tratamiento inmunodepresor, pueden encubrir infecciones graves.
- La historia médica debe valorar la gravedad del estado de inmunodepresión del paciente y los factores de riesgo de infección primaria o de reactivación de una enfermedad latente (tabla 2-7).
- La etiología de la fiebre en el paciente inmunodeprimido varía en función de la enfermedad subyacente y su posterior tratamiento. Los marcadores del estado inmunitario y las ventanas de sensibilidad a la infección deducidas de manera aproximada aportan información útil para el diagnóstico diferencial.

TABLA 2-7	ASPECTOS CLAVE DE LOS ANTECEDENTES MÉDICOS EN LA EVALUACIÓN DEL PACIENTE INMUNODEPRIMIDO CON FIEBRE
Todos los pacientes inmunodeprimidos	• Cualquier antecedente de tuberculosis • Infecciones crónicas (p. ej., hepatitis B y C) • Infecciones diseminadas (p. ej., por micobacterias, micosis endémicas) • Infecciones oportunistas (p. ej., por *Pneumocystis jiroveci*, *Cryptococcus neoformans*, *Toxoplasma gondii*, complejo *Mycobacterium avium*) • Quimioprofilaxis contra infecciones oportunistas (dosis, duración) • Serologías basales (p. ej., de CMV, *T. gondii*) • Colonización conocida con organismos resistentes a múltiples fármacos • Presencia de acceso intravascular a largo plazo (catéteres tunelizados frente a puertos implantables) • Contactos con enfermos • Exposiciones ambientales
Infección por el VIH	• Recuento de linfocitos CD4+ y carga viral de VIH • Tratamiento antirretroviral (fecha de inicio, cumplimiento) • Relaciones sexuales recientes sin protección • Síndrome inflamatorio de reconstitución inmunitaria
Neutropenia relacionada con quimioterapia	• Tipo y localización de la neoplasia (de órgano sólido o hematológica) • Quimioterapia (dosis, duración, número de días desde el último ciclo) • Otros tratamientos (p. ej., cirugía, radioterapia) y cualquier complicación asociada • Recidiva frente a remisión de la enfermedad
Trasplante de órganos sólidos	• Fecha y tipo del trasplante de órganos • Complicaciones asociadas con el trasplante • Regímenes de inmunodepresión (dosis, duración, concentraciones séricas) • Presencia de rechazo del injerto • Serología para CMV de donante y receptor
Trasplante de células madre hematopoyéticas	• Fecha y tipo del trasplante (alógeno frente a autólogo) • Régimen de inmunodepresión (dosis, duración) • Presencia de EICH • Serología para CMV del donante (en caso de trasplante alógeno)

CMV, citomegalovirus; EICH, enfermedad del injerto contra el huésped; VIH, virus de la inmunodeficiencia humana.

• Además de considerar las infecciones oportunistas, es importante recordar que los pacientes inmunodeprimidos están expuestos a riesgo de infecciones extrahospitalarias (p. ej. neumonía bacteriana, influenza), así como de infecciones asociadas con cuidados de la salud, dado su frecuente contacto con el entorno hospitalario y su recurrente exposición a antimicrobianos, bien como quimioprofilaxis o para tratar una infección activa.

○ **Virus de la inmunodeficiencia humana**
- El recuento celular de linfocitos CD4+ es una pauta razonable para calibrar la sensibilidad a las infecciones oportunistas en el paciente con el VIH (tabla 2-8).
- Los pacientes que en fecha reciente han comenzado a tratarse con antirretrovirales pueden padecer síndrome inflamatorio de reconstitución inmunitaria, que constituye una respuesta inmunitaria inflamatoria contra patógenos que antes podían ser clínicamente silentes (p. ej., micobacterias, *Pneumocystis jiroveci*, hongos endémicos, CMV).
- Entre las causas no infecciosas de fiebre propias del VIH cabe mencionar la neoplasia (linfoma no Hodgkin y, en ocasiones, sarcoma de Kaposi visceral), la fiebre por fármacos (p. ej., trimetoprim-sulfametoxazol, dapsona), las reacciones de hipersensibilidad (abacavir, nevirapina, efavirenz) y la enfermedad de Castleman (hiperplasia de ganglios linfáticos angiofoliculares).

○ **Neutropenia relacionada con la quimioterapia**
- **Fiebre neutropénica.**[8] Se caracteriza por un recuento de neutrófilos absoluto de < 500 células/µL o < 1 000 células/µL, con una disminución prevista de hasta menos de 500 células/µL a lo largo de las 48 horas siguientes, junto con la presencia de una temperatura aislada de ≥ 38.3 °C o una temperatura persistente de ≥ 38 °C durante más de 1 hora.
- Las barreras mucosas afectadas por la quimioterapia pueden permitir la translocación de flora bacteriana al torrente circulatorio, dando lugar a bacteriemia (*Enterococcus*, bacterias gramnegativas) y candidemia. La candidosis hepatoesplénica, que se observa en la mayor parte de

TABLA 2-8	DIAGNÓSTICO DIFERENCIAL DE LAS CAUSAS INFECCIOSAS DE FIEBRE EN UN PACIENTE CON EL VIH
Meningitis/ encefalitis y otros trastornos del SNC	Cualquier CD4+: *Streptococcus pneumoniae, Neisseria meningitidis, Listeria monocytogenes,* VHS CD4+ < 100: *Cryptococcus neoformans, Toxoplasma gondii* (encefalitis, absceso cerebral) CD4+ < 50: CMV y VVZ (encefalitis), linfoma asociado con VEB,[a] poliomavirus JC (leucoencefalopatía multifocal progresiva)[a]
Neumonía	Cualquier CD4+: *S. pneumoniae, Haemophilus influenzae, Mycoplasma pneumoniae, Legionella pneumophila, Staphylococcus aureus, Mycobacterium tuberculosis* CD4+ < 200: *Pneumocystis jiroveci,* hongos endémicos CD4+ < 100: *C. neoformans, T. gondii* CD4+ < 50: complejo *Mycobacterium avium, Aspergillus* spp. CMV, VVZ
Esofagitis	CD4 < 200: *Candida albicans,* CMV, VHS
Diarrea	Cualquier CD4+: *Salmonella, Shigella, Campylobacter, Escherichia coli, L. monocytogenes, Clostridioides difficile,* rotavirus, norovirus, *Giardia lamblia*[a] CD4+ < 100: CMV (colitis), *Cryptosporidium,*[a] microsporidios,[a] Cyclospora,[a] Isospora[a]
Exantema	Cualquier CD4+: *Staphylococcus* y *Streptococcus* spp. (celulitis, absceso); VVZ (herpes zóster)
Infección diseminada	CD4+ < 100 (generalmente): complejo *Mycobacterium avium, Mycobacterium tuberculosis, Histoplasma capsulatum, Coccidioides immitis, Bartonella henselae, Penicillium marneffei, Cryptococcus neoformans*

[a] Para efectos de integridad de la información, se incluyen también varias infecciones oportunistas no asociadas con fiebre.
CMV, citomegalovirus; SNC, sistema nervioso central; VEB, virus de Epstein-Barr; VHS, virus del herpes simple; VIH, virus de la inmunodeficiencia humana; VVZ, virus de la varicela-zóster.

los pacientes con leucemia aguda, se puede presentar con fiebre, dolor abdominal y fosfatasa alcalina elevada. La mucositis predispone a la bacteriemia debida a flora oral (*Streptococcus viridans*, anaerobios). La discontinuidad cutánea en ocasiones provoca celulitis, absceso y bacteriemia, por organismos tanto grampositivos como gramnegativos.

- La enterocolitis neutropénica (tiflitis), manifestada en forma de infección cecal necrosante, se puede extender al íleon terminal y el colon ascendente, induciendo perforación intestinal.
- Se registran infecciones por hongos (*Aspergillus, Fusarium, Zygomycetes*), que se presentan en forma de neumonía, sinusitis, infección del sistema nervioso central o infecciones cutáneas.

○ **Trasplante de órganos sólidos (TOS)**
- Las infecciones que se producen poco después del trasplante se relacionan en buena medida con complicaciones quirúrgicas (p. ej., fugas anastomóticas, dehiscencia de heridas, acumulaciones de líquido infectado) y hospitalización prolongada.
- A medida que el tratamiento inmunodepresor para prevenir el rechazo hace su efecto, las infecciones oportunistas (p. ej., por micobacterias, *Aspergillus, P. jiroveci*, virus del herpes) van haciéndose más comunes alrededor de 1 mes después del trasplante. La incompatibilidad donante-receptor en cuanto a serología del CMV, que da lugar a infecciones primarias por CMV, es el factor que porta mayor riesgo de enfermedad invasiva (neumonitis, hepatitis, colitis).
- A medida que se reduce el riesgo de rechazo agudo del injerto, los requerimientos de inmunodepresión se estabilizan y disminuyen. A los 6 meses del trasplante, las infecciones extrahospitalarias son más probables que las oportunistas; pacientes que mantienen dosis significativas de tratamiento inmunodepresor son más propensos a estas últimas.

○ **Trasplante de células madre hematopoyéticas (TCMH)**
- La fase de preinjerto comprende las 3 primeras semanas siguientes a la quimioterapia de acondicionamiento y al trasplante de células madre alógenas. La supresión de médula ósea es profunda y los pacientes se ven expuestos a un alto riesgo de padecer cualquiera de las infecciones asociadas con neutropenia relacionada con la quimioterapia.
- La recuperación de la médula ósea señala el comienzo de la **fase de posinjerto inmediata**, que de manera característica se prolonga desde las 3 semanas a los 3 meses siguientes al trasplante de células madre alógenas. Son posibles infecciones micóticas y virales invasivas (p. ej., por CMV), así como otras infecciones oportunistas (p. ej., por *P. jiroveci*), según las estrategias de profilaxis con antimicrobianos. La enfermedad del injerto contra el huésped (EICH) aguda puede requerir tratamiento inmunodepresor adicional.
- Seis meses después del trasplante, el receptor entra en la **fase de posinjerto tardía**. Si en ella el receptor no ha desarrollado EICH, la función inmunitaria puede restablecerse en gran medida en 1 o 2 años. Los receptores con EICH crónica en los que se mantiene la inmunodepresión aún son propensos a padecer una amplia variedad de infecciones oportunistas.

- En otros capítulos se analizarán las infecciones que se registran en estos estados de inmunodepresión.
- El tratamiento antimicrobiano empírico de amplio espectro está casi universalmente indicado en el tratamiento inicial de la fiebre en el paciente inmunodeprimido en el que aún está pendiente la investigación exhaustiva de la infección.

Fiebre tras regresar de un viaje

- La fiebre es un trastorno frecuente en viajeros que regresan y solicitan atención médica.[9]
- El diagnóstico diferencial de la fiebre en quienes regresan de un viaje puede ser extenso y esquivo. Las infecciones específicas de determinadas áreas geográficas que no se hallan normalmente en la práctica diaria pueden presentarse junto con otras infecciones de distribución global (p. ej., gripe) y con patologías que no son características de los viajes (p. ej., neumonía).
- Una historia clínica completa sobre el viaje debe incluir los siguientes elementos:
  ○ Fechas de partida y regreso.
  ○ Itinerario (p. ej., todas las localizaciones geográficas visitadas, duración de la estancia en cada lugar, entorno urbano o rural, condiciones de los alojamientos, modalidades de transporte).

- ○ Objetivo del viaje (turismo, trabajo, visita a familiares o amigos).
- ○ Actividades (p. ej., natación en aguas dulces, espeleología, caza, agricultura, trabajo como misionero, cuidados a la salud).
- ○ Contactos con enfermos (incluidos los compañeros de viaje).
- ○ Contactos sexuales.
- ○ Contactos con animales (p. ej., animales domésticos, roedores, fauna exótica, insectos, garrapatas).
- ○ Tipo de alimentos consumidos (p. ej., productos lácteos no pasteurizados).
- ○ Fuentes de agua.
- ○ Vacunaciones infantiles y previas al viaje.
- ○ Quimioprofilaxis (comienzo y fechas de inicio, cumplimiento).

- Conocer las infecciones específicas del área geográfica y sus periodos de incubación habituales (tabla 2-9) puede ayudar a limitar la lista de patógenos sospechosos. Publicado por los *Centers for Disease Control and Prevention* de Estados Unidos (www.cdc.gov), el *Yellow Book* puede ser un valioso medio de apoyo y consulta sobre medicina de viajes. De manera análoga, ProMEDmail (www.promed-mail.org), un sistema de comunicación electrónica patrocinado por la Sociedad Internacional para Enfermedades Infecciosas (*International Society for Infectious Diseases*), proporciona información oportuna referida a brotes recientes de enfermedades infecciosas en todo el mundo (tabla 2-9).[10]
- **El paludismo es la causa más frecuente de fiebre en personas que regresan de un viaje** y debe considerarse prioritaria en el diagnóstico diferencial cuando se ha viajado a un área endémica. Deben obtenerse frotis sanguíneos gruesos y finos para evaluar posible parasitemia.
- La **fiebre entérica** (por *Salmonella typhi* o *Salmonella paratyphi*), adquirida por diseminación fecal-oral, puede presentarse con fiebre, molestias abdominales y estreñimiento. En la infección inicial puede haber o no diarrea. El **dengue**, las **rickettsiosis** y la **leptospirosis** también son frecuentes en regiones tropicales. La falta de condiciones higiénicas, las exposiciones a alimentos y agua aumentan el riesgo de contraer **hepatitis viral** y **diarreas infecciosas** (bacterianas, virales o parasitarias). Según el destino del viaje, también es posible considerar la posibilidad de infecciones de reciente aparición, como la fiebre de chikungunya y el virus del Zika.
- De igual manera son frecuentes las infecciones de vías respiratorias superiores, la neumonía bacteriana, las infecciones urinarias y los síndromes virales (como la mononucleosis secundaria a CMV o el virus de Epstein-Barr), que se presentan sin importar el lugar al que se haya viajado.
- Las causas no infecciosas de fiebre relacionada con viajes comprenden medicamentos y tromboembolia vinculada con estasis venosa prolongada durante el traslado.

TABLA 2-9	PERIODOS DE INCUBACIÓN DE CAUSAS SELECCIONADAS DE FIEBRE EN LA PERSONA QUE HA REGRESADO DE UN VIAJE		
Periodo de incubación	**< 10 d**	**10-21 d**	**> 21 d**

Infecciones bacterianas	Enteritis bacteriana
	Neumonía bacteriana
	Meningococcemia
	Tifoidea y paratifoidea
	Rickettsiosis
	  (FMMR, fiebre
	  africana por mordida
	  de garrapata, fiebre
	  maculosa mediterránea,
	  fiebre de los matorrales,
	  fiebre Q)
	Borreliosis
	Leptospirosis
		Tifoidea y
		paratifoidea
		Rickettsiosis
		  (transmitidas
		  por moscas, por
		  piojos y fiebre de
		  los matorrales,
		  fiebre Q)
		Bruceosis
		Leptospirosis
			Tuberculosis
			Rickettsiosis (fiebre Q)
			Sífilis (secundaria)
			Brucelosis
			Bartonelosis (crónica)

TABLA 2-9	PERIODOS DE INCUBACIÓN DE CAUSAS SELECCIONADAS DE FIEBRE EN LA PERSONA QUE HA REGRESADO DE UN VIAJE (CONTINÚA)		
Periodo de incubación	**< 10 d**	**10-21 d**	**> 21 d**
Infecciones virales/ micóticas	Virus respiratorios (como chikungunya, influenza, SRAG) Arbovirus (dengue, encefalitis japonesa, fiebre amarilla) Fiebres hemorrágicas virales	VIH agudo CMV Flavivirus Fiebres hemorrágicas virales Rabia Sarampión Histoplasmosis Coccidioidomicosis	VIH agudo CMB VEB Hepatitis viral Rabia
Infecciones parasitarias	Paludismo Disentería amebiana Fasciolosis Tripanosomiasis africana (aguda)	Paludismo Babesiosis Giardia Toxoplasmosis Disentería amebiana Tripanosomiasis africana (aguda)	Paludismo (en especial *Plasmodium vivax*, o en el contexto de una quimioprofilaxis no eficaz) Babesiosis Enfermedad hepática amebiana Esquistosomiasis Leishmaniosis Filariasis Tripanosomiasis africana (crónica)

Adaptada de Freedman DO. Infections in returning travelers. En: Mandell GL, Bennett JE, Dolin R, eds. *Mandell, Douglas, and Bennett's Principles and Practice of Infectious Diseases.* 7th ed. Philadelphia, PA: Elsevier; 2009:4019-4028.
CMV, citomegalovirus; VEB, virus de Epstein-Barr; FMMR, fiebre maculosa de las Montañas Rocosas; SRAG, síndrome respiratorio agudo grave; VIH, virus de la inmunodeficiencia humana.

- En ocasiones, para establecer un diagnóstico definitivo, es necesario un tratamiento antimicrobiano empírico en pacientes con deterioro clínico con sospecha de paludismo, rickettsiosis, leptospirosis u otra infección.

Sepsis

PRINCIPIOS GENERALES

Definiciones

- La sepsis es una disfunción orgánica que amenaza la vida, causada por una respuesta descontrolada del huésped a una infección.
- Clínicamente, la sepsis se define como infección en combinación con disfunción de un órgano. Esta última se identifica por un cambio agudo en la puntuación de la Evaluación de Insuficiencia Orgánica Secuencial (*Sequential Organ Failure Assesment, SOFA*) de ≥ 2 puntos[11] (tabla 2-10).

TABLA 2-10   PUNTUACIÓN DE LA EVALUACIÓN DE LA INSUFICIENCIA ORGÁNICA SECUENCIAL (SOFA)

Sistema	Puntuación				
	0	1	2	3	4
Respiración PaO$_2$/FIO$_2$ (mm Hg)	≥ 400	< 400	< 300	< 200	< 100
Coagulación Plaquetas (× 1000/µL)	≥ 150	< 150	< 100	< 50	< 20
Hígado Bilirrubina (mg/dL)	< 1.2	1.2-1.9	2.0-5.9	6.0-11.9	> 12
Cardiovascular	PAM ≥ 70 mm Hg	PAM < 70 mm Hg	Dopamina < 5 µg/kg/min o dobutamina (cualquier dosis)	Dopamina 5.1-15 µg/kg/min o epinefrina < 0.1 µg/kg/min o norepinefrina < 0.1 µg/kg/min	Dopamina > 15 µg/kg/min o epinefrina > 0.1 µg/kg/min o norepinefrina > 0.1 µg/kg/min
Sistema nervioso central Escala de coma de Glasgow	15	13-14	10-12	6-9	< 6
Renal Creatinina (mg/dL)	< 1.2	1.2-1.9	2.0-3.4	3.5-4.9 o diuresis < 500 mL/d	> 5 o diuresis < 200 mL/d

Adaptada de Singer M, Deutschman CS, Seymour CW, *et al.* The third international consensus definitions for sepsis and septic shock (sepsis-3). *JAMA* 2016;315(8):801-810. FIO$_2$, fracción de oxígeno inspirado; PAM, presión arterial media; PaO$_2$, presión parcial de oxígeno.

- El choque séptico es un subgrupo de sepsis en donde las anomalías subyacentes circulatorias y celulares/metabólicas son lo bastante profundas como para elevar de modo sustancial la mortalidad. Clínicamente, esto se reconoce por:
  - Hipotensión persistente que requiere el uso de vasopresores, e:
  - Hiperlactemia > 2 mmol/L
- La puntuación SOFA rápida (qSOFA, por sus siglas en inglés) es una herramienta abreviada que puede ayudar a identificar pacientes con sepsis que están propensos a obtener un resultado deficiente fuera de la UCI. Los pacientes con una puntuación qSOFA ≥ 2 están en un riesgo mayor de muerte o de estancia prolongada en la UCI. Los elementos de la qSOFA incluyen:
  - Alteración del estado mental
  - Presión sanguínea sistólica ≤ 100 mm Hg
  - Ritmo respiratorio ≥ 22/min

Fisiopatología

- La respuesta del huésped a la infección suele estar constituida por un proceso inflamatorio mediado por células fagocíticas, con escaso daño de los tejidos o alteración fisiológica del huésped. Los receptores de reconocimiento de patrones en estas células inmunitarias, incluidos los receptores tipo toll, se unen a patrones moleculares asociados con lesión en los patógenos invasores, desencadenando un equilibrio de reacciones proinflamatorias y antiinflamatorias y, en consecuencia, eliminando la infección. En la sepsis, este equilibrio está alterado, lo que da lugar a un estado predominantemente proinflamatorio, antiinflamatorio o mixto.
- El estado proinflamatorio sistémico propio de la sepsis, la sepsis grave y el shock séptico es regulado por citocinas (p. ej., IL-1, TNF-α) y mediadores no citocínicos (p. ej., óxido nítrico), lo que da lugar a lesión endotelial, disfunción microvascular, empeoramiento de la oxigenación tisular y lesión de órganos. El estado antiinflamatorio se caracteriza por inmunodepresión y anergia.

Etiología

- Entre las principales causas de sepsis se cuentan las infecciones respiratorias, del torrente circulatorio, intraabdominales y urinarias. Las bacterias grampositivas y gramnegativas comprenden la gran mayoría de los microorganismos implicados en los procesos sépticos (tabla 2-11).[12] La sepsis micótica (principalmente por *Candida* spp.) se ha hecho también cada vez más frecuente, en especial en pacientes inmunodeprimidos y en los que reciben nutrición parenteral (tabla 2-11).[12]
- La sepsis fulminante puede acompañar a la bacteriemia por *Neisseria meningitidis, S. aureus, Yersinia pestis, Bacillus anthracis* y *Capnocytophaga canimorsus*, entre otros organismos. Los pacientes asplénicos están especialmente expuestos a riesgo de sepsis fulminante con organismos encapsulados (*Streptococcus pneumoniae, Haemophilus influenzae* y *N. meningitidis*).

DIAGNÓSTICO

- Deben obtenerse hemocultivos (un mínimo de dos o tres conjuntos) de localizaciones separadas, de preferencia antes de que se hayan administrado antibióticos. En el caso de las infecciones del torrente circulatorio asociadas con catéteres, es necesario obtener al menos un hemocultivo a partir de una muestra tomada del catéter infectado.
- El aplicar técnicas de imagen adecuadas para identificar o confirmar sitios de infección se ha de contemplar en la medida en que el estado clínico y hematológico del paciente lo permita.
- Las pruebas diagnósticas adicionales dependen del tipo de infección que se sospeche.

TRATAMIENTO

Tratamiento antimicrobiano

- El tratamiento antimicrobiano empírico precoz reduce la mortalidad y mejora los resultados de los pacientes con sepsis.[13]

TABLA 2-11	PATÓGENOS BACTERIANOS A MENUDO ASOCIADOS CON SEPSIS	
Meningitis	*Streptococcus pneumoniae* *Listeria monocytogenes*	*H. influenzae* *Neisseria meningitidis*
Neumonía	*S. pneumoniae* *Haemophilus influenzae* *Staphylococcus aureus*	*Klebsiella pneumoniae* *Pseudomonas aeruginosa*
Infección de vías biliares	*Enterococcus* spp. *Escherichia coli*	*K. pneumoniae*
Infección intraabdominal	*E. coli* *Bacteroides fragilis*	*Enterococcus* spp. (infrecuentes)
Infección urinaria	*E. coli* *Klebsiella* spp. *Enterobacter* spp.	*Proteus* spp. *P. aeruginosa* *Enterococcus* spp.
Infección de los tejidos blandos y la piel	*S. aureus* Estreptococos del grupo A	*Clostridium perfringens*
Infección por catéter intravascular	*S. aureus* *Enterococcus faecalis*	*P. aeruginosa*

Adaptada de Munford RS, Suffredini AF. Sepsis. En: Mandell GL, Bennett JE, Dolin R, eds. *Mandell, Douglas, and Bennett's Principles and Practice of Infectious Diseases.* 7th ed. Philadelphia, PA: Elsevier; 2009:987-1010.

- Un régimen empírico debe centrarse en los patógenos previstos y ser eficaz en los sitios de infección sospechosos. Como siempre, es necesario considerar el riesgo de infección resistente a múltiples fármacos y los patrones de sensibilidad local.
- El tratamiento antimicrobiano empírico de amplio espectro debe cubrir tanto las bacterias grampositivas como las gramnegativas.
  - Si no se sospecha la presencia de *Pseudomonas* suele ser aceptable una combinación de vancomicina con uno de los siguientes antibióticos:
    - Cefalosporina de tercera o cuarta generación (p. ej., ceftriaxona, cefotaxima)
    - Inhibidor de β-lactámico/β-lactamasa (p. ej., ampicilina-sulbactam, piperacilina-tazobactam)
    - Carbapenémico (p. ej., meropenem, imipenem)
  - Si preocupa la presencia de *Pseudomonas,* se recomienda una combinación de vancomicina con uno o dos de los siguientes antibióticos:
    - Cefalosporina antipseudomonas (p. ej., cefepima, ceftazidima)
      □ Inhibidor de β-lactámico/β-lactamasa antipseudomonas (p. ej., piperacilina/tazobactam)
      □ Carbapenémico antipseudomonas (p. ej., meropenem, imipenem)
      □ Aminoglucósido (p. ej., gentamicina, amikacina; aunque a menudo se administran juntos por su supuesto efecto sinérgico, esta práctica no ha sido avalada por la evidencia)
      □ Fluoroquinolona con actividad antipseudomonas (p. ej., ciprofloxacino)
    - Monobactámico (p. ej., aztreonam)
- Para pacientes con documentación de colonización o infección previa por un organismo con resistencia a múltiples fármacos o que han tenido hospitalizaciones o exposiciones al entorno de cuidado de la salud prolongadas o repetidas, el tratamiento empírico debe incorporar:
  - *S. aureus* resistente a la meticilina: vancomicina.
  - Enterococcus resistente a la vancomicina: linezolid, daptomicina.
  - Bacterias gramnegativas de amplio espectro productoras de β-lactamasa: carbapenémico.
- Enterobacterias resistentes al carbapenémico: ceftazidima-avibactam.

- En situaciones clínicas en las que existe una fundada sospecha de fungemia, la cobertura empírica con una equinocandina o con amfotericina B puede estar justificada hasta que concluyan los cultivos.
- **Una vez que un patógeno se ha aislado en cultivo y se han determinado las sensibilidades antibióticas, se procede al desescalamiento del antibiótico empírico y el correspondiente estrechamiento.**
- La duración del tratamiento debe ser individualizada y ajustada en función de la mejora clínica del paciente y el tipo de infección (p. ej., neumonía, infección del torrente circulatorio).

Control de fuentes

- Además del tratamiento antimicrobiano, con frecuencia son necesarias intervenciones físicas para erradicar los focos de infección primaria y prevenir la diseminación.[13]
- **Todos los abscesos y acumulaciones de fluidos infectados** (p. ej., el empiema) **deben drenarse.** Las infecciones intraabdominales complicadas (p. ej., absceso, colangitis, pancreatitis necrosante, peritonitis secundaria a perforación de órgano) pueden requerir laparotomía o drenaje percutáneo. Las infecciones de tejidos blandos necrosantes obligan a proceder a desbridamiento quirúrgico urgente.
- **Los catéteres intravasculares y las sondas vesicales infectados, así como los dispositivos protésicos con infección, deben ser retirados lo antes posible.**
- La endocarditis puede requerir sustitución de válvulas.

Otros tratamientos

- El tratamiento de soporte de la sepsis en la UCI se centra en una agresiva reposición de volumen y en la estabilización hemodinámica, con el fin de restablecer la perfusión y limitar la disfunción orgánica. Se administran líquidos IV, vasopresores y transfusiones de eritrocitos para normalizar parámetros fisiológicos, como la presión arterial media, la presión venosa central, la saturación venosa central de oxígeno y la diuresis.
- En muchos casos es necesaria ventilación mecánica ante la insuficiencia respiratoria inminente.
- El control glucémico en la enfermedad crítica contribuye a mejorar los resultados y debe estar dirigido a lograr un nivel de glucosa sanguínea de ≤ 180 mg/dL.

DESENLACE/PRONÓSTICO

Aun con la atención médica más apropiada y puntual, la mortalidad global por sepsis se mantiene en valores de hasta 40% en pacientes críticos. El papel del especialista en enfermedades infecciosas a la hora de orientar el tratamiento antibiótico adecuado y de promover el control de fuentes en el paciente séptico puede resultar fundamental en la determinación de los resultados clínicos.

REFERENCIAS

1. Mackowiak PA, Wasserman SS, Levine MM. A critical appraisal of 98.6°F, the upper limit of the normal body temperature, and other legacies of Carl Reinhold August Wunderlich. *JAMA.* 1992;268:1578-1580.
2. Norman DC. Fever in the elderly. *Clin Infect Dis.* 2000;31:148-151.
3. Dimopoulos G, Falagas ME. Approach to the febrile patient in the ICU. *Infect Dis Clin N Am.* 2009;23:471-484.
4. O'Grady NP, Barie PS, Bartlett JG, et al. Guidelines for evaluation of new fever in critically ill adult patients: 2008 update from the American college of critical care medicine and the infectious diseases society of America. *Crit Care Med.* 2008;36:1330-1349.
5. Mermel LA, Allon M, Bouza E, et al. Clinical practice guidelines for the diagnosis and management of intravascular catheter-related infection: 2009 update by the infectious diseases society of America. *Clin Infect Dis.* 2009;49:1-45.

6. Hooton TM, Bradley SF, Cardenas DD, et al. Diagnosis, prevention, and treatment of catheter-associated urinary tract infection in adults: 2009 international clinical practice guidelines from the Infectious Diseases Society of America. *Clin Infect Dis*. 2010;50:625-663.

7. Cohen SH, Gerding DN, Johnson S, et al. Clinical practice guidelines for Clostridium difficile infection in adults: 2010 update by the Society for Healthcare Epidemiology of American (SHEA) and the Infectious Diseases Society of America (IDSA). *Infect Control Hosp Epidemiol*. 2010;31:431-455.

8. Freifeld AG, Bow EJ, Sepkowitz KA, et al. Clinical practice guideline for the use of antimicrobial agents in neutropenic patients with cancer: 2010 update by the Infectious Diseases Society of America. *Clin Infect Dis*. 2011;52:e56-93.

9. Wilson ME, Weld LH, Boggild A, et al. Fever in returned travelers: results from the geosentinel surveillance network. *Clin Infect Dis*. 2007;44:1560-1568.

10. Freedman DO. Infections in returning travelers. En: Mandell GL, Bennett JE, Dolin R, eds. *Mandell, Douglas, and Bennett's Principles and Practice of Infectious Diseases*. 7th ed. Philadelphia, PA: Elsevier; 2009:4019-4028.

11. Singer M, Deutschman CS, Seymour CW, et al. The third international consensus definitions for sepsis and septic shock (sepsis-3). *JAMA*. 2016;315(8):801-810.

12. Munford RS, Suffredini AF. Sepsis. In: Mandell GL, Bennett JE, Dolin R, eds. *Mandell, Douglas, and Bennett's Principles and Practice of Infectious Diseases*. 7th ed. Philadelphia, PA: Elsevier; 2009:987-1010.

13. Rhodes A, Evans LE, Alhazzani W, et al. Surviving sepsis campaign: international guidelines for management of sepsis and septic shock: 2016. *Crit Care Med*. 2017;45(3):486-552.

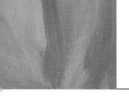

Fiebre de origen desconocido

3

Mohammad J. Saeed y Michael J. Durkin

PRINCIPIOS GENERALES

Definición

La fiebre de origen desconocido (FOD) clásica se define como una enfermedad que dura > 3 semanas con temperaturas > 38.3 °C en numerosas ocasiones y sin una etiología establecida tras 3 días de hospitalización o tres visitas ambulatorias, a pesar de que se desarrollen las investigaciones apropiadas.

Etiología

Las infecciones son responsables de 25 a 40% del total de casos de FOD en Estados Unidos, seguidas de neoplasia (15 a 30%), trastornos del tejido conjuntivo (10 a 20%) y otros trastornos diversos (15 a 20%). En hasta 15% de los casos no se llega a establecer una causa definitiva. Con los años, los avances en imagenología y microbiología diagnóstica han conducido a una disminución en las infecciones y los tumores como causa de FOD, mientras que han aumentado las enfermedades inflamatorias y las causas desconocidas.[1-4]

- El diagnóstico diferencial de las causas infecciosas de FOD puede ser extenso (tabla 3-1).[1]
- En muchas circunstancias, la FOD puede constituir una presentación atípica de una enfermedad común más que una presentación típica de una enfermedad rara.
- Las causas de FOD varían de manera significativa según la geografía. En ocasiones, las infecciones adquiridas en regiones endémicas, bien por viaje o por residencia en ellas, se presentan para su atención como FOD en áreas no endémicas.

TABLA 3-1	CAUSAS DE FIEBRE DE ORIGEN DESCONOCIDO CLÁSICA	
Etiología	**Frecuentes**	**Infrecuentes**
Enfermedades infecciosas	*Bacterias*	*Bacterias*
	Absceso	Sinusitis crónica
	Endocarditis bacteriana subaguda	Brucelosis
	Endocarditis con cultivo negativo	Fiebre Q
		Fiebre por mordedura de rata
	Osteomielitis	Leptospirosis
	Tuberculosis	Borreliosis
	Fiebre tifoidea	Erliquiosis
	Enfermedad por arañazo de gato	Tifus de los matorrales y murino
		Melioidosis
		Linfogranuloma venéreo
		Enfermedad de Whipple

(Continúa)

TABLA 3-1	CAUSAS DE FIEBRE DE ORIGEN DESCONOCIDO CLÁSICA (CONTINÚA)	
Etiología	**Frecuentes**	**Infrecuentes**
	Virus	*Virus*
	Virus de Epstein-Barr	Parvovirus B19
	Citomegalovirus	Fiebre por chikungunya o Fiebre chikungunya
	Virus de la inmunodeficiencia humana	
		Hongos
		Coccidioidomicosis
		Histoplasmosis
		Parásitos
		Paludismo
		Babesiosis
		Toxoplasmosis
		Triquinosis
		Leishmaniosis visceral
Trastornos neoplásicos	Linfoma	Mixoma auricular
	Leucemia	Tumores del sistema nervioso central
	Síndrome mielodisplásico	Mieloma múltiple
	Carcinoma de células renales	Linfohistiocitosis hemofagocítica
	Carcinoma hepatocelular	Carcinoma de colon
	Metástasis hepáticas	
	Carcinoma pancreático	
Trastornos reumáticos	Arteritis temporal (células gigantes)	Granulomatosis con poliangitis (granulomatosis de Wegener)
	Polimialgia reumática	Arteritis de Takayasu
	Enfermedad de Still del adulto	Enfermedad de Behçet
	Panarteritis nudosa	Vasculitis crioglobulinémica
	Lupus eritematoso sistémico	Enfermedad de Kikuchi-Fujimoto
	Artritis reumatoide	Gota/seudogota poliarticular
Otros trastornos diversos	Fiebre por fármacos	Enfermedad tromboembólica
	Hematoma	Síndromes febriles periódicos
	Hepatitis alcohólica	Síndrome de Sweet
	Enfermedad de Crohn	Síndrome de Schnitzler (con urticaria)
	Sarcoidosis	Disfunción hipotalámica
	Tiroiditis subaguda	Hipertiroidismo
		Feocromocitoma
		Insuficiencia suprarrenal
		Fiebre simulada

Adaptado de Cunha BA. Fever of unknown origin: clinical overview of classic and current concepts. *Infect Dis Clin N Am.* 2007;21:867-915.

Infecciones bacterianas

- La **tuberculosis** se mantiene como causa importante de FOD. En particular, la tuberculosis diseminada (miliar) y ciertas formas de tuberculosis extrapulmonar (p. ej., renal o linfadenitis mesentérica) se presentan a veces con manifestaciones vagas y muy variables.
- La **endocarditis bacteriana subaguda** por *Streptococcus viridans* y la **endocarditis con cultivo negativo** por organismos menos virulentos (p. ej., *Coxiella burnetii, Bartonella* spp., *Brucella,* organismos del grupo *HACEK* [*Haemophilus parainfluenzae, Aggregatibacter* spp., *Cardiobacterium hominis, Eikenella corrodens, Kingella kingae*]) pueden manifestarse de forma gradual como FOD en un contexto de nuevo soplo cardiaco, con o sin estigmas periféricos. Si los pacientes han recibido antibióticos, es posible que los cultivos sean negativos.
- Los **abscesos ocultos** en el abdomen o la pelvis pueden desarrollarse en un contexto de cirugía reciente, infección (p. ej., colecistitis, colangitis, apendicitis, diverticulitis, infección urinaria), diabetes mellitus o inmunodepresión. Los émbolos sépticos debidos a endocarditis suelen dar lugar a abscesos esplénicos. Los abscesos dentales son causa poco frecuente de FOD.
- La **osteomielitis oculta** puede presentarse como FOD, acompañada de síntomas musculoesqueléticos. Se ha de sospechar osteomielitis vertebral en pacientes mayores con antecedentes de fiebre e infecciones urinarias recurrentes.
- La **fiebre tifoidea** (por *Salmonella typhi*), adquirida durante un viaje por ingestión de alimentos o agua contaminados, se presenta en ocasiones con fiebre persistente, dolor abdominal, bradicardia relativa, hepatoesplenomegalia, roséola y leucopenia.
- La **enfermedad por arañazo de gato** (por *Bartonella henselae*) ha de sospecharse en pacientes con fiebre, linfadenopatía y antecedentes recientes de mordedura o arañazo de gato.
- La **fiebre Q** (por *C. burnetii*) se puede manifestar como afección de tipo gripal después de mantener contacto estrecho con ganado vacuno, ovejas o cabras, así como por consumir productos lácteos contaminados.
- La **brucelosis** se caracteriza por fiebre ondulante, sudoración y artralgias migratorias. Se ha asociado con el consumo de leche no pasteurizada o queso de cabra.

Infecciones virales

- El virus de **Epstein-Barr** y el **citomegalovirus (CMV)** se presentan con fiebre, fatiga, linfadenopatía y elevación de transaminasas. La leucopenia y los linfocitos observados en el frotis periférico ayudan a precisar el diagnóstico.
- El **virus de la inmunodeficiencia humana (VIH)/síndrome de inmunodeficiencia adquirida (sida)**, las infecciones oportunistas asociadas (p. ej., por micobacterias, CMV) y las neoplasias se pueden manifestar en forma de FOD en ausencia de tratamiento antirretroviral y de una adecuada profilaxis antibiótica.

Infecciones micóticas

- Las micosis endémicas, como la **histoplasmosis** y la **coccidioidomicosis**, se han de considerar en pacientes que han viajado o residido en áreas geográficas asociadas con estos hongos.
- La histoplasmosis y la tuberculosis diseminadas mantienen numerosas similitudes.

Infecciones parasitarias

- En pacientes inmunocompetentes la **toxoplasmosis** se puede presentar con fiebre, linfadenopatía y mialgias, en un contexto de ingestión de carne cruda o poco cocinada o de exposición a arena para gatos. En ocasiones, en el frotis periférico se encuentran linfocitos atípicos.
- La **leishmaniosis visceral** (kala-azar) que afecta a hígado, bazo y médula ósea se presenta en ocasiones con FOD acompañada de pérdida de peso, malestar general, hepatoesplenomegalia, anemia y pruebas de función hepática elevadas tras viajar a una región endémica.

Neoplasias

- El **linfoma**, sobre todo el no Hodgkin, aún es la etiología neoplásica más frecuente de FOD. La fiebre, los sudores nocturnos, la pérdida de peso y la linfadenopatía justifican aún más la evaluación con técnicas de imagen y biopsia de ganglios linfáticos.

- Las **leucemias** y los **síndromes mielodisplásicos** se pueden identificar en frotis periféricos, aunque, en última instancia, requieren una biopsia de médula ósea que confirme el diagnóstico.
- El **carcinoma de células renales** se suele presentar con fiebre y hematuria. Con frecuencia, el **carcinoma hepatocelular** y el **cáncer de hígado metastásico** se presentan con FOD.
- El **mixoma auricular** debe considerarse en pacientes con fiebre, pérdida de peso, soplo cardiaco con hemocultivos negativos.

Trastornos del tejido conjuntivo
- En adultos jóvenes y de mediana edad, la **enfermedad de Still del adulto** ("artritis reumatoide juvenil") se caracteriza por fiebre > 39 °C, artritis y exantema de color rosa-salmón evanescente. La linfadenopatía y la esplenomegalia, junto con leucocitosis y elevación de la velocidad de sedimentación globular elevada (VSG), proteína C reactiva (PCR), ferritina (> 1 000 ng/mL) y de las enzimas hepáticas pueden sugerir el diagnóstico.
- En pacientes de más de 50 años de edad, la **arteritis temporal** puede presentarse con una constelación de fiebre, cefalea, claudicación mandibular y repentina pérdida de visión. El dolor a la palpación de la arteria temporal o la disminución del pulso sobre ella, junto con una VSG > 50 mm/h, hacen necesaria una biopsia de la arteria temporal.
- La **polimialgia reumática** se presenta con dolor sordo bilateral y rigidez matutina de cuello, torso, hombros y cintura pélvica, con una VSG > 40 mm/h.

Otros trastornos
- La **fiebre por fármacos** puede ser producida por numerosos medicamentos. Entre los más comunes se cuentan antimicrobianos (p. ej., sulfamidas, penicilinas, cefalosporinas, vancomicina, nitrofurantoína), anticonvulsivos (p. ej., fenitoína, carbamazepina, barbitúricos), antihistamínicos bloqueantes de los receptores H1 y H2, antihipertensivos (p. ej., hidralazina, metildopa) y antiarrítmicos (p. ej., quinidina, procainamida). El exantema y la eosinofilia pueden estar presentes o no.
- La **fiebre simulada** es un trastorno psiquiátrico. La manipulación de los termómetros puede dar lugar a lecturas erróneas, en tanto que la administración de inyecciones no estériles en ocasiones es motivo de infecciones contraídas de forma intencionada.
- Los **síndromes febriles periódicos** (p. ej., poliserositis familiar recurrente, síndrome periódico asociado con factor de necrosis tumoral 1, síndrome de hiperinmunoglobulinemia D) son de naturaleza autoinflamatoria y hereditaria.
- La **sarcoidosis** se manifiesta con fiebre, sudores nocturnos, pérdida de peso, fatiga y linfadenopatía, y puede confundirse con otras enfermedades granulomatosas, sobre todo con la tuberculosis y la histoplasmosis.
- La **hepatitis alcohólica** se caracteriza por febrícula, ictericia, hepatoesplenomegalia y pruebas de función hepática anómalas, con una relación de aspartato aminotransferasa:alanina aminotransferasa de 2:1.
- La **enfermedad de Crohn** se presenta a menudo con fiebre, pérdida de peso, dolor abdominal y diarrea, con o sin hemorragia gastrointestinal.
- Trastornos endocrinos, como **hipertiroidismo**, **feocromocitoma** e **insuficiencia suprarrenal**, en ocasiones debutan como FOD.
- La fiebre no explicada es a veces el único signo de presentación de la **trombosis venosa profunda** o de la **embolia pulmonar**.

DIAGNÓSTICO

Presentación clínica

La historia clínica y la exploración física completas han de centrarse en la evaluación diagnóstica de la FOD, evitando someter al paciente a pruebas y procedimientos innecesarios.[5]

Historia clínica
- Establezca la cronología de todos y cada uno de los síntomas.
- Tipifique todas las infecciones y enfermedades malignas anteriores y el tratamiento médico. Se deben identificar todas las intervenciones quirúrgicas y complicaciones posoperatorias, así como los materiales extraños y dispositivos protésicos.
- Revise todos los medicamentos actuales con y sin receta que toma el paciente.
- Obtenga un análisis completo de los antecedentes sociales que incluya aspectos ambientales, ocupacionales, recreativos, sexuales, dietéticos y de exposiciones a animales durante viajes.
- En los antecedentes familiares se deben identificar posibles neoplasias malignas, trastornos inflamatorios hereditarios, y sintomatología frecuente o infecciones previas.

Exploración física
- **Verifique la presencia de fiebre.** La comparación de las temperaturas tomadas en diferentes localizaciones (oral, rectal, orina de micción) ayuda a detectar la posible fiebre simulada.
- La mayoría de los casos de fiebre experimenta un pico a primera o última hora de la tarde. Los patrones febriles anómalos son útiles en ciertos casos, considerando que los fármacos antipiréticos o los dispositivos de enfriamiento corporal no hayan alterado la periodicidad de la fiebre.
  - Picos de fiebre matutinos: fiebre tifoidea, tuberculosis, panarteritis nudosa.
  - Fiebre cotidiana doble (dos picos de temperatura en 24 h): tuberculosis diseminada (miliar), leishmaniosis visceral o enfermedad de Still del adulto.
  - Bradicardia relativa: paludismo, fiebre tifoidea, fiebre por fármacos, trastorno del sistema nervioso central. Preste atención a no confundir medicamentos (p. ej., β-bloqueadores, antagonistas del calcio).
- Inspeccione los ojos (incluidos los fondos). Palpe los senos paranasales y las arterias temporales. Examine la orofaringe para detectar úlceras, candidosis orofaríngea y evidencia de infección dental. Identifique la posible tiromegalia.
- Un soplo cardiaco de nueva aparición puede indicar endocarditis bacteriana, endocarditis caquéctica (p. ej., por lupus eritematoso sistémico) o mixoma auricular.
- Se han de percibir hepatomegalia, esplenomegalia y cualquier posible masa abdominal. Es necesario realizar una exploración genitourinaria y rectal en busca de lesiones ulcerosas y signos de absceso perirrectal.
- Examine la piel, las articulaciones y los ganglios linfáticos principales.
- En ocasiones es necesario repetir la exploración física para identificar hallazgos sutiles o en evolución, ya que la FOD progresa con el tiempo.

Pruebas diagnósticas
Pruebas de laboratorio
- La evaluación básica de laboratorio debe incluir biometría hemática completa con recuento de leucitos, pruebas de función hepática, examen general de orina y determinación de marcadores inflamatorios inespecíficos, como VSG, PCR y concentración de ferritina. Los valores elevados de VSG (> 100 mm/h) pueden indicar absceso, osteomielitis o endocarditis. Las concentraciones altas de ferritina avalan la posible etiología no infecciosa de la FOD.[6]
- **Deben obtenerse al menos tres hemocultivos mientras el paciente no está tomando antibióticos, de preferencia durante los episodios febriles y separados por varias horas.**
- En todos los pacientes se han de realizar pruebas de infección por el VIH y sífilis.
- Se recomiendan la prueba cutánea con derivado proteínico purificado (PPD, por sus siglas en inglés) o un ensayo de liberación de interferón-gamma. El resultado positivo de las mismas es indicativo de infección, aunque **el resultado negativo no permite descartarla.**
- Las pruebas de laboratorio adicionales incluyen las de anticuerpos antinucleares, factor reumatoide y electroforesis de proteínas séricas, si se considera un diagnóstico reumatológico.
- Es necesario solicitar serologías específicas de infección y otras pruebas diagnósticas definitivas, basándose en la prevalencia y el grado de sospecha clínica de la correspondiente enfermedad, con el fin de minimizar el riesgo de obtener resultados falsos positivos.

Diagnóstico por imágenes
- Si se registran síntomas pulmonares, obtenga una radiografía de tórax.
- La tomografía computarizada (TC) de tórax, abdomen y pelvis es en ocasiones útil para detectar abscesos, hematoma o linfadenopatía ocultos.
- La ecocardiografía debe reservarse para pacientes con soplo cardiaco en los que se sospeche endocarditis u otra anomalía valvular.
- Los estudios de medicina nuclear (p. ej., gammagrafía con galio, gammagrafía con leucocitos marcados con indio, tomografía por emisión de positrones/TC con fluorodesoxiglucosa) son a veces útiles para la localización de infección, inflamación o neoplasia maligna ocultas.

Procedimientos diagnósticos
- Con frecuencia se requiere una biopsia tisular para establecer la etiología de la FOD.
- Los tejidos biopsiados se deben remitir para realizar sus correspondientes cultivos (p. ej., bacteriano, micobacteriano, micótico), pruebas de sensibilidad y estudio patológico.
- La **biopsia hepática** es útil para establecer la causa de la hepatitis granulomatosa, que se puede registrar en la tuberculosis diseminada, la histoplasmosis o la sarcoidosis.
- La **biopsia de ganglios linfáticos** es esencial en el diagnóstico del linfoma, y también ayuda a identificar infecciones granulomatosas diseminadas, toxoplasmosis y enfermedad por arañazo de gato.
- La **biopsia de médula ósea** es necesaria para confirmar la leucemia y el síndrome mielodisplásico. Debe considerarse especialmente en infecciones asociadas con afectación de la médula ósea (p. ej., tuberculosis e histoplasmosis diseminadas).
- Al disponer de las modernas técnicas de imagen y biopsia guiada, la **laparotomía exploratoria** rara vez está indicada.

TRATAMIENTO

Tratamiento antimicrobiano
- En ausencia de deterioro clínico o de un estado de inmunocompromiso grave (fiebre neutropénica, trasplante de órgano sólido o de células madre hematopoyéticas, sida avanzado, asplenia), los antibióticos empíricos **pocas veces** están indicados en el tratamiento inicial de la fiebre de origen poco claro. En muchos casos pueden retrasar el diagnóstico y el tratamiento antimicrobiano óptimo, al establecer un abordaje terapéutico parcial de la infección (p. ej., en la tuberculosis).
- La mayoría de las infecciones asociadas con FOD clásica es poco dolorosa y subaguda. La atención se ha de centrar en establecer un diagnóstico definitivo.
- La tuberculosis diseminada es una de las pocas excepciones en las que el tratamiento antimicrobiano es razonable si el grado de sospecha es alto. **Antes** de instaurarlo se han de obtener los cultivos pertinentes para confirmar el diagnóstico.
- De igual forma, la endocarditis con cultivo negativo justifica el tratamiento empírico después de la obtención de cultivos adecuados.

Otras intervenciones
- La suspensión de los medicamentos responsables a menudo induce resolución de la fiebre por fármacos en un plazo de 72 horas.
- El oportuno tratamiento con corticosteroides y la aplicación de otras pautas de inmunodepresión son importantes en los trastornos reumáticos y, en particular, en la arteritis temporal.
- La quimioterapia, la radioterapia y la cirugía pueden ser necesarias, según el tipo de trastorno neoplásico identificado.

PRONÓSTICO

- El pronóstico depende de un diagnóstico oportuno y puntual de las infecciones de riesgo vital, las neoplasias malignas y otras alteraciones diversas.
- Cuanto mayor sea la duración de la FOD sin deterioro clínico progresivo, menor es la probabilidad de que sea de naturaleza infecciosa.

- Si a pesar de abordar una completa evaluación de las infecciones, la neoplasia maligna, los trastornos del tejido conjuntivo y los trastornos de otras causas, no se ha encontrado una etiología clara de la FOD, la mortalidad de pacientes suele ser baja y el pronóstico se considera bueno. La resolución espontánea de la FOD es frecuente. Se recomienda el seguimiento a largo plazo para controlar las posibles recidivas de la fiebre.

CONSIDERACIONES ESPECIALES

Además de la forma clásica, también se han descrito casos de FOD en varias poblaciones de pacientes expuestos a riesgo aumentado de complicaciones infecciosas.

Fiebre de origen desconocido asociada con cuidados de la salud

- Definida como fiebre > 38.3 °C repetida en varias ocasiones en un paciente hospitalizado, sin infección inicial en el momento del ingreso, y para la que no se ha establecido una causa concreta tras 3 días de investigación y 48 horas de incubación de cultivos.
- Entre las causas comunes están: infección relacionada con catéteres, sinusitis, complicaciones posoperatorias, infección por *Clostridioides difficile*, enfermedad tromboembólica (trombosis venosa profunda/embolia pulmonar) y fiebre por fármacos (tabla 3-2). En pacientes no intubados se deben considerar también la neumonía asociada con cuidados de la salud y por aspiración.

Inmunodeficiencia (neutropénica) y fiebre de origen desconocido

- Definida como fiebre > 38.3 °C repetida en varias ocasiones en un paciente con un recuento de neutrófilos absoluto, < 500 células/μL (o una reducción prevista hasta por debajo de ese nivel en las próximas 48 horas) y para la que no se ha establecido una causa concreta tras 3 días de investigación y 48 horas de incubación de cultivos.
- En la mayoría de los casos se ven implicadas infecciones oportunistas, micóticas, asociadas con cuidados de la salud y pacientes con fiebre por fármacos (tabla 3-3).
- Las hospitalizaciones repetidas y prolongadas exponen a los pacientes inmunodeficientes a un alto riesgo de colonización e infección por organismos resistentes a múltiples fármacos.
- El tratamiento antimicrobiano empírico se ha de instaurar con rapidez, en virtud de la sospecha de infección grave bacteriana o micótica.

TABLA 3-2	CAUSAS DE FIEBRE DE ORIGEN DESCONOCIDO ASOCIADA CON CUIDADOS DE LA SALUD
Factor de riesgo	**Complicación**
Catéter venoso central	Infección del sitio de inserción
	Infección del torrente circulatorio relacionada con catéteres
	Tromboflebitis supurativa
	Endocarditis
Catéter arterial	Infección del sitio de inserción
	Infección del torrente circulatorio relacionada con catéteres
Sonda nasogástrica, nasoendotraqueal, endotraqueal	Sinusitis
Sonda vesical	Infección urinaria
Ventilación mecánica	Neumonía asociada con el respirador
Cirugía	Infección del sitio quirúrgico
Exposición a antibióticos reciente	Infección por *Clostridiodes difficile*

TABLA 3-3	CAUSAS DE FIEBRE DE ORIGEN DESCONOCIDO EN PACIENTES INMUNODEFICIENTES
Bacterias	*Staphylococcus aureus*
	Staphylococcus coagulasa-negativo
	Streptococcus spp.
	Enterococcus spp.
	Pseudomonas aeruginosa
	Escherichia coli
	Enterobacteriáceas
	Klebsiella spp.
	Nocardia spp.
	Clostridiodes difficile
Virus	Virus del herpes humano (VHS, CMV, VEB, VVZ, VHH-6)
	Virus respiratorios (VRS, paragripal, virus de la gripe, rinovirus, metaneumovirus humano)
Hongos	*Candida* spp.
	Cryptococcus neoformans
	Aspergillus spp.
	Fusarium spp.
	Zygomycetes
	Histoplasma capsulatum
	Blastomyces dermatitidis
	Coccidioides immitis
	Pneumocystis jiroveci

CMV, citomegalovirus; VEB, virus de Epstein-Barr; VHH, virus del herpes humano; VHS, virus del herpes simple; VRS, virus respiratorio sincitial; VVZ, virus de la varicela-zóster.

Fiebre de origen desconocido asociada con VIH

- Definida como fiebre > 38.3 °C repetida en varias ocasiones en un paciente con infección por el VIH, que se prolonga durante más de 3 semanas y para la que no se ha establecido una causa concreta tras 3 días de ingreso y 48 horas de incubación de cultivos.
- En pacientes con recuentos bajos de linfocitos CD4+ son frecuentes las infecciones oportunistas por *Mycobacterium avium-intracellulare*, CMV, *Pneumocystis jiroveci, Cryptococcus neoformans* y *Toxoplasma gondii*, en particular en ausencia de antimicrobianos profilácticos. La tuberculosis, la infección por *Bartonella* y las micosis endémicas (histoplasmosis, coccidioidomicosis) se mantienen como importantes causas de FOD.
- El síndrome inflamatorio de reconstitución inmune que se desarrolla tras el comienzo del tratamiento antirretroviral puede presentarse como FOD, con reactivación o empeoramiento de las infecciones oportunistas preexistentes.
- Otras causas frecuentes de FOD son los trastornos neoplásicos (linfoma) y la fiebre por fármacos relacionada con los tratamientos antirretrovirales y antimicrobianos profilácticos (tablas 3-3 y 3-4).

TABLA 3-4	CAUSAS DE FIEBRE DE ORIGEN DESCONOCIDO ASOCIADA CON VIH
Trastornos infecciosos	*Mycobacterium tuberculosis*
	Mycobacterium avium-intracellulare
	Bartonella spp.
	CMV
	Pneumocystis jiroveci
	Cryptococcus neoformans
	Aspergillus spp.
	Histoplasma capsulatum
	Coccidioides immitis
	Toxoplasma gondii
	Leishmania
	Infección oportunista asociada con SIRI
Trastornos neoplásicos	Linfoma (no Hodgkin, del sistema nervioso central, de linfocitos B)
	Sarcoma de Kaposi
	Enfermedad de Castleman
Trastornos reumáticos	Lupus eritematoso sistémico
Otros trastornos	Fiebre por fármacos

CMV, citomegalovirus; SIRI, síndrome inflamatorio de reconstitución inmunitaria; VIH, virus de la inmunodeficiencia humana.

REFERENCIAS

1. Cunha BA. Fever of unknown origin: clinical overview of classic and current concepts. *Infect Dis Clin North Am.* 2007;21(4):867.
2. de Kleijn EM, Knoeckaert D, van der Meer JW. Fever of unknown origin (FUO). A prospective multicenter study of 167 patient, using fixed epidemiologic criteria. The Netherlands FUO Study Group. *Medicine (Baltimore).* 1997;76:392.
3. Zenone T. Fever of unknown origin in adults: evaluation of 144 cases in a non-university hospital. *Scan J Infect Dis.* 2006;38:632.
4. Horowitz HW. Fever of unknown origin or fever of too many origins? *N Engl J Med.* 2013;368:197.
5. Cunha BA, Lotholary O, Cunha CB. Fever of unknown origin: a clinical approach. *Am J Med.* 2015;128:1138e.
6. Bleeker-Rovers CP, Vos FJ, de Kleijn EM, et al. A prospective study on fever of unknown origin: the yield of a structured diagnostic protocol. *Medicine (Baltimore).* 2007;86:26.

Bacteriemia e infecciones del aparato cardiovascular

4

Merilda Blanco y Michael J. Durkin

Bacteriemia y fungemia

PRINCIPIOS GENERALES

- La bacteriemia es frecuente en pacientes hospitalizados y la incidencia está en aumento. Este hecho tal vez se deba al creciente uso de catéteres venosos centrales (CVC) y dispositivos cardiacos implantables, y al aumento en la gravedad de las enfermedades de los pacientes hospitalizados.
- La fungemia es la presencia de hongos en la sangre. Muchos de los principios de la bacteriemia y la fungemia son iguales. En términos generales, cuando se use el término *bacteriemia*, será en referencia a ambas entidades, salvo que se especifique otra cosa.

Definición

- La bacteriemia se define como la presencia de bacterias en el torrente circulatorio. La bacteriemia es frecuente, incluso en personas sanas y asintomáticas. Es posible observar una bacteriemia transitoria al cepillarse los dientes, comer o con cortes o excoriaciones menores. Estos episodios de bacteriemia transitoria se suelen eliminar por el sistema inmunitario del huésped. La enfermedad clínica ocurre cuando la bacteriemia supera las defensas inmunitarias del huésped.
- Las posibles causas de bacteriemia son muy diversas. La bacteriemia primaria se debe a una fuente de infección intravascular, como el corazón y un vaso sanguíneo. Puede ocurrir también cuando se rompen las barreras normales hacia el torrente circulatorio, como sucede con los catéteres vasculares, o cuando se produce un traumatismo. La bacteriemia secundaria ocurre cuando se introduce una infección bacteriana de un tejido no cardiovascular en el aporte vascular. Las infecciones urinarias, respiratorias, digestivas y de la piel y los tejidos blandos pueden condicionar la invasión por parte de los organismos en la circulación. Puede observarse una bacteriemia secundaria espontánea en individuos inmunodeprimidos por la translocación de las bacterias intestinales hacia el torrente circulatorio.

Epidemiología

- La bacteriemia con repercusión clínica afecta principalmente a los pacientes hospitalizados. También se está convirtiendo en un problema en el entorno ambulatorio por el uso creciente de catéteres intravenosos (i.v.) domiciliarios para la hemodiálisis y la administración de quimioterapia, antibióticos o nutrición parenteral, así como por la implantación, más frecuente, de dispositivos cardiovasculares.
- Se debe sospechar una bacteriemia en cualquier paciente febril que tenga implantado un dispositivo vascular o cardiaco, en pacientes neutropénicos o en personas con evidencia de infección bacteriana en sitios distantes. Para diagnosticar e identificar la causa de la bacteriemia es fundamental obtener hemocultivos en este tipo de pacientes antes de comenzar el tratamiento antibiótico.

Etiología

- Muchas bacterias aerobias o anaerobias, Gram negativas o Gram positivas, pueden ser causa de bacteriemia. El origen de la infección puede orientar sobre el posible organismo implicado. Se debe prestar atención a la probable fuente de infección desde un punto de vista clínico.

- Las infecciones urinarias a menudo son causadas por bacterias aerobias Gram negativas de la familia *Enterobacteriaceae*. *Escherichia coli* provoca > 50% de las bacteriemias asociadas con infecciones urinarias.
- Las bacteriemias de origen respiratorio suelen ser causadas por *Streptococcus pneumoniae*, *Klebsiella pneumoniae* y *Pseudomonas aeruginosa*.
- Si la fuente es una infección cutánea o de los tejidos blandos, los organismos más frecuentes serán los de la microbiota cutánea Gram positiva normal, como *Streptococcus* y *Staphylococcus* spp.
- Cuando se sospecha un origen abdominal, la causa más probable será *E. coli* u otras enterobacteriáceas, *Bacteroides* spp., otros anaerobios o flora mixta.
- Los pacientes neutropénicos tienen un riesgo especial de sufrir infecciones por organismos Gram negativos, como *Pseudomonas aeruginosa*.
- Los pacientes hospitalizados de forma prolongada tienen riesgo de sufrir bacteriemias por organismos resistentes, como *P. aeruginosa*, *Acinetobacter baumannii* y *Staphylococcus aureus* resistente a la meticilina (SARM).
- Los pacientes tratados con antibióticos también tienen riesgo de sufrir bacteriemias tanto por organismos resistentes como por hongos.
- Los pacientes con una bacteriemia por *Staphylococcus aureus* o por organismos muy resistentes presentan una mortalidad mucho más alta.

DIAGNÓSTICO

- En todos los pacientes que presentan fiebre, sepsis, sensorium alterado o shock se debe sospechar la posible presencia de infecciones del torrente sanguíneo.
- En los pacientes con sospecha de infección hematógena se deben determinar el organismo responsable, la fuente de la infección y la gravedad de la enfermedad.
- Se deben obtener hemocultivos de dos a tres sitios de venopunción distintos y también de todas las vías permanentes, con diferencia de 15 a 30 min. **Si fuera posible, estos cultivos se deben realizar antes de iniciar el tratamiento con antibióticos.**
- Se debe determinar también la fuente de la infección. Entre las causas frecuentes destacan los catéteres venosos centrales, CVC, (que se analizan de forma detallada en una sección posterior), el aparato genitourinario, la vía respiratoria y el tubo digestivo. Las demás pruebas complementarias, entre otras el análisis de orina, la radiografía de tórax y los estudios radiológicos abdominales, se deben decidir en función de la sospecha clínica.
- Resulta en particular importante determinar el organismo responsable y la fuente de la bacteriemia, dado que condicionan la elección del tratamiento y su duración.

TRATAMIENTO

- El tratamiento empírico debe elegirse en función de los organismos causales más probables y debe iniciar con antibióticos parenterales.
  - Si se considera que el origen de la bacteriemia son la **piel** o los **tejidos blandos**, el fármaco elegido debe cubrir los organismos Gram positivos, incluidos los estreptococos y estafilococos. Si la incidencia de SARM a nivel local es alta, se debe incluir vancomicina en el tratamiento empírico inicial. Si no, puede ser nafcilina, oxacilina, clindamicina o cefalosporinas.
  - Si se cree que el origen es la vía urinaria, el tratamiento debe cubrir los organismos Gram negativos, incluida *E. coli*. El tratamiento empírico podría incorporar una fluoroquinolona o cefalosporina de tercera generación.
  - Si se cree que la fuente es **abdominal**, el tratamiento debe ser eficaz frente a los organismos Gram negativos y anaerobios, en concreto *E. coli* y *Bacteroides* spp. El tratamiento empírico debe incluir un β-lactámico combinado con un inhibidor de β-lactamasa o una cefalosporina de tercera o cuarta generación combinada con metronidazol, o un carbapenémico.
  - En los **pacientes neutropénicos**, el tratamiento antibiótico inicial debe cubrir los organismos Gram negativos. El fármaco debe cubrir *P. aeruginosa*. El tratamiento empírico debe incluir

una cefalosporina antipseudomonas, carbapenémicos, ciprofloxacina o piperacilina-tazobactam. Los pacientes neutropénicos con hipotensión, mucositis, datos de infección cutánea o del sitio de inserción, colonización conocida por SARM o deterioro clínico deben recibir también de forma empírica un fármaco eficaz para SARM: vancomicina o daptomicina.

  ○ Los pacientes que **han estado ingresados en el hospital o en otro centro de salud** deben recibir tratamiento inicial con antibióticos de amplio espectro, que cubran organismos resistentes, como *P. aeruginosa* y SARM. Las opciones terapéuticas son parecidas a las descritas para pacientes neutropénicos.

  ○ Los **enfermos críticos** también deben recibir cobertura con antibióticos de amplio espectro hasta determinar el organismo responsable. Se debe valorar la opción de realizar cobertura antimicótica completa en este grupo de pacientes.

- El tratamiento definitivo se debe decidir en función de los resultados del cultivo y las pruebas de sensibilidad. En algunos casos poco frecuentes es posible cambiar a antibióticos orales cuando se conozcan el organismo, sus susceptibilidades y el origen de la infección.

- La duración del tratamiento depende del origen de la infección y la gravedad de la enfermedad.

- La **fungemia** es la presencia de hongos en sangre. *Cándida* spp. es el hongo que con mayor frecuencia puede generar infecciones del torrente sanguíneo. La elección del tratamiento antimicótico debe depender de la gravedad de la enfermedad y la prevalencia de *Candida* spp. distintas de *Candida albicans* en la población hospitalaria. La mayoría de *C. albicans* es sensible al fluconazol. *Candida glabrata* y *Candida krusei* suelen ser resistentes al fluconazol. Se prefiere emplear equinocandinas para infecciones debidas a *C. glabrata* y *C. krusei*. *Candida parapsilosis* es menos sensible a las equinocandinas, por lo que se prefiere emplear fluconazol.

Bacteriemia y fungemia asociadas con el catéter

PRINCIPIOS GENERALES

- En esta sección se analiza de forma específica el tratamiento de las infecciones hematógenas asociadas con el catéter (IHAC). Muchos de los principios del diagnóstico y tratamiento son los mismos descritos en la sección anterior. Esta sección se centra en las diferencias con otras causas de bacteriemia.

- El uso de CVC es indispensable para el manejo de pacientes hospitalizados; su uso en pacientes ambulatorios ha incrementado.

- Endocarditis, tromboflebitis séptica, osteomielitis y abscesos intracraneales o distantes son complicaciones que se presentan alejadas del sitio de inserción y relacionadas con bacteriemias por CVC.

Epidemiología

- El riesgo de desarrollar una IHAC depende de varios factores, como el tipo de catéter empleado, su localización, el lugar (p. ej., pacientes hospitalizados o ambulantes; unidades de cuidados intensivos [UCI] o plantas generales), el tiempo que lleva colocado el catéter, la frecuencia de manipulación del mismo y factores y comorbilidades propios del paciente, como la diabetes y la obesidad.

- Los catéteres i.v. periféricos se asocian con un riesgo de bacteriemia bajo; sin embargo, no es raro que el paciente sufra inflamación o flebitis si se dejan puestos durante mucho tiempo.

- **El mayor riesgo de infección se observa con los CVC no tunelizados temporales y los catéteres de la arteria pulmonar.** El riesgo de infección con CVC depende del lugar en que se emplean. La vena subclavia es la localización preferida y muestra el menor riesgo de infección, seguido de la vena yugular interna. **La colocación femoral de los CVC tiene mayor riesgo de infección y se debe evitar en la medida de lo posible.** Los CVC colocados en el servicio de urgencias tienen mayor riesgo de infectarse, por lo que se sugiere realizar el cambio en cuanto el paciente esté estable.

- Los CVC tunelizados se asocian con un riesgo de infección menor que los no tunelizados. Los catéteres venosos centrales insertados por vía periférica (CCIP) muestran también una frecuencia de infección menor que los CVC no tunelizados.
- Los catéteres venosos implantados totalmente (puertos) muestran el menor riesgo global de infectarse, pero la colocación y el retiro de este tipo de catéteres exigen cirugía.
- En general, los CVC no tunelizados son responsables de 90% de los casos de IHAC.

Etiología

- Los organismos que con más frecuencia se identifican en las IHAC son los grampositivos. Los estafilococos coagulasa-negativos son los más habituales, seguidos de *Staphylococcus aureus*, organismos Gram negativos, enterococos y *Candida*. Dentro de los organismos Gram negativos, los más frecuentes son las enterobacteriáceas (*E. coli*, *Klebsiella* spp. y *Enterobacter* spp.) y *Pseudomonas aeruginosa*.
- Las IHAC por *S. aureus* muestran la máxima mortalidad, que alcanza 8.2%.[1] Las IHAC secundarias a estafilococos coagulasa-negativos muestran la menor mortalidad.
- Una hospitalización prolongada, el ingreso en UCI y la administración previa de antibióticos aumentan el riesgo de organismos más resistentes. Se debe sospechar infección por *Candida* spp. en los pacientes tratados con antibióticos de amplio espectro y en los que reciben preparados ricos en lípidos. La colonización de las sondas urinarias y los tubos endotraqueales o de traqueostomía por *Candida* puede predisponer a los pacientes a una fungemia.
- Las bacterias suelen entrar en la sangre tras emigrar desde la piel del lugar donde se ha insertado la vía. Con menos frecuencia, el catéter puede sufrir una siembra hematógena por bacterias u hongos que han penetrado en la sangre en un sitio alejado.

Prevención

- **La mayoría de las IHAC es prevenible.** Se debe realizar un abordaje multidisciplinario para tratar de prevenir las infecciones asociadas con catéter.[2]
- La colocación del catéter debe realizarse después de una adecuada higiene manual, con el uso de **máximas precauciones de barrera estéril**, incluidos guantes estériles, gorro, mascarilla, bata y paño perforado que cubra todo el cuerpo. Se debe limpiar la piel con una solución de clorhexidina al 2%. El sitio preferido para colocar un CVC no tunelizado es la vena subclavia, seguida de la vena yugular interna.
- **La vena femoral sólo se debe emplear para colocar un CVC cuando no existan otras alternativas o en situaciones de emergencia. Cuando se coloca un CVC femoral, se debe retirar lo más pronto posible tras conseguir un acceso venoso alternativo.**
- Cuando se espera un uso del CVC por un tiempo prolongado se debe optar, si es posible, por un catéter tunelizado, un CCIP y un catéter totalmente implantado.
- **Los CVC se deben retirar en cuanto se deje de necesitar el acceso venoso central.** No se recomienda un recambio habitual del catéter ni cambiarlo mediante un alambre guía.
- No se recomienda la profilaxis antimicrobiana sistémica durante la inserción o uso del catéter.

DIAGNÓSTICO

- La presentación más frecuente de las IHAC es **una fiebre de reciente aparición en un paciente con catéter intravascular**. Quien tenga un dispositivo intravascular y presente fiebre de nueva aparición debe evaluarse con exploración física y medición de signos vitales.
- Se deben descartar signos evidentes de infección, como eritema o drenaje purulento.
- Se deben descartar también otros orígenes posibles para la fiebre.
- El diagnóstico de IHAC se establece obteniendo **como mínimo dos cultivos, al menos uno en una punción venosa periférica**. El diagnóstico se determina cuando uno o más de los cultivos son positivos para un patógeno asociado con las IHAC sin otra fuente de infección hematógena (p. ej., neumonía e infección urinaria).

- Si en el cultivo se encuentra crecimiento de un contaminante cutáneo habitual (difteroides, *Bacillus* spp., estafilococos coagulasa-negativos y *Propionibacterium* spp.), se deben realizar dos o más cultivos en momentos distintos para confirmar el diagnóstico.
- Los cultivos se deben obtener **siempre** antes de administrar antibióticos, si es posible.

TRATAMIENTO

- **La cobertura antibiótica empírica debe incluir los organismos causantes más probables.** El fármaco para el tratamiento empírico es **vancomicina**. En pacientes críticos o con comorbilidades se debe plantear añadir cobertura para organismos Gram negativos o un antimicótico.
- **La retirada del catéter es parte fundamental** del tratamiento de la IHAC. Se deben retirar todos los catéteres intravasculares si hay evidencia de infección en el lugar de inserción (p. ej., drenaje purulento, eritema, induración y dolor en el punto de inserción). En los pacientes inestables en los que se sospeche una IHAC se debe retirar el catéter lo antes posible.
- Si se sospecha una IHAC, se deben retirar los CVC no tunelizados ni implantados y valorar sitios alternativos para acceso venoso. Si el paciente aún necesita un acceso venoso central, se debe retirar el catéter tras obtener un acceso alternativo. Si ya no precisa un acceso venoso central, se debe retirar el catéter y colocar una vía periférica.
- Si el paciente presenta fiebre persistente sin un origen evidente, se debe plantear la retirada o sustitución del CVC, aunque los hemocultivos sean negativos o no exista evidencia de infección del lugar de inserción.
- En los casos poco frecuentes de pacientes estables con una IHAC no complicada por *Staphylococcus* coagulasa-negativos, el médico puede optar por mantener el catéter si el acceso alternativo resultara difícil y, en ese caso, se debe realizar un tratamiento con antibióticos parenterales eficaces durante 10-14 días, a veces acompañado por un tratamiento antibiótico de bloqueo (terapia *lock*).[1]
- La infección de un CVC a largo plazo es un reto único a la hora de plantearse su eliminación. Dejarlo o retirarlo dependerá del organismo responsable, de la indicación para colocar un catéter a largo plazo y de la presencia o no de un lugar alternativo para el acceso vascular.
- En un paciente con un CVC a largo plazo sin infección en el sitio de salida o el túnel, que cursa con una infección no complicada por un organismo distinto de *S. aureus* o *Candida* spp., y para quien el acceso alternativo es problemático, puede considerarse el salvamento del catéter con el uso de antibióticos sistémicos más un tratamiento antibiótico de bloqueo por 2 semanas.[1]
- El tratamiento antibiótico de bloqueo es la instilación de una solución antibiótica de alta concentración en la luz de un catéter para permitir un uso prolongado y eliminar las bacterias en la biopelícula microbiana. El bloqueo dependerá del tipo de catéter, la frecuencia de uso, el organismo y las características del paciente. Algunas soluciones usadas para este propósito son vancomicina, cefazolina, ciprofloxacina y gentamicina, solas o combinadas con heparina.[3]
- A continuación se recogen algunos detalles del tratamiento de una infección no complicada de un CVC a largo plazo por organismos específicos:
  - *S. aureus.* Los CVC a largo plazo se deben retirar y administrar tratamiento eficaz con antibióticos parenterales durante 4-6 semanas. Sólo se podrían plantear ciclos de tratamiento más cortos en pacientes no diabéticos o inmunodeprimidos, en los que, tras la retirada del catéter, los hemocultivos se negativicen y la fiebre desaparezca en 72 horas sin evidencia de endocarditis en la ecocardiografía transesofágica y en aquellos en los que tampoco exista evidencia de tromboflebitis supurativa u otra infección metastásica. Las infecciones hematógenas por *S. aureus* se deben tratar en colaboración con un especialista en enfermedades infecciosas.[4]
  - **Bacilos Gram negativos.** Cuando sea posible, se debe retirar el CVC a largo plazo y administrar antibióticos parenterales eficaces durante 7-14 días. Si el acceso vascular resulta difícil y la infección no está complicada, es razonable tratar de controlar el proceso infeccioso

administrando durante 10-14 días antibióticos parenterales eficaces, y se debe valorar un tratamiento antibiótico de bloqueo en colaboración con farmacia. Si el paciente sufre una bacteriemia persistente o no experimenta mejoría clínica, se debe retirar el catéter y administrar antibióticos eficaces durante 7-14 días.

○ ***Candida*** **spp.** Se debe retirar el CVC a largo plazo lo más pronto posible y administrar 14 días de tratamiento antimicótico adecuado, en ausencia de una infección complicada.

○ ***Enterococcus*** **spp.** Se puede mantener el CVC a largo plazo en infecciones no complicadas y tratarlo durante 10-14 días con antibióticos eficaces por vía parenteral. Se puede plantear un tratamiento antibiótico de bloqueo en colaboración con farmacia. En pacientes con una bacteriemia persistente, o sin mejoría clínica, se debe retirar el catéter y administrar antibióticos eficaces durante 7-14 días.

○ ***Staphylococcus*** **coagulasa-negativos.** Se puede mantener el CVC a largo plazo si la infección no está complicada. Se debe administrar antibiótico por vía parenteral durante 10-14 días. Se puede plantear el tratamiento antibiótico de bloqueo. Si la bacteriemia persiste o el paciente no muestra mejoría clínica, se debe retirar el catéter y después administrar antibióticos eficaces durante 7-14 días. La excepción a esta regla es la infección por *Staphylococcus lugdunensis*, que debe ser tratada de forma más agresiva retirando el catéter y realizando pruebas adicionales, como se ha descrito para *S. aureus*.

○ La figura 4-1 presenta un resumen del manejo de las IHAC.[1]

Endocarditis sobre válvula nativa

PRINCIPIOS GENERALES

Definición

• La endocarditis se define como la inflamación del endocardio (cubierta interna) del corazón y sus válvulas. Las infecciones son la causa más frecuente de endocarditis (llamada endocarditis infecciosa [EI]). La infección del endocardio, sobre todo de las válvulas cardiacas, es una enfermedad grave que puede comprometer la vida del paciente. Puede debutar de forma aguda o subaguda. **Se recomienda consultar con un especialista en enfermedades infecciosas en la mayor parte de los casos de EI posible o confirmada.**

• Los síntomas de una EI aguda debutan a los 3-10 días de presentación; su evolución puede ser fulminante y los pacientes pueden entrar con rapidez en una situación de enfermedad crítica.

• La EI subaguda es más indolente y los síntomas pueden durar semanas o meses. Los síntomas incluyen fiebre, fatiga y pérdida de peso, así como fenómenos embólicos.

• En esta sección se revisa la endocarditis sobre válvula nativa, aunque en la endocarditis sobre válvula protésica (EVP) se aplican principios similares. La EVP se aborda en otra sección.

Epidemiología

Los factores de riesgo para el desarrollo de una EI incluyen una endocarditis previa, la sustitución valvular, las lesiones valvulares (p. ej., esclerosis secundaria al envejecimiento, prolapso de la válvula mitral y antecedentes de fiebre reumática) y la adicción a drogas por vía parenteral (ADVP). Además, cualquier situación que incremente el riesgo de bacteriemia aumentará el de endocarditis.

Etiología

• **Los organismos que suelen estar asociados con la endocarditis sobre válvula nativa son** *Staphylococcus aureus, Staphylococcus* spp. **(clásicamente** *S. viridans*) y *Enterococcus* spp.

• Otras causas de endocarditis sobre válvula nativa incluyen bacilos Gram negativos, organismos HACEK (*Haemophilus* spp., *Aggregatibacter actinomycetemcomitans, Cardio-bacterium hominis, Eikenella corrodens y Kingella kingae*), estafilococos coagulasa-negativos, hongos, *Bartonella* spp.,

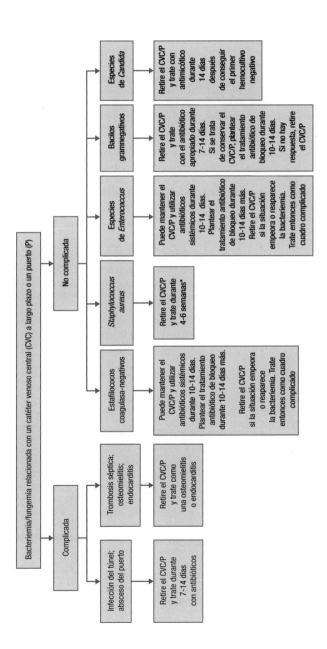

FIGURA 4-1 Tratamiento de la bacteriemia y la fungemia asociadas con un catéter venoso central. *Se puede valorar un ciclo más corto de antibióticos (≥ 14 días) si se retira el catéter, si la infección no es complicada, si la bacteriemia y la fiebre se resuelven en 72 horas, si el paciente no es diabético, neutropénico o inmunodeprimido ni portador de un dispositivo intravascular protésico (p. ej., injerto y marcapasos), si la ecocardiografía transesofágica es negativa y si la ecografía no muestra una tromboflebitis séptica. Adaptado de Mermel LA, Allon M, Bouza E, et al. Clinical practice guidelines for the diagnosis and management of intravascular catheter-related infection: 2009 Update by the Infectious Diseases Society of America. *Clin Infect Dis.* 2009;49:1-45.

Tropheryma whippelii, *Legionella* spp., *Chlamydia* spp., *Abiotrophia* spp. (antes estreptococos deficientes a nivel nutricional) y *Coxiella burnetii*. Si no se identifica ningún patógeno, pero se cumplen criterios diagnósticos, se habla de endocarditis con cultivo negativo.

- Los datos demográficos de los pacientes pueden orientar sobre el organismo causal en la EI.
  - Los pacientes con problemas en la dentadura o que se someten a una intervención odontológica suelen sufrir infecciones por *S. viridans*.
  - En pacientes con vías venosas permanentes hay más riesgo de endocarditis por estafilococos.
  - Los ADVP pueden sufrir una endocarditis por *Pseudomonas* o por hongos, aunque *Staphylococcus* spp. siguen siendo más frecuentes.
  - Las infecciones nosocomiales pueden deberse a una serie de organismos Gram negativos o estafilococos, incluidos los SARM.
- **La endocarditis con cultivos negativos** representa alrededor de 5% de todos los casos de endocarditis. **La causa más frecuente de cultivo negativo es la administración de antibióticos antes de la toma de hemocultivos.** La endocarditis con cultivo negativo es un reto único y puede exigir estudios diagnósticos adicionales, como serología o pruebas de reacción en cadena de la polimerasa para buscar *Bartonella*, *Coxiella*, *Legionella* y *T. whippelii*. La secuenciación del gen del ARN ribosómico 16S bacteriano es una técnica prometedora para identificar el organismo responsable cuando se extirpa la válvula y se estudia.

Fisiopatología

- La lesión clásica de la endocarditis es la vegetación valvular. Las vegetaciones están constituidas por fibrina, plaquetas, microorganismos y células. Se forman en áreas de flujo turbulento de la sangre. Son más habituales en las válvulas con alteraciones congénitas o lesiones. Si los organismos colonizan una parte del endocardio lesionada, se forma una vegetación que crea una barrera protectora.
- La zona que con más frecuencia se afecta es la superficie ventricular de la válvula mitral, seguida de la válvula aórtica, aunque puede hacerlo en cualquier parte del endocardio. Existe una relación clásica entre la endocarditis de la válvula tricúspide y la ADVP.

Prevención

- La profilaxis antimicrobiana contra EI sólo se recomienda para pacientes con máximo riesgo de desarrollar la enfermedad: con válvulas cardiacas protésicas, historia de EI, enfermedad cardiaca congénita cianótica no reparada, o enfermedad valvular congénita reparada con insuficiencia valvular residual; durante los 6 meses siguientes a un defecto cardiaco congénito reparado con material protésico sin insuficiencia residual; y con insuficiencia valvular en un trasplante cardiaco. Ya no se recomienda administrar profilaxis antibiótica a los pacientes con una válvula aórtica bicúspide, prolapso de la válvula mitral con regurgitación o miocardiopatía hipertrófica.[5]
- Los pacientes de alto riesgo deben recibir profilaxis antimicrobiana contra la EI cuando sean sometidos a un procedimiento con probabilidades de resultar en bacteriemia, con un organismo que posea un alto potencial para causar endocarditis.[5]
- Entre los procedimientos de alto riesgo están los odontológicos con manipulación invasiva de la mucosa oral, el tejido gingival o la región periapical de los dientes; procedimientos que requieran incisión o biopsia de la mucosa del tracto respiratorio, y procedimientos quirúrgicos para el tratamiento de infecciones cutáneas, de la estructura de la piel o del tejido profundo.[5]
- No se recomienda profilaxis antibiótica antes de intervenciones con un riesgo bajo de bacteriemia, como las digestivas (la colonoscopia con biopsia), genitourinarias o respiratorias (salvo que se plantee realizar una incisión o biopsia de la mucosa respiratoria) y los partos por vía vaginal o cesárea.
- Ver la tabla 4-1 para más información sobre la profilaxis.[5]

TABLA 4-1 PROFILAXIS DE LA ENDOCARDITIS INFECCIOSA

I. **Se recomienda la profilaxis de la endocarditis sólo en los siguientes procesos cardiacos:** válvulas protésicas; endocarditis previa; malformación cardiaca congénita no reparada, incluidos los conductos o derivaciones paliativos; malformación cardiaca congénita reparada con material protésico durante los primeros 6 meses tras la intervención o cuando existen defectos residuales en el dispositivo protésico o adyacentes a él; valvulopatía cardiaca en receptores de trasplante.

II. Regímenes para las intervenciones odontológicas, bucales o respiratorias (incluidas extracciones de piezas dentales, intervenciones periodontales o endodoncias, limpieza bucal profesional, broncoscopia con biopsia, broncoscopia rígida, cirugía sobre la mucosa respiratoria y amigdalectomía).

Situación clínica	Fármaco y dosis
Profilaxis convencional	Amoxicilina, 2 g v.o. 1 hora antes de la intervención
Incapacidad de tomar nada v.o.	Ampicilina, 2 g i.m. o i.v., o cefazolina o ceftriaxona, 1-2 g i.m. o i.v., en los 30 minutos previos a la intervención
Pacientes alérgicos a la penicilina	Clindamicina, 600 mg v.o., o cefalexina, 2 g v.o., o claritromicina o azitromicina, 500 mg v.o. 1 hora antes de la intervención
Pacientes alérgicos a penicilina y que no pueden tomar nada v.o.	Clindamicina, 600 mg i.v., o cefazolina o ceftriaxona, 1 g i.v. en los 30 minutos previos a la intervención

III. Se recomienda profilaxis para las intervenciones sobre piel infectada, estructuras cutáneas o tejido musculoesquelético SÓLO cuando los pacientes padezcan algunos de los trastornos cardiacos que se resumieron con anterioridad. Se debe emplear una penicilina antiestafilocócica o una cefalosporina.

Adaptado de Wilson W, Taubert KA, Gewitz M, et al. Prevention of infective endocarditis: guidelines from the American Heart Association: a guideline from the American Heart Association Rheumatic Fever, Endocarditis, and Kawasaki Disease Committee, Council on Cardiovascular Disease in the Young, and the Council on Clinical Cardiology, Council on Cardiovascular Surgery and Anesthesia, and the Quality of Care and Outcomes Research Interdisciplinary Working Group. *Circulation.* 2007;116:1736-1754.

DIAGNÓSTICO

Presentación clínica

Historia clínica
- Los pacientes con endocarditis pueden mostrar síntomas muy variables; **los más frecuentes incluyen fiebre, pérdida de peso, malestar, fatiga, sudoración nocturna, lumbalgia, artralgias y evidencia de fenómenos embólicos**.
- Según la magnitud de las lesiones valvulares, los pacientes también pueden presentar síntomas asociados con una insuficiencia cardiaca derecha o izquierda, disnea, síncope o arritmias.

Exploración física
- La exploración física puede mostrar fiebre, datos compatibles con insuficiencia cardiaca o insuficiencia valvular, soplos de nueva aparición, esplenomegalia y evidencia de fenómenos embólicos.
- La exploración neurológica puede ser patológica por una embolia del sistema nervioso central (SNC) o rotura de un aneurisma micótico.
- A nivel cutáneo pueden aparecer petequias, nódulos de Osler, lesiones de Janeway, hemorragias en astilla, manchas de Roth y hemorragias subconjuntivales.

Criterios diagnósticos

Los criterios que con más frecuencia se emplean son los de Duke (tabla 4-2).[6]

TABLA 4-2	CRITERIOS DE DUKE PARA EL DIAGNÓSTICO DE LA ENDOCARDITIS

Diagnóstico definitivo de endocarditis

Criterios patológicos:

La presencia de microorganismos demostrados por el cultivo de una vegetación, una vegetación que se ha embolizado, o un espécimen de absceso intracardiaco; o vegetación o absceso intracardiaco que muestra una endocarditis activa en el examen histológico.

Criterios clínicos:

Se necesitan dos criterios mayores, un criterio mayor y tres menores; o los cinco criterios menores.

Diagnóstico de posible de endocarditis se necesitan un criterio mayor y otro menor; o tres criterios menores.

Ausencia de endocarditis: cuando no se cumplen los criterios anteriores, y un firme diagnóstico alternativo explica los hallazgos sugestivos de EI; resolución del síndrome con menos de 4 días de tratamiento antibiótico; o cuando no existe evidencia patológica en la cirugía o autopsia con menos de 4 días de antibióticos.

Criterios mayores

- Hemocultivos positivos sugestivos de EI:
  - Organismo típico aislado en al menos dos hemocultivos separados: *Streptococcus viridans, Staphylococcus aureus,* organismos HACEK, *Streptococcus bovis* o *Enterococcus* spp. en ausencia de un foco alternativo de infección primaria, O
  - Hemocultivos persistentemente positivos: al menos dos cultivos extraídos con 12 horas de diferencia o tres hemocultivos de los que el primero y el tercero se obtuvieran al menos con 1 hora de diferencia, O
  - Un cultivo (o IgG en fase 1 > 1:800) para *Coxiella burnetii*
- Evidencia de afectación endocárdica: ecocardiografía que muestra una masa intracardiaca oscilante sin una explicación alternativa, o absceso, o una dehiscencia parcial de reciente aparición de la válvula protésica, o una insuficiencia valvular de nueva aparición

Criterios menores

- Predisposición a la EI: antecedentes de EI, ADVP, válvula cardiaca protésica o lesión cardiaca que provoque flujo sanguíneo turbulento
- Fiebre confirmada ≥ 38 °C
- Fenómenos vasculares: embolia arterial, infarto pulmonar, aneurisma micótico, hemorragia intracraneal o conjuntival, o lesiones de Janeway
- Fenómenos inmunológicos: nódulos de Osler, manchas de Roth, glomerulonefritis o factor reumatoide positivo
- Hallazgos microbiológicos que no cumplen los criterios mayores

Baddour LM, Wilson WR, Bayer AS, et al. Infective endocarditis in adults: diagnosis, antimicrobial therapy, and management of complications: a scientific statement for healthcare professionals from the American Heart Association. *Circulation.* 2015;132(15):1435-1486.

ADVP, adicción a drogas por vía parenteral; EI, endocarditis infecciosa; HACEK, *Haemophilus* spp. (*H. aphrophilus, H. parainfluenzae, H. paraphrophilus*), *Aggregatibacter actinomycetemcomitans, Cardiobacterium hominis, Eikenella corrodens* y *Kingella kingae.*

Pruebas diagnósticas

Laboratorio

- **La clave para el diagnóstico de EI es obtener hemocultivos adecuados.**
  - Se deben obtener dos o tres hemocultivos por venopunción periférica, separados 30 minutos entre sí. **Estos hemocultivos se deben obtener antes de comenzar el tratamiento antibiótico.**
  - En pacientes hemodinámicamente estables, sin datos de enfermedad aguda, no es necesario comenzar de forma urgente el tratamiento antibiótico hasta que se confirme el diagnóstico.
  - Siempre que los antibióticos no se administren antes de obtener las muestras de hemocultivo, con frecuencia será posible establecer el diagnóstico microbiológico exclusivamente con el hemocultivo.
  - Los avances en las técnicas de laboratorio han condicionado que algunos organismos que antes se consideraban de "crecimiento lento" o fastidioso (p. ej., los organismos HACEK) puedan ser actualmente identificados en un cultivo convencional en 5 días.
- Las pruebas serológicas para descartar causas inusuales de endocarditis (p. ej., los anticuerpos frente a *Coxiella* o *Bartonella*) sólo estarán indicadas en pacientes con cultivos negativos o con antecedentes de viajes o exposición que sugieran un diagnóstico alternativo (p. ej., endocarditis crónica en pacientes con antecedentes de viajes a Irak, Afganistán u Holanda o exposición a ganado en el caso de *Coxiella*, o la falta de hogar o la exposición a gatos en el de *Bartonella*).
- Los estudios analíticos habituales a menudo resultan inespecíficos. Algunas alteraciones frecuentes son leucocitosis, aumento de los marcadores inflamatorios (velocidad de sedimentación globular [VSG] y proteína C reactiva [PCR]), anemia, proteinuria y hematuria. No es rara la insuficiencia renal, que se debe al depósito de inmunocomplejos en los riñones.

Electrocardiografía

Realizar un electrocardiograma (ECG) si se sospecha endocarditis. Quizá revele alteración de la conducción de reciente aparición en los que tienen invasión del miocardio o absceso valvular.

Diagnóstico por imágenes

- **Otro aspecto importante para el diagnóstico son los estudios de imagen cardiaca. La prueba de referencia dentro de este grupo es la ecocardiografía transesofágica (ETE).** La ecocardiografía transtorácica (ETT) también tiene un papel para el diagnóstico de la EI. La ETE es más sensible que la ETT (93 y 46%, respectivamente),[7] pero ambas pruebas son específicas; permiten valorar la disfunción valvular, pero la ETE aporta en general más detalles anatómicos.
- El clínico puede optar por realizar en primer lugar una ETT. El orden de ambas pruebas depende de factores como la sospecha clínica y los datos demográficos de cada paciente.[8]
  - Si hay índice de sospecha de EI intermedio o alto, la ETE debe ser la prueba de imagen inicial. También si el hábito corporal del paciente o una neumopatía de base pueden interferir con la ETT.
  - Cuando existe un bajo índice de sospecha de EI, la ETT es una prueba inicial razonable. Si en esta situación la ETT es negativa, se deben buscar diagnósticos alternativos. Cuando, tras una evaluación exhaustiva, no se encuentre otro diagnóstico alternativo o si aumenta la sospecha clínica de EI, se debe solicitar una ETE como prueba definitiva. Además, en pacientes inestables o con alguna otra contraindicación para realizar una ETE o en lugares en los que no resulta sencillo el acceso a esta prueba, la ETT puede considerarse la prueba de primera elección.
- La radiografía de tórax es inespecífica y puede ser normal o mostrar evidencias de insuficiencia cardiaca o presencia de abscesos pulmonares metastásicos.

TRATAMIENTO

Fármacos

- El tratamiento médico adecuado de la endocarditis resulta difícil y **necesita antibióticos a largo plazo.** Las bacterias pueden persistir en las vegetaciones, donde quedan aisladas de las defensas del huésped o pueden formar biopelículas, que son capas de glucocáliz, parecido a un lodo que protege a los organismos de la fagocitosis. Además, cuando los organismos se encuentran dentro de estas biopelículas, pueden entrar en un estado latente de reproducción, lo que reduce la eficacia de los antibióticos.

- **Son necesarias altas concentraciones séricas de antibióticos** para difundir al interior de las vegetaciones, que son avasculares y están rodeadas por fibrina y otros componentes. Se recomienda administrar durante un tiempo prolongado dosis altas de antibióticos parenterales eficaces con capacidad bactericida, a veces combinados.
- Se debe comenzar el tratamiento con antibióticos empíricos en casos con sospecha de EI aguda **después** de obtener los hemocultivos. En general se debe realizar una cobertura inicial amplia, que incluya *Staphylococcus aureus* y las cepas resistentes a la meticilina del mismo (SARM). Si la situación clínica sugiere una endocarditis por Gram negativos, la cobertura antibiótica empírica debe ser adecuada, por ejemplo, con una cefalosporina de tercera o cuarta generación. En algunos casos puede emplearse gentamicina empírica para lograr una sinergia (tabla 4-3).[6]
- Cuando los pacientes se encuentran estables clínicamente y se sospecha una endocarditis suba- guda, no será precisa la administración empírica de antibióticos, sino que se deberá optar por el antibiótico adecuado tras conocer los resultados del hemocultivo.
- La tabla 4-3 recoge el tratamiento antibiótico específico para la EI.[6]
- Cuando el organismo sea un gramnegativo distinto del grupo HACEK, los antibióticos se deben elegir en función de su susceptibilidad. Se recomienda la consulta de enfermedades infecciosas.
- La endocarditis micótica debe tratarse inicialmente con un preparado lipídico de amfotericina B solo o en combinación con flucitosina. La mortalidad de la endocarditis micótica es elevada y se sugiere una pronta valoración quirúrgica. Debido a las altas tasas de recidiva y el largo tiempo que la enfermedad tarda en remitir, puede ser razonable el uso de azoles orales como tratamiento de supresión.

Tratamiento quirúrgico

- La EI se puede tratar exclusivamente de forma médica en alrededor de 60% de los casos, mientras que el otro 40% necesita cirugía que puede ser una sustitución o una reparación de la válvula.
- Entre las indicaciones para cirugía se incluyen:
  ○ Pacientes con insuficiencia cardiaca congestiva sintomática y aquellos con infecciones agudas o fulminantes.
  ○ Pacientes con EI micótica y EI debida a organismos altamente resistentes.
  ○ Pacientes con un absceso miocárdico, insuficiencia valvular moderada o grave y aquellos en los que los hemocultivos no se negativizan tras 5-7 días de tratamiento eficaz, siempre que se excluyan otros sitios de infección.

TABLA 4-3	TRATAMIENTO DE LA ENDOCARDITIS SOBRE VÁLVULA NATIVA CAUSADA POR ORGANISMOS ESPECÍFICOS		
Organismo	**Régimen antibiótico**	**Duración**	**Observaciones**
Streptococcus viridans			
Penicilina CIM < 0.12 µg/mL	• Penicilina G o ceftriaxona • Vancomicina si alergia a PCN	• 4 semanas	El régimen es de 2 semanas si se agrega gentamicina en la EI no complicada, si la respuesta es rápida y no hay enfermedad renal subyacente
Penicilina CIM 0.12- 0.5 µg/mL	• Penicilina G o ceftriaxona **MÁS** gentamicina • Vancomicina si alergia a PCN	• 4 semanas	Se puede usar sólo ceftriaxona por 4 semanas si el organismo aislado es sensible a la ceftriaxona Ampicilina, 2 g i.v., cada 4 horas es una alternativa razonable a la penicilina

TABLA 4-3	TRATAMIENTO DE LA ENDOCARDITIS SOBRE VÁLVULA NATIVA CAUSADA POR ORGANISMOS ESPECÍFICOS (CONTINÚA)		
Organismo	**Régimen antibiótico**	**Duración**	**Observaciones**
Penicilina CIM > 0.5 µg/mL	• Ampicilina o penicilina G **MÁS** gentamicina • Vancomicina	• 4-6 semanas	Ceftriaxona combinada con gentamicina puede ser una alternativa razonable para organismos aislados sensibles a ceftriaxona
Especies de _Enterococcus_ (igual que para la endocarditis sobre válvula protésica)			
Sensible a penicilina y gentamicina	• Ampicilina o penicilina G **MÁS** gentamicina • Ampicilina **MÁS** ceftriaxona	• 4-6 semanas	
Resistente a la penicilina	• Vancomicina **MÁS** gentamicina	• 6 semanas	
Resistente a la vancomicina y la ampicilina	• Linezolid o daptomicina	• ≥ 6 semanas	Consulte al especialista en enfermedades infecciosas
Especies de _Staphylococcus_			
Staphylococcus aureus sensible a la meticilina y estafilococos coagulasa-negativos	• Oxacilina/nafcilina • Cefazolina • Vancomicina si alergia a PCN (daptomicina es una alternativa razonable a vancomicina)	• ≥ 6 semanas	En caso de absceso cerebral debe preferirse nafcilina sobre cefazolina. No se recomienda el uso de gentamicina o rifampicina.
Staphylococcus aureus resistente a la meticilina y estafilococos coagulasa-negativos	• Vancomicina • Daptomicina es una alternativa	• ≥ 6 semanas	
Organismos HACEK y EI con cultivo negativo	• Ceftriaxona o ampicilina o ciprofloxacina	• 4 semanas	Ceftriaxona es la opción preferida

Adaptado de Baddour LM, Wilson WR, Bayer AS, et al. Infective endocarditis in adults: diagnosis, antimicrobial therapy, and management of complications: a scientific statement for healthcare professionals from the American Heart Association. _Circulation._ 2015;132(15):1435-1486.

Dosificación: ceftriaxona, 2 g i.v. cada 24 h; gentamicina, 1 mg/kg cada 8 h; vancomicina, 15 mg/kg i.v. cada 12 h, para función renal normal; ampicilina-sulbactam, 3 g i.v. cada 6 h; ampicilina, 2 g i.v. cada 4 h; oxacilina/nafcilina, 2 g i.v. cada 4 h; rifampicina, 300 mg v.o. cada 8 h; cefazolina, 2 g i.v. cada 8 h; daptomicina, 6 mg/kg/día; linezolida, 600 mg i.v. cada 12 h; ciprofloxacina, 400 mg i.v. cada 12 h.

Se recomienda una audiometría basal y posteriormente semanal en los pacientes tratados con aminoglucósidos durante más de 7 días.

Vigile las concentraciones de aminoglucósidos y vancomicina. Objetivo: mantener unas concentraciones valle de vancomicina 15-20 µg/mL.

CIM, concentración inhibidora mínima; EI, endocarditis infecciosa; PCN, penicilina.

○ Pacientes con émbolos recurrentes y vegetaciones persistentes o crecientes a pesar de la administración de antibióticos apropiados.

○ Pacientes con regurgitación valvular grave y vegetaciones móviles > 10 mm, en especial cuando se afecta la valva anterior de la válvula mitral, o en presencia de otras indicaciones quirúrgicas relacionadas.

COMPLICACIONES

• Los **aneurismas micóticos** son dilataciones aneurismáticas anormales de las arterias secundarias a una EI.

○ Se deben a una infección directa de la pared arterial, al depósito de complejos inmunitarios en la pared de los vasos o a la oclusión embólica de los *vasa vasorum*.

○ Se desconoce la incidencia de aneurismas micóticos en la EI.

○ Suelen localizarse en la circulación cerebral, pero pueden estar en otros territorios vasculares.

○ En general, son silentes en la clínica hasta que se rompen. La mortalidad aproximada de un aneurisma micótico del SNC roto es 80%.[6] No está indicada la detección selectiva rutinaria; sin embargo, si el paciente desarrolla síntomas del SNC, el médico deberá considerar la valoración mediante pruebas de imagen neurológicas y evaluación neuroquirúrgica.

• Los episodios embólicos son complicaciones frecuentes de la endocarditis. Las embolias suelen viajar hacia la circulación cerebral, renal, esplénica, pulmonar, coronaria y sistémica. Esto puede condicionar que se formen abscesos o aparezcan lesiones isquémicas en los tejidos lejanos.

• Las **complicaciones inmunológicas** son frecuentes en la EI. La EI estimula al sistema inmunitario celular y humoral, causa de hipergammaglobulinemia, esplenomegalia y depósito de inmunocomplejos en órganos alejados, como los riñones. Es posible la aparición de anticuerpos antinucleares y factor reumatoide, que pueden participar en la patogenia de la EI.

• No es rara la **disfunción renal** en la EI, y puede ser secundaria a diversos procesos, como la formación de abscesos, los infartos y la glomerulonefritis.

Endocarditis sobre válvula protésica

PRINCIPIOS GENERALES

• Muchos de los principios son iguales a los descritos en la endocarditis sobre válvula nativa, aunque los agentes etiológicos y el tratamiento son distintos.

• La EVP a menudo requiere cirugía; se sugiere pronta consulta con el cirujano cardiaco.

Etiología

• La EVP se puede dividir en forma precoz y tardía, según el tiempo transcurrido desde la colocación de la válvula hasta la infección. Los agentes etiológicos responsables se distribuyen de forma distinta en ambos tipos de enfermedad.

• **La inmensa mayoría de EVP de inicio precoz se debe a *Staphylococcus aureus* y estafilococos coagulasa-negativos**, seguidos por organismos Gram negativos y hongos.

• **En la EVP de inicio tardío predominan los estafilococos, pero otros organismos asociados con la endocarditis sobre válvula nativa muestran una frecuencia creciente.**

Epidemiología

• La EVP representa hasta un tercio de todos los casos de EI. La EI es más frecuente en pacientes con válvulas protésicas de tipo mecánico en comparación con los portadores de bioprótesis. Durante el primer año posterior a la implantación, el riesgo oscila entre 1 y 3%.

Después, la frecuencia se reduce hasta cerca de 0.5% anual. La contaminación de la válvula puede producirse en el momento de la implantación o más tarde por siembra hematógena.

Fisiopatología

- Las válvulas recién colocadas aún no están endotelizadas, lo que aumenta el riesgo de que aparezca sobre ellas un trombo estéril de fibrinas y plaquetas que permite a las bacterias adherirse, sobre todo en la superficie entre el manguito y el tejido nativo, y con frecuencia al momento del diagnóstico habrá fugas perivalvulares.
- La formación de una biopelícula desempeña un papel importante en la patogenia de la EVP. Las biopelículas son matrices rodeadas por polisacáridos, que protegen al organismo infeccioso de las defensas del huésped, como la fagocitosis; protegen frente a la exposición a los antibióticos. Muchos organismos pueden permanecer latentes dentro de estas biopelículas, y muchos antibióticos sólo funcionan de forma eficaz cuando los organismos experimentan divisiones celulares.

DIAGNÓSTICO

- El diagnóstico microbiológico de la EVP es el mismo que para la EI sobre válvula nativa. Los médicos deben mantener un elevado índice de sospecha de EVP en los pacientes con una válvula protésica que presenten fiebre. La extensión al miocardio es más frecuente en la EVP y pueden aparecer con más frecuencia alteraciones del electrocardiograma (ECG).
- Cerca de 50% de pacientes con bacteriemia por *Staphylococcus aureus* y 40% de aquellos con bacteriemia por estafilococos coagulasa-negativos acaban desarrollando endocarditis.[9]
- **Se debe realizar una ETE en todos los casos sospechosos de EVP.**
  - La ETT resulta inadecuada para valorar una EVP porque tiene una sensibilidad y especificidad menores cuando existe una prótesis valvular.
  - La ETE inicial puede ser negativa en las fases iniciales de una EVP o cuando existe un pequeño absceso.
  - Si la ETE inicial fuera negativa, pero la sospecha siguiera siendo alta, se debe repetir la prueba varios días después.

TRATAMIENTO

Fármacos

- Los principios básicos del tratamiento de la EVP son parecidos a los de la EI sobre válvula nativa; se deben **incluir antibióticos bactericidas parenterales en dosis altas**.
- La antibioticoterapia empírica debe iniciarse una vez obtenidos los hemocultivos en los enfermos agudos o inestables desde una perspectiva clínica. En pacientes estables y con sospecha de endocarditis subaguda, no es preciso administrar antibióticos hasta conocer los resultados del cultivo.
- Los antibióticos empíricos para la EVP deben incluir vancomicina i.v., 15 mg/kg cada 12 h, **MÁS** rifampicina i.v., 300 mg, i.v. o v.o., cada 8 h, **MÁS** gentamicina i.v., 1 mg/kg cada 8 h.
- La tabla 4-4 indica el tratamiento antibiótico de la EVP según resultados del cultivo.[6]
- Si la causa son organismos Gram negativos distintos del grupo HACEK, se recomienda emplear una penicilina o una cefalosporina antipseudomonas asociadas con un aminoglucósido, así como un análisis de ID. La endocarditis micótica se debe tratar con amfotericina B. La mortalidad de este proceso es alta; se sugiere pronta valoración quirúrgica.
- En pacientes portadores de válvulas mecánicas anticoagulados a largo plazo con warfarina oral se debe suspender el tratamiento e iniciar heparina i.v. en cuanto se diagnostique EI. Si el paciente desarrollara síntomas neurológicos, se debe suspender la heparina y descartar hemorragia intracraneal.

TABLA 4-4	TRATAMIENTO DE LA ENDOCARDITIS SOBRE VÁLVULA PROTÉSICA CAUSADA POR ORGANISMOS ESPECÍFICOS		
Organismo	**Régimen antibiótico**	**Duración**	**Observaciones**
Streptococcus viridans o *Streptococcus bovis*			
CIM < 0.12 µg/mL	• Penicilina G o ceftriaxona con o sin gentamicina • Vancomicina si alergia a PCN	6 semanas. Si se añade gentamicina, use por 2 semanas	Añadir gentamicina no mejora la frecuencia de curación y se debe emplear con cuidado
CIM ≥ 0.12 µg/mL	• Penicilina G, o ceftriaxona **MÁS** gentamicina • Vancomicina si alergia a PCN	6 semanas	
Especies de *Enterococcus* (igual que para la endocarditis sobre válvula nativa)			
Sensible a la penicilina	• Si es sensible a la gentamicina: ampicilina **MÁS** gentamicina o ampicilina **MÁS** ceftriaxona • Si es resistente a la gentamicina/sensible a estreptomicina: ampicilina **MÁS** ceftriaxona o ampicilina **MÁS** estreptomicina	4-6 semanas	Cambie por estreptomicina, 7.5 mg/kg cada 12 horas para resistencia de alto nivel a gentamicina
Resistente a la penicilina	• Vancomicina **MÁS** gentamicina	6 semanas	
Resistente a vancomicina y a ampicilina	• Linezolida o daptomicina	> 6 semanas	Consulte al especialista en enfermedades infecciosas
Especies de *Staphylococcus*			
Staphylococcus aureus sensible a la meticilina y estafilococos coagulasa-negativos	Oxacilina/nafcilina **MÁS** rifampicina **MÁS** gentamicina	≥ 6 semanas con 2 semanas de gentamicina	
Staphylococcus aureus resistente a la meticilina y estafilococos coagulasa-negativos	Vancomicina **MÁS** rifampicina **MÁS** gentamicina	≥ 6 semanas con 2 semanas de gentamicina	
Organismos HACEK y EI con cultivo negativo	Ceftriaxona o ampicilina o ciprofloxacina	6 semanas	

TABLA 4-4	TRATAMIENTO DE LA ENDOCARDITIS SOBRE VÁLVULA PROTÉSICA CAUSADA POR ORGANISMOS ESPECÍFICOS (CONTINÚA)

Adaptado de Baddour LM, Wilson WR, Bayer AS, et al. Infective endocarditis in adults: diagnosis, antimicrobial therapy, and management of complications: a scientific statement for healthcare professionals from the American Heart Association. *Circulation.* 2015;132(15):1435-1486.

Dosificación: ceftriaxona, 2 g i.v. cada 24 h; gentamicina, 2 g diarios o 1 mg/kg cada 8 h; vancomicina, 1 g i.v. cada 12 h; ampicilina-sulbactam, 3 g i.v. cada 6 h; ampicilina, 2 g i.v. cada 4 h; oxacilina, 2 g i.v. cada 4 h; rifampicina, 300 mg v.o. cada 8 h; cefazolina, 2 g i.v. cada 8 h; daptomicina, 6 mg/kg/día; linezolida, 600 mg i.v. cada 12 h; ciprofloxacina, 400 mg i.v. cada 12 h.

Se recomienda una audiometría basal y posteriormente semanal en los pacientes tratados con aminoglucósidos durante más de 7 días.

Vigile las concentraciones de aminoglucósidos y vancomicina. Objetivo: mantener unas concentraciones valle de vancomicina próximas a 15 µg/mL.

CIM, concentración inhibidora mínima; EI, endocarditis infecciosa; PCN, penicilina.

Tratamiento quirúrgico

- Es menos probable que los pacientes con una EVP se curen sólo con antibióticos que aquellos con una EI sobre una válvula nativa. En los casos con sospecha o diagnóstico de certeza de EVP se debe consultar de inmediato al cirujano cardiaco.
- Las indicaciones de cirugía valvular en la EVP incluyen la insuficiencia cardiaca congestiva sintomática secundaria a dehiscencia valvular, fístula o disfunción grave de la válvula protésica, la bacteriemia persistente > 5 a 7 días a pesar de la administración de antibióticos eficaces de forma adecuada, una vegetación > 10 mm, EVP complicada por bloqueo cardiaco, absceso anular o aórtico, EVP con émbolos recurrentes o la presencia de una EVP con hongos, *Pseudomonas, Staphylococcus aureus* o la mayor parte de *Enterococcus* spp.
- La hemorragia intracerebral es una contraindicación para la cirugía cardiaca, pero no así la embolia cerebral sin datos de hemorragia.
- La ETE es clave para valorar por completo la posible disfunción de la válvula protésica.
- Se deben mantener los antibióticos posoperatorios hasta completar el ciclo, empezando en el momento de la cirugía.

Infección de dispositivos cardiacos implantados

PRINCIPIOS GENERALES

- Los dispositivos que más a menudo se asocian con infecciones son los dispositivos cardiacos implantados en forma electrofisiológica (EF) y dispositivos de soporte circulatorio mecánico (SCM).
- Los dispositivos cardiacos implantados EI incluyen los marcapasos permanentes (MPP) y los desfibriladores-cardioversores implantados (DCI), que se usan cada vez más en Estados Unidos, con el correspondiente incremento en las tasas de infección relacionada con dispositivos.[10]
- Los dispositivos SCM incluyen los dispositivos de soporte para el ventrículo izquierdo (DSVI) y derecho (DSVD), los dispositivos biventriculares (DSVbi) y los corazones totalmente artificiales (CTA). Actualmente, los DSVI son los dispositivos implantados SCM más comunes. A pesar de los cambios en el tamaño y funcionalidad de los dispositivos, las infecciones aún son una complicación mayor y una causa significativa de morbilidad y mortalidad en los receptores de DSVI.[11]
- Cualquier material extraño implantado, como endoprótesis cardiacas, parches y los injertos vasculares periféricos, se puede infectar; sin embargo, la frecuencia de infección de éstos es mucho menor.

Epidemiología

- La frecuencia global de infección de los dispositivos oscila entre 0.13 y 19.9%. La mayor frecuencia se describía en la época de implantación intraabdominal.[12] Actualmente, ésta se aproxima más a 1%. Los factores de riesgo para las infecciones de los dispositivos cardiacos incluyen la fiebre en las 24 horas siguientes a la implantación de los mismos, la ausencia de antibioticoterapia profiláctica, el uso de marcapasos temporales antes de la colocación del dispositivo permanente, la existencia de un catéter venoso tunelizado, la diabetes mellitus, la insuficiencia renal, los tumores malignos, la falta de experiencia del operador, la infección de dispositivos previos, el uso de más de dos derivaciones y la anticoagulación.
- La frecuencia descrita de infección del DSVI es tan alta como 33%.[13] Los factores de riesgo para la infección del dispositivo SCM incluyen edad avanzada, diabetes, insuficiencia renal, desnutrición, disfunción de las células T asociada con el dispositivo, hipogammaglobulinemia, obesidad, cierre retrasado del esternón, estancia prolongada en la UCI y duración prolongada del SCM.[11]

Etiología

- **La inmensa mayoría de las infecciones de MPP y DCI se deben a estafilococos.** Los estafilococos coagulasa-negativos provocan 42% de los casos y *Staphylococcus aureus*, 29%. Los demás casos se deben a bacilos Gram negativos (9%), otros cocos grampositivos (4%), infecciones polimicrobianas (7%), hongos (2%) y casos con cultivo negativo (7%).[14]
- *Staphylococcus aureus* y *Staphylococcus epidermidis* **producen aproximadamente la mitad de todas las infecciones de DSVI.** Otros organismos que se encuentran con frecuencia incluyen especies de enterococos (2%), *P. aeruginosa* (22-28%), *Klebsiella* (2%) y *Enterobacter* (2%). Desde 2009 se ha registrado un aumento significativo de organismos resistentes, como enterococos resistentes a vancomicina y Gram negativos resistentes a múltiples fármacos.[11]
- *Candida albicans* es el organismo micótico más común causante de infección de SCM, seguido de *Candida glabrata*. Estas infecciones relacionadas con dispositivos SCM son difíciles de erradicar y poseen una tasa total de mortalidad asociada de 15 a 25%.

Fisiopatología

- La patogenia más habitual de las infecciones de MPP y DCI suele ser **la contaminación de los dispositivos por la flora cutánea en el momento de la implantación o manipulación**.
- Otra opción es que los dispositivos cardiacos implantados se infecten de forma secundaria por una **siembra durante una bacteriemia originada en una fuente de infección alejada** (p. ej., infección del catéter vascular, de la piel y los tejidos blandos, urinaria, neumonía o infecciones intraabdominales), o una infección que asciende desde el interfaz cutáneo del dispositivo en el sitio de inserción de la guía.
- La **formación de una biopelícula** tiene un papel clave en la patogenia de las infecciones de dispositivos cardiacos.

Prevención

- La mejor forma de prevenir la infección de los dispositivos cardiovasculares es **realizar una técnica aséptica meticulosa durante su implantación**. La piel se debe preparar con clorhexidina al 2%.
- La **profilaxis antibiótica** con un fármaco antiestafilocócico adecuado deberá administrarse entre 30 y 60 minutos antes de la cirugía. Se deberá plantear la cobertura de los SARM en los pacientes con colonización por SARM conocida o en áreas con altas tasas de SARM.
- No se recomienda profilaxis antibiótica antes de intervenciones odontológicas o médicas de otro tipo en los pacientes con dispositivos cardiacos implantados, según las directrices de la *American Heart Association*. Aunque esto se aplica por completo a los dispositivos EF, en el caso de los dispositivos SCM la *International Society for Heart and Lung Transplantation* califica el uso de profilaxis secundaria como una estrategia razonable en procedimientos con alto riesgo de bacteriemia, que pueden conducir a la siembra del dispositivo y a resultados negativos.[11]

DIAGNÓSTICO

Presentación clínica

- La presentación puede variar en función de la parte del dispositivo que se infecte y el organismo responsable de la infección.
- Con los dispositivos EF, la forma más frecuente de presentación es una infección local en el lugar de implantación de un MPP o DCI. La infección local puede manifestarse como una celulitis alrededor del bolsillo, formación de abscesos, dehiscencia de la herida quirúrgica, formación de un seno, migración del dispositivo o erosión a través de la piel.
  - ○ Los pacientes también pueden presentar una bacteriemia oculta sin datos de infección en el lugar de inserción. Los pacientes con DCI o MPP deben ser evaluados para detectar una infección del dispositivo cardiaco, incluso en ausencia de inflamación en el sitio de inserción.
  - ○ La presentación final serán los síntomas de endocarditis. Los síntomas de endocarditis asociada con un dispositivo son parecidos a los encontrados en los demás tipos de endocarditis. Es rara la embolia séptica sistémica, pero la embolia pulmonar es frecuente, porque los dispositivos cardiacos implantados se localizan en el lado derecho.
  - ○ Se deben obtener como mínimo dos hemocultivos antes de comenzar los antibióticos.
  - ○ Puede evaluarse el sitio de implantación mediante ecografía, buscando una acumulación de fluidos. No debe realizarse una aspiración percutánea de la bolsa del generador como parte de la evaluación diagnóstica.
  - ○ La gammagrafía con leucocitos marcados con indio o con galio ayuda a diferenciar una acumulación de líquido inflamatoria de otra no inflamatoria.
  - ○ El resto de los datos analíticos son inespecíficos y pueden incluir leucocitosis, anemia o aumento de los marcadores inflamatorios.
  - ○ La tinción de Gram y cultivo del tejido de la bolsa del generador y el cultivo de la punta de la guía debe obtenerse al momento de la explantación del dispositivo.
  - ○ Pacientes con bacteriemia o que tienen hemocultivos negativos, pero que recibieron antimicrobianos antes del cultivo, deben someterse a una evaluación para endocartidis con un ecocardiograma transesofágico (ETE).
  - ○ Los pacientes con bacteriemia por *Staphylocooccus aureus* o con bacteriemia persistente por otro organismo, y que tras una minuciosa evaluación no presentan evidencia de infección en el sitio de inserción del dispositivo, deben pasar por evaluación cardiaca con ETE.
- Las manifestaciones clínicas de la infección de un DSVI suelen ser distintas de las encontradas en otros dispositivos cardiacos implantados.
  - ○ La presentación dependerá del sitio involucrado. Las infecciones específicas de DSVI se deben a una implicación directa del dispositivo, incluyendo guía, bomba y/o cables y bolsa. Estas infecciones incluyen los espacios contiguos al DSVI, como el mediastino, bacteriemia asociada con el dispositivo y endocarditis relacionada con el dispositivo.
  - ○ Las presentaciones más comunes de las infecciones del DSVI son signos y síntomas locales de inflamación en el sitio de salida de la guía y bacteriemia relacionada con infección del dispositivo.
  - ○ Es menos frecuente que los pacientes presenten disfunción del DSVI, que se manifiesta con un empeoramiento de los síntomas de insuficiencia cardiaca. Esto se debe a la disrupción mecánica de la luz del dispositivo asociada con la infección.
  - ○ El diagnóstico se establece mediante una exploración física del lugar de entrada percutánea de la guía o la cánula. Se deben remitir hemocultivos y cultivos de cualquier drenaje o acumulación de líquido obtenida mediante aspiración para confirmación microbiológica.
  - ○ Si el dispositivo es revisado o explantado, deben obtenerse cultivos del tejido y de la superficie del dispositivo.
  - ○ Es posible utilizar el ultrasonido o la tomografía computarizada (TC) para evaluar las acumulaciones de líquido que puedan drenarse y la inflamación alrededor del túnel de la guía y la bolsa.
  - ○ Se ha utilizado la gammagrafía con leucocitos marcados con indio para determinar la extensión de la infección.

○ Tal vez se requiera un ecocardiograma para evaluar una infección valvular en pacientes con bacteriemia, aunque los datos de este método diagnóstico en estas circunstancias todavía no son claros, y las recomendaciones se derivan de datos provenientes de otras infecciones asociadas con dispositivos.

TRATAMIENTO

- La figura 4-2 muestra el tratamiento básico de los dispositivos electrofisiológicos cardiacos implantados.[10]
- **En todos los casos con sospecha o confirmación de infección de un MPP o DCI se debe extraer el dispositivo.**
  ○ Los ensayos sobre tratamiento conservador con antibióticos solos han obtenido una frecuencia inaceptablemente alta de fracasos.
  ○ La mejor estrategia combina la extracción completa del dispositivo implantado Y de los cables cardiacos combinada con antibióticos parenterales.
  ○ Aunque los hemocultivos sean negativos, lo mejor es retirar todo el dispositivo. En un estudio sobre 105 pacientes con infección del dispositivo cardiaco implantado, 79% tenía hemocultivos positivos de la porción intravascular de las derivaciones; sólo cinco pacientes tenían bacteriemia.
- En algunos casos puede ser imposible extraer el dispositivo y los cables cardiacos o esto puede asociarse con un riesgo de complicaciones muy elevado. En estos casos se debe extraer la mayor cantidad posible del mismo. Si no se puede extraer el dispositivo, se podría plantear una supresión indefinida con antibióticos orales, tras completar un ciclo completo de antibioticoterapia i.v.
- Los pacientes con bacteriemia secundaria sin evidencia de inflamación del bolsillo del dispositivo ni de afectación de los cables cardiacos o las válvulas en la ETE pueden ser tratados en general sólo con antibióticos conservando el dispositivo implantado.
- **La selección del antibiótico se realiza según los resultados de los datos del cultivo y las pruebas de sensibilidad.** Los antibióticos empíricos deben cubrir los organismos causales más probables. **En la mayoría de los casos la vancomicina es el fármaco de elección.**
- **La extracción de los DSVI es muy complicada, cara y con frecuencia resulta incluso imposible** en comparación con la de otros dispositivos cardiacos implantados.
  ○ Se debe realizar un desbridamiento local de los abscesos, si es posible.
  ○ Las infecciones de los DSVI con afectación hematógena deben tratarse al inicio con antibióticos parenterales. Se ha suprimido con éxito una infección sintomática con antibióticos parenterales seguidos con supresión a largo plazo con antibióticos orales. La supresión antibiótica se debe mantener hasta retirar el dispositivo al momento del trasplante o durante toda la vida del paciente cuando el DSVI sea un tratamiento de destino permanente.
  ○ En algunos pacientes con una infección devastadora del DSVI su extracción acaba siendo precisa para obtener buenos resultados con el tratamiento.
  ○ La infección de un DSVI no es una contraindicación para el trasplante cardiaco.
- Ver la figura 4-2.[10]

Mediastinitis

PRINCIPIOS GENERALES

Definición

- El término mediastinitis alude a una infección de las estructuras del mediastino. Existen formas agudas y crónicas (o fibrosantes).
- La infección primaria del mediastino es rara, y la mediastinitis aguda se suele deber a la extensión de una infección de otro espacio, un traumatismo o tras una cirugía torácica.
- La mediastinitis crónica se caracteriza por una fibrosis difusa de los tejidos del mediastino.

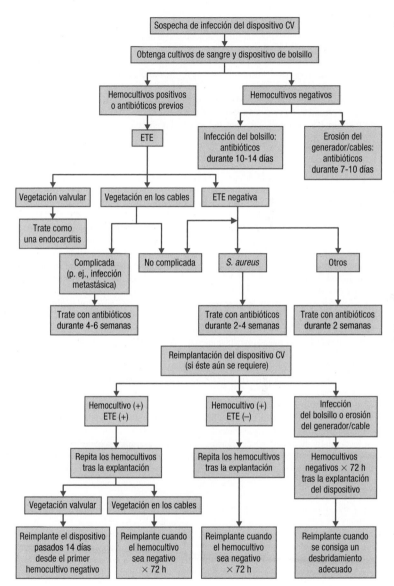

FIGURA 4-2 Tratamiento de las infecciones de dispositivos cardiovasculares implantados. CV, cardiovascular; ETE, ecocardiografía transesofágica. Este algoritmo se aplica a pacientes que se han sometido a la explantación completa del dispositivo. La duración de los antibióticos se mide desde el momento de extracción del dispositivo. Adaptado de Baddour LM, Epstein AE, Erickson CC, et al. Update on cardiovascular implantable electronic device infections and their management: a scientific statement from the American Heart Association. *Circulation.* 2010;121(3):458-477.

Epidemiología

- La incidencia de mediastinitis tras una cirugía que exige una esternotomía mediana oscila entre 0.5 y 4.4%.[9]
- La incidencia es más elevada en pacientes sometidos a un trasplante cardiaco.
- Los factores de riesgo para el desarrollo de una mediastinitis tras la cirugía cardiaca son numerosos e incluyen obesidad, diabetes mellitus, enfermedad pulmonar obstructiva crónica, insuficiencia renal, tabaquismo, enfermedad vascular periférica, uso de la arteria mamaria interna para la derivación, duración de la intervención, duración de la circulación extracorpórea, necesidad de transfusiones de sangre, duración del ingreso hospitalario preoperatorio y duración del ingreso en la UCI.

Fisiopatología

- Antes de la introducción de la cirugía cardiotorácica, las causas más frecuentes de mediastinitis eran la rotura esofágica y la extensión de una infección originada en la orofaringe. En este momento, **la mayor parte de los casos de mediastinitis se debe a una infección de la herida tras una cirugía cardiotorácica.**
- La mediastinitis secundaria a una **rotura esofágica es actualmente iatrogénica con más frecuencia** y se puede relacionar con una técnica endoscópica sobre el esófago, la colocación de una sonda nasogástrica, las endoprótesis esofágicas, la dilatación esofágica y la intubación endotraqueal. Otras causas de rotura esofágica son: de origen espontáneo (síndrome de Boerhaave), la deglución de un cuerpo extraño, un traumatismo penetrante o cerrado, el vómito excesivo y la rotura secundaria a una neoplasia.
- La mediastinitis secundaria a **la extensión de una infección en cabeza y cuello** se produce por la diseminación de la misma siguiendo los planos de las fascias hasta llegar al mediastino. Las infecciones de cabeza y cuello que pueden ocasionar una mediastinitis incluyen angina de Ludwig (generalmente causada por una infección del segundo o tercer molar mandibular que se extiende al espacio submandibular y luego por el espacio parafaríngeo o la vaina carotídea hasta alcanzar el mediastino), infecciones odontógenas, amigdalitis, faringitis, parotiditis, epiglotitis y síndrome de Lemierre (tromboflebitis séptica de la vena yugular interna y de la vena cava superior).
- Es más raro que la mediastinitis suceda tras la infección de otras estructuras torácicas o abdominales. Se ha descrito mediastinitis tras neumonía, empiema, infección de las estructuras óseas del tórax, pancreatitis y abscesos subfrénicos.
- La mediastinitis fibrosante puede ocurrir como respuesta a una infección. No está claro qué parte de la fisiopatología se debe a la infección y cuál se relaciona con una respuesta inflamatoria aberrante. Se puede relacionar también con la radioterapia, la sarcoidosis y la silicosis.

Etiología

- Los hallazgos bacteriológicos en la mediastinitis dependen de si es posoperatoria o secundaria a la rotura del esófago o la extensión de una infección de cabeza y cuello.
- La mediastinitis posoperatoria se suele deber a la contaminación de la herida quirúrgica por la flora endógena del paciente. Los organismos responsables suelen ser cocos grampositivos. **El organismo más frecuente en la mediastinitis postoperatoria es** *Staphylococcus epidermidis,* seguido de *Staphylococcus aureus.* Los organismos Gram negativos y los hongos son causas menos probables.
- La mediastinitis secundaria a una perforación del esófago o la extensión de una infección de cabeza y cuello suele ser polimicrobiana y puede incluir anaerobios, bacilos Gram negativos y flora oral Gram positiva. Los organismos habituales incluyen *S. viridans, Peptostreptococcus* spp., *Bacteroides* spp. y *Fusobacterium* spp.
- **Las infecciones de base más frecuentes en la mediastinitis crónica o fibrosante son** *Histoplasma capsulatum* **y tuberculosis.** Se han descrito también casos asociados con *Nocardia asteroides, Actinomyces* spp., *Coccidioides immitis* y *Blastomyces dermatitidis.*

DIAGNÓSTICO

Manifestaciones clínicas

- Los pacientes posoperatorios pueden referir un dolor torácico desproporcionado, pleurítico o irradiarse al cuello, con frecuencia acompañado de fiebre. Pueden referir disnea, disfagia u odinofagia. La inestabilidad de la consolidación de la esternotomía es otro hallazgo frecuente.
- La mediastinitis vinculada con una infección de cabeza y cuello se asocia con dolor en boca, garganta o cuello como manifestación más precoz; se pueden presentar edema facial o del cuello.
- La exploración física puede mostrar fiebre, taquicardia, crepitantes, edema o eritema del tórax e inestabilidad en la consolidación esternal. El signo de Hamman es un sonido de crujido sincrónico con el ritmo cardiaco debido a la presencia de aire en el mediastino.
- El **síndrome de Lemierre** suele aparecer después de una faringitis bacteriana, aunque se ha descrito también tras otitis, mastoiditis, sinusitis e infecciones dentales.
  - Las bacterias emigran siguiendo los planos tisulares hasta la vaina carotídea.
  - Se caracteriza por infección previa, fiebre persistente y embolia pulmonar séptica.
  - Se puede asociar con edema e induración cervical. La fiebre y la bacteriemia persisten a pesar del tratamiento antibiótico adecuado.
  - El diagnóstico se puede confirmar con una TC cervical o con una ecografía que muestra trombosis de la vena yugular.
- Los pacientes pueden consultar también por signos y síntomas de sepsis.
- La radiografía de tórax puede mostrar un ensanchamiento del mediastino o presencia de aire en la parte superior del mismo. Es importante valorar la radiografía lateral, dado que algunos signos no resultan evidentes en las proyecciones frontal o posterior. La radiografía de tórax tiene menos utilidad en la mediastinitis tras una esternotomía, dado que el aire mediastínico puede ser un hallazgo posoperatorio normal.
- La TC puede ser útil para determinar la extensión de la infección o en los casos en que el diagnóstico resulte dudoso. La TC es clave para diagnosticar una infección odontógena o faríngea. Los hallazgos más frecuentes incluyen acumulaciones de líquido, asociadas o no con la presencia de gas, que se abren camino a lo largo de los planos de tejido blando. El diagnóstico de síndrome de Lemierre se puede confirmar mediante una TC cervical o con una ecografía que muestra la trombosis de la vena yugular.
- La rotura esofágica se puede diagnosticar por esofagografía con contraste hidrosoluble.
- La bacteriemia es frecuente en la mediastinitis causada por *Staphylococcus aureus* o bacilos Gram negativos. Se deben pedir hemocultivos en todos los casos sospechosos de mediastinitis, si fuera posible, antes de empezar a administrar antibióticos.
- Los síntomas de una **mediastinitis crónica** van desde tos crónica, disnea, sibilancias y hemoptisis a hipertensión y *cor pulmonale*.
  - Muchos pacientes son asintomáticos.
  - La mediastinitis crónica es la causa no maligna más frecuente de **síndrome de la vena cava superior**.
  - El diagnóstico de mediastinitis crónica se establece mediante el estudio anatomopatológico de una biopsia de tejido.

TRATAMIENTO

Mediastinitis aguda

- **En la mayor parte de los casos de mediastinitis es fundamental combinar el tratamiento médico y quirúrgico.** Una excepción es la microperforación del esófago. Si se diagnostica de forma temprana, en algunos casos se podría monitorear de cerca con aspiración nasofaríngea, nutrición parenteral y administración de antibióticos de amplio espectro.
- La mediastinitis posoperatoria suele necesitar un desbridamiento quirúrgico agresivo con drenaje. Los antibióticos iniciales deben ser de amplio espectro, con actividad frente a estreptococos

y organismos Gram negativos. La selección del antibiótico final dependerá del organismo identificado en los cultivos. La duración viene marcada por la extensión de la infección. **Es frecuente la osteomielitis esternal, de forma que en general está indicado el tratamiento prolongado.**

- La mediastinitis secundaria a la diseminación de una infección de cabeza y cuello se debe tratar con desbridamiento y drenaje quirúrgicos, además de antibióticos. A menudo, la cirugía es un esfuerzo combinado de los cirujanos de cabeza y cuello, y cardiotorácicos. Los antibióticos seleccionados deben ser activos frente a anaerobios orales y organismos Gram negativos. El fármaco de elección era la penicilina G, pero la creciente resistencia a la misma de algunos anaerobios orales hace que en la actualidad se opte más por el tratamiento con un β-lactámico, con inhibidores de la β-lactamasa, carbapenémicos o metronidazol o clindamicina combinados con cobertura frente a Gram negativos. La cobertura de los anaerobios se debe mantener durante todo el tiempo que dure el tratamiento, incluso si no se identifican organismos anaerobios en el cultivo, dada la frecuente dificultad para cultivarlos.

Síndrome de Lemierre

- El síndrome de Lemierre es una tromboflebitis séptica de la vena yugular interna y/o de la vena cava superior. Suele afectar a pacientes jóvenes en la segunda o tercera década de la vida. El organismo más frecuente es *Fusobacterium necrophorum*, aunque se describen casos asociados con *Bacteroides* spp., *Peptostreptococcus* spp., *Staphylococcus aureus*, estreptococos y *Bacteroides fragilis*.
- El tratamiento empírico debe cubrir anaerobios orales, e incluir una combinación de β-lactámico/β-lactamasa o un carbapenémico. Se debe plantear vancomicina, sobre todo en pacientes que son portadores de un catéter venoso central o han tenido uno recientemente. Los antibióticos se deben adaptar al organismo responsable.
- Existe controversia sobre la utilidad de la anticoagulación. Algunos autores sugieren emplearla sólo cuando existen evidencias de extensión del trombo.[15]
- La cirugía puede estar indicada en pacientes que tienen un absceso o en aquellos que no mejoran a pesar del tratamiento antibiótico adecuado.

Mediastinitis crónica

- No existe un tratamiento definitivo o curativo de la mediastinitis fibrosante.
- En general, no están indicados los antibióticos, los antimicóticos y los corticoesteroides, dado que no suele existir una infección activa.
- Se pueden colocar endoprótesis en las vías respiratorias mediante broncoscopia y endoprótesis vasculares por vía percutánea.
- En pacientes con síntomas graves puede indicarse cirugía para remover el tejido cicatricial.

Fiebre reumática aguda

PRINCIPIOS GENERALES

- La fiebre reumática aguda (FRA) es una secuela no supurativa de la faringitis por estreptococos. La mayor parte de los casos de FRA es autolimitada; sin embargo, puede persistir la lesión de las válvulas cardiacas y ocasionar secuelas a largo plazo, como insuficiencia cardiaca progresiva, estenosis valvular y predisposición a la endocarditis.
- Los pacientes que se recuperan de una FRA muestran predisposición a sufrir futuros episodios de FRA tras posteriores infecciones estreptocócicas.

Epidemiología

- Se ha observado un descenso mantenido de la incidencia de FRA en Estados Unidos y Europa occidental durante los últimos 100 años, posiblemente por el creciente uso de antibióticos para la faringitis estreptocócica y la mejora de las normas generales de higiene.

- La FRA aún es una causa importante de morbilidad y mortalidad en los países en desarrollo. Se estima que medio millón de personas sufre esta enfermedad al año en todo el mundo. La FRA se asocia con el hacinamiento y es más frecuente en las clases socioeconómicas desfavorecidas.
- Se debe plantear el diagnóstico de FRA en personas que viajan a regiones endémicas.
- La FRA suele afectar a niños de 5 a 15 años, aunque puede aparecer en adultos. No es raro que los adultos sufran episodios recidivantes tras una infección estreptocócica aguda.

Etiología

- La FRA es una secuela no supurativa de una faringitis por estreptococos del grupo A. No se sabe que aparezca tras una infección cutánea por estreptococos del mismo grupo, lo que indica que el abundante tejido linfoide de la faringe puede tener un papel en su patogenia.
- No se comprende por completo el mecanismo exacto de la FRA. Se sabe que algunas cepas de estreptococos del grupo A son más reumatógenas que otras. Existen diversas teorías sobre la patogenia de la FRA. La primera es que este cuadro se produce por efectos tóxicos directos de una toxina del estreptococo. La segunda es que se produce por una "enfermedad del suero", con depósito de complejos antígeno-anticuerpo. La tercera, que es la que recibe una mayor atención, es que la FRA es una respuesta autoinmunitaria generada por **la similitud molecular de los antígenos del estreptococo del grupo A**.

DIAGNÓSTICO

- Los síntomas de la FRA suelen aparecer entre 1 y 5 semanas después de un episodio de faringitis estreptocócica aguda.
- **La poliartritis es el síntoma más frecuente** que afecta aproximadamente a 75% de los casos. Se produce una carditis con repercusión clínica en 40-50% de los casos, mientras que otros síntomas, como corea, nódulos subcutáneos y eritema marginado, son menos habituales y se describen en menos de 15% de los casos.
- La mayor parte de los síntomas de la FRA es autolimitada y se resuelve sin secuelas. La carditis es una excepción a esta norma.
- La carditis puede ocasionar una insuficiencia cardiaca crónica y, en pocas ocasiones, resulta mortal en el episodio agudo.
- La afectación articular va de las artralgias a una verdadera artritis con tumefacción, eritema y dolor intenso. La artritis suele ser migratoria y se afectan fundamentalmente las articulaciones de rodillas, tobillos, codos y muñecas; las articulaciones de la mano son las que con menos frecuencia se afectan. Por lo regular se resuelve en 4 semanas.
- La corea de Sydenham se caracteriza por movimientos involuntarios rápidos asociados con labilidad emocional.
- Los nódulos subcutáneos son firmes, indoloros y se localizan arriba de prominencias óseas.
- El eritema marginado es una erupción eritematosa, no pruriginosa e indolora, que suele afectar al tronco o las extremidades proximales. El eritema suele migrar en patrones que se han comparado con anillos de humo y progresan desarrollando un aclaramiento central.
- El diagnóstico de la FRA es clínico y se establece con los **criterios de Jones**, que se dividen en mayores y menores. En 2015, la *American Heart Association* modificó los límites en algunos de estos criterios para su uso diagnóstico en poblaciones de bajo riesgo contra las de alto riesgo. Abajo se muestran los criterios en poblaciones de bajo riesgo, con las modificaciones para las poblaciones de alto riesgo entre paréntesis.[16,17]
  - Los **criterios mayores** son:
    - Carditis
    - Poliartritis (mono o poliartritis, poliartralgia)
    - Corea de Sydenham
    - Nódulos subcutáneos
    - Eritema marginado

○ Los **criterios menores** son:
  ▪ Poliartralgias (monoartralgia)
  ▪ Fiebre > 38.5 °C (fiebre > 38 °C)
  ▪ VSG ≥ 60 mm/h y/o PCR ≥ 3 mg/dL (VSG ≥ 30 mm/h y/o PCR ≥ 3 mg/dL)
  ▪ Bloqueo cardiaco (prolongación del segmento PR en el electrocardiograma)
○ Para poder diagnosticar esta enfermedad deben existir **evidencias de una infección reciente por estreptococos del grupo A** (cultivo de faringe positivo, prueba rápida para los antígenos estreptocócicos positiva y aumento de antiestreptolisina O), además de **dos criterios mayores o bien uno mayor y dos criterios menores**. Para el diagnóstico de la FRA recurrente también pueden usarse tres criterios menores más evidencia de infección por estreptococos del grupo A.

TRATAMIENTO

• El **tratamiento de la FRA es sobre todo de soporte**. No se dispone de tratamientos que prevengan la progresión a la cronicidad. La enfermedad leve a moderada sin carditis se suele tratar exclusivamente con analgésicos. En los pacientes con carditis, sin evidencia de insuficiencia cardiaca, se emplea ácido acetilsalicílico. Si existe evidencia de insuficiencia cardiaca se emplean **corticosteroides**.
• La corea puede tratarse con fármacos sedantes o antipsicóticos atípicos.
• Si la FRA provoca insuficiencia cardiaca crónica, se trata igual que la asociada con otras causas.
• Los episodios repetidos de FRA son frecuentes tras el cuadro agudo. En muchas situaciones puede estar indicada la profilaxis frente a posteriores infecciones por estreptococos del grupo A (tabla 4-5).[16]
• La duración de la profilaxis será variable en función de la intensidad del cuadro agudo del paciente y del riesgo de posterior infección por estreptococos del grupo A (tabla 4-5).[16]

Miocarditis

PRINCIPIOS GENERALES

• Se define como la inflamación del miocardio, cuya etiología puede ser infecciosa o no. El espectro de enfermedades va desde casos asintomáticos a muerte súbita. De hecho, la miocarditis es **una causa fundamental de muerte súbita en pacientes menores de 40 años**.
• Se debe valorar el diagnóstico de miocarditis en cualquier paciente que consulta por una insuficiencia cardiaca de reciente aparición o arritmias recientes, sobre todo cuando se asocian con una enfermedad febril aguda o un síndrome respiratorio alto de origen viral. **Es frecuente que los pacientes no recuerden ningún antecedente infeccioso,** de forma que la ausencia de una enfermedad aguda previa no descarta la miocarditis infecciosa.
• Se ha encontrado miocarditis en el estudio histológico de 10-20% de casos de miocardiopatía dilatada idiopática.[17]
• Se conocen numerosos virus, bacterias, parásitos y hongos responsables de miocarditis. La tabla 4-6 enumera los posibles agentes etiológicos.
• Aunque la mayor parte de los agentes infecciosos puede producir una miocarditis, los virus son los más frecuentes en Estados Unidos y Europa occidental. Se asume que los virus son la causa de muchos casos de miocarditis idiopática.
• **Los patógenos virales que con más frecuencia se identifican son miembros de la familia de los enterovirus, sobre todo el virus de Coxsackie B.**
• Las bacterias pueden producir inflamación o infección del miocardio por producción de toxinas o por extensión directa de una endocarditis.
  ○ *Corynebacterium diphtheriae*. La afectación miocárdica es la causa más frecuente de muerte en los pacientes con difteria. La miocarditis diftérica está mediada por toxinas y no se relaciona con la invasión directa por el organismo.

TABLA 4-5 PREVENCIÓN SECUNDARIA DE LA FIEBRE REUMÁTICA

Fármacos	Dosis	Vía
Penicilina G benzatina	600 000 U para niños < 27 kg, 1.2 millones de U para niños > 27 kg cada 4 semanas	Intramuscular
Penicilina V	250 mg cada 12 h	Oral
Sulfadiazina	0.5 g diarios para niños < 27 kg, 1 g diario para niños > 27 kg	Oral
Macrólidos o azalida	En individuos con alergia a penicilina/sulfamidas, dosis variables	Oral

Indicación	Duración
Fiebre reumática con carditis y cardiopatía residual (valvulopatía persistente)	10 años o hasta los 40 años de edad, optando por la más prolongada; en ocasiones, profilaxis de por vida
Fiebre reumática con carditis sin cardiopatía residual (ausencia de valvulopatía)	10 años o hasta los 21 años de edad, optando por la más prolongada
Fiebre reumática sin carditis	5 años o hasta los 21 años de edad, optando por la más prolongada

Adaptado de Gerber MA, Baltimore RS, Eaton CB, et al. Prevention of rheumatic fever and diagnosis and treatment of acute Streptococcal pharyngitis: a scientific statement from the American Heart Association Rheumatic Fever, Endocarditis, and Kawasaki Disease Committee of the Council on Cardiovascular Disease in the Young, the Interdisciplinary Council on Functional Genomics and Translational Biology, and the Interdisciplinary Council on Quality of Care and Outcomes Research: endorsed by the American Academy of Pediatrics. *Circulation.* 2009;119:1541-1551.

○ *Rickettsia* spp. No es raro encontrar una miocarditis en pacientes con infección por rickettsias.
○ *Borrelia burgdorferi*. Hasta 10% de casos de enfermedad de Lyme aguda puede cursar con afectación miocárdica, sobre todo con trastornos de la conducción.[18] La mayor parte de los casos de miocarditis de Lyme se resuelve por completo.
• En América del Sur, el agente infeccioso que con más frecuencia provoca miocarditis es *Trypanosoma cruzi*, responsable de la **enfermedad de Chagas**.
○ La enfermedad de Chagas es una de las causas más frecuentes de miocardiopatía dilatada. La insuficiencia cardiaca es la característica principal de la enfermedad de Chagas crónica.
○ Los agentes responsables de tripanosomiasis africana, *Trypanosoma gambiense* y *Trypanosoma rhodesiense*, pueden causar insuficiencia cardiaca, aunque es más común que afecten el SNC.

DIAGNÓSTICO

• Se necesita un elevado índice de sospecha para establecer el diagnóstico. La historia clínica puede mostrar síntomas de una infección reciente de tipo viral que afecta a la vía respiratoria alta o el tubo digestivo. Los síntomas de presentación no se pueden diferenciar de los observados en otras causas más frecuentes de insuficiencia cardiaca y pueden incluir disnea de esfuerzo, ortopnea, tos, producción de un esputo espumoso rosado y edema periférico; ver la tabla 4-6.

TABLA 4-6	CAUSAS INFECCIOSAS DE MIOCARDITIS	

Virus

Coxsackie A y B	Influenza A y B	Virus de la coriomeningitis
Echovirus	Virus sincitial respiratorio	linfocítica
Enterovirus	Virus de la rabia	Virus de Lassa
Adenovirus	Virus del dengue	Citomegalovirus
Virus varicela-zóster	Virus de chikungunya	Virus de Epstein-Barr
Poliovirus	Virus de la fiebre amarilla	Virus del herpes simple
Virus de la parotiditis	Fiebre hemorrágica	Hepatitis B y C
Virus del sarampión	argentina (virus de Junin)	Parvovirus B19
Virus de la rubéola	Fiebre hemorrágica	Virus de la
Virus de la viruela	boliviana (virus de	inmunodeficiencia humana
Virus de la vaccinia	Machupo)	

Bacterias

Corynebacterium	*Staphylococcus aureus*	*Chlamydophila pneumoniae*
diphtheriae	*Listeria monocytogenes*	*Rickettsia rickettsii*
Clostridium perfringens	*Vibrio cholerae*	*Rickettsia prowazekii*
Neisseria meningitides	*Mycobacterium tuberculosis*	*Rickettsia tsutsugamushi*
Salmonella spp.	*Legionella pneumophila*	*Coxiella burnetii*
Shigella spp.	*Mycoplasma pneumoniae*	*Ehrlichia* spp.
Campylobacter jejuni	*Chlamydia psittaci*	*Borrelia burgdorferi*
Brucella		*Tropheryma whippelii*
Streptococcus pyogenes		

Hongos

Aspergillus spp.	*Blastomyces dermatitidis*	*Cryptococcus neoformans*
Candida spp.	*Coccidioides immitis*	*Histoplasma capsulatum*

Parásitos

Trypanosoma cruzi	*Trypanosoma rhodesiense*	*Toxoplasma gondii*
Trypanosoma gambiense	*Trichinella spiralis*	*Toxocara canis*

- Se debe sospechar una miocarditis infecciosa en pacientes jóvenes y en aquellos sin antecedentes previos ni factores de riesgo de cardiopatía.
- La exploración física puede mostrar signos de insuficiencia cardiaca. El edema periférico, la distensión de la vena yugular, la presencia de crepitaciones en la auscultación pulmonar o la aparición de un tercer tono cardiaco pueden ser datos importantes en la exploración.
- El electrocardiograma suele orientar sobre la afectación del miocardio. Entre sus alteraciones destacan los trastornos de la conducción, la taquicardia supraventricular, las arritmias ventriculares, la ectopia, el bloqueo cardiaco y los cambios isquémicos.
- En las pruebas de laboratorio pueden aparecer también anomalías, como elevación de las enzimas cardiacas. Estas enzimas alcanzan valores máximos en las primeras fases de la infección y se pueden normalizar en pocos días. La leucocitosis es un hallazgo inconstante.
- **En general, no se identifica el virus concreto responsable del proceso.** Pueden seguirse los títulos de anticuerpos específicos frente a los agentes infecciosos para demostrar un incremento al cuádruple en los mismos durante la convalecencia. Se puede enviar una muestra de suero para realizar una prueba de reacción en cadena de la polimerasa frente a los virus, aunque no existen claras evidencias de que realizar estas pruebas aporte beneficios clínicos, salvo en el caso de los virus tratables, como la influenza o el virus de la inmunodeficiencia humana (VIH).

- La ecocardiografía es un componente importante del diagnóstico de la miocarditis. Aunque la ecocardiografía no revela la causa de la disfunción del miocardio, puede descartar otras causas de insuficiencia cardiaca, como la miocardiopatía hipertrófica y la enfermedad valvular. En general, la disfunción cardiaca asociada con la miocarditis es difusa y afecta a ambos ventrículos. Es importante realizar ecocardiografías seriadas para monitorizar la resolución o la progresión.
- Se han empleado otras técnicas de imagen, como la RM cardiaca y la gammagrafía con anticuerpos frente a la miosina marcados con indio 111, en los casos en los que la ecocardiografía no permite establecer el diagnóstico.
- La biopsia endomiocárdica es la prueba de referencia para el diagnóstico, aunque no se realiza de forma habitual. Existen una serie de criterios histopatológicos para el diagnóstico de la miocarditis, los criterios de Dallas; sin embargo, se han puesto en duda la sensibilidad y la especificidad de la valoración de una muestra única de miocardio.[19]

TRATAMIENTO

- **La clave del tratamiento de la miocarditis es la asistencia de soporte.**
- Si se identifica el agente responsable de la miocarditis y se dispone de un tratamiento específico, se debe empezar a emplear en cuanto se confirme el diagnóstico. Por desgracia, existen pocos fármacos antivirales para las causas más frecuentes de miocarditis infecciosa.
- Puede ser necesario un tratamiento de corta duración con diuréticos, reducción de la poscarga y posiblemente agentes inótropos para controlar la insuficiencia cardiaca.
- No se defiende el uso de la inmunodepresión con glucocorticoides o ciclofosfamida, salvo que se sospeche una etiología autoinmunitaria. Se han investigado otros agentes inmunomoduladores como el interferón α y β, pero todavía es necesario confirmar la eficacia de los datos mediante ensayos clínicos a gran escala.[20]
- En general se deben evitar los antiinflamatorios no esteroideos (AINE), dado que en modelos animales se ha demostrado que empeoran el pronóstico.
- Muchos pacientes con miocarditis viral se recuperan con tratamiento de soporte.
- La vacunación es un método útil para prevenir la miocarditis infecciosa causada por los agentes frente a los cuales existen vacunas disponibles.

Pericarditis

PRINCIPIOS GENERALES

- La pericarditis o inflamación del pericardio se puede clasificar en varios tipos de síndromes clínicos distintos: agudo, recidivante, taponamiento, crónico o constrictivo.
- La mayoría de las causas infecciosas debuta de forma aguda.
- La pericarditis, como la miocarditis, puede tener una etiología infecciosa o no infecciosa.
- **Existe un frecuente traslape entre los síndromes de pericarditis y miocarditis,** y también en muchos de los agentes que pueden provocar una pericarditis infecciosa.
- **La etiología de la pericarditis suele ser idiopática o secundaria a una infección viral.** Muchos casos de pericarditis idiopática posiblemente sean en realidad debidos a una infección viral no diagnosticada. **Las causas virales** más frecuentes son los enterovirus, igual que en la miocarditis.
- No existen diferencias clínicas entre la pericarditis idiopática y la viral.
- La tabla 4-7 resume los patógenos asociados con pericarditis.
- Las causas bacterianas de pericarditis, o pericarditis purulenta, se suelen relacionar con la extensión de una infección de cabeza y cuello, mediastinitis o una infección posoperatoria. Las bacterias anaerobias pueden producir una pericarditis por extensión directa tras una rotura esofágica o mediastinitis o pueden colonizar el pericardio tras extenderse por vía hematógena.

TABLA 4-7 CAUSAS INFECCIOSAS DE PERICARDITIS

Virus

Coxsackie A y B	Virus de la viruela	Citomegalovirus
Echovirus Adenovirus	Virus de la vaccinia	Virus de Epstein-Barr
Virus varicela-zóster	Virus de la influenza	Virus del herpes simple
Poliovirus	A y B	Hepatitis B
Virus de la parotiditis	Virus de la coriomeningi-tis linfocítica	Virus de la inmunodeficien-cia humana
	Virus de Lassa	

Bacterias

Streptococcus pneumoniae	*Pseudomonas*	*Nocardia asteroides*
Otras especies de	*Campylobacter* spp.	*Actinomyces* spp.
Streptococcus	*Brucella melitensis*	Otras bacterias anaerobias
Staphylococcus aureus	*Listeria monocytogenes*	*Legionella pneumophila*
Neisseria meningitidis	*Mycobacterium*	*Mycoplasma pneumoniae*
Neisseria gonorrhoeae	*tuberculosis*	*Chlamydophila pneumoniae*
Haemophilus influenzae	Micobacterias no	*Coxiella burnetii*
Salmonella spp.	tuberculosas	*Borrelia burgdorferi*
Yersinia enterocolitica		
Francisella tularensis		

Hongos

Aspergillus spp.	*Blastomyces dermatitidis*	*Cryptococcus neoformans*
Candida spp.	*Coccidioides immitis*	*Histoplasma capsulatum*

Parásitos

Entamoeba histolytica	*Toxocara canis*	*Paragonimus* spp.
Toxoplasma gondii	*Schistosoma* spp.	

Neisseria meningitidis puede provocar una pericarditis por invasión directa o mediante un proceso inmunitario reactivo. La infección pulmonar primaria por *Mycobacterium tuberculosis* puede progresar a una pericarditis constrictiva hasta en 1% de los casos.[21]
- Las causas micóticas de pericarditis son poco frecuentes y pueden asociarse con una histoplasmosis, coccidioidomicosis e incluso candidiasis diseminadas. Las pericarditis secundarias a *Aspergillus* spp., *Candida* spp. o *Cryptococcus neoformans* sólo se encuentran en pacientes con una inmunodepresión grave. El factor de riesgo más frecuente de una pericarditis micótica es el antecedente de cirugía cardiotorácica.
- Las infecciones parasitarias son una causa muy poco frecuente de pericarditis.

DIAGNÓSTICO

- Para establecer el diagnóstico de pericarditis se necesita un elevado índice de sospecha.
- Los síntomas de presentación varían en función del agente responsable.
  - La pericarditis viral se suele asociar con dolor torácico. El dolor es sobre todo retroesternal y se puede agravar con la respiración, la deglución o el decúbito. El dolor que se alivia al sentarse e inclinarse hacia adelante es clásico de la pericarditis. Es frecuente que los síntomas se asocien con fiebre y síntomas respiratorios altos. Cuando existe un derrame pericárdico extenso, los pacientes pueden tener también síntomas de insuficiencia cardiaca.

- ○ La pericarditis bacteriana se suele acompañar con una infección sistémica grave o una infección local con afectación del cuello, la cabeza, el tórax y el mediastino.
- ○ La pericarditis tuberculosa suele ser insidiosa. El dolor torácico puede ser una característica predominante o no. Es frecuente encontrar síntomas constitucionales como fiebre, tos, sudoración nocturna y pérdida de peso.
- ○ Es frecuente el derrame pleural en los pacientes con infección por el VIH, pero suele ser asintomático.
- La exploración física puede mostrar fiebre y taquicardia. El hallazgo clásico de la exploración es un soplo pericárdico por fricción. Este soplo puede ser evanescente y difícil de detectar. Si el derrame pericárdico es lo bastante grande pueden aparecer signos de taponamiento cardiaco, incluyendo distensión de la vena yugular y pulso paradójico superior a 10 mm Hg.
- La radiografía de tórax puede ser normal o, cuando exista un derrame superior a 250 mL, se podría encontrar un aumento de tamaño de la silueta cardiaca.
- El ECG es clave para diagnosticar una pericarditis aguda. El hallazgo clásico es la presencia de elevaciones difusas del segmento ST.
- La ecocardiografía resulta útil para determinar el tamaño del derrame, valorar el taponamiento y descartar una disfunción miocárdica o miocarditis de base.
- A menudo resulta difícil identificar el virus responsable de una pericarditis viral. Los virus se pueden aislar analizando una muestra de exudado faríngeo o de heces. Es posible medir los títulos de anticuerpos en la fase aguda y durante la convalecencia para identificar un aumento al cuádruple de los mismos.
- Si el derrame es tan grande como para necesitar drenaje, se debe extraer todo el líquido para estudiarlo, remitirlo a citología y pedir una muestra de centrifugado para tinción frente a bacilos acidorresistentes. Es raro aislar los virus en el líquido pericárdico, aunque haya alta sospecha de una causa viral. La reacción en cadena de la polimerasa específica para virus puede aumentar, el porcentaje de casos de pericarditis en los que se define la etiología. La pericardiocentesis está indicada en pocos casos de pericarditis de origen viral o idiopático y aporta poco a la rentabilidad diagnóstica.
- No está indicada de forma habitual la valoración del derrame pericárdico obtenido mediante pericardiocentesis o pericardiotomía. En los pacientes con un taponamiento o en los que el derrame pericárdico persiste durante más de 3 semanas, puede estar indicado el estudio del mismo. Es mejor realizar una pericardiotomía con biopsia que una pericardiocentesis porque el rendimiento diagnóstico es mayor, pero la pericardiotomía no está disponible de forma inmediata en la mayor parte de los casos.
- El taponamiento cardiaco es más frecuente en las causas no infecciosas de derrame pericárdico. Los derrames pericárdicos de origen bacteriano, tuberculoso o micótico tienen más riesgo de ocasionar complicaciones hemodinámicas y necesitar drenaje.

TRATAMIENTO

- El reposo y el tratamiento sintomático con analgésicos representan la base del tratamiento de la **pericarditis viral e idiopática**.
- ○ Los **AINE** son útiles para tratar el dolor torácico asociado a una pericarditis. Se deben evitar los AINE en pacientes con un componente relevante de miocarditis, dado que en los modelos animales parecen empeorar el pronóstico.
- ○ Se deben evitar los corticosteroides igual que en la miocarditis.
- ○ Se ha demostrado que la administración de 0.6 mg de **colchicina** cada 12 h aporta beneficio en la pericarditis aguda y puede ser útil para la prevención de las recidivas; no se han realizado estudios prospectivos doble ciego.[22] La colchicina se debe monitorizar con cuidado.
- ○ La **pericarditis purulenta** se debe diagnosticar de forma agresiva, dado que sin tratamiento causa la muerte en todos los casos.
- ○ Se debe realizar una pericardiocentesis y administrar **antibióticos** empíricos, para luego cambiar a los antibióticos adecuados tras identificar el agente causal.

○ Se debe avisar a cirugía cardiotorácica para realizar un drenaje urgente, dado que estos derrames se reacumulan con rapidez y deben ser drenados quirúrgicamente.

• La **pericarditis tuberculosa** se debe atender con el **tratamiento tuberculoestático convencional con cuatro fármacos.**

○ Los derrames se deben drenar si aparece un taponamiento.

○ Los esteroides han sido la recomendación universal en combinación con tratamiento antituberculoso; sin embargo, un ensayo clínico reciente y revisiones sistemáticas adicionales no encontraron diferencias en la mortalidad, la pericarditis constrictiva o el taponamiento cuando se comparó a los esteroides con el placebo. Con base en estos hallazgos, las directrices de 2016 para el tratamiento de la tuberculosis de la *American Thoracic Society*, los *Centers for Disease Control* y la *Infectious Diseases Society of America* ya no avalan el uso rutinario de esteroides en esos pacientes. El uso selectivo en pacientes con grandes derrames pericárdicos, altos niveles de células inflamatorias o marcadores en el fluido pericárdico, o signos precoces de constricción, debe estar adecuadamente basado en la evidencia que sugiera un riesgo menor de desarrollar pericarditis constrictiva.[23]

REFERENCIAS

1. Mermel LA, Allon M, Bouza E, et al. Clinical practice guidelines for the diagnosis and management of intravascular catheter-related infection: 2009 update by the Infectious Diseases Society of America. *Clin Infect Dis.* 2009;49(1):1-45.
2. O'Grady NP, Alexander M, Burns LA, et al. Guidelines for the prevention of intravascular catheter-related infections. *Clin Infect Dis.* 2011;52(9):e162-e193.
3. Yahav D, Rozen-Zvi B, Gafter-Gvili A, Leibovici L, Gafter U, Paul M. Antimicrobial lock solutions for the prevention of infections associated with intravascular catheters in patients undergoing hemodialysis: systematic review and meta-analysis of randomized, controlled trials. *Clin Infect Dis.* 2008;47(1):83-93.
4. Honda H, Krauss MJ, Jones JC, Olsen MA, Warren DK. The value of infectious diseases consultation in *Staphylococcus aureus* bacteremia. *Am J Med.* 2010;123(7):631-637.
5. Wilson W, Taubert KA, Gewitz M, et al. Prevention of infective endocarditis: guidelines from the American Heart Association: a guideline from the American Heart Association Rheumatic Fever, Endocarditis, and Kawasaki Disease Committee, Council on Cardiovascular Disease in the Young, and the Council on Clinical Cardiology, Council on Cardiovascular Surgery and Anesthesia, and the Quality of Care and Outcomes Research Interdisciplinary Working Group. *Circulation.* 2007;116(15):1736-1754.
6. Baddour LM, Wilson WR, Bayer AS, et al. Infective endocarditis in adults: diagnosis, antimicrobial therapy, and management of complications: a scientific statement for healthcare professionals from the American Heart Association. *Circulation.* 2015;132(15):1435-1486.
7. Bashore TM, Cabell C, Fowler V. Update on infective endocarditis. *Curr Probl Cardiol.* 2006;31(4):274-352.
8. McDonald JR. Acute infective endocarditis. *Infect Dis Clin North Am.* 2009;23(3):643-664.
9. Mandell GL, Bennett JE, Dolin R. *Mandell, Douglas and Bennett's Principles and Practices of Infectious Diseases.* 7th ed. Philadelphia, PA: Churchill Livingstone; 2009.
10. Baddour LM, Epstein AE, Erickson CC, et al. Update on cardiovascular implantable electronic device infections and their management: a scientific statement from the American Heart Association. *Circulation.* 2010;121(3):458-477.
11. Kusne S, Mooney M, Danziger-Isakov L, et al. An ISHLT consensus document for prevention and management strategies for mechanical circulatory support infection. *J Heart Lung Transplant.* 2017;36(10):1137-1153.
12. Baddour LM, Bettmann MA, Bolger AF, et al. Nonvalvular cardiovascular device-related infections. *Circulation.* 2003;108(16):2015-2031.
13. Kirklin JK, Cantor R, Mohacsi P, et al. First annual IMACS report: a global International Society for Heart and Lung Transplantation Registry for Mechanical Circulatory Support. *J Heart Lung Transplant.* 2016;35(4):407-412.
14. Sohail MR, Uslan DZ, Khan AH, et al. Management and outcome of permanent pacemaker and implantable cardioverter-defibrillator infections. *J Am Coll Cardiol.* 2007;49(18):1851-1859.

15. Armstrong AW, Spooner K, Sanders JW. Lemierre's syndrome. *Curr Infect Dis Rep*. 2000;2(2):168-173.
16. Gerber MA, Baltimore RS, Eaton CB, et al. Prevention of rheumatic fever and diagnosis and treatment of acute Streptococcal pharyngitis: a scientific statement from the American Heart Association Rheumatic Fever, Endocarditis, and Kawasaki Disease Committee of the Council on Cardiovascular Disease in the Young, the Interdisciplinary Council on Functional Genomics and Translational Biology, and the Interdisciplinary Council on Quality of Care and Outcomes Research: endorsed by the American Academy of Pediatrics. *Circulation*. 2009;119(11):1541-1551.
17. Knowlton KU. *Myocarditis and pericarditis. Mandell, Douglas, and Bennett's Principles and Practice of Infectious Diseases*; 2009.
18. Ciesielski CA, Markowitz LE, Horsley R, et al. Lyme disease surveillance in the United States, 1983–1986. *Rev Infect Dis*. 1989;11(Suppl 6):S1435-S1441.
19. Aretz HT, Billingham ME, Edwards WD, et al. Myocarditis. A histopathologic definition and classification. *Am J Cardiovasc Pathol*. 1987;1(1):3-14.
20. Magnani JW, Dec GW. Myocarditis: current trends in diagnosis and treatment. *Circulation*. 2006;113(6):876-890.
21. Larrieu AJ, Tyers GF, Williams EH, Derrick JR. Recent experience with tuberculous pericarditis. *Ann Thorac Surg*. 1980;29(5):464-468.
22. Lotrionte M, Biondi-Zoccai G, Imazio M, et al. International collaborative systematic review of controlled clinical trials on pharmacologic treatments for acute pericarditis and its recurrences. *Am Heart J*. 2010;160(4):662-670.
23. Nahid P, Dorman SE, Alipanah N, et al. Executive summary: official American Thoracic Society/Centers for Disease Control and Prevention/Infectious Diseases Society of America Clinical Practice Guidelines: Treatment of Drug-Susceptible Tuberculosis. *Clin Infect Dis*. 2016;63(7):853-867.

Infecciones respiratorias

5

Carlos Mejia-Chew y Michael A. Lane

Faringitis aguda

PRINCIPIOS GENERALES

- La faringitis aguda es uno de los síntomas más frecuentes en la atención primaria.
- La patogenia incluye mediadores inflamatorios, invasión directa de las células faríngeas e hiperplasia linfoide.
- Los virus son la causa más frecuente de faringitis.
- La faringitis por Grupo A de estreptococos (EGA) es la causa bacteriana más común de faringitis aguda, tanto en niños (20-30%) como en adultos (5-15%).[1]
- En pacientes con VIH debe considerarse la posibilidad de presencia de *Candida albicans*, citomegalovirus (CMV) e infecciones de transmisión sexual como *Neisseria gonorrhoeae* y el virus del herpes simple.
- En la tabla 5-1 se presentan los patógenos que son etiología común de las infecciones respiratorias, incluyendo la faringitis.[1]

TABLA 5-1	ETIOLOGÍA DE LAS INFECCIONES RESPIRATORIAS	
Microorganismo	**Síndrome clínico**	**Observaciones**
Virus		
Rinovirus/coronavirus	Resfriado común Bronquitis aguda	Causa más frecuente
Metapneurovirus humano	Resfriado común Bronquitis aguda	Puede causar enfermedad grave en los lactantes, adultos mayores y personas inmunodeprimidas
Adenovirus	Fiebre faringoconjuntival Bronquitis aguda Neumonía	
Coxsackie	Herpangina	
Parainfluenza	Crup, neumonía, bronqutis	
Influenza A y B	Influenza Bronquitis aguda	Es común la sobreinfección con *Staphylococcus aureus*
Infección respiratoria por virus sincitial	Bronquiolitis en niños Neumonía	Es probable que haya afectación de los senos o el oído

(Continúa)

TABLA 5-1	ETIOLOGÍA DE LAS INFECCIONES RESPIRATORIAS (CONTINÚA)

Microorganismo	Síndrome clínico	Observaciones
Virales		
Virus del sarampión	Neumonía Crup y bronquiolitis en los niños	La neumonía es la causa más frecuente de muerte asociada con el sarampión
Virus de rubéola	Rubéola	
Virus Epstein-Barr	Mononucleosis/ síndrome parecido a la mononucleosis	Sólo los estudios serológicos pueden distinguirlos
Citomegalovirus		
Virus de la inmunodeficiencia humana		La infección aguda por VIH puede tener infecciones oportunistas concomitantes
Virus del herpes simple	Gingivoestomatitis	El tratamiento dentro de las primeras 72 horas propicia una cura más rápida
Bacterias		
Estreptococos grupo A β-hemolíticos	Faringoamigdalitis, escarlatina	Los estreptococos de los grupos C y G también pueden causar faringoamigdalitis
Arcanobacterium haemolyticum	Faringitis y exantema tipo escarlatinoide	
Corynebacterium diphtheriae	Difteria	
Bordetella pertussis	Bronquitis aguda ("tosferina")	
Fusobacterium necrophorum	Absceso periamigdalino Síndrome de Lemierre	
Anaerobios mixtos	Angina de Vincent	
Francisella tularensis	Tularemia: orofaríngea o neumonía grave	
Streptococcus pneumoniae	Neumonía, sepsis	La causa más frecuente de neumonía
Haemophilus influenzae	Neumonía, bronquitis	
Mycoplasma pneumoniae	Neumonitis, bronquitis	
Chlamydia pneumoniae	Neumonía, bronquitis	
Chlamydia psittaci	Psitacosis (fiebre del loro)	Por exposición a los loros u otras aves
Treponema pallidum	Sífilis	Microscopia de campo oscuro
Neisseria gonorrhoeae	Faringitis	
Coxiella burnetti	Fiebre Q: de una enfermedad parecida a la gripe a neumonía	Causa común de endocarditis de cultivo negativo

TABLA 5-1	ETIOLOGÍA DE LAS INFECCIONES RESPIRATORIAS (CONTINÚA)	
Microorganismo	**Síndrome clínico**	**Observaciones**
Mycobacterium tuberculosis	Tuberculosis pleural, tuberculosis pulmonar con o sin cavitación, tuberculosis militar	
Infección micobacteriana no tuberculosa	Síndrome de Lady Windermere, neumonía, cavitación pulmonar	Frecuentemente asociada con CAM y M. kansasii
Nocardia spp.	Cavitaciones pulmonares	
Hongos		
Aspergillus fumigatus	Aspergilosis	Es angioinvasor
Histoplasma capsulatum	Histoplasmosis	Es frecuente la linfadenopatía hilar y del mediastino
Blastomyces dermatitis	Blastomicosis	Presentación similar a la histoplasmosis, pero es más frecuente la afectación de huesos y piel
Coccidioides immitis	*Coccidioidomicosis*	
Candida albicans	Candidiasis bucal: faringitis/esofagitis	
Imitadores de infección		
Enfermedad de Kawasaki Síndrome de Stevens-Johnson Síndrome de Behçet	Faringitis	Vasculitis que suele acompañarse de afectación con enfermedad cutánea o renal (p. ej., glomerulonefritis)
Neumonía organizada criptogénica (NOC) Vasculitis asociada con ANCA	Neumonía	Es frecuente que la NOC se presente como neumonía recurrente

ANCA, anticuerpos antineutrófilos citoplasmáticos; CAM, Complejo *Mycobacterium avium-intracellulare* (CMA).

DIAGNÓSTICO

Presentación clínica

- Los pacientes suelen presentar síntomas de una infección de las vías respiratorias superiores (IVRS), precedida por un pródromo de fiebre, malestar general y cefalea.
- Los pacientes pueden presentar exudado amigdalino y adenopatías cervicales anteriores.
- No deben tener ningún signo de infección de las vías respiratorias inferiores, como tos productiva o alteraciones en la auscultación pulmonar.

TABLA 5-2	CRITERIOS DE CENTER MODIFICADOS (MCISAAC) PARA EL DIAGNÓSTICO DE LA FARINGITIS POR ESTREPTOCOCOS β-HEMOLÍTICOS DEL GRUPO A	
Criterios	**Puntos**	
Exudado amigdalino	1	
Adenopatías cervicales anteriores dolorosas	1	
Antecedentes de fiebre (> 38 °C)	1	
Ausencia de tos	1	
Edad 3-14 años	1	
Edad 15-44 años	0	
Edad ≥ 45 años	−1	
Puntuación	**Acción**	
0 criterios	Ni pruebas[a] ni antibióticos	
1 criterio	Ni pruebas ni antibióticos	
2 o 3 criterios	Realizar las pruebas, antibióticos si son positivas	
4-5 criterios	Antibióticos empíricos	

Adaptado de McIsaac WJ, Goel V, To T, Low DE. The validity of a sore throat score in family practice. CMAJ. 2000;163:811-815.
[a] Cultivo faríngeo o prueba rápida de detección antigénica.

Criterios diagnósticos

- No existen criterios diagnósticos para la faringitis inespecífica.
- El diagnóstico clínico de la faringitis por estreptococos del grupo A (EGA) se facilita usando los **criterios diagnósticos de Center modificados** (tabla 5-2).[2]

Pruebas diagnósticas

- Los cultivos de faringe son la prueba de referencia para la faringitis por EGA; sin embargo, pueden tardar de 24 a 48 horas para crecer.
- Las pruebas rápidas de determinación de antígenos del estreptococo tardan unos minutos y con frecuencia se realizan en la propia consulta, mientras el paciente espera. Las pruebas más recientes tienen una sensibilidad de 90 a 99%, con una especificidad que oscila entre 90 y 99%.[1] Se deben solicitar estas pruebas rápidas en pacientes con criterios 2-3 de Center.
- Las pruebas serológicas, como la determinación de anticuerpos antiestreptolisina O (ASLO) y antidesoxirribonucleasa B, sólo se deben realizar en pacientes con sospecha de fiebre reumática y no de forma habitual ante cualquier caso con sospecha de faringitis por EGA.
- Debe considerarse un diagnóstico diferencial más amplio y pruebas adicionales en el caso de pacientes con una puntuación Center de 3 o 4 con una prueba estreptocócica rápida negativa o en aquellos que no mejoran dentro de las 36 horas del tratamiento antibiótico.
- En pacientes con < 2 puntos en los criterios de Center no se necesitan más pruebas.[3]

TRATAMIENTO

- La mayor parte de los casos de faringitis no precisa tratamiento (< 2 criterios Center).
- Sin embargo, todos los casos de faringitis por EGA deben recibirlo (tabla 5-3)[1] para:

○ Reducir el riesgo de complicaciones, incluyendo fiebre reumática y abscesos periamigdalinos.
○ Prevenir la transmisión de la faringitis por EGA a otras personas.
○ Reducir la duración y gravedad de los síntomas.

COMPLICACIONES

- Existen pocas complicaciones en las faringitis secundarias a la mayoría de las causas que la producen.
- Sin embargo, la faringitis por EGA puede provocar lo siguiente:
  ○ Fiebre reumática aguda (tabla 5-4).
  ○ Abscesos periamigdalinos y retrofaríngeos.
- La enfermedad cardiaca reumática es mucho más común en los países en vías de desarrollo, pero rara vez se observa en Estados Unidos. Puede manifestarse años después de los síntomas iniciales de fiebre reumática.
- La mayoría de los pacientes con fiebre reumática tiene cultivos de faringe negativos, de forma que se pueden beneficiar de la determinación de ASLO y otros títulos.
- El tratamiento antibiótico no afecta el riesgo de desarrollar glomerulonefritis posestreptocócica.

TABLA 5-3	REGÍMENES SUGERIDOS PARA ADULTOS EN LA FARINGITIS ESTREPTOCÓCICA
Penicilina V, 500 mg v.o. cada 12 horas durante 10 días	
Amoxicilina, 500 mg v.o. cada 12 horas durante 10 días	
Cefalexina, 500 mg v.o. cada 12 horas durante 10 días	
Clindamicina, 300 mg v.o. cada 8 horas durante 10 días	
Azitromicina, 500 mg v.o. en una sola dosis y luego 250 mg v.o. diarios durante 4 días[a]	

[a] Hasta 15% del grupo estreptocócico A puede ser resistente en algunas comunidades.

TABLA 5-4	CRITERIOS DE JONES PARA LA FIEBRE REUMÁTICA	
Historia clínica/ exploración	**Criterios mayores:** Artritis migratoria Corea de Syndenham Eritema marginado Nódulos subcutáneos Carditis	**Criterios menores:** Fiebre Aumento de los reactantes de fase aguda Prolongación del intervalo PR Artralgias
Diagnosis	a. Evidencia serológica de infección por estreptococos del grupo A **MÁS** b. Dos criterios mayores **o** uno mayor **más** dos menores	

Epiglotitis aguda

PRINCIPIOS GENERALES

- La epiglotitis aguda produce inflamación de la epiglotis y las estructuras circundantes.
- **Todos los casos de epiglotitis se deben considerar una urgencia respiratoria**, dado que la inflamación de la epiglotis puede conducir a la **obstrucción de las vías respiratorias**.
- Aunque se trataba de un cuadro sobre todo infantil, la vacunación frente al *Haemophilus influenzae* tipo b (Hib) ha reducido el riesgo en la infancia de modo significativo.[4]
- Los patógenos se originan en la parte posterior de la nasofaringe.
- La causa más frecuente son las bacterias (*H. influenzae, Staphylococcus aureus,* estreptococos β-hemolíticos del grupo A y *Streptococcus pneumoniae*), aunque los virus y los hongos también pueden ser causa de epiglotitis, en especial en el huésped inmunodeprimido.
- La epiglotitis se puede producir por una bacteriemia transitoria y siembra de la epiglotis o por extensión directa desde estructuras adyacentes. Es importante plantearse una posible fuente de infección primaria en otro lugar, como una neumonía.

DIAGNÓSTICO

Presentación clínica

- El dolor de garganta, la odinofagia, la disfagia, la voz apagada ("voz de papa caliente") y la fiebre son los síntomas de presentación más frecuentes.
- Los pacientes pueden presentar linfadenopatías cervicales anteriores y dolor a la palpación. La exploración orofaríngea puede ser normal en los adultos.
- El babeo, la postura de trípode y la dificultad respiratoria también pueden encontrarse en pacientes con una epiglotitis.
- El **estridor inspiratorio** es clásico y signo de insuficiencia respiratoria inminente.
- **La manipulación de las vías respiratorias sólo deben realizarla especialistas, dado que puede precipitar el compromiso de las mismas.**
- La laringoscopia directa realizada por un especialista puede ayudar tanto a confirmar el diagnóstico como a valorar las vías respiratorias.[4]

Diagnóstico diferencial

- En el diagnóstico diferencial se incluyen mononucleosis, tosferina, difteria respiratoria, crup y los abscesos faríngeos, como la angina de Ludwig.
- Se deben valorar causas no infecciosas: obstrucción mecánica por cuerpos extraños o tumor, angiodema, irritantes para vías respiratorias (calor o químicos), amiloidosis y sarcoidosis.

Pruebas diagnósticas

- Los hemocultivos y el cultivo del exudado faríngeo suelen ser negativos, pero deben obtenerse.
- Las radiografías cervicales suelen ser normales y no son necesarias para establecer el diagnóstico de epiglotitis. Si se realizan radiografías, se podría encontrar una epiglotis aumentada de tamaño o "signo de la huella digital" y un espacio subglótico normal.
- La ultrasonografía a la cabecera del paciente es rápida, no invasiva y precisa cuando es realizada por un médico entrenado y experimentado. El signo clásico visualizado es "el signo P" en una vista longitudinal a través de la membrana tiroidea.[5]
- La laringoscopia directa es el método preferido para diagnosticar el cuadro y determinar gravedad.

TRATAMIENTO

- La **estabilización de las vías respiratorias** debe considerarse en pacientes con epiglotitis, y el tratamiento debe adaptarse a la gravedad del compromiso de las vías aéreas (tabla 5-5).[6]

TABLA 5-5	ESTADIFICACIÓN DE FRIEDMAN PARA LA EPIGLOTITIS	
Estadio	Signos y síntomas	Tratamiento de las vías respiratorias
I	Ausencia de dificultad respiratoria Frecuencia respiratoria < 20/min	Observación estrecha en la unidad de cuidados intensivos
II	Dificultad respiratoria leve Frecuencia respiratoria 20-30/min	Intubación por anestesia o broncoscopia (con equipo para realizar la traqueostomía de urgencia a la cabecera del paciente) o traqueostomía formal en quirófano
III	Dificultad respiratoria moderada Frecuencia respiratoria > 30/min Estridor, retracción, cianosis perioral $PaCO_2$ > 45 mm Hg	Intubación inmediata o cricotiroidotomía
IV	Dificultad respiratoria grave Estridor grave, retracciones Cianosis, delirio, pérdida de consciencia, hipoxia Paro respiratorio	Intubación inmediata o cricotiroidotomía

Adaptado de Ng HL, Sin LM, Li MF, et al. Acute epiglottitis in adults: a retrospective review of 106 patients in Hong Kong. *Emerg Med J*. 2008;25:253-255.

- Después de estabilizar las vías respiratorias se debe empezar el tratamiento antibiótico.
  - La cobertura antibiótica empírica ha de incluir una cefalosporina de tercera generación, como ceftriaxona, 2 g cada 24 horas.
  - Se puede añadir vancomicina o clindamicina en casos de sospecha de *S. aureus* resistente a la meticilina (SARM).
  - La duración del tratamiento antibiótico debe ser de 7-10 días, aunque se puede ampliar en pacientes con bacteriemia, meningitis o inmunodeficiencia.
  - Si es posible, la cobertura antibiótica debe reducirse según los resultados del cultivo.
- A menudo se emplean esteroides, pero su utilidad y dosificación óptima son desconocidos.
- Para exposición conocida a Hib, se recomiendan 600 mg de rifampina (RIF) v.o. una vez al día por 4 días como profilaxis posexposición para contactos cercanos no vacunados (> 4 horas al día por > 5 días precedentes al episodio). Esto no se recomienda si todos los niños < 2 años de edad han recibido la vacuna Hib.

Rinosinusitis

PRINCIPIOS GENERALES

- La rinosinusitis provoca inflamación de la mucosa de la nariz y los senos paranasales.
- La sinusitis se puede clasificar según:
  - Duración (aguda, ≤ 1 mes; crónica, > 12 semanas).
  - Localización (senos maxilares, esfenoides, etmoides y frontales).
  - Tipo de organismo: virus, bacterias, hongos y no infecciosos.
- Los senos paranasales son evaginaciones de la mucosa nasal. Se revisten por mucoperiostio y cilios, que empujan el moco hacia los agujeros de drenaje.

- La rinosinusitis aguda (RSA) es consecuencia de una alteración en la eliminación mucociliar y la obstrucción de los agujeros de drenaje.
- Esto se traduce en un estancamiento de las secreciones y reducción de la ventilación, lo que genera un medio de cultivo ideal para las bacterias.
- Los **virus** (p. ej., rinovirus, adenovirus) son la causa más frecuente de sinusitis aguda.
- Es poco frecuente que la infección bacteriana secundaria complique la RSA (0.5-2.0%).
- Las causas **bacterianas** más frecuentes (a menudo secundarias) de RSA incluyen:
  - *S. pneumoniae*
  - *H. influenzae*
  - *Moraxella catarrhalis*
- *S. aureus*, estafilococos coagulasa-negativos y bacterias anaerobias son más frecuentes en la rinosinusitis crónica (RSC), pero ésta **suele ser un trastorno inflamatorio**.
- La prevalencia de *S. aureus* está aumentando en los pacientes con sinusitis y pólipos nasales.
- La infección por *Pseudomonas aeruginosa* es frecuente en los pacientes con fibrosis quística.
- Las causas micóticas incluyen *Mucor, Rhizopus* y *Aspergillus*.
  - Los factores de riesgo de la sinusitis micótica incluyen neutropenia, diabetes mellitus, VIH y otros estados de inmunodepresión.
  - En los huéspedes inmunocompetentes, la presencia de hongos normalmente representa una reacción alérgica frente a hongos del ambiente, más que una auténtica infección.
- La vasculitis es una causa no infecciosa poco frecuente de rinosinusitis.

DIAGNÓSTICO

Presentación clínica

- El diagnóstico de rinosinusitis suele ser totalmente clínico y puede resultar difícil distinguir las causas virales y bacterianas de infección.
- Los múltiples estudios sobre la utilidad de los síntomas y signos para diagnosticar la sinusitis aguda han llegado a conclusiones distintas. En algunos se ha empleado una prueba de referencia auténtica (p. ej., punción y cultivo del seno), pero en la mayor parte se han empleado pruebas de referencia sustitutas (p. ej., radiografías simples de los senos y tomografía computarizada [TC]). La radiografía no permite distinguir entre una sinusitis bacteriana y una viral.
- Los síntomas de la RSA durante los 7-10 primeros días suelen indicar un proceso viral.
- La sinusitis bacteriana aguda suele presentarse con síntomas que persisten > 10 días o empeoran durante los primeros 10 días.[7-8]
- **Los síntomas más prominentes de una rinosinusitis bacteriana aguda son congestión nasal, rinorrea purulenta, dolor odontofacial, fiebra alta (≥ 39 °C),** drenaje posnasal, cefalea y tos.
- Los signos de una RSA incluyen dolor en el seno, rinorrea purulenta, mucosa eritematosa, secreciones faríngeas y edema periorbitario.
- La tos es más prominente en la sinusitis crónica.

Pruebas diagnósticas

- Los cultivos para bacterias de la cavidad nasal o de las secreciones purulentas no resultan útiles.
- Se pueden pedir cultivos invasivos del seno a un otorrinolaringólogo si existen dudas sobre un posible patógeno atípico o extensión intracraneal.
- Las pruebas radiológicas no se necesitan para establecer el diagnóstico en la mayor parte de los pacientes. Si se realizan, la **TC limitada a los senos** es la prueba radiológica más empleada para diagnosticar una sinusitis. Los datos sugestivos de este diagnóstico comprenden:
  - Engrosamiento mucoso > 4 mm.
  - Nivel hidroaéreo.
  - Opacificación completa del seno.
- La ausencia de estos tres signos tiene una elevada sensibilidad para descartar la enfermedad.

TRATAMIENTO

- **La mayoría de los casos de RSA se debe a virus, y cabe esperar que mejore de forma significativa sin tratamiento antibiótico en 10-14 días.** El tratamiento debe ser sintomático en la mayor parte de los casos.
- Los estudios acerca de la eficacia de los antibióticos en la RSA son de calidad variable y emplean medidas de resultado distintas. La mayoría de los estudios aleatorizados no incluye de forma exclusiva a pacientes con infecciones bacterianas. A pesar de todo, y de forma conjunta, puede existir un **modesto beneficio del tratamiento antibiótico**.
- La rinosinusitis aguda bacteriana no complicada puede tratarse con o sin antibióticos, con tasas de curación tan altas como 60% con este último enfoque.
  - ○ **Los pacientes sin síntomas graves o prolongados pueden ser tratados al inicio de forma sintomática exclusiva** y controlada hasta la resolución. Cualquier deterioro de los síntomas durante este periodo debe obligar a replantear el tratamiento antibiótico.
  - ○ Se debe emplear el buen juicio clínico individual a la hora de adoptar la decisión de prescribir o no el tratamiento antibiótico.
- **El tratamiento de elección para la rinosinusitis bacteriana aguda no complicada es amoxicilina-clavulanato** por 5 a 7 días.[8]
- En pacientes con alergia beta-lactámica puede considerarse el uso de doxiciclina y levofloxacina.
- No se recomiendan los macrólidos y el trimetoprim-sulfametoxazol como tratamiento alternativo debido al alto grado de resistencia entre *S. pneumoniae* y *H. influenzae*.
- No está clara la duración óptima del tratamiento antibiótico, pero las revisiones sistemáticas no han podido mostrar un beneficio claro con tratamientos >10 días.[8]
- En pacientes que empeoran o no mejoran durante los primeros 3 a 5 días de tratamiento antimicrobiano, deben obtenerse cultivos por aspiración sinusal directa.
- Aunque las evidencias son algo limitadas, es posible que la adición de **corticosteroides intranasales** y la irrigación sinusal tenga un efecto beneficioso en el tratamiento tanto de la RSA como de la RSC.[9]
- Si bien puede ocurrir una leve mejoría de los síntomas con el uso de corticosteroides sistémicos, los hallazgos de los diversos estudios son inconsistentes, por lo que éstos no se recomiendan de forma habitual.[10]
- Se deben prescribir **analgésicos** en pacientes con un dolor significativo.
- Los datos que sustentan el uso de descongestionantes, antihistamínicos, mucolíticos/expectorantes son débiles y estos tratamientos no se recomiendan para el tratamiento de la RSA.[7,11]

COMPLICACIONES

- Pueden aparecer celulitis orbitaria, abscesos cerebrales, meningitis, trombosis del seno cavernoso, osteomielitis y mucocele, aunque son poco frecuentes.
- La RSC se produce típicamente por bacterias colonas, más que por microorganismos patógenos. No se recomiendan los antibióticos, dado que los pacientes a menudo no responden clínicamente a su administración y es frecuente la biopelícula. Es habitual encontrar hongos en los cultivos de los pacientes con sinusitis crónica, pero no se recomienda el tratamiento en pacientes inmunocompetentes.[8]

Bronquitis aguda

PRINCIPIOS GENERALES

- La bronquitis aguda es la inflamación de las vías respiratorias de calibre intermedio o grande y se caracteriza por la súbita aparición de tos asociada o no con la producción de flemas y síntomas vinculados con las vías respiratorias superiores y a nivel sistémico (constitucionales).

- Se encuentra una etiología específica en una minoría de pacientes. La tabla 5-1 recoge los patógenos más frecuentes (en general virus). Menos de 10% de los casos se debe a bacterias.[12]
- La fisiopatología está mediada por la invasión directa de las células epiteliales del árbol traqueobronquial por patógenos, con liberación de mediadores inflamatorios. Los pacientes desarrollan hipersensibilidad de vías respiratorias, que produce tos y, a veces, sibilancias.

DIAGNÓSTICO

Presentación clínica

- Para diagnosticar una bronquitis aguda se debe encontrar tos durante al menos 5 días. **La tos puede persistir hasta 3 semanas en un episodio de bronquitis aguda.** Es frecuente que el paciente elimine esputo purulento (hasta en la mitad de los casos), pero este hecho no indica una infección más grave, como la neumonía.
- Ausculte al paciente para descartar sibilancias, estertores y *roncus*.
- La evaluación debe enfocarse en descartar neumonía. La presencia de constantes vitales anormales (ritmo cardiaco ≥ 100 latidos/minuto, ritmo respiratorio ≥ 24 respiraciones/minuto, o temperatura oral ≥ 38 °C) junto con hallazgos anormales en examen pulmonar (consolidación focal, egofonía, frémito) es preocupante para neumonía y poco frecuente en bronquitis.

Diagnóstico diferencial

El diagnóstico diferencial incluye neumonía, gripe, reflujo gastroesofágico, goteo posnasal, tabaquismo, inhalación de tóxicos e inhibidores de la enzima de conversión de la angiotensina y exacerbación de asma, bronquitis crónica y enfermedad pulmonar obstructiva crónica.

Pruebas diagnósticas

- **No se recomienda la realización habitual de cultivos de esputo,** dado que es raro que los patógenos bacterianos produzcan bronquitis aguda.
- Los pacientes con tos paroxística grave o tos durante > 2 semanas deben realizarse un frotis nasofaríngeo (NF) para cultivo o reacción en cadena de la polimerasa orientado a descartar una tosferina.
- Las pruebas de influenza deben considerarse según los patrones estacionales de influenza y la presentación del paciente.
- No es necesario realizar una radiografía de tórax, salvo en el caso de que existan alteraciones en los signos vitales o se haya observado algún dato preocupante en la exploración física.
- El diagnóstico de traqueobronquitis en pacientes hospitalizados puede ser desafiante. Es frecuente que el paciente tenga datos de neumonía, como fiebre, leucocitosis y esputo purulento. Sin embargo, la radiografía de tórax es normal.
- Es posible realizar cultivos cuantitativos o semicuantitativos del esputo en pacientes sintomáticos para orientar el tratamiento.

TRATAMIENTO

- **Múltiples estudios no han demostrado beneficios con el tratamiento antimicrobiano en los pacientes sanos que desarrollan una bronquitis aguda no relacionada con la tosferina en el ambiente extrahospitalario.**[13]
- La clave del tratamiento es el control de los síntomas, que con frecuencia se consigue con fármacos antiinflamatorios no esteroideos, acetaminofeno, dextrometorfano o codeína.[13]
- En pacientes con un alto grado de sospecha clínica de tosferina y que consultan durante las 2 primeras semanas de síntomas, plantéese la administración de 500 mg de azitromicina v.o. en una dosis y luego 250 mg v.o. diarios durante 4 días para reducir el riesgo de transmisión.
- En traqueobronquitis, el tratamiento se debe basar en resultados del cultivo de esputo.

Neumonía adquirida en la comunidad

PRINCIPIOS GENERALES

- La neumonía adquirida en la comunidad (NAC) se define como una infección del parénquima pulmonar en pacientes que no han estado durante un tiempo significativo en un hospital, centro de diálisis, residencia u otro tipo de clínica recientemente.
- La frecuencia de NAC en Estados Unidos oscila entre 1.5 y 14 casos por 1 000 personas al año y cuesta miles de millones de dólares anuales.[14,15]
- Antes de la era antibiótica, sir William Osler la llamó "el capitán de los hombres de la muerte". Incluso con antibióticos, la neumonía es la principal causa de hospitalización y muerte en el mundo.[15]
- La tabla 5-6[15] resume las asociaciones y los patógenos más frecuentes de la neumonía.
- Se debe ofrecer a todos los pacientes la vacuna de la influenza antes de darles el alta hospitalaria.
- En Estados Unidos, los pacientes mayores de 65 años y los que sufren determinados procesos médicos han de ser vacunados contra el neumococo, con vacuna 23-valente y 13-valente, según directrices del *Recommended Immunization Schedule for Adults Aged 19 Years or Older* [Calendario recomendado de inmunización para adultos de 19 años en adelante] de 2017.[16]

DIAGNÓSTICO

Presentación clínica

- El diagnóstico de NAC es clínico y se realiza en función de la historia clínica, la exploración y la presencia de infiltrados en la radiografía de tórax.
- La presentación de una NAC es muy variable. Con frecuencia, los pacientes presentan tos productiva, fiebre, disnea y dolor torácico de tipo pleurítico. Sin embargo, en los pacientes ancianos pueden aparecer delirio, cefalea, mialgias, náusea y vómito, igual que en casos de neumonía atípica.
- La neumonía puede debutar con alteraciones en algunos o todos los signos vitales. Los datos extremos de los signos vitales indican un mal pronóstico, como muestra el índice de gravedad de la neumonía (tabla 5-7).[17]

TABLA 5-6	EXPOSICIÓN ASOCIADA TÍPICA EN LA NEUMONÍA
Asociación	**Organismo**
Aspiración	Anaerobios orales Gram negativos
Absceso pulmonar	*S. aureus* resistente a la meticilina adquirido en la comunidad, anaerobios orales, hongos, *Mycobacterium tuberculosis*, micobacterias atípicas
Heces de pájaro/murciélago	*Histoplasma capsulatum*
Cuidadores de aves	*Chlamydophila psittaci*
Exposición a conejos	*Francisella tularensis*
Animales de granja	*Coxiella burnetii*
VIH	*Pneumocystis jiroveci, Cryptococcus neoformans,* micobacterias
Viajes en barco	*Legionella* spp.
Bioterrorismo	*Bacillus anthracis, Yersinia pestis, Francisella tularensis*

TABLA 5-7   ÍNDICE DE GRAVEDAD DE LA NEUMONÍA

Característica	Puntos
Sexo	
Hombre	0
Mujer	−10
Factores demográficos	
Edad	1 por año
Habitante en residencia	10
Comorbilidades	
Neoplasias	30
Hepatopatía	20
Insuficiencia cardiaca	10
Enfermedad vascular cerebral	10
Nefropatía	10
Exploración física	
Alteraciones del estado mental	20
Frecuencia respiratoria ≥ 30/min	20
Presión arterial sistólica < 90 mm Hg	20
Temperatura < 35 o ≥ 40 °C	15
Frecuencia cardiaca > 125/min	10
Datos analíticos	
pH arterial < 7.35	30
Nitrógeno ureico en sangre > 30 mg/dL	20
Sodio < 30 mmol/L	20
Glucosa > 250 mg/dL	10
Hematocrito < 30%	10
PO_2 < 60 mm Hg	10
Hallazgos radiológicos	
Derrame pleural	10

Puntos totales	Clase	Mortalidad (%)	Tratamiento
0	I	0.1	Ambulatorio
< 70	II	0.6	Ambulatorio
71-90	III	0.9	Ingreso breve
91-130	IV	9.3	Ingreso hospitalario
> 130	V	27.0	Ingreso hospitalario

Adaptado de Fine MJ, Auble TE, Yealy DM, et al. A prediction rule to identify low-risk patients with community-acquired pneumonia. *N Engl J Med*. 1997;336:243-250.

- Los datos de la exploración consistentes con neumonía son idénticos a los encontrados en la consolidación pulmonar, como incremento de las vibraciones vocales, matidez a la percusión, reducción del murmullo vesicular, *roncus* y egofonía.

Diagnóstico diferencial

El diagnóstico diferencial de la NAC incluye la insuficiencia cardiaca, la neumonitis, el edema pulmonar, la embolia séptica, los tumores malignos, la inhalación de cuerpos extraños y el infarto pulmonar.

Pruebas diagnósticas

Pruebas de laboratorio

- No siempre se garantiza la realización de estudios en pacientes que recibirán tratamiento ambulatorio.
- Se debe plantear la obtención de muestras de esputo para realizar tinción de Gram y cultivo en todos los pacientes.
- Los hemocultivos se suelen hacer en los pacientes ingresados y, si es posible, se deben obtener antes de comenzar el tratamiento antibiótico empírico.
- La prueba rápida de reacción en cadena de la polimerasa múltiplex ha demostrado índices de detección tal altos como de 86% para virus y bacterias.[18]
- Los datos analíticos que pueden resultar útiles en algunos pacientes incluyen:
  - Antígeno de *Legionella* en orina: de alta sensibilidad y específica, pero sólo detecta el serogrupo 1, que es causa de 80 a 90% de las infecciones.
  - Antígeno neumocócico en orina (80% sensible).
  - Exudado NF para prueba de reacción en cadena de la polimerasa múltiplex.
  - Esputo para detección de bacilos acidorresistentes, si existe sospecha clínica de infección por micobacterias.

Diagnóstico por imágenes

- Se debe realizar una radiografía de tórax en todos los pacientes con sospecha de NAC.[15,19]
- La localización del infiltrado puede orientar acerca del organismo responsable.
  - Es típico que *S. pneumoniae* y neumonía por *Legionella* produzcan infiltrados lobulares.
  - Las neumonías "atípicas" o virales suelen ser difusas o bilaterales.
  - La localización de la neumonía por aspiración depende de la posición del paciente cuando sufrió la aspiración. Puede debutar con una lesión cavitada cuando tiene larga evolución.
  - La neumonía por *Pneumocystis* puede tener a una radiografía torácica normal, pero una TC suele mostrar signos de enfermedad intersticial difusa.

Técnicas diagnósticas

- Otras pruebas diagnósticas incluyen broncoscopia, TC y toracocentesis, que se suelen reservar para los casos de NAC graves o que no responden.

TRATAMIENTO

- El paso inicial a la hora de elegir el tratamiento es decidir si el paciente con una NAC debe ser ingresado en el hospital o, por el contrario, puede ser tratado con seguridad de forma ambulatoria.
- Existen dos herramientas de predicción muy empleadas para valorar el riesgo de mortalidad.
  - El índice de gravedad de la neumonía, que se suele denominar escala PORT, fue el primer indicador empleado para valorar la gravedad de la NAC en pacientes que acudían a urgencias. Se ha validado, pero necesita muchas pruebas de laboratorio (tabla 5-7).[17]
  - La escala CURB-65 o la más simplificada CRB-65, que no incluye pruebas sanguíneas, está diseñada para estratificar el riesgo de los pacientes que consultan tanto para tratamiento ambulatorio como hospitalario (tabla 5-8).[19]
- Otros datos sugestivos de mal pronóstico son trombocitopenia, leucopenia, infiltrados multilobulares, shock séptico que necesita vasopresores y ventilación mecánica invasiva.
- Los antibióticos son la clave del tratamiento de la NAC, dado que la mayor parte de los casos se debe a patógenos bacterianos. Sin embargo, es importante recordar que alrededor de 25% de los casos se debe a virus y no responderá a los antibióticos.

TABLA 5-8	PUNTUACIÓN CURB-65

Características	Puntos
Confusión	1
Nitrógeno ureico en sangre > 20 mg/dL	1
Frecuencia respiratoria > 30/min	1
Presión arterial sistólica < 90 mm Hg	1
Edad > 65	1

Puntos totales	Mortalidad (%)	Manejo
0	0.7	Ambulatorio
1	3.2	Ambulatorio
2	3	Hospitalizado
3	17	Considerar UCI
4	41.5	Considerar UCI
5	57	Considerar UCI

Adaptado de Lim WS, van der Eerden MM, Laing R, et al. Defining community acquired pneumonia severity on presentation to hospital: international derivation and validation study. *Thorax.* 2003;58:377-382.

Fármacos

- La tabla 5-9 recoge las opciones terapéuticas en la NAC. [20,21]
- Los cambios en los antibióticos se deben realizar en función de las susceptibilidades del laboratorio o los datos de cultivo con la mayor rapidez posible para conseguir administrar el espectro de antibióticos más estrecho para el patógeno concreto.
- Se ha de evaluar de manera constante la posibilidad de cambiar los antibióticos i.v. a v.o. Es posible cambiar el régimen i.v. por otro v.o. y dar el alta al paciente del hospital en cuanto esté estable desde un punto de vista clínico o mejorando.
- La duración del tratamiento de la NAC debe ser de 5 días como mínimo, siempre que el paciente lleve más de 48 horas afebril y haya mejorado clínicamente, y cuando se sepa que el patógeno era susceptible al antibiótico elegido. [21]
- Varios metaanálisis han evaluado el uso adyuvante de corticosteroides en la NAC. Si bien estos análisis sugieren que los corticosteroides son seguros e incluso pueden ser benéficos en la NAC grave, no se cuenta con estudios adecuados para recomendar su uso en las poblaciones generales de pacientes. [22]
- **Los antibióticos se deben administrar en cuanto se diagnostique la NAC, de manera ideal dentro de las primeras 4 horas de la llegada al hospital, dado que existen evidencias de que cualquier retraso en el tratamiento podría aumentar la mortalidad de los pacientes.** [15,20]

TABLA 5-9	TRATAMIENTO DE LA NEUMONÍA ADQUIRIDA EN LA COMUNIDAD	
Categoría	**Primera línea o alternativa**	**Selección del antibiótico**
Ambulatorio, sin comorbilidades	Macrólido (azitromicina) **o** doxiciclina	La azitromicina es el macrólido preferido por su tolerabilidad.
Ambulatorio, con comorbilidades	β-lactámico (amoxicilina/clavulanato o cefpodoxima) **MÁS** macrólido **o** FQ respiratoria (moxifloxacina/ levofloxacina)	La FQ respiratoria debe limitarse a situaciones donde no es posible prescribir otras opciones, o bien son ineficaces.
Ingresado, no en UCI	β-lactámico i.v. (ceftriaxona) **MÁS** macrólido **o** FQ respiratoria	La resistencia a FQ está aumentando en ciertas comunidades.
Ingresado, UCI	β-lactámico i.v. (ceftriaxona, ampicilina-sulbactam) **MÁS** azitromicina **o** FQ respiratoria Si existe duda sobre SARM, añadir vancomicina o linezolid. Si existe duda sobre *Pseudomonas*, cambiar el β-lactámico por cefepima, meropenem o piperacilina-tazobactam	En pacientes alérgicos a penicilina, utilice una FQ respiratoria o aztreonam. La daptomicina no se debe emplear en la neumonía por SARM.
Aspiración	Clindamicina **MÁS** FQ respiratoria **o** amoxicilina-clavulanato **o** piperacilina-tazobactam	Se deben cubrir anaerobios en la neumonía por aspiración adquirida en la comunidad para tratar los anaerobios orales.

Adaptado de Mandell LA, Wunderink RG, Anzueto A, et al. Infectious Diseases Society of America/ American Thoracic Society consensus guidelines on the management of community-acquired pneumonia in adults. *Clin Infect Dis.* 2007;44 (suppl 2):S27-S72.

FQ, fluoroquinolona; SARM, *Staphylococcus aureus* resistente a la meticilina; UCI, unidad de cuidados intensivos.

COMPLICACIONES

- La **ausencia de respuesta clínica** es la complicación más frecuente de la neumonía. Entre las causas destacan:
  - **Antibiótico equivocado** (p. ej., organismo resistente, elección incorrecta o incluso dosis insuficiente).
  - **Diagnóstico equivocado** (p. ej., fiebre secundaria a fármacos, embolia pulmonar, insuficiencia cardiaca, vasculitis o tumores malignos).
  - **Complicaciones** (p. ej., empiema, síndrome de dificultad respiratoria aguda [SDRA], infección secundaria, sobreinfección, meningitis y endocarditis).
- Plantéese las siguientes pruebas:
  - Determinación de micobacterias, *Legionella*, virus de la varicela-zóster, virus del herpes simple y CMV, en especial en el paciente inmunodeprimido.

TABLA 5-10 CARACTERÍSTICAS DEL LÍQUIDO PLEURAL

Característica	Trasudado	Derrame paraneumónico no complicado	Derrame paraneumónico complicado
Aspecto	Claro	Variable	Variable[a]
Recuento de leucocitos (células/μL)	< 1 000	Variable	Variable
Recuento diferencial	Variable	Predominio de neutrófilos	Predominio de neutrófilos
Proteínas (g/dL)	< 3.0	> 3.0	> 3.0
Glucosa (mg/dL)	Igual al suero	> 60	40-60
pH	Superior al suero	> 7.2	7.0-7.2
LDH (unidades/mL)	< 200	< 1 000	1 000
Bacterias	Ausentes	Ausentes	Ausentes[a]

[a] En el empiema pueden existir bacterias en la tinción de Gram y el líquido pleural tendrá un aspecto francamente purulento.
LDH, lactato deshidrogenasa.

- ○ Broncoscopia, en ocasiones con biopsia, por rutina, tinción y cultivo de micobacterias y hongos.
- ○ Toracocentesis.
- ○ TC con contraste.
- **Son frecuentes los derrames paraneumónicos**. Es típico que estos derrames sean más bien pequeños y se resuelvan con el tratamiento antibiótico adecuado. Está indicada la toracocentesis diagnóstica si el derrame flota libremente y forma capas > 1 cm en la radiografía en decúbito lateral.
- La tabla 5-10 resume las características del derrame pleural.
  - ○ **Los derrames paraneumónicos no complicados** son exudados estériles, en general.
  - ○ **Los derrames paraneumónicos complicados** se deben a la persistencia de la invasión por bacterias del espacio pleural, aunque a menudo los cultivos sean negativos. Las características bioquímicas incluyen un pH < 7.2 y glucosa baja (< 60 mg/dL) con elevada concentración de lactato deshidrogenasa. En general, será preciso el drenaje con un tubo de tórax.
  - ○ El **empiema** es un derrame francamente purulento en el espacio pleural, aunque en ocasiones los cultivos sean negativos. El tratamiento del empiema incluye tubo pleural y, a menudo, decorticación quirúrgica.

Neumonías nosocomiales y asociadas con el ventilador

PRINCIPIOS GENERALES

- Las neumonías nosocomiales suelen deberse a patógenos resistentes y por ello el tratamiento es diferente al de la NAC.
- Existen dos categorías de neumonía nosocomial.[23]

- **Neumonía adquirida en el hospital (NAH):** se produce ≥ 48 horas después de ser ingresado en el hospital.
- **Neumonía asociada con el respirador (o ventilador) (NAR):** cualquier neumonía que se desarrolla > 48 horas después de la intubación endotraqueal.

Epidemiología

- La neumonía hospitalaria es la segunda infección nosocomial más frecuente adquirida, después de las infecciones de las vías urinarias.[24]
- La NAH aumenta por sí misma la duración de la estancia en 7-9 días y supone un costo adicional de 40 000 dólares por paciente en Estados Unidos.
- La mitad de los antibióticos prescritos en la UCI se debe a una NAH.
- La mortalidad atribuible a la NAH oscila entre 33 y 50%.
- Los pacientes con una NAH/NAR de aparición tardía (> 4 días después de la hospitalización) y aquellos que han recibido antibióticos i.v. dentro de los 90 días tienen más riesgo de estar infectados por microorganismos resistentes a múltiples fármacos (RMF).

Etiología

- Los microorganismos suelen ser resistentes a fármacos, como SARM, *Escherichia coli, Klebsiella, Serratia, Stenotrophomonas, Burkholderia, Pseudomonas* y *Acinetobacter*; pero no son raros microorganismos adquiridos en la comunidad, como *S. pneumoniae* y *Haemophilus.*
- Los virus, las bacterias atípicas y los hongos en raras ocasiones pueden ser causa de neumonía nosocomial en pacientes inmunocompetentes. Sin embargo, estos patógenos deben estar dentro del diagnóstico diferencial en pacientes inmunodeprimidos, en los que no responden al tratamiento o están muy enfermos y también durante la temporada de gripe e influenza.

Fisiopatología

- Para que estas infecciones se produzcan, los patógenos deben invadir las vías respiratorias inferiores, en general por aspiración o microaspiración.
- La microbiota oral sufre importantes cambios a los pocos días del ingreso hospitalario y pasan a predominar los microorganismos Gram negativos, a menudo con presencia de microorganismos resistentes a fármacos, como los descritos anteriormente.

Factores de riesgo

- Trastornos que aumentan el riesgo de aspiración.
- Uso de inhibidores de bomba de protones o bloqueadores H2 para profilaxis de úlcera por estrés.
- La intubación aumenta el riesgo de microaspiración, a pesar de que al paciente se le coloque un manguito de tubo endotraqueal insuflado.
- Pacientes muy sedados y paralizados tienen riesgo elevado de desarrollar neumonía.
- La intubación y extubación repetidas aumentan el riesgo de infección.
- Hiperglucemia mal controlada.

Trastornos asociados

- Un proceso importante que se debe tener en consideración es el SDRA.
  - Los pacientes con SDRA deben seguir el protocolo para reducir el barotraumatismo adicional, con volumen corriente bajo y presión teleespiratoria positiva alta.

DIAGNÓSTICO

Presentación clínica

- Es difícil diagnosticar neumonía nosocomial pues los hallazgos son inespecíficos y muy variables.
- Los pacientes suelen presentarse con tos productiva, fiebre, disnea y dolor torácico de tipo pleurítico.

- El diagnóstico se debe descartar también en pacientes con infiltrados de reciente aparición o progresivos en la radiografía de tórax, fiebre o hipotermia, esputo purulento, leucocitosis, cambios de la oxigenación, taquipnea e hipotensión.
- Estos hallazgos son muy importantes en pacientes con delirio, demencia o intubados.

Diagnóstico diferencial

- El diagnóstico diferencial de la neumonía nosocomial incluye neumonitis por aspiración, SDRA, embolia séptica, insuficiencia cardiaca, hemorragia pulmonar, vasculitis, tumores malignos y traqueobronquitis.
- La traqueobronquitis y la NAH pueden debutar de forma muy similar, aunque en la primera no suele aparecer un infiltrado pulmonar nuevo.

Pruebas diagnósticas

Pruebas de laboratorio

- El objetivo de las pruebas diagnósticas es doble: 1) confirmar el diagnóstico de neumonía, y 2) aislar el organismo para acortar el espectro antibiótico.
- Los hemocultivos, aunque son positivos en menos de 25% de los casos, pueden identificar una bacteriemia asociada. Se debe plantear la obtención de un aspirado traqueal o esputo (sensibilidad 76%; especificidad, 75%) antes de la toma de muestras por broncoscopia invasiva.[23]
- La broncoscopia (sensibilidad 69%; especificidad 82%) debe plantearse en pacientes que no consiguen dar una buena muestra de esputo, y se debe proponer si existen dudas diagnósticas.
- Otras pruebas de laboratorio son el antígeno neumocócico en orina, la determinación de antígeno de *Legionella* en la orina (únicamente detecta el serogrupo 1), el frotis NF para descartar patógenos virales y el antígeno de *Histoplasma* en orina.

Diagnóstico por imágenes

- Se necesita una radiografía de tórax para distinguir la traqueobronquitis de la neumonía.
- La TC torácica sólo se plantea en casos dudosos.

Técnicas diagnósticas

- La broncoscopia es la intervención diagnóstica característica en la neumonía. Se puede realizar un lavado broncoalveolar, lavado bronquial y biopsia según la situación clínica. Es frecuente remitir estas muestras para estudios de identificación de hongos, bacterias, micobacterias y virus, además del estudio histopatológico.

TRATAMIENTO

- La tabla 5-11 resume el tratamiento de la neumonía hospitalaria.[23]
- El tratamiento debe durar 7 días en la mayoría de los casos.
- La infección por *Pseudomonas* ha de tratarse durante 8 a 14 días con un solo agente antipseudomónico, idealmente basado en las susceptibilidades del cultivo. Debe considerarse la terapia de combinación con dos agentes a los cuales sea susceptible el organismo aislado si el paciente está en shock séptico, en alto riesgo de muerte (> 25%) o si el antibiograma local muestra que > 10% de los Gram negativos aislados es resistente al agente que se considera para la monoterapia.
- Tras iniciar tratamiento antibiótico, se debe proceder a seguimiento estrecho de los cultivos.
  ○ Si fueran negativos, plantéese estrechar el espectro de antibióticos a aquellos recomendados para pacientes sin riesgo de microorganismos RMF (tabla 5-11).
  ○ Si fueran positivos, estreche el espectro de antibióticos a las 72 horas en función de los resultados del cultivo.
- La procalcitonina puede ser útil para ayudar a las decisiones sobre el tratamiento, al distinguir entre las causas bacterianas y no bacterianas de la neumonía. Esta prueba puede reducir la exposición al antibiótico y/o los efectos adversos sin tener un impacto negativo en la mortalidad. No obstante, el uso de procalcitonina todavía no se ha incluido en los algoritmos clínicos ni se ha convertido en un estándar para la atención médica.[25]

TABLA 5-11   TRATAMIENTO DE LA NEUMONÍA HOSPITALARIA[a]

Categoría	Otros factores[b]	Tratamiento empírico
NAH	Bajo riesgo de SARM[c]	Piperacilina-tazobactam, 4.5 g i.v. c/6 h
		o
		Cefepima, 2 g i.v. c/8 h
		o
		Levofloxacina, 750 mg i.v. c/24 h
		o
		Meropenem, 1 g i.v. c/8 h
		o
		Imipenem, 500 mg i.v. c/6 h
	Riesgo de SARM	**AÑADIR**
		Vancomicina, 15 mg/kg i.v. c/8-12 h
		o
		Linezolid, 600 mg i.v. c/12 h
	Shock séptico o ADVP en los 90 días previos	**AÑADIR** un segundo antimicrobiano antipseudomónico (evitar 2 β-lactámicos) como aztreonam, 2 g i.v. c/8 h
		o
		Amikacina, 15 mg/kg i.v. diarios
NAR[d]	Antibiótico Gram positivo con actividad de SARM	Vancomicina, 15 mg/kg i.v. c/8-12 h
		o
		Linezolid, 600 mg i.v. c/12
	β-lactámico con antibiótico Gram negativo con actividad pseudomónica	Piperacilina-tazobactam, 4.5 g i.v. c/6 h
		o
		Cefepima, 2 g i.v. c/8 h
		o
		Meropenem, 1 g i.v. c/8 h
		o
		Imipenem, 500 mg i.v. c/6 h
	No β-lactámico con antibiótico Gram negativo con actividad antipseudomónica	Aztreonam, 2 g i.v. diarios
		o
		Amikacina, 15 mg/kg i.v. diarios
		o
		Levofloxacina, 750 mg i.v. c/24 h

Adaptado de Kalil AC, Metersky ML, Klompas M, et al. Management of adults with hospital-acquired and ventilator-associated pneumonia: 2016 clinical practice guidelines by the Infectious Diseases Society of America and the American Thoracic Society. *Clin Infect Dis.* 2016;63(5):e61-e111. doi:10.1093/cid/ciw353.

[a] La selección del fármaco debe basarse en el patrón de microorganismos responsables y las susceptibilidades en cada centro sanitario.

[b] Debe considerarse azitromicina para pacientes con alta sospecha de organismos atípicos o *Legionella* y que no estén con fluoroquinolona respiratoria (FQ). Para pacientes alérgicos a la penicilina, considerar una FQ y aminoglicósido o aztreonam o meropenem (< 1% de reactividad cruzada). Se han usado antibióticos inhalados (p. ej., colistina y aminoglucósidos) en poblaciones selectas, y sólo deben utilizarse después de consultar con un especialista en enfermedades infecciosas.

[c] Las indicaciones para la cobertura de SARM incluyen tratamiento antibiótico intravenoso durante los 90 días previos, y el tratamiento en una unidad donde no se conozca la prevalencia de SARM entre los aislados de *S. aureus*, o esta prevalencia sea > 20%. La detección previa de SARM por cultivo o valoración de no cultivo también puede aumentar el riesgo de SARM.

[d] Elija una opción Gram positiva, una opción β-lactámica Gram negativa y una opción no β-lactámica Gram negativa como tratamiento empírico inicial.

ADVP, adición a drogas por vía parenteral; NAH, neumonía asociada al hospital; NAR, neumonía asociada con el respirador; SARM, *Staphylococcus aureus* resistente a meticilina.

Absceso pulmonar

PRINCIPIOS GENERALES

- El absceso pulmonar es una acumulación de tejido pulmonar necrótico contenido en una cavidad como consecuencia de una infección progresiva del parénquima pulmonar.
- En la tabla 5-12 se muestran los microorganismos que se asocian con los abscesos pulmonares.[26]
- La aspiración es un acontecimiento clave en muchos casos de abscesos pulmonares. Los cuadros predisponentes y que se deben tomar en consideración son el consumo de alcohol y sedantes, las convulsiones, los eventos vasculares cerebrales y la enfermedad neuromuscular.

DIAGNÓSTICO

Presentación clínica

- Los pacientes pueden presentar fiebre, tos productiva, esputo pútrido o dolor torácico. También pueden referir pérdida de peso, sudoración nocturna y hemoptisis. Estos síntomas pueden plantear un posible diagnóstico de tumor maligno o tuberculosis (TB).
- A veces se encuentra una reducción del murmullo vesicular e hiperresonancia en la zona cavitada. En la exploración física son comunes mala dentadura, aliento maloliente y esputo purulento, pero a menudo no están presentes.

TABLA 5-12	CAUSAS DE ABSCESOS PULMONARES
Bacterianas	**Micóticas**
Cocos anaerobios Gram positivos procedentes de la mucosa oral, como *Peptostreptococcus*	*Histoplasma*
	Coccidioides
Bacilos Gram negativos pigmentados (*Prevotella, Porphyromonas* y *Bacteroides*)	*Blastomyces*
	Cryptococcus
Especies de *Fusobacterium* (síndrome de Lemierre)	*Aspergillus*
	Rhizopus
Staphylococcus aureus	
(por una neumonía necrosante y por la siembra hematógena de émbolos sépticos)	**Parasitarias**
	Entamoeba
Pseudomonas	*Echinococcus*
Klebsiella	
Legionella	**No infecciosa**
Nocardia	Carcinoma broncógeno
Burkholderia	Granulomatosis con polivasculitis (GPA) (anteriormente, enfermedad de Wegener)
Streptococcus milleri	
Mycobacterium	Nódulos reumatoideos
Rhodococcus	Sarcoidosis
Actinomyces	Infarto pulmonar
Polimicrobiana	Quistes pulmonares congénitos

Pruebas diagnósticas

Pruebas de laboratorio

- Los hemocultivos rara vez son positivos en la neumonía por aspiración clásica, sobre todo cuando se sospecha una infección por anaerobios.
- El aislamiento respiratorio y la determinación de TB en esputo se deben realizar en todos los pacientes con lesiones pulmonares cavitadas.
- Debe obtenerse un cultivo del esputo para identificar los microorganismos aerobios que producen la infección. La contaminación oral es frecuente y los resultados del cultivo, confusos.

Diagnóstico por imágenes

- Es evidente que la radiografía de tórax es necesaria para establecer el diagnóstico. Los lóbulos inferiores se suelen afectar cuando la aspiración se produjo en posición de bipedestación, pero también pueden afectarse los lóbulos superiores cuando ocurrió en decúbito supino. La cavitación suele ser solitaria. La presencia de múltiples lesiones cavitadas sugiere un diagnóstico distinto o una neumonía necrosante, más que un absceso pulmonar.
- No se necesita la TC para diagnosticar un absceso pulmonar; sin embargo, la mejora de la resolución puede ayudar a descartar tumores malignos u otros procesos que afectan al parénquima pulmonar. La TC también ayuda a diagnosticar un posible empiema asociado, que es una complicación frecuente de los abscesos pulmonares.

Técnicas diagnósticas

Rara vez se realiza una broncoscopia en un absceso pulmonar clásico, dado que es poco probable que se obtengan resultados positivos para los microorganismos anaerobios. Puede resultar útil ante la sospecha de microorganismos atípicos o de tumores malignos.

TRATAMIENTO

Medicaciones

- Los antibióticos recomendados para los abscesos pulmonares incluyen:
  - ○ Clindamicina, 600 mg i.v. cada 8 horas.
  - ○ Ampicilina-sulbactam, 3 g i.v. cada 6 horas.
- Regímenes alternativos:
  - ○ Piperacilina-tazobactam, 3.375 mg i.v. cada 6 horas.
  - ○ Meropenem, 1 g i.v. cada 8 horas.
- La clindamicina resulta más eficaz que la penicilina (PCN) por la creciente resistencia a esta última.
- La monoterapia con metronidazol no resulta eficaz por la existencia de microorganismos microaerófilos no cultivables.
- Cuando se sospechen microorganismos resistentes, plantéese emplear:
  - ○ Meropenem o piperacilina-tazobactam, para cobertura de Gram negativos.
  - ○ Vancomicina o linezolid, para cobertura de SARM.
- La duración del tratamiento es motivo de controversia.
  - ○ Es posible convertir antibióticos i.v. a v.o. si los pacientes están afebriles y lo toleran.
  - ○ Se pueden obtener pruebas de imagen a intervalos regulares para monitorear el tratamiento y su duración. Algunos expertos recomiendan mantener los antibióticos orales hasta que se realice una radiografía de tórax de seguimiento y ésta se muestre clara (lo que suele lograrse después de 2-3 meses de tratamiento).
  - ○ Las opciones orales para la fase de consolidación suelen incluir amoxicilina-clavunalato, 875 mg v.o. dos veces al día, y clindamicina, 300 mg cuatro veces al día.
- Se debe mantener la cobertura para anaerobios en todos los casos de absceso pulmonar, al margen de los resultados del cultivo.

• La neumonía por aspiración de los pacientes que llevan más de unos días ingresados en el hospital suele deberse a microorganismos Gram negativos, más que a anaerobios orales, por el cambio de la microbiota oral colonizada. Estos pacientes no suelen requerir cobertura de anaerobios.

Otros tratamientos no farmacológicos

• Es importante el drenaje para resolver un absceso pulmonar. También se emplean el drenaje postural y la fisioterapia torácica.
• Si no hay causa evidente, se debe plantear tránsito baritado para valorar la aspiración.

Tratamiento quirúrgico

• En raras ocasiones se necesita tratamiento quirúrgico con resección de los abscesos que no se resuelven pese al tratamiento antibiótico.
• El drenaje con catéter percutáneo es una alternativa a la resección que se puede emplear en casos graves o difíciles de tratar. La fístula broncopleural y el neumotórax son posibles complicaciones del drenaje percutáneo.

COMPLICACIONES

• Las complicaciones incluyen derrame pleural/empiema y hemoptisis.
• Cualquier acumulación persistente de líquido en un paciente con absceso pulmonar o cualquier capa > 1 cm en la radiografía en decúbito lateral del lado afectado debe ser aspirada para descartar un empiema.
   ◦ En la mayoría de los pacientes con derrames pleurales complicados se debe poner un tubo de tórax.
   ◦ Todos los pacientes con empiema necesitan un tubo pleural y pueden beneficiarse de otras intervenciones quirúrgicas.
   ◦ El tratamiento antibiótico es igual que para los abscesos pulmonares.

Influenza

PRINCIPIOS GENERALES

Definición

La influenza es una enfermedad respiratoria aguda febril causada por los virus de la gripe.

Clasificación

• Gripe A: enfermedad grave y asociada con pandemias.
• Gripe B: enfermedad grave en inmunodeprimidos o ancianos.
• Gripe C: enfermedad leve.

Epidemiología

• La mayoría de las personas con influenza se recuperará sin presentar secuelas. Sin embargo, puede causar enfermedad grave y muerte, en especial en niños pequeños, embarazadas, pacientes inmunodeprimidos y adultos mayores.
• La gripe provoca entre 250 000 y 500 000 muertes anuales en todo el mundo.
• La gripe sigue una evolución fundamentalmente estacional:
   ◦ Hemisferio norte: desde noviembre hasta abril.
   ◦ Hemisferio sur: desde mayo hasta septiembre.
• Drift antigénico:
   ◦ Por mutaciones puntuales en hemaglutinina o la neuraminidasa de las cepas circulantes.
   ◦ Puede ocasionar epidemias.
   ◦ La vacuna se modifica todos los años con el fin de tratar de compensar este drift antigénico.

- Shifts antigénicos:
  - ○ Causados por cambio completo de la hemaglutinina y/o la neuraminidasa.
  - ○ Puede producir una pandemia.
- La enfermedad se transmite de persona a persona por contacto con las secreciones respiratorias. La infección y la replicación únicamente tienen lugar en las vías respiratorias.

Prevención

- Vacunación:
  - ○ Desde 2010, el *Advisory Committee on Immunization Practices* (ACIP) de los *Centers for Disease Control and Prevention* (CDC) ha recomendado la vacunación anual contra la influenza para toda la gente ≥ 6 meses de edad sin contraindicaciones.
  - ○ La eficacia de la vacuna oscila entre 50 y 90%, según el brote y las cepas circulantes, y varía en forma anual.[27]
  - ○ Hay cuatro tipos principales disponibles en Estados Unidos: trivalente (IIV3), tetravalente (IIV4), recombinante (RIV3) y atenuada (LAIV4).
  - ○ Los pacientes de alto riesgo deben ser prioritarios:
    - Personas que viven en residencias para ancianos, profesionales sanitarios y personas > 65 años.
    - Pacientes con una enfermedad pulmonar activa, cardiovascular, hepática, renal o neurológica.
    - Inmunocomprometidos: diabéticos, tumores malignos, VIH, trasplantados, tratados con inmunosupresores, gestantes.
  - ○ Contraindicaciones para la vacunación:
    - Antecedentes de alergia grave a los componentes de la vacuna.
    - Pacientes que desarrollaron un síndrome de Guillain-Barré durante las 6 semanas posteriores a una vacunación de gripe previa.
    - Evite la vacunación en la enfermedad febril aguda (fiebre > 40 °C) hasta la resolución de los síntomas.
- Los pacientes con alergia grave a los huevos (anafilaxia) deben recibir la vacuna RIV3.
- Se ha demostrado que la vacuna de dosis alta en adultos > 65 años desencadena títulos más altos de hemaglutinación de anticuerpos contra los tres virus de la influenza, y parece ser más eficaz comparada con la dosis estándar.[27]
- Precauciones por gotas y lavado habitual de las manos en pacientes hospitalizados.
- La quimioprofilaxis tras la exposición se debe emplear en los siguientes grupos:
  - ○ Individuos de alto riesgo durante las 2 semanas posteriores a la administración de la vacuna o que no pueden recibirla.
  - ○ Contacto estrecho con personas con alto riesgo de sufrir complicaciones por la gripe.
- Residentes en centros que sufren epidemias de gripe.

DIAGNÓSTICO

Presentación clínica

- Fiebre alta, tos, coriza y cefalea son los síntomas de presentación más frecuentes. A menudo, la gripe se asocia con síntomas sistémicos, que son poco frecuentes en otras infecciones virales de las vías respiratorias superiores. Los síntomas sistémicos pueden persistir hasta 2 semanas.
- Una fiebre alta es sugestiva de gripe. Algunas alteraciones, como hipoxia y taquipnea, son raras y podrían ser signo de otra enfermedad o de una complicación de la gripe, como la neumonía bacteriana.
- El cultivo para virus es la prueba de referencia, pero es muy lenta.
- Las pruebas rápidas están disponibles y se usan a menudo.
  - ○ Prueba rápida para determinación de antígenos (menor sensibilidad).
  - ○ Los estudios de inmunofluorescencia (directa o indirecta) tienen una sensibilidad y especificidad variables según el fabricante.
  - ○ Reacción en cadena de la polimerasa.

TRATAMIENTO

- **Los fármacos sólo resultan eficaces cuando se administran durante las 24-48 horas siguientes a la aparición de los síntomas** y pueden ser beneficiosos en pacientes ingresados en el hospital que sufren complicaciones o una forma de gripe grave.
- **Los inhibidores de la neuraminidasa son el tratamiento de elección.** Oseltamivir, 75 mg v.o. dos veces al día, zanamivir inhalado, 10 mg dos veces al día, ambos por 5 días, o peramivir, 600 mg i.v. solo, son los medicamentos aprobados actualmente por la FDA.
- No se recomiendan los inhibidores de M2 (amantadina y rimantadina) debido a los altos niveles globales de resistencia en la influenza A y la falta de eficacia en la influenza B.
- La resistencia se desarrolla con rapidez. Se pueden encontrar recomendaciones actualizadas cada año en la página de internet de los *Centers for Disease Control and Prevention* de Estados Unidos.

Tuberculosis

PRINCIPIOS GENERALES

Epidemiología

- La TB es ahora la causa infecciosa de muerte más frecuente en todo el mundo. Alrededor de una tercera parte de la población mundial está infectada por una TB latente.
- Sólo un pequeño porcentaje de pacientes inmunocompetentes con una TB latente desarrollará una forma activa de la enfermedad. El riesgo de progresión **a lo largo de la vida** es 10%.
- En los pacientes con el VIH mal controlado y en otros inmunodeprimidos, la frecuencia de progresión **anual** de TB latente a activa es 10%.

Fisiopatología

- La TB se contagia a través de gotas de los pacientes con una TB pulmonar activa.
- Las micobacterias proliferan en los macrófagos alveolares, se transportan a los ganglios linfáticos hiliares y, desde ellos, se extienden a casi cualquier región del organismo, sobre todo los lóbulos superiores de los pulmones, la pleura, los ganglios linfáticos, los huesos, el aparato genitourinario y el sistema nervioso central.

Factores de riesgo y trastornos asociados

- Entre los pacientes con un alto riesgo de exposición a la TB se incluyen los inmigrantes de países de alta prevalencia, los indigentes, los adictos a drogas por vía parenteral, los emigrantes que trabajan en granjas y los presos.
- El riesgo de progresión a una TB activa si se infectan se produce en pacientes con el VIH/sida, alcohólicos, inmunodeprimidos, diabéticos y pacientes tratados con inhibidores del factor de necrosis tumoral.

DIAGNÓSTICO

Presentación clínica

- Los pacientes con una TB pulmonar activa pueden debutar con tos (en general no productiva y de 3 semanas o más de evolución), fiebre, escalofríos, sudoración nocturna y pérdida de peso. En fases avanzadas se produce hemoptisis.
- La TB latente suele ser asintomática.
- Los datos de la exploración física son con frecuencia inespecíficos en pacientes con TB.

Criterios diagnósticos

- El diagnóstico de TB pulmonar activa se establece mediante la identificación en el laboratorio de bacilos acidorresistentes en la muestra de esputo, con un resultado positivo para el ácido nucleico del complejo *Mycobacterium tuberculosis* o demostrando en cultivo la presencia de *M. tuberculosis*.
- La TB pulmonar con cultivo negativo se diagnostica cuando existen síntomas de TB activa, sin diagnóstico alternativo y con mejoría clínica con el tratamiento tuberculoestático. No se puede emplear la prueba de TB cutánea (PPD) para descartar este diagnóstico en la infección activa.
- La TB latente se diagnostica cuando la prueba PPD es positiva (tabla 5-13) o con un ensayo de liberación de interferón-γ (se prefiere ésta en pacientes que han recibido la vacuna de bacilo Calmette-Guérin).[28]

Diagnóstico diferencial

El diagnóstico diferencial incluye las infecciones por micobacterias no tuberculosas, las infecciones por hongos, los tumores malignos, los abscesos pulmonares, la embolia séptica y la vasculitis asociada con los anticuerpos anticitoplasma de neutrófilo, dado que todos estos procesos pueden cursar con lesiones cavitadas pulmonares y síntomas sugestivos de TB.

Pruebas diagnósticas

Pruebas de laboratorio

- La prueba de referencia para diagnosticar la TB es el esputo emitido mediante tos natural, inducido u obtenido por broncoscopia.[28]
- Idealmente, las muestras deben cultivarse en cultivos micobacterianos tanto sólidos como líquidos.
- De ser posible, se debe realizar la prueba de amplificación de ácidos nucleicos en todos los pacientes que tienen bacilos acidorresistentes en el esputo. En muestras de frotis negativo, la sensibilidad de estas pruebas puede ser de hasta 90% si se examinan tres muestras de esputo.
- El aislamiento respiratorio puede retirarse bajo las siguientes circunstancias:
  - Descartar:
    - Tres frotis negativos consecutivos de esputo con bacilos acidorresistentes (BAR) recolectados con 8 a 24 horas de diferencia, con al menos una muestra obtenida temprano en la mañana y un diagnóstico alternativo.
  - Tratamiento para TB:
    - Tratamiento para TB por al menos 2 semanas y respuesta sintomática a la terapia.[29]

TABLA 5-13	INTERPRETACIÓN DE LA PRUEBA CUTÁNEA DE LA TUBERCULINA
Tamaño de la reacción (mm)	**Grupo de riesgo**
≥ 5	VIH, contacto estrecho con un caso de TB activa, RT compatible con TB, inmunosuprimidos que reciben fármacos anti-TNF
≥ 10	Diálisis, diabetes, < 90% del PCI, ADVP, linfoma, leucemia, cáncer de cabeza/cuello, niños < 4 años, extranjeros nacidos en países de mayor incidencia, pacientes de alto riesgo, como trabajadores sanitarios, presos, indigentes
≥ 15	Personas sanas sin factores de riesgo de TB

ADVP, adictos a drogas por vía parenteral; PCI, peso corporal ideal; RT, radiografía de tórax; TB, tuberculosis; TNF, factor de necrosis tumoral.

- Es necesario obtener una muestra de esputo para BAR y cultivo cada 2 semanas hasta que se consiga un resultado negativo, y después todos los días hasta obtener tres resultados negativos. De ahí en adelante se debe solicitar una muestra de esputo para BAR y cultivo mensual hasta que el cultivo resulte negativo.
- En todos los pacientes con sospecha o confirmación de TB se debe solicitar la determinación del VIH.
- Se ha de solicitar una determinación basal de transaminasas hepáticas, fosfatasa alcalina, creatinina y recuento plaquetario. Estos valores no tienen por qué repetirse salvo que se encuentren alterados o en aquellos pacientes con alto riesgo de sufrir alteraciones en los mismos.
- Se debe solicitar un estudio basal de agudeza visual y diferenciación del color y, después, monitorearlo una vez al mes en todos los enfermos tratados con etambutol (E).

TRATAMIENTO

- El tratamiento observado directamente se considera el habitual de referencia.[30]
- En la tabla 5-14 se resumen los regímenes terapéuticos sensibles a los fármacos para la TB pulmonar.
- Se deben encontrar datos de mejora radiológica en la radiografía de tórax a los 2 meses.
- Ver la figura 5-1.
- Se debe realizar un seguimiento clínico mensual para verificar el cumplimiento del tratamiento y valorar efectos secundarios, como las alteraciones visuales secundarias a etambutol.

TABLA 5-14	REGÍMENES DE TRATAMIENTO PARA LA TUBERCULOSIS			
Régimen	**Fase intensiva (8 semanas)**		**Fase de continuación (18 semanas)**	
	Fármacos	**Intervalo y dosis**	**Fármacos**	**Intervalo y dosis**
1	INH 5 mg/kg (máx 300 mg) RIF 10 mg/kg (máx 600 mg)	7 d/sem por 56 dosis O 5 d/sem por 40 dosis	INH RIF	7 d/sem por 126 dosis O 5 d/sem por 90 dosis
2 3	PZA 20-25 mg/kg (máx 2 g) E 15-20 mg/kg (máx 1.6 g)	3 veces por semana por 24 dosis		3 veces por semana por 54 dosis
4		7 d/sem por 14 dosis, luego 2 veces por semana por 12 dosis		2 veces por semana por 36 dosis

Adaptado de Nahid P, Dorman SE, Alipanah N, et al. Official American Thoracic Society/centers for disease control and prevention/infectious diseases society of America clinical practice guidelines: treatment of drug-susceptible tuberculosis. *Clin Infect Dis.* 2016;63:147-195. doi:10.1093/cid/ciw376.

Observaciones: el régimen 1 es el preferido y más efectivo. Los pacientes con VIH, inmunosuprimidos, con enfermedad cavitada, frotis de cultivos positivos después de completar la fase intensiva, fumadores o diabéticos mal controlados deben tener una fase de continuación de 7 meses.

E, etambutol; INH, isoniazida; PZA, pirazinamida; RIF, rifampicina.

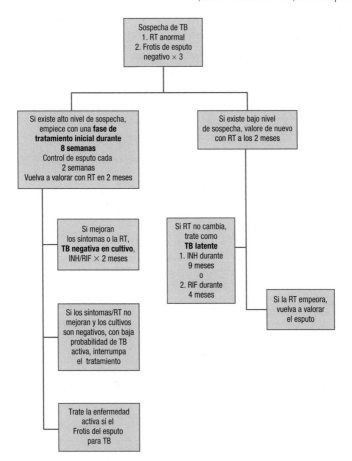

FIGURA 5-1 Algoritmo de tratamiento de una sospecha de tuberculosis con cultivos negativos. INH, isoniazida; RIF, rifampina; RT, radiografía de tórax; TB, tuberculosis.

- Pacientes con VIH que reciben tratamiento antirretroviral y en los que se sospecha TB deben ser valorados por un especialista en VIH, que debe decidir el tratamiento farmacológico, dado el riesgo de reacciones farmacológicas complejas, sobre todo con RIF y rifapentina.
- La TB extrapulmonar debe ser tratada durante 6-9 meses, y estos regímenes deben incluir isoniazida (INH)/RIF, excepto para meningitis, que necesita tratamiento durante 9-12 meses. Se deben añadir corticosteroides en pacientes con meningitis o pericarditis tuberculosas.
- Es preciso modificar los regímenes de dosificación de pirazinamida en los pacientes con una nefropatía terminal sometidos a hemodiálisis. Los regímenes tuberculoestáticos en los pacientes con disfunción hepática también deben ser elegidos de forma muy cuidadosa. Es frecuente que los pacientes que no tienen una elevación de las aminotransferasas significativa puedan recibir fármacos hepatotóxicos con un estrecho monitoreo.
- Administrar suplementos de piridoxina (25-50 mg diarios) a pacientes que reciben INH.
- No son raros los efectos secundarios de estos fármacos. La tabla 5-15 recoge los más frecuentes. [30]

TABLA 5-15	MANEJO DE LOS EFECTOS SECUNDARIOS DEL TRATAMIENTO TUBERCULOESTÁTICO	
Efecto secundario	**Fármaco**	**Tratamiento**
Náusea/molestias digestivas	RIF RPT	Compruebe las PFH. Siga con los fármacos y adminístrelos con alimentos si las PFH son normales
Hepatitis inducida por fármacos (AST 3 x LSN con síntomas o AST 5 x LSN sin síntomas)	INH RIF **PZA**	Interrumpa INH/RIF/PZA, cambie por un fármaco de segunda línea: E, SM, amikacina, kanamicina, capreomicina, FQ Plantéese pruebas de hepatitis Valore los antecedentes de exposición a hepatotoxinas Reinicie INH, RIF y PZA en orden secuencial tras mejora de las transaminasas
Fiebre, deterioro de los datos radiológicos o síntomas en paciente con VIH	TAR	Descarte un proceso secundario Exacerbación en probable relación con síndrome inflamatorio de reconstitución inmunitaria si hay inicio reciente de TARGA Siga tratamiento, alivio sintomático En casos graves se ha empleado prednisona

Adaptado de Centers for Disease Control and Prevention, American Thoracic Society, Infectious Diseases Society of America. Treatment of tuberculosis. *MMWR Recomm Rep.* 2003;52:1-77.

AST, aspartato aminotransferasa; E, etambutol; FQ, fluoroquinolona; GI, gastrointestinal; INH, isoniazida; LSN, límite superior de la normalidad; PFH, pruebas de función hepática; PZA, pirazinamida; RIF, rifampicina; RPT, rifapentina; SM, estreptomicina; TAR (Tratamiento antirretroviral).

REFERENCIAS

1. Shulman ST, Bisno AL, Clegg HW, et al. Clinical practice guideline for the diagnosis and management of group A streptococcal pharyngitis: 2012 update by the Infectious Diseases Society of America. *Clin Infect Dis.* 2012;55(10):1279-1282.
2. McIsaac WJ, Goel V, To T, Low DE. The validity of a sore throat score in family practice. *CMAJ.* 2000;163(7):811-815.
3. Centor RM, Witherspoon JM, Dalton HP, Brody CE, Link K. The diagnosis of strep throat in adults in the emergency room. *Med Decis Making.* 1981;1(3):239-246.
4. Guardiani E, Bliss M, Harley E. Supraglottitis in the era following widespread immunization against Haemophilus influenzae type B: evolving principles in diagnosis and management. *Laryngoscope.* 2010;120(11):2183-2188.
5. Hung TY, Li S, Chen PS, et al. Bedside ultrasonography as a safe and effective tool to diagnose acute epiglottitis. *Am J Emerg Med.* 2011;29(3):359.e351-e353.
6. Shah RK, Stocks C. Epiglottitis in the United States: national trends, variances, prognosis, and management. *Laryngoscope.* 2010;120(6):1256-1262.
7. Chow AW, Benninger MS, Brook I, et al. IDSA clinical practice guideline for acute bacterial rhinosinusitis in children and adults. *Clin Infect Dis.* 2012;54(8):e72-e112.
8. Ahovuo-Saloranta A, Rautakorpi UM, Borisenko OV, Liira H, Williams JW, Makela M. Antibiotics for acute maxillary sinusitis in adults. *Cochrane Database Syst Rev.* 2014(2):CD000243.
9. Chong LY, Head K, Hopkins C, Philpott C, Schilder AG, Burton MJ. Intranasal steroids versus placebo or no intervention for chronic rhinosinusitis. *Cochrane Database Syst Rev.* 2016;4:CD011996.
10. Venekamp RP, Thompson MJ, Hayward G, et al. Systemic corticosteroids for acute sinusitis. *Cochrane Database Syst Rev.* 2011(12):CD008115.
11. Chong LY, Head K, Hopkins C, et al. Saline irrigation for chronic rhinosinusitis. *Cochrane Database Syst Rev.* 2016;4:CD011995.

12. Braman SS. Chronic cough due to acute bronchitis: ACCP evidence-based clinical practice guidelines. *Chest.* 2006;129(suppl 1):95S-103S.

13. Smith SM, Fahey T, Smucny J, Becker LA. Antibiotics for acute bronchitis. *Cochrane Database Syst Rev.* 2017;6:CD000245.

14. Park H, Adeyemi AO, Rascati KL. Direct medical costs and utilization of health care services to treat pneumonia in the United States: an analysis of the 2007-2011 medical expenditure panel survey. *Clin Ther.* 2015;37(7):1466-1476.e1461.

15. Prina E, Ranzani OT, Torres A. Community-acquired pneumonia. *Lancet.* 2015;386(9998):1097-1108.

16. Kim DK, Riley LE, Harriman KH, Hunter P, Bridges CB; Advisory Committee on Immunization Practices. Recommended immunization schedule for adults aged 19 years or older, United States, 2017. *Ann Intern Med.* 2017;166(3):209-219.

17. Fine MJ, Auble TE, Yealy DM, et al. A prediction rule to identify low-risk patients with community-ty-acquired pneumonia. *N Engl J Med.* 1997;336(4):243-250.

18. Baron EJ, Miller JM, Weinstein MP, et al. A guide to utilization of the microbiology laboratory for diagnosis of infectious diseases: 2013 recommendations by the Infectious Diseases Society of America (IDSA) and the American Society for Microbiology (ASM)(a). *Clin Infect Dis.* 2013;57(4):e22-e121.

19. Lim WS, van der Eerden MM, Laing R, et al. Defining community acquired pneumonia severity on presentation to hospital: an international derivation and validation study. *Thorax.* 2003;58(5):377-382.

20. Postma DF, van Werkhoven CH, van Elden LJ, et al. Antibiotic treatment strategies for community-ty-acquired pneumonia in adults. *N Engl J Med.* 2015;372(14):1312-1323.

21. Dawson-Hahn EE, Mickan S, Onakpoya I, et al. Short-course versus long-course oral antibiotic treatment for infections treated in outpatient settings: a review of systematic reviews. *Fam Pract.* 2017;34(5):511-519.

22. Wan YD, Sun TW, Liu ZQ, Zhang SG, Wang LX, Kan QC. Efficacy and safety of corticosteroids for community-acquired pneumonia: a systematic review and meta-analysis. *Chest.* 2016;149(1):209-219.

23. Kalil AC, Metersky ML, Klompas M, et al. Executive summary: management of adults with hospital-acquired and ventilator-associated pneumonia: 2016 clinical practice guidelines by the Infectious Diseases Society of America and the American Thoracic Society. *Clin Infect Dis.* 2016;63(5):575-582.

24. Magill SS, Edwards JR, Bamberg W, et al. Multistate point-prevalence survey of health care-associated infections. *N Engl J Med.* 2014;370(13):1198-1208.

25. Schuetz P, Wirz Y, Sager R, et al. Effect of procalcitonin-guided antibiotic treatment on mortality in acute respiratory infections: a patient level meta-analysis. *Lancet Infect Dis.* 2018;18(1):95-107.

26. Mandell LA, Wunderink RG, Anzueto A, et al. Infectious Diseases Society of America/American Thoracic Society consensus guidelines on the management of community-acquired pneumonia in adults. *Clin Infect Dis.* 2007;44(suppl 2):S27-S72.

27. Jackson ML, Chung JR, Jackson LA, et al. Influenza vaccine effectiveness in the United States during the 2015–2016 season. *N Engl J Med.* 2017;377(6):534-543.

28. Lewinsohn DM, Leonard MK, LoBue PA, et al. Official American Thoracic Society/Infectious Diseases Society of America/centers for disease control and prevention clinical practice guidelines: diagnosis of tuberculosis in adults and children. *Clin Infect Dis.* 2017;64(2):111-115.

29. Jensen PA, Lambert LA, Iademarco MF, Ridzon R; Centers for Disease Control and Prevention. Guidelines for preventing the transmission of *Mycobacterium tuberculosis* in health-care settings, 2005. *MMWR Recomm Rep.* 2005;54(RR-17):1-141.

30. Nahid P, Dorman SE, Alipanah N, et al. Official American Thoracic Society/centers for disease control and prevention/infectious diseases society of America clinical practice guidelines: treatment of drug-susceptible tuberculosis. *Clin Infect Dis.* 2016;63(7):e147-e195.

31. Ng HL, Sin LM, Li MF, Que TL, Anandaciva S. Acute epiglottitis in adults: a retrospective review of 106 patients in Hong Kong. *Emerg Med J.* 2008;25(5):253-255.

32. American Thoracic Soceity, CDC, Infectious Diseases Society of America. Treatment of tuberculosis. *MMWR Recomm Rep.* 2003;52(RR-11):1-77.

Infecciones del tubo digestivo y de la vía hepatobiliar

Lemuel B. Non y Jennie H. Kwon

6

Infecciones de la cavidad oral

Gingivoestomatitis herpética

PRINCIPIOS GENERALES

- La gingivoestomatitis herpética es causada por el virus del herpes simple tipo 1 (VHS-1) y, en ocasiones, por el VHS-2.
- Es una enfermedad de niños y adultos, en especial en pacientes inmunodeprimidos.

DIAGNÓSTICO

Presentación clínica[1]

- Las manifestaciones van desde algunas úlceras dolorosas sin manifestaciones sistémicas hasta fiebre, odinofagia, malestar y adenopatías regionales.
- La infección primaria es más grave que la enfermedad recurrente.
- El dolor aparece 1-2 días antes que las lesiones orales, que son pequeñas úlceras de 2-4 mm de diámetro de base eritematosa. Los síntomas persisten durante 2-3 días, aunque las vesículas pueden tardar hasta 1-2 semanas en resolverse.

Diagnóstico diferencial

El diagnóstico diferencial incluye la herpangina, la varicela, el herpes zóster, la enfermedad mano-pie-boca, las úlceras aftosas, el síndrome de Behçet, la neutropenia cíclica y el eritema multiforme.

Pruebas diagnósticas

- El diagnóstico se realiza clínicamente con base en la presentación y los hallazgos de la exploración física.
- En la muestra obtenida de las úlceras se puede realizar inmunofluorescencia directa, reacción en cadena de la polimerasa o cultivo viral.

TRATAMIENTO

- El tratamiento suele ser de apoyo, con hidratación y alivio del dolor.
- En niños inmunocompetentes con síntomas severos, puede administrarse aciclovir, 15 mg/kg cinco veces al día por 5 a 7 días iniciándose dentro de las primeras 72 a 96 horas. Los pacientes inmunodeprimidos deben recibir aciclovir intravenoso, 30 mg/kg al día en tres dosis divididas, o bien aciclovir oral, 1 000 mg/día en tres a cinco dosis divididas. Puede ser necesario hacer ajustes en la dosificación con base en la función renal.

Infecciones de las glándulas salivales

PRINCIPIOS GENERALES

- Las infecciones de las glándulas salivales suelen ser virales e incluyen las producidas por los virus de la parotiditis, parainfluenza, Coxsackie, echovirus, Epstein-Barr (VEB) y VIH, aunque también existen infecciones bacterianas.
- Los factores de riesgo de la parotiditis bacteriana o supurativa incluyen edad avanzada, diabetes, deshidratación, fármacos anticolinérgicos, administración de diuréticos y mala higiene bucal.
- La parotiditis bacteriana suele ser polimicrobiana; *Staphylococcus aureus, Streptococcus pyogenes, Streptococcus viridans, Haemophilus influenzae,* bacterias Gram negativas (en particular *Klebsiella* spp.), anaerobios y, con menos frecuencia, micobacterias.

DIAGNÓSTICO

Manifestaciones clínicas

- La parotiditis viral se asocia con una tumefacción dolorosa de las glándulas parótidas, de aparición gradual, unilateral o bilateral.
- La parotiditis se puede asociar con orquitis y/o meningoencefalitis.
- La parotiditis bacteriana suele debutar con dolor, tumefacción e induración de aparición rápida.
- La palpación manual es dolorosa y puede ocasionar secreción de pus por el conducto.

Pruebas diagnósticas

- El diagnóstico de parotiditis se basa en las características clínicas y la historia de exposición. La detección de IgM en suero, una elevación en los títulos de anticuerpos neutralizantes, o detección de virus por RT-reacción en cadena de la polimerasa o cultivo viral ayuda a establecer el diagnóstico.
- El drenaje purulento del ducto de Stensen puede mandarse para cultivo, o bien puede obtenerse fluido para cultivo mediante aspiración por aguja.

TRATAMIENTO

- El tratamiento de la parotiditis viral es sintomático.
- La parotiditis supurativa puede ser cubierta con ampicilina/sulbactam, u oxacilina (o vancomicina si existe un alto riesgo de *S. aureus* resistente a la meticilina [SARM]) más metronidazol. Los antibióticos deben ajustarse con base en los resultados del cultivo.
- El drenaje del conducto se debe facilitar mediante masaje manual.

Infecciones esofágicas

Esofagitis viral

PRINCIPIOS GENERALES

- Entre las causas virales frecuentes destacan el VHS-1 y citomegalovirus (CMV). Es raro encontrar VHS-2 y el virus de varicela-zóster (VVZ).
- La esofagitis viral suele afectar a pacientes inmunodeprimidos, pero en algunos huéspedes inmunocompetentes a veces se producen infecciones por el VHS-1.

DIAGNÓSTICO

Presentación clínica

- La odinofagia grave de aparición súbita es un síntoma de presentación habitual. Los pacientes también pueden presentar náusea, vómito y dolor retroesternal persistente. La afectación cutánea y el herpes labial pueden anteceder o aparecer de forma simultánea a la infección esofágica.[2]
- Los síntomas son más graduales en la esofagitis por CMV. Pueden aparecer náusea, vómito, fiebre, dolor epigástrico, diarrea y adelgazamiento, pero la disfagia y la odinofagia son menos habituales.[3]
- Las lesiones tempranas por VHS son vesiculares y se localizan en el esófago medio a distal; las vesículas se descaman después y dejan úlceras discretas y circunscritas con bordes elevados.
- El CMV se asocia con grandes y extensas úlceras poco profundas en el esófago distal.
- La esofagitis por el VVZ no es frecuente. La aparición simultánea de lesiones cutáneas por zóster (culebrilla) es útil para establecer el diagnóstico.

Diagnóstico diferencial

- Otras infecciones que son menos frecuentes incluyen criptococosis, histoplasmosis, tuberculosis y criptosporidiosis.
- Las causas no infecciosas incluyen linfomas, sarcoma de Kaposi, carcinoma epidermoide, esofagitis péptica, úlceras aftosas, mucositis por fármacos, ingesta de corrosivos, mucositis con quimioterapia y esofagitis ulcerativa idiopática del sida.

Pruebas diagnósticas

El diagnóstico se establece mediante endoscopia con cultivo o reacción en cadena de la polimerasa para virus y estudio citológico o histológico de muestras de cepillado o biopsias de los márgenes (VHS) o de la base (CMV) de la úlcera. Las muestras deben enviarse para cultivo viral o reacción en cadena de la polimerasa.

TRATAMIENTO

- Pacientes inmunosuprimidos con VHS se tratan con aciclovir, 400 mg v.o. cinco veces al día, famciclovir, 250 mg v.o. cada 8 horas, o valaciclovir, 500 mg v.o. cada 8 horas, durante 14-21 días. En los pacientes que no pueden tragar se debe emplear aciclovir i.v., 5 mg/kg cada 8 horas. En pacientes inmunocompetentes el tratamiento busca reducir la duración de los síntomas.
- El CMV se trata con ganciclovir, con una dosis de inducción de 5 mg/kg i.v. cada 12 horas durante 21-28 días o hasta la resolución de los signos y síntomas. Se puede administrar valganciclovir v.o., 900 mg cada 12 horas, si el paciente lo tolera. El foscarnet es una alternativa para la esofagitis por CMV resistente al ganciclovir.
- La esofagitis por el VVZ se puede tratar con aciclovir o famciclovir.

Infecciones del estómago

Infección por *Helicobacter pylori*

PRINCIPIOS GENERALES

- *Helicobacter pylori* es un bacilo espiral Gram negativo, productor de ureasa, que provoca infección crónica en la capa mucosa gástrica.
- No es clara la forma de transmisión, pero se sabe que suele adquirirse en la infancia.
- La infección se asocia con el hecho haber nacido fuera de Norteamérica y con bajo estatus socioeconómico.

DIAGNÓSTICO

Presentación clínica

- La infección por *H. pylori* se asocia con la enfermedad de úlcera péptica (EUP), linfoma de bajo grado de tejido linfoide asociado a mucosa gástrica (MALT, por sus siglas en inglés) y adenocarcinoma gástrico.
- Los síntomas incluyen incomodidad epigástrica con una sensación urente. Es menos frecuente la presencia de náusea, vómito y anorexia. Puede ocurrir sangrado, lo que conduce a signos y síntomas de anemia. La mayoría de los pacientes está asintomática.

Pruebas diagnósticas

- Se deben realizar pruebas para *H. pylori* sólo si se planea administrar tratamiento.
- Deben sugerirse exámenes a pacientes con EUP activa, historia de EUP (salvo los que cursan con eliminación documentada de *H. pylori*), linfoma gástrico MALT de grado bajo y cáncer gástrico temprano.
- Aunque la evidencia es débil, también deben sugerirse pruebas a pacientes que presentan lo siguiente: dispepsia no investigada en pacientes < 60 años sin signos de alarma preocupantes para neoplasias, uso a largo plazo de ácido acetilsalicílico y antiinflamatorios no esteroides, anemia por deficiencia de hierro inexplicable y púrpura trombocitopénica idiopática.[4]
- Se deben suspender los inhibidores de la bomba de protones (IBP) durante al menos 2 semanas y los antibióticos durante al menos 4 semanas antes de todas las pruebas, salvo la serología.[4]
- Pueden realizarse pruebas no invasivas o invasivas (endoscópicas). La endoscopia es obligatoria en pacientes mayores de 55 años que están anémicos y han cursado con pérdida de peso, sangrado gastrointestinal (GI) o masa palpable.[4]
- Las pruebas no invasivas incluyen las de anticuerpos, la de la ureasa en aliento y la determinación de antígenos en heces.
- La endoscopia se realiza para obtener una biopsia de la mucosa, para la prueba de ureasa rápida y para estudio histológico y cultivo.

TRATAMIENTO

- Si la resistencia a claritromicina es < 15%, se recomienda la triple terapia basada en claritromicina: un IBP, 500 mg de claritromicina cada 12 horas y 1 g de amoxicilina cada 12 horas o 500 mg de metronidazol cada 12 horas.[4]
- En pacientes con exposición reciente a los macrólidos o resistencia a los mismos, y para quienes son alérgicos a la penicilina, puede utilizarse la cuádruple terapia basada en bismuto por 10 a 14 días con un IBP, subcitrato de bismuto (120-300 mg) o subsalicilato de bismuto (300 mg) v.o. cada 6 horas, metronidazol, 250 mg v.o. cada 6 horas y tetraciclina, 500 mg v.o. cada 6 horas.
- Otros regímenes recomendados incluyen claritromicina con IBP, amoxicilina y metranidazol por 10 a 14 días y levofloxacino, IBP y amoxicilina por 10 a 14 días. El tratamiento de secuencia es otra opción, que debe utilizarse consultando con un especialista.
- Deben realizarse pruebas de erradicación en todos los pacientes con prueba de aliento en urea, antígenos fecales o endoscopia con biopsia > 4 semanas después del tratamiento, y de la suspensión del IBP por 2 semanas.

Infecciones intestinales

Diarrea infecciosa aguda

PRINCIPIOS GENERALES

- La diarrea se define como la eliminación de tres o más deposiciones sueltas o acuosas diarias.
- La diarrea infecciosa se puede producir por virus, bacterias y, con menos frecuencia, protozoos.

- La diarrea aguda es un episodio ≤ 14 días de duración y, en general, de etiología infecciosa. Los virus, en particular los norovirus, son la principal causa de gastroenteritis en Estados Unidos.
- Las causas bacterianas más frecuentes de diarrea en Estados Unidos incluyen *Salmonella, Campylobacter, Escherichia coli, Vibrio, Yersinia, Shigella* y *Clostridium difficile*.
- Los brotes de *Cryptosporidium* se han asociado con la contaminación de las fuentes de agua municipales y piscinas comunitarias.

DIAGNÓSTICO

Manifestaciones clínicas

- Son importantes la historia clínica y la exploración física detalladas. Se debe obtener información sobre uso de antibióticos, viajes recientes o a países lejanos, duración de la diarrea, intensidad de la pérdida de peso, fuentes de agua, pasatiempos o profesión, mascotas, fármacos, exposición familiar y dieta.
- Las dos categorías principales son: **diarrea acuosa** y **diarrea disentérica**.[5]
- La mayoría de los casos es de diarrea acuosa, sin presencia de sangre en las heces, lo que sugiere una causa bacteriana enterotoxigénica, viral o por un parásito no invasivo. Los patógenos incluyen *E. coli* enterotoxígena, *E. coli* enteroagregativa, *E. coli* enteroinvasiva, *Vibrio cholerae* y virus.
- La diarrea disentérica afecta al colon y, en ocasiones, al tercio distal del intestino delgado y se caracteriza por la deposición de heces sanguinolentas. Los síntomas pueden incluir fiebre, diarrea de poco volumen con moco y sangre, escalofríos, cólicos abdominales y tenesmo.
- Los patógenos bacterianos más frecuentes en el síndrome disentérico son *Campylobacter, Salmonella* no tifoidea, *Shigella* y *E. coli* productora de toxina Shiga, como O157:H7.
- Otros microorganismos menos frecuentes incluyen *Aeromonas* spp., *Vibrio* distintos del cólera y *Yersinia enterocolitica*.

Diagnóstico diferencial

Las causas no infecciosas de diarrea incluyen fármacos, alergias alimentarias, enfermedades GI primarias, como la enfermedad inflamatoria intestinal, y el síndrome carcinoide.

Pruebas diagnósticas

- Las indicaciones para coprocultivo incluyen disentería, enfermedad moderada a grave (cambio en las actividades hasta incapacidad total debido a diarrea) y síntomas > 7 días.
- Los pacientes con diarrea asociada con viajes pueden tratarse de manera empírica, sin exámenes.
- Cuando estén disponibles, deben realizarse las siguientes pruebas: determinación de leucocitos en las heces, coprocultivo, análisis de parásitos, determinación de antígenos o toxinas en las heces.
- La presencia de numerosos leucocitos indica un patógeno invasivo entérico, como *Shigella, Salmonella, Campylobacter, Y. enterocolitica, Aeromonas hydrophila, Vibrio parahaemolyticus, E. coli* enteroinvasiva o *E. coli* enterohemorrágica. Las células mononucleares indican fiebre tifoidea o disentería amebiana. Antes, el hallazgo de leucocitos fecales era una indicación para el coprocultivo, pero esto es impreciso. El coprocultivo debe obtenerse de pacientes bajo sospecha al margen de este hallazgo.
- Se indica estudio de huevos y parásitos en las heces en pacientes que lleven > 2 semanas con diarrea, hayan viajado a países en vías de desarrollo, beban agua de pozo, homosexuales o VIH positivos.
- Se necesitan tinciones especiales para identificar los trofozoítos de amebas, *Cryptosporidium, Isospora* y *Microsporidia*, por lo que se debe especificar el organismo que se desea buscar.
- Las pruebas antigénicas en heces permiten identificar *Isospora, Giardia, Cryptosporidium* y *Entamoeba histolytica*.
- La determinación de toxinas en heces identifica la de *C. difficile* y la semejante a Shiga.
- Los coprocultivos identifican los patógenos bacterianos más frecuentes, como *Campylobacter* spp., *Salmonella* spp. y *Shigella* spp.

- ○ La mayoría de los laboratorios de microbiología emplea la "regla de los 3 días". Es poco probable que los pacientes que desarrollan una diarrea después de 3 días de ingreso hospitalario sufran una de origen bacteriano distinto de *C. difficile* o parasitario, por lo que no se recomienda realizar coprocultivos ni estudios para buscar huevos y/o parásitos.
- ○ Las excepciones serían pacientes ≥ 65 años, aquellos que sufren comorbilidades, neutropenia e infección por VIH; en ellos se debe realizar cultivo aunque el inicio de la diarrea sea ≥ 3 días después del ingreso.
- Los hemocultivos deben realizarse en pacientes graves, que tengan sospecha de salmonelosis o inmunodeprimidos.
- La endoscopia es útil para identificar la amebiasis, descartar una enfermedad inflamatoria intestinal o cuando el resto de las técnicas no permite identificar patógenos.
- Recientemente, la FDA aprobó varios métodos moleculares múltiples basados en reacción en cadena de la polimerasa. Estos exámenes ofrecen una vía rápida y exhaustiva para el diagnóstico, pero no distinguen entre una infección activa y una colonización. Es preferible que estos exámenes se realicen con las pruebas diagnósticas convencionales.[5]

TRATAMIENTO

- La clave del tratamiento es la reposición hidroelectrolítica.
- Es útil cambiar la dieta; debe estar libre de lactosa, almidón, cereales, galletas saladas y sopa.
- El tratamiento sintomático con fármacos antimotilidad, como loperamida y sulfato de bismuto, puede reducir el número de deposiciones. **Los fármacos antimotilidad deben evitarse en presencia de síntomas de disentería,** dado que podrían empeorar el cuadro.
- Es útil administrar antibióticos empíricos en casos de diarrea acuosa o disentérica asociada con viajes (ver la sección "Diarrea del viajero"). El tratamiento específico se recomienda en la diarrea disentérica no asociada con viajes tras una valoración microbiológica. Puede administrarse lo siguiente:[5]
  - ○ Ciprofloxacino, 500 mg v.o. cada 12 horas durante 3 días, o 750 mg como dosis única.
  - ○ Levofloxacino, 500 mg por 3 días o como dosis única.
  - ○ Ofloxacino, 400 mg por 3 días o como dosis única.
  - ○ Azitromicina, 1 000 mg como dosis única o 500 mg diarios por 3 días.
  - ○ Rifaximina, 200 mg cada 8 horas por 3 días.
  - ○ Las especies de *Campylobacter* resistentes a fluoroquinolonas son prevalentes en el sureste asiático y el subcontinente indio. En estas regiones debe usarse azitromicina, 1 g v.o. × 1 dosis.
  - ○ **Los antibióticos están contraindicados en la diarrea provocada por *E. coli* enterohemorrágica,** como *E. coli* O157:H7, dado que podrían aumentar el riesgo de síndrome urémico hemolítico (SUH) y no reducen la duración de la diarrea.

DIARREA INFECCIOSA CRÓNICA

El término diarrea crónica alude a la presencia de síntomas diarreicos durante ≥ 30 días. La mayoría de las diarreas crónicas no es de origen infeccioso. Véanse los siguientes capítulos para una discusión sobre las etiologías específicas; véanse el capítulo 17 para la giardiasis y el capítulo 13 para la criptosporidiosis, microsporidiosis y ciclosporiasis.

Enfermedades transmitidas por alimentos

PRINCIPIOS GENERALES

- Las enfermedades transmitidas por alimentos se deben a la ingesta de alimentos contaminados por microorganismos patógenos, toxinas o sustancias químicas (tabla 6-1).
- La mayoría de estas enfermedades provoca vómito y/o diarrea (intoxicaciones alimentarias).

TABLA 6-1	MICROORGANISMOS FRECUENTES QUE PRODUCEN ENFERMEDADES TRANSMITIDAS POR ALIMENTOS
Staphylococcus aureus	Jamón, aves, ensalada de huevo, pasteles
Bacillus cereus	Arroz frito, carne, verduras
Clostridium perfringens	Ternera, aves, comida mexicana
Escherichia coli O157:H7	Ternera cruda, leche bronca
Salmonella	Aves, ternera, huevos, productos lácteos
Shigella	Ensalada de huevo, ensalada de patata, lechuga
Campylobacter jejuni	Leche bronca, aves (primavera, verano)
Vibrio cholerae	Mariscos
Yersinia enterocolitica	Leche, tofu, cerdo
E. coli enteroinvasiva	Queso
E. coli enterotoxigénica	Ensalada, queso, salchichas, mariscos, hamburguesas
Clostridium botulinum	Verduras, frutas (sobre todo envasadas de forma doméstica), pescado

DIAGNÓSTICO

Manifestaciones clínicas

- Es importante determinar el momento de aparición de los síntomas y la exposición al alimento.
- Intoxicación por alimentos con vómito como síntoma principal:
  - La aparición de náusea y vómito en las 1-6 horas posteriores a la ingesta sugiere una toxina preformada (*S. aureus* o *Bacillus cereus*). Ambas son autolimitadas, pero *B. cereus* rara vez causa necrosis hepática.
  - Los norovirus provocan náusea, vómito y diarrea. Se han asociado con grandes brotes en cruceros, restaurantes y centros de cuidados a largo plazo. Los síntomas pueden durar hasta 48 a 72 horas.[6]
  - La anisakiasis causa náusea, vómito y dolor epigástrico. Se asocia con el consumo de pescado crudo infectado con nematodos anisakideos.
- Intoxicación por alimentos con diarrea como síntoma principal:[7]
  - Los cólicos abdominales con diarrea sin vómito en las 8-16 horas posteriores a la ingesta se relacionan con producción de toxinas *in vivo* (*B. cereus* y *Clostridium perfringens*). Este último rara vez causa necrosis hemorrágica de yeyuno; se asocia con el consumo de vísceras de cerdo.
  - La aparición de dolor cólico abdominal y diarrea acuosa a los 1-3 días sugiere *E. coli* enterotoxígena, *V. parahaemolyticus*, *V. cholerae*, *Campylobacter jejuni*, *Salmonella* spp. y *Shigella* spp. La enfermedad viene mediada por enterotoxinas o citotoxinas. Los síntomas se suelen resolver en 76-92 horas, pero pueden persistir > 1 semana.
  - La diarrea sanguinolenta sin fiebre a los 3-5 días de la ingesta sugiere *E. coli* enterohemorrágica no invasiva, como *E. coli* O157:H7. La infección se caracteriza por intenso dolor cólico abdominal con diarrea (al inicio acuosa, después sanguinolenta). Hay riesgo de desarrollar SHU.
  - *Cryptosporidium parvum* provoca infección crónica en pacientes inmunodeprimidos y diarrea acuosa autolimitada asociada con el agua en huéspedes inmunocompetentes. El periodo de incubación suele ser de 1 semana, pero puede ser de hasta 4 semanas.
  - *Cyclospora cayetanensis* causa diarrea acuosa 7 días después de la ingesta de alimentos contaminados, por lo común bayas importadas.

- Intoxicación por alimentos sin síntomas GI:[7]
  - ○ Náusea, vómito y diarrea en la primera hora posterior a la ingesta de mariscos sugieren enfermedad por neurotoxina del marisco, intoxicación por mariscos o por ciguatoxina.
  - ○ La intoxicación por escombroides debuta como una reacción histamínica 10 a 60 minutos después de comer pescado contaminado. Los síntomas incluyen enrojecimiento, cefalea, mareo, urticaria y síntomas GI que se resuelve en 12 horas.
  - ○ La intoxicación por ciguatoxina se presenta con dolor cólico abdominal y diarrea 1 a 3 horas tras comer pescados de arrecife contaminados. Los síntomas neurológicos de parestesias periorales ocurren 3 a 72 horas después de la comida, y pueden durar de unos días a varias semanas.
  - ○ La intoxicación por mariscos, de la cual el tipo más común es paralítico, ocurre 30 a 60 minutos después del consumo. Los síntomas incluyen entumecimiento y hormigueo de la cara, los labios, lengua y extremidades.
  - ○ Náusea, vómito, diarrea y **parálisis descendente** (que debuta como una debilidad de los pares craneales que cursa con disfonía, disfagia, diplopía y visión borrosa, seguida de debilidad muscular e insuficiencia respiratoria) sugieren ingesta de toxina de *Clostridium botulinum*. El sistema sensitivo está intacto. El diagnóstico diferencial incluye síndrome de Guillain-Barré, que se puede desarrollar entre 1 y 3 semanas después de la infección por *Campylobacter* spp.
  - ○ La diarrea seguida por fiebre y síntomas sistémicos, como cefalea, dolores musculares y rigidez de nuca, puede sugerir una infección por *Listeria monocytogenes*.
  - ○ *Yersinia* spp. provoca una diarrea acuosa en niños de 1 a 5 años; sin embargo, puede confundirse con una apendicitis en niños mayores y adolescentes.

Pruebas diagnósticas

- Obtenga muestras adecuadas de los pacientes (ver sección "Diarrea infecciosa aguda: diagnóstico").
- El botulismo se diagnostica por la detección de la toxina en el alimento, el suero o las heces de los pacientes o de las esporas de *C. botulinum* en el coprocultivo.

TRATAMIENTO

- Para la mayoría de las enfermedades por alimentos está indicado el tratamiento de soporte.
- Se inicia tratamiento cuando esté indicado (ver "Diarrea infecciosa aguda: tratamiento").
- Se debe avisar a los departamentos sanitarios estatales.
- La antitoxina del botulismo debe administrarse tan pronto como sea posible si hay sospecha de esta infección. Debe contactarse de inmediato al Departamento de Salud Estatal para recibir asistencia y para obtener la antitoxina.

Diarrea del viajero

PRINCIPIOS GENERALES

- La diarrea del viajero se define como tres o más evacuaciones no formadas al día en una persona que haya viajado a un país en vías de desarrollo.
- La infección se adquiere por la ingesta de alimentos o agua con contaminación fecal.
- **E. coli enterotoxígena** es el patógeno más frecuente, produce hasta un tercio de los casos.
- Otros patógenos frecuentes incluyen *Salmonella* spp., *Shigella* spp., *Campylobacter* spp. y *E. coli* enteroagregante.
- Las causas virales incluyen norovirus y rotavirus.
- Los parásitos son menos frecuentes y suelen afectar a personas que viajan por largos periodos.
- La prevención incluye evitar fruta y verdura crudas, agua no tratada y cubitos de hielo. Toda el agua debe ser hervida o embotellada. En Estados Unidos se puede obtener más información en http://www.cdc.gov/travel/ o llamando a 1-877-FYI-TRIP (1-877-394-8747). La profilaxis antibiótica genera resistencias y sólo se recomienda en pacientes con alto riesgo de morbilidad y mortalidad por la diarrea.

DIAGNÓSTICO

- Pueden aparecer diarrea, anorexia, náusea, vómito y dolor cólico abdominal.
- Los pacientes pueden presentar febrícula.
- La enfermedad es autolimitada y suele durar entre 3 y 5 días.
- Algunos pacientes pueden sufrir un síndrome de intestino irritable tras la diarrea.

TRATAMIENTO

- El tratamiento suele ser empírico.
- Ver "Diarrea infecciosa aguda: tratamiento".

Fiebre entérica (fiebre tifoidea)

PRINCIPIOS GENERALES

- Varias infecciones entéricas caracterizadas por dolor abdominal y fiebre se distinguen de la diarrea infecciosa aguda. Entre ellas destacan la fiebre entérica, la adenitis mesentérica (que puede confundirse con una apendicitis) y la diarrea con eosinofilia y cólico abdominal.
- La fiebre entérica, que también se conoce como fiebre tifoidea y paratifoidea, es una enfermedad sistémica aguda que cursa con fiebre, cefalea y molestias abdominales causadas por *Salmonella enterica* Typhi (antes *S. typhi*) y *S. enterica* Paratyphi.
- La fiebre tifoidea es prevalente en Asia, África y Latinoamérica.
- En el mundo cada vez se encuentran más cepas de *S.* Typhi resistentes a múltiples fármacos (RMF).
- Los factores de riesgo de la fiebre tifoidea incluyen gastrectomía, hipoclorhidria, alteraciones de la motilidad intestinal, antecedentes de antibioticoterapia, drepanocitosis, hepatopatía crónica y deficiencia de linfocitos T CD4+.
- Los microorganismos se ingieren, se multiplican en el tejido linfoide intestinal y se diseminan de forma sistémica por vía linfática o hematógena. El periodo de incubación es de 5 a 21 días.
- La infección se puede transmitir por vía alimentaria o por el agua.
- Se dispone de una vacuna de *S.* Typhi cepa Ty21a oral viva y también de una de polisacáridos parenteral Vi. Por desgracia, su eficacia no es completa y no protegen a los receptores de la infección por *S.* Paratyphi. Se administran dosis de refuerzo cada 5 años.
- Ty21a es una vacuna oral que se debe tomar días alternos durante 4 días al menos 2 semanas antes de un viaje. No se deber emplear en gestantes ni en pacientes inmunodeprimidos.
- La vacuna polisacárida Vi parenteral se administra por vía intramuscular en una dosis única al menos 2 semanas antes de la posible exposición. Resulta segura en inmunodeprimidos, incluidos pacientes infectados por el VIH. Su eficacia es similar a la de la vacuna oral. Se administran dosis de refuerzo cada 2-3 años.
- Se debe asesorar a los viajeros sobre las precauciones relacionadas con los alimentos y el agua que consumen, incluso si se les vacuna.

DIAGNÓSTICO

Manifestaciones clínicas

- Los síntomas incluyen fiebre de aparición insidiosa, cefalea y dolor abdominal con tos, conjuntivitis y estreñimiento o diarrea.
- Es rara la diarrea pasados unos días.
- La exploración física puede mostrar hipersensibilidad abdominal, hepatoesplenomegalia, manchas rosadas (lesiones tenues, maculopapulares, de color asalmonado, que se blanquean y afectan principalmente al tronco), bradicardia relativa y cambios del estado mental. Pueden aparecer roncus.
- Las complicaciones incluyen neumonía, endocarditis, osteomielitis, artritis y meningitis.

Diagnóstico diferencial

El diferencial incluye infecciones por *Y. enterocolitica, Yersinia pseudotuberculosis* y *Campylobacter fetus*, y tularemia tifoidea. Las etiologías no infecciosas pueden debutar con síntomas parecidos.

Pruebas diagnósticas

- Realice múltiples cultivos de sangre, heces y orina. Los cultivos de orina y heces resultan positivos en < 50% de los pacientes. También deben cultivarse las manchas rosadas y el contenido duodenal. Si los cultivos son negativos, se podrá cultivar la médula ósea, ya que puede ser positiva incluso después de comenzar el tratamiento antibiótico.
- La serología no es confiable, y no debe realizarse en vez del cultivo.

TRATAMIENTO

- La resistencia a antibióticos está en aumento. Se definen *S.* Typhi y *S.* Paratyphi RMF como cepas resistentes a la ampicilina, el cloranfenicol y a trimetoprim-sulfametoxazol.
- Se podrá emplear una fluoroquinolona (p. ej., **ciprofloxacino**, 500 mg v.o. cada 12 horas durante 10 días), pero debe evitarse en viajeros que regresan del sur y sureste de Asia debido a las altas tasas de resistencia (> 80%).
- Se puede usar una cefalosporina de tercera generación (**ceftriaxona**, 2 g i.v. diarios durante 1-2 semanas).
- Un régimen alternativo sería **azitromicina**, 1 g diario durante 5 días, pero la resistencia también está en aumento.[8]

Diarrea/colitis asociada con antibióticos

PRINCIPIOS GENERALES

- *C. difficile* es un anaerobio obligado formador de esporas Gram positivo.
- **Se debe sospechar la infección por *C. difficile* (ICD) en cualquier paciente con diarrea asociada con la exposición a antibióticos.**
- Puede haber presencia de colonización asintomática en 10 a 30% de pacientes hospitalizados; es importante diferenciar entre la colonización y la ICD.
- Factores de riesgo de ICD incluyen edad avanzada, ingreso hospitalario, quimioterapia, cirugía GI, manipulación del tubo GI, como sonda nasogástrica, y uso de fármacos supresores del ácido. **El factor de riesgo modificable más importante es la exposición a antimicrobianos.**
- La ICD deriva en una inflamación aguda de la mucosa del colon. La enfermedad se produce por la germinación de esporas, con colonización, sobrecrecimiento y producción de toxinas. Las cepas patógenas producen toxina A y B o B sola. Cerca de 10% de las cepas de *C. difficile* no elabora toxinas ni son patógenas.
- En la infección sólo se afectan epitelio y lámina propia superficial, aunque en casos más graves se pueden afectar tejidos profundos. Pueden hallarse seudomembranas en el colon, pero son más graves en el rectosigma. Es rara la afectación ileal, salvo que el paciente tenga colostomía/ileostomía previas.

DIAGNÓSTICO

Manifestaciones clínicas

- La infección cursa con una diarrea profusa, acuosa o mucoide verdosa, de mal olor y que se acompaña de dolor cólico abdominal, que suele debutar a los 4-10 días de comenzar el tratamiento antibiótico (intervalo de 24 horas a 8 semanas).
- Puede identificarse sangre oculta en las heces.
- Los pacientes pueden desarrollar megacolon tóxico, perforación y peritonitis.

Diagnóstico diferencial

- La diarrea osmótica secundaria al uso de antibióticos es más frecuente que la ICD, pero no se asocia con fiebre ni leucocitosis.
- Otros diagnósticos diferenciales incluyen la enfermedad de Crohn, la colitis ulcerosa, la colitis isquémica y las infecciones por otros patógenos intestinales, como *E. coli*, *Salmonella* spp., *Campylobacter* spp., *Yersinia* spp., *E. hostilytica* o *Strongyloides*.

Pruebas diagnósticas[9]

- **Sólo** deben realizarse pruebas en pacientes con presentación nueva de ≥ 3 deposiciones de heces no formadas en 24 horas.
- Se recomienda análisis de heces en varios pasos. El primero suele ser la glutamato deshidrogenasa (GDH) de antígenos comunes de *C. difficile* con el inmunoensayo enzimático (ELISA) o la detección de ácido nucleico del patógeno con la prueba de amplificación de ácidos nucleicos (NAAT). A continuación debe hacerse una ELISA para detección de toxina A y B o toxina B.
- La endoscopia puede resultar útil, pero sólo se identifica la colitis pseudomembranosa en cerca de la mitad de los casos de ICD.

TRATAMIENTO

- Se debe interrumpir el antibiótico causal, si es posible.
- La tabla 6-2 recoge el tratamiento antibiótico para la ICD.

Diverticulitis

PRINCIPIOS GENERALES

- La infección de los divertículos, incluida la extensión a tejidos adyacentes, puede deberse a su obstrucción por un fecalito.
- La inflamación o micropunción de los divertículos puede dar origen a una perforación con formación de un absceso pericólico, formación de fístulas o, con menos frecuencia, peritonitis.
- Los microorganismos suelen ser anaerobios y bacilos Gram negativos facultativos.

DIAGNÓSTICO

- La presentación común incluye dolor en cuadrante inferior izquierdo con cambios en ritmo intestinal.
- Pueden aparecer fiebre, escalofríos, náusea y vómito.
- Se describe hemorragia rectal microscópica hasta en 25% de los casos.
- En algunos casos se producen shock y peritonitis.
- La tomografía computarizada (TC) permite descartar la formación de abscesos.

TRATAMIENTO

- La diverticulitis inicial no complicada es un proceso básicamente médico, y la clave de su tratamiento es el ayuno absoluto, los líquidos i.v. y el tratamiento antimicrobiano i.v.
- Los regímenes de tratamiento antibiótico i.v. incluyen los siguientes:
  - β-lactámico con inhibidor de β-lactamasa, como ampicilina-sulbactam (3 g cada 6 horas) o piperacilina-tazobactam (3.375 g i.v. cada 6 horas).
  - Una cefalosporina de tercera generación, como ceftriaxona (1 g i.v. diario) **y** metronidazol (500 mg i.v. cada 8-12 horas).
  - Una fluoroquinolona (p. ej., ciprofloxacino, 400 mg i.v. cada 12 horas, **o** levofloxacino, 500 mg o 750 mg i.v. diarios) **y** metronidazol (500 mg i.v. cada 8 horas).

TABLA 6-2	TRATAMIENTO DE LA INFECCIÓN POR *CLOSTRIDIODES DIFFICILE*	
Tipo de ICD	Criterios	Tratamiento
Leve a moderada y primer o segundo episodio		Vancomicina, 125 mg v.o. por 10-14 días Fidaxomicina, 200 mg v.o. cada 12 horas por 10 días Metronidazol, 500 mg v.o. cada 8 horas durante 10-14 días (sólo si las dos primeras opciones no están disponibles)
≥ tercer episodio		Vancomicina, 125 mg v.o. cada 6 h durante 10-14 días, planteándose reducir la dosis[a] o un régimen pulsado Fidaxomicina, 200 mg v.o. cada 12 horas durante 10 días considerando régimen de reducción gradual Transplante de microbiota fecal
Grave	Leucocitosis con > 15 000 células/µL o Creatinina > 1.5 veces las concentraciones premórbidas	Vancomicina, 125 mg v.o. cada 6 h durante 10-14 días Fidaxomicina, 200 mg v.o. cada 12 horas por 10 días
Grave, complicada	Íleon, megacolon, riesgo de perforación inminente, hipotensión o shock	Vancomicina, 125-500 mg v.o. cada 6 horas, +/– enema de vancomicina + metronidazol, 500 mg i.v. cada 8 horas. Solicite consulta al cirujano

[a]Un ejemplo de disminución del régimen de vancomicina (después del tratamiento agudo): 125 mg v.o. c/8 horas por 1 sem, 125 mg v.o. c/12 horas por 1 sem, 125 mg v.o. diarios por 1 sem, 125 mg v.o. en días alternos por 2 sem, y después 125 mg v.o. tres veces a la semana por 2 a 8 semanas.

ICD, infección por *Clostridiodes difficile*.

○ Un carbapenémico, como imipenem (500 mg cada 6 horas) o meropenem (1 g cada 8 horas) o ertapenem (1 g diario).
○ Puede ser necesario ajustar las dosis para la función renal.
• Sea cual sea el tratamiento empírico inicial, el régimen terapéutico se debe replantear tras obtener los resultados del cultivo.
• Los pacientes menos graves pueden recibir tratamiento con 500 mg de ciprofloxacino v.o. cada 12 horas y 500 mg de metronidazol v.o. cada 8 horas durante 10 días, o moxifloxacino, 400 mg v.o. diarios.
• En algunos pacientes puede ser necesario el drenaje percutáneo de un absceso.
• Estará indicada la cirugía en los pacientes que no respondan a tratamiento en 48-72 h y sufran ataques repetidos en la misma localización, en aquellos que tengan complicaciones, como fístulas, obstrucción o perforación, y ante la sospecha de carcinoma.

Infecciones peritoneales

Peritonitis primaria

PRINCIPIOS GENERALES

• La peritonitis primaria o peritonitis bacteriana espontánea (PBE) se produce sobre todo en pacientes hepatópatas y con ascitis, aunque también puede afectar a pacientes con ascitis de otras causas (p. ej., insuficiencia cardiaca, síndrome nefrótico).[10]

- La PBE casi siempre es monobacteriana.
- Los microorganismos más frecuentes son *E. coli*, *K. pneumoniae* y *Streptococci*, incluyendo *Streptococcus pneumoniae*.
- Las etiologías raras incluyen *Candida* spp., *Cryptococcus neoformans* y *Aspergillus* spp. La infección con estos organismos puede referirse en forma más apta como peritonitis micótica espontánea.

DIAGNÓSTICO

Manifestaciones clínicas

- El dolor abdominal de reciente aparición con datos de sepsis sistémica en un paciente con ascitis crónica sugiere una PBE.
- La presentación puede ser sutil, con deterioro agudo de la función renal, encefalopatía de origen desconocido o febrícula.
- **Un umbral bajo para realizar paracentesis en pacientes con ascitis crónica es adecuado.**

Pruebas diagnósticas

- El diagnóstico se establece mediante paracentesis, y se debe enviar líquido para cultivo (en envases de hemocultivo para aumentar el rendimiento), recuento celular y diferencial.
- Se deben pedir hemocultivos, dado que hasta 75% de los pacientes tiene bacteriemia.
- El diagnóstico definitivo se establece con un cultivo positivo asociado con un recuento de neutrófilos en el líquido peritoneal > 250 células/μL.
- **Dado que los cultivos no siempre son positivos, los pacientes con ascitis crónicas y recuentos de neutrófilos en líquido > 250 células/μL se deben tratar con antibióticos.**
- Una infección polimicrobiana más presencia de proteínas > 1 g/dL en líquido ascítico, glucosa < 50 mg/dL o concentración de lactato deshidrogenasa (LDH) > a la sérica sugiere peritonitis secundaria; se precisan estudios de imagen urgentes para descartar una perforación GI.[10]

TRATAMIENTO

- El tratamiento inicial suele incluir una cefalosporina de tercera generación, como ceftriaxona, 2 g i.v. diarios, o cefotaxima, 2 g i.v. cada 8 horas, levofloxacino o un β-lactámico/inhibidor de β-lactamasa. El tratamiento se puede ajustar según los resultados de los cultivos.
- Se debe mantener el tratamiento durante 5 días. Puede prolongarse en el caso de organismos resistentes o difíciles de tratar (p. ej., *P. aeruginosa*, Enterobacteriaceae).
- Las infusiones de albúmina (1.5 g/kg el día 1 y 1 g/kg el día 3) reducen el fracaso renal agudo.
- Se observa mal pronóstico en pacientes con insuficiencia renal, hiperbilirrubinemia, hipoalbuminemia y encefalopatía.
- Las indicaciones para la profilaxis incluyen una historia de PBE, alto riesgo de desarrollarla (niveles bajos de proteína en el líquido ascítico < 1.5 g/dL). Se utilizan norfloxacino, 400 mg v.o. diarios, ciprofloxacino, 500 mg v.o. diarios, o trimetoprim-sulfametoxazol DS, 1 tableta v.o. diaria.
- La profilaxis a corto plazo con una quinolona o una cefalosporina de tercera generación (ceftriaxona, 1 g i.v. diario por 7 días) mejora la supervivencia en pacientes con hemorragia variceal, al margen de la presencia de ascitis.[10]

Peritonitis secundaria

PRINCIPIOS GENERALES

- La infección se produce por la perforación del tracto GI con salida del contenido intestinal hacia el peritoneo o bien por la extensión por contigüidad desde una infección o absceso visceral.
- **La peritonitis secundaria es típicamente polimicrobiana con organismos entéricos.**

DIAGNÓSTICO

Manifestaciones clínicas

- Las manifestaciones incluyen dolor abdominal intenso, náusea, vómito, anorexia, fiebre, escalofríos y distensión abdominal.
- Los pacientes pueden presentar hipersensibilidad abdominal, ruidos intestinales hipoactivos o ausentes, rebote, defensa y rigidez abdominal.

Pruebas diagnósticas

- Los hemocultivos son positivos en 20-30% de los casos.
- Las radiografías abdominales permiten descartar la presencia de aire libre y obstrucción.
- La TC o la ecografía abdominal permiten descartar el origen de la infección.

TRATAMIENTO

- Se debe empezar la administración de antibióticos de amplio espectro que cubran Gram negativos y anaerobios, y mantener este tratamiento durante un periodo ≥ 5-7 días.
- Ampicilina-sulbactam, 3 g i.v. cada 6 h, o una cefalosporina de tercera generación con metronidazol funcionan bien (p. ej., ceftriaxona, 1-2 g i.v. diarios, y metronidazol, 500 mg i.v. cada 8 h).
- Es clave el tratamiento quirúrgico del origen, así como la reparación de la perforación y la extirpación del material necrótico o infectado.

Peritonitis asociada con la diálisis peritoneal ambulatoria crónica

PRINCIPIOS GENERALES

- La peritonitis asociada con la diálisis peritoneal ambulatoria crónica tiene una frecuencia promedio de una infección por persona sometida a diálisis peritoneal por año.
- Las infecciones recurrentes pueden provocar una peritonitis esclerosante, que puede obligar a interrumpir la diálisis peritoneal ambulatoria.
- Las infecciones se suelen originar por contaminación del catéter por microorganismos de la piel, en general por infecciones en el punto de salida o en el túnel subcutáneo del catéter.
- También puede producirse una bacteriemia transitoria o una contaminación del sistema de infusión del dializado al cambiar las bolsas.
- **Los microorganismos que con frecuencia producen este cuadro son Gram positivos**, como *S. aureus, S. epidermidis, Streptococcus* spp., **bacilos Gram negativos, anaerobios** y, con menos frecuencia, *M. tuberculosis, Aspergillus, Nocardia* y *Candida* spp.

DIAGNÓSTICO

- Los síntomas incluyen dolor abdominal, hipersensibilidad, náusea, vómito, fiebre y diarrea.
- El diagnóstico se establece al analizar y cultivar el dializado. Se diagnostica peritonitis cuando el dializado tiene un recuento de leucocitos > 100 células/μL, del que > 50% es neutrófilo.[11]
- El cultivo de la ascitis identifica microorganismos > 50% de las veces.
- Los hemocultivos raras veces son positivos.

TRATAMIENTO

- Se deben administrar antibióticos intraperitoneales, que cubran tanto Gram positivos como Gram negativos. Se prefiere la vía intraperitoneal, a menos que el paciente curse con sepsis.
- Se debe utilizar una cefalosporina de primera generación, como cefazolina (vancomicina si la frecuencia de SARM es elevada), y un aminoglucósido o cefalosporina de tercera generación.[11]

- El tratamiento antibiótico debe ajustarse en función del resultado del cultivo.
- Es posible administrar antibióticos intraperitoneales de forma continua o intermitente con intercambio una vez al día. Entre los ejemplos de dosificación para la administración intraperitoneal continua pueden mencionarse los siguientes:[11]
  - Vancomicina, 1 g/L de dializado en dosis de carga y luego 25 mg/L de dializado en dosis de mantenimiento.
  - Gentamicina, 8 mg/L en dosis de carga y luego 4 mg/L en mantenimiento.
  - Cefazolina, 500 mg/L en dosis de carga y luego 125 mg/L en mantenimiento.
  - Cefepima, 500 mg/L en dosis de carga y luego 125 mg/L en mantenimiento.
- La mayoría de los pacientes mejora en 2-4 días. Si los síntomas persisten > 96 horas, se debe revalorar al paciente para descartar un origen GI.
- Según el organismo y la gravedad del trastorno, en algunos casos puede ser necesario retirar el catéter. Esto sucede en particular en pacientes con peritonitis recidivante o refractaria, peritonitis por hongos y en las infecciones refractarias del catéter.

Infecciones biliares

Colecistitis

PRINCIPIOS GENERALES

- En > 90% de los casos, la colecistitis se produce por alteraciones del drenaje biliar secundario al impacto de cálculos en el conducto cístico.
- Puede producirse una colecistitis alitiásica en pacientes que enferman de forma aguda tras una cirugía mayor o por quemaduras.
- Los microorganismos responsables suelen ser componentes de la flora intestinal normal, como *E. coli*, *Klebsiella*, *Enterobacter*, *Proteus* spp., *Enterococcus* spp. y anaerobios.

DIAGNÓSTICO

Manifestaciones clínicas

- Los pacientes suelen referir dolor en el cuadrante superior derecho del abdomen, que se irradia hacia el hombro y la escápula derechos, con o sin fiebre.
- Los pacientes pueden tener signo de Murphy, que es hipersensibilidad en el cuadrante superior derecho del abdomen a la inspiración profunda.
- Las complicaciones de la colecistitis pueden incluir gangrena vesicular, perforación, colecistitis enfisematosa, fístula colecistoentérica, abscesos pericolecísticos, abscesos intraperitoneales, peritonitis, abscesos hepáticos y bacteriemia.

Diagnóstico diferencial

El diagnóstico diferencial incluye infarto de miocardio, pancreatitis, úlcera perforada, neumonía del lóbulo inferior derecho, obstrucción intestinal, colangitis, hepatitis y enfermedades del riñón derecho.

Pruebas diagnósticas

- Por lo regular no se observa incremento de bilirrubinas y de fosfatasa alcalina, y si están elevadas debe ser motivo para valorar colangitis o coledocolitiasis.
- Las pruebas de imagen, como la ecografía, la TC o la gammagrafía hepatobiliar con ácido iminodiacético (HIDA) marcada con tecnecio, son diagnósticas.

- La ecografía y la TC pueden mostrar cálculos, engrosamiento de la pared vesicular, dilatación de la luz o líquido alrededor de la misma; el ultrasonido es la primera elección. En el procedimiento puede haber signo de Murphy sonográfico, el mismo que se produce en la exploración física, con visualización de la vesícula biliar en el ultrasonido; esto también es diagnóstico.
- La gammagrafía HIDA puede mostrar la oclusión del conducto cístico, y en ocasiones no se visualiza la vesícula biliar.

TRATAMIENTO

- El tratamiento incluye reanimación con líquidos i.v., control del dolor y, en pacientes de alto riesgo, antibioticoterapia de amplio espectro, que debe cubrir bacilos Gram negativos y anaerobios. Las opciones quirúrgicas incluyen colecistectomía laparoscópica o abierta, o colecistostomía percutánea.[12]
- La monoterapia incluye ampicilina-sulbactam, 3 g i.v. cada 6 horas; piperacilina-tazobactam, 3.375 g i.v. cada 6 horas, ertapenem, 1 g i.v. diario o meropenem, 1 g i.v. cada 8 horas.
- Los tratamientos combinados pueden incluir metronidazol, 500 mg i.v. cada 8 horas, más una cefalosporina de tercera generación, como ceftriaxona, 1 g i.v. cada 24 horas, o ciprofloxacino, 400 mg i.v. cada 12 horas.
- La cirugía inmediata está indicada en la colecistitis enfisematosa, la perforación y la sospecha de abscesos perivesiculares.
- El momento de la intervención quirúrgica es variable para la colecistitis no complicada; en general, se realiza en los 6 días siguientes a la aparición de los síntomas, aunque se puede retrasar hasta 6 semanas si el paciente responde al tratamiento médico. La cirugía más precoz se asocia con menos complicaciones e ingresos hospitalarios.

Colangitis

PRINCIPIOS GENERALES

- La colangitis aguda se caracteriza por inflamación e infección bacteriana que involucra a los conductos biliares como resultado de una obstrucción biliar.
- La obstrucción del colédoco provoca congestión y necrosis de la pared del árbol biliar seguida de proliferación bacteriana.
- La obstrucción se debe con frecuencia a cálculos vesiculares, aunque también se puede relacionar con la presencia de un tumor, pancreatitis crónica, infección parasitaria o complicación derivada de una colangiopancreatografía retrógrada endoscópica (CPRE).
- Los microorganismos se parecen a los asociados con la colecistitis.

DIAGNÓSTICO

Manifestaciones clínicas

- Los pacientes suelen referir antecedentes de enfermedad vesicular.
- En general, el inicio es agudo.
- La presentación clásica de la tríada de Charcot se describe en aproximadamente 50% de los pacientes e incluye fiebre, dolor en el cuadrante superior derecho e ictericia. Si aparecen también confusión e hipotensión (péntada de Reynold), la morbilidad y la mortalidad serán importantes.
- Las complicaciones derivadas de la colangitis incluyen bacteriemia, shock, perforación de la vesícula, absceso hepático y pancreatitis.

Diagnóstico diferencial

El diagnóstico diferencial incluye colecistitis, abscesos hepáticos, úlcera perforada, pancreatitis, obstrucción intestinal, neumonía del lóbulo inferior derecho e infarto de miocardio.

Pruebas diagnósticas

- Se encuentra leucocitosis, hiperbilirrubinemia y aumento de la fosfatasa alcalina y las transaminasas, con evidencia de coagulación intravascular diseminada (CID) en algunos casos.
- Los hemocultivos son positivos en > 50% de los casos.
- La ecografía permite evaluar el tamaño de la vesícula biliar, la existencia de cálculos y el grado de dilatación del conducto biliar.
- Según las directrices de Tokio, se debe sospechar colangitis aguda en pacientes que presentan cuando menos fiebre (con o sin escalofríos) o evidencia de inflamación en los estudios de laboratorio (leucocitosis, reacción en cadena de la polimerasa elevada, etc.) e ictericia o química hepática anormal. Es definitiva cuando, además de cumplir con los criterios para la sospecha de colangitis, el paciente también presenta hallazgos de dilatación biliar en las pruebas de imagen y una etiología subyacente (cálculo, constricción, endoprótesis reciente, etc.).[13]

TRATAMIENTO

- El tratamiento incluye reanimación con líquidos intravenosos y antibióticos de amplio espectro.
- Los regímenes de antibióticos son parecidos a los empleados en la colecistitis.
- Es necesario descomprimir con rapidez el conducto colédoco. La CPRE sirve como modalidad tanto diagnóstica como terapéutica en la colangitis. El enfoque estándar es con esfinterotomía endoscópica con extracción de cálculos y/o inserción de endoprótesis. La descompresión también puede realizarse por vía percutánea o con un abordaje quirúrgico abierto.

Hepatitis viral

Hepatitis viral aguda

PRINCIPIOS GENERALES

- La hepatitis viral aguda es una infección sistémica que afecta principalmente al hígado. Existen cinco virus hepatótropos principales (A, B, C, D y E), que producen una hepatitis aguda.
- Con excepción de la infección por hepatitis A, todas las hepatitis virales pueden progresar a una infección crónica, con la consiguiente hepatopatía crónica y cirrosis. Las hepatitis B y C se asocian con carcinoma hepatocelular (tabla 6-3).
- Existe una vacuna frente al VHA que previene la enfermedad con una eficacia de 85-100%. Se debe administrar una dosis de vacuna a los 0 y 6 a 12 meses (Havrix®) o a los 0 y 6 a 18 meses (Vaqta®). La vacunación para el VHA se debe administrar a:
  - Hombres que tienen relaciones sexuales con hombres.
  - Personas que viajan a regiones de alto riesgo.
  - Pacientes con una hepatopatía crónica.
  - Personal militar.
  - Adictos a drogas v.i.
- La vacuna de la hepatitis B se administra a los 0, 1-2 y 4-6 meses. Se recomienda vacunar a:
  - Parejas sexuales y contactos domésticos de pacientes positivos para el antígeno de superficie de la hepatitis B (HBsAg).
  - Personas que no tienen una relación monógama a largo plazo.
  - Personas a las que se está diagnosticando o tratando una enfermedad de transmisión sexual.
  - Adictos a drogas i.v. actuales o previos.
  - Personal y pacientes de residencias para discapacitados.

TABLA 6-3	**HEPATITIS VIRAL**				
	Promedio de incubación (intervalo)	**Principal vía de transmisión**	**Fase crónica**	**Pruebas diagnósticas**	**Vacuna**
Hepatitis A	4 semanas (2-8 semanas)	Fecal-oral	No	IgM anti-VHA: infección aguda IgG anti-VHA; infección resuelta, inmunidad	Havrix® 0 y 6-12 meses Vaqta® 0 y 6-18 meses
Hepatitis B	2-3 meses (1-6 meses)	Vertical, sexual, hematógena (como adicción a drogas intravenosas)	Sí	Ver tabla 6-4	0, 1-2 y 4-6 meses
Hepatitis C	6-8 semanas (2-26 semanas)	Hematógena	Sí	Anti-VHC; ARN del VHC: infección	No disponible
Hepatitis D	2-8 semanas	Hematógena	Sí	Anti-VHD con IgM anti-HBc: coinfección por el VHB Anti-VHD con IgG anti-HBc: sobreinfeción por el VHB	Vacuna para la hepatitis B
Hepatitis E	6 semanas (2-8 semanas)	Fecal-oral	Sí	IgM anti-VHE: infección aguda IgG anti VHE: infección resuelta	No comercializada

- ○ Trabajadores de seguridad pública y profesionales sanitarios que puedan exponerse a sangre o líquidos contaminados con sangre.
- ○ Pacientes con una nefropatía terminal.
- ○ Pacientes con una hepatopatía crónica.
- ○ Enfermos infectados por el VIH.
- ○ Viajeros internacionales a regiones endémicas (> 2%).
- • Si se emplea la vacuna combinada para la hepatitis A y B (Twinrix®), las dosis se administran a los 0, 1 y 6 meses.
- • Existen vacunas para la hepatitis C, D o E que no han sido aprobadas por la FDA.

DIAGNÓSTICO

Manifestaciones clínicas

- Los síntomas van desde un cuadro asintomático hasta una insuficiencia hepática fulminante.
- Un gran porcentaje de infecciones por virus de hepatitis son asintomáticas o anictéricas.
  - La hepatitis A produce una enfermedad menor en la infancia y más de 80% de las infecciones son asintomáticas. En los adultos es más frecuente la forma sintomática.
  - Las infecciones por el VHB, VHC y VHD también pueden ser asintomáticas.
- La hepatitis aguda con repercusión clínica ocasiona ictericia o aumento de las enzimas hepáticas.
- Entre los síntomas frecuentes en la fase preictérica destacan fiebre, mialgias, náusea, vómito, diarrea, fatiga, malestar y dolor sordo en el cuadrante superior derecho.
- Aproximadamente 10% de los pacientes con una infección aguda por el VHB y 5-10% de los que tienen una infección aguda por el VHC consultan por una enfermedad parecida a la del suero, con fiebre, exantema urticarial o maculopapuloso y artritis migratoria. Esto disminuye con rapidez tras la aparición de la ictericia.
- En la hepatitis A pueden producirse coriza, fotofobia, cefalea y tos.
- La insuficiencia hepática fulminante debuta típicamente como una encefalopatía hepática a las 8 semanas de los síntomas o las 2 semanas de la aparición de ictericia.
  - La hepatitis fulminante se asocia con una elevada mortalidad.
  - Las gestantes con una infección aguda por VHE presentan un riesgo de sufrir una insuficiencia hepática fulminante de 15%, con una mortalidad que oscila entre 10 y 40%.
  - El riesgo de insuficiencia hepática en la infección por el VHA aumenta con la edad y en presencia de una hepatopatía previa.
- En la fase preictérica hay muy pocos hallazgos físicos específicos.
  - Puede aparecer urticaria en quienes desarrollan un síndrome similar a la enfermedad del suero.
  - En la fase ictérica puede hallarse ictericia y un hígado un tanto aumentado de tamaño y doloroso.
  - Una minoría de los pacientes tiene una punta de bazo palpable.
  - El paciente puede tener signos de encefalopatía hepática y asterixis cuando desarrolla una insuficiencia hepática fulminante.

Diagnóstico diferencial

- El VEB, el CMV, la rubéola, el sarampión, la parotiditis y Coxsackie B pueden provocar un leve aumento de las enzimas hepáticas, pero es raro que se asocien con ictericia.
- La infección diseminada por herpes con afectación hepática puede encontrarse en pacientes inmunodeprimidos.
- La fiebre amarilla es causa de hepatitis aguda en América Central y América del Sur.
- Las transaminasas pueden aumentar en las infecciones por rickettsias, la sepsis bacteriana, la infección por *Legionella*, la sífilis y las infecciones diseminadas por hongos y micobacterias.
- La fiebre Q (*Coxiella burnetii*) se asocia con ictericia en 5% de los casos.
- Las causas no infecciosas pueden incluir muchos fármacos que provocan hepatitis, incluyendo el paracetamol, la isoniazida y el alcohol.
- En general, en la hepatitis aguda alcohólica se encuentra un aumento de la aspartato transaminasa (AST) desproporcionado en relación con la alanina transaminasa (ALT).
- Pueden desarrollarse lesiones hepáticas anóxicas en hipotensión, insuficiencia cardiaca o paro cardiopulmonar.
- Las hepatopatías colestásicas y otras enfermedades (p. ej., enfermedad de Wilson, drepanocitosis, síndrome de Budd-Chiari agudo, infiltración hepática por tumores, síndromes de Gilbert y Dubin-Johnson) también pueden ser causa de hepatitis aguda.

Pruebas diagnósticas

- Se pueden encontrar elevaciones importantes de AST y ALT (> 8 veces el valor normal).
- El grado de aumento de las transaminasas no se correlaciona con el riesgo de sufrir una insuficiencia hepática.

- Las concentraciones de bilirrubina, fosfatasa alcalina y LDH pueden elevarse 1-3 veces por arriba del límite normal.
- Los pacientes pueden desarrollar datos de CID con insuficiencia hepática fulminante, junto con incremento del tiempo de protrombina (TP) e hipoglucemia.

TRATAMIENTO

- El tratamiento de la hepatitis aguda es de soporte e incluye reposo en cama, dieta rica en calorías, evitar los fármacos hepatotóxicos y abstinencia del alcohol.
- Se debe ingresar a los pacientes con deshidratación grave o insuficiencia hepática si la concentración de bilirrubina es > 15-20 mg/dL o se prolonga el TP; la mayoría puede permanecer en casa.
- Se debe monitorear la concentración de transaminasas, fosfatasa alcalina, bilirrubina y el TP una o dos veces a la semana durante 2 semanas y luego cada 15 días hasta que se normalicen.
- No se ha demostrado que los corticosteroides acorten la duración de la enfermedad o reduzcan los síntomas, y parecen predisponer a una enfermedad más larga y recidivas más frecuentes.
- Los pacientes con insuficiencia hepática fulminante deben considerarse para trasplante hepático.

HEPATITIS A AGUDA

- La enfermedad por el VHA es aguda y autolimitada, aunque puede ocasionar una hepatitis fulminante en adultos. El periodo de incubación oscila entre 15 y 50 días (media, 30 días).
- Se producen brotes del VHA en todo el mundo.
- La infección en edades más tempranas es menos grave y ocasiona inmunidad.
- **La detección de anticuerpos IgM frente al VHA y la presentación clínica típica se consideran diagnósticas** de la infección aguda por el virus de la hepatitis A. La IgM se detecta hasta 6 meses después de la exposición, y la IgG aporta inmunidad protectora durante toda la vida.

HEPATITIS B AGUDA

- VHB es la causa más frecuente de hepatitis crónica viral en todo el mundo y es una causa importante de hepatitis viral aguda.
- La infección por el VHB es rara en los países desarrollados, donde afecta a 2% de la población.
  - La incidencia es de 20% en áreas de alto riesgo, como el Sureste Asiático y África subsahariana.
  - Es frecuente la transmisión vertical en las áreas de alto riesgo.
  - En los países de bajo riesgo, la principal vía de transmisión es la sexual o hematógena en adictos a drogas i.v.
- El periodo de incubación suele oscilar entre 28 y 160 días, con una media de 2-3 meses.
- El VHB tiene un inicio más insidioso y una evolución más prolongada que el VHA. La aparición del síndrome similar a la enfermedad del suero sugiere un diagnóstico de infección por VHB.
- El diagnóstico depende de las pruebas serológicas (tabla 6-4).[14]
  - HBsAg: aparece en el suero entre 1 y 10 semanas después de la exposición aguda al VHB, antes de que aparezcan los síntomas o se eleve la ALT sérica. En los pacientes que se recuperan, HBsAg se vuelve indetectable a los 4-6 meses. **La persistencia de HBsAg durante más de 6 meses indica infección crónica.**
  - HBsAb (anticuerpo frente antígeno de superficie de hepatitis B): aparece cuando se reduce HBsAg en pacientes con una respuesta inmunitaria protectora. **Confiere inmunidad** a pacientes que se recuperan de hepatitis B y a los vacunados. Ver la tabla 6-4.
  - HBcAb (anticuerpo antinúcleo de hepatitis B): sugiere infección por virus de hepatitis B. IgM HBcAb podría ser el único anticuerpo protector en el "periodo de ventana" (periodo de infección aguda por el virus de hepatitis B cuando ambos, HBsAg y HBsAb, pueden ser negativos).
  - HBeAg (antígeno e de la hepatitis B): sirve como marcador de replicación e infectividad de la hepatitis B. **La presencia de HBeAg indica elevada carga de ADN del VHB y elevada frecuencia de transmisión.**
  - HBeAb (anticuerpo e de la hepatitis B): el desarrollo del HBeAb indica una baja cantidad de ADN del VHB y una menor frecuencia de transmisión en los pacientes sin inmunidad protectora.

TABLA 6-4		MARCADORES SEROLÓGICOS DE LA INFECCIÓN POR HEPATITIS B				
HBsAg	HBsAb	IgM HBcAb	IgG HBcAb	HBeAg	HBeAb	Interpretación
+	–	+	–	–	–	Infección aguda
–	–	+	–	–	–	Periodo de ventana
–	+	–	–	–	–	Inmunidad posvacunación
–	+	–	+	–	+	Recuperación: inmunidad
+	–	–	+	+	–	Fase de elevada replicación
+	–	–	+	–	+	Fase no replicativa o de baja replicación

HEPATITIS C AGUDA

- La infección por el VHC suele cursar como una hepatitis crónica, pero puede ser sintomática en infecciones agudas.
- La principal vía de transmisión es la exposición a sangre, como la transfusión o la adicción a drogas i.v., pero hasta 20% de los pacientes no tiene una exposición identificable. La incidencia de VHC también está aumentando en hombres que tienen sexo con hombres, y se atribuye a un coito anal de inserción traumática, y en personas que abusan de los opioides. Es rara la transmisión vertical.
- El periodo de incubación oscila entre 2 y 26 semanas, con una media de 6-8 semanas.
- En pacientes con sospecha de infección aguda por VHC debido a exposición reciente, síntomas clínicos o transaminasas elevadas, deben realizarse VHC ab y VHC-ARN. **Es posible la infección aguda en un paciente con VHC-ARN y VHC ab negativa.**
- Debido a que la eliminación espontánea ocurre en 15 a 25% de los pacientes, no se recomienda el tratamiento hasta que se establezca la infección crónica (ver "Hepatitis crónica: hepatitis C").

HEPATITIS D AGUDA

- El VHD, denominado también agente delta, es un virus ARN incompleto y necesita del HBsAg para poder replicarse e infectar; por tanto, el **VHD siempre se asocia con la infección por hepatitis B.**
- La principal vía de transmisión es parenteral, mediante transfusiones o adicción a drogas i.v. El periodo de incubación es variable.
- El VHD es endémico en la cuenca mediterránea, Oriente Medio y zonas de América del Sur.
- Las dos formas de infección más frecuentes son la coinfección aguda por el VHB y VHD y la infección aguda por el VHD superpuesta a una infección crónica por el VHB (sobreinfección).
- A nivel clínico, la infección por el VHD suele ser una enfermedad grave con elevada mortalidad (2-20%). Es frecuente que la evolución del VHD sea prolongada y ocasione cirrosis.
- Se deben determinar anticuerpos frente al VHD sólo en pacientes con evidencia de infección por VHB. Los anticuerpos son negativos en fase aguda, pero aumentan durante la convalecencia.
- La mayoría de los pacientes con una coinfección aguda elimina ambas infecciones.
- Las sobreinfecciones provocan infección crónica por el VHD, además de infección crónica por el VHB. Unos títulos elevados de anticuerpo frente al VHD indican infección activa.

HEPATITIS E AGUDA

- Desde un punto de vista epidemiológico, el VHE se parece al VHA, dado que se transmite por vía fecal-oral y se describen tanto casos esporádicos como epidémicos.
- La mayoría de los casos se encuentra en países en vías de desarrollo, como la India, el sudeste asiático, África y México, en relación con el consumo de agua contaminada.
- Se afectan adultos jóvenes y la mortalidad es elevada en mujeres gestantes. Los casos de Estados Unidos suelen referir antecedentes de viajes a regiones endémicas. El VHE tiene un periodo de incubación de 2-8 semanas, con una media aproximada de 6 semanas.
- Se pueden detectar anticuerpos frente al VHE, pero en Estados Unidos las pruebas serológicas y la reacción en cadena de la polimerasa sólo están disponibles a través de los *Centers for Disease Control and Prevention* (CDC). La IgM suele ser ya detectable en el momento en el que aparecen los síntomas.
- La infección por VHE rara vez progresa a una infección crónica en pacientes inmunodeprimidos, como los receptores de trasplante de órganos, infección por VIH y tumores malignos hematológicos.

Hepatitis crónica

PRINCIPIOS GENERALES

- La hepatitis viral crónica se define como **presencia de inflamación hepática persistente durante ≥ 6 meses y asociación con una infección por VHB, VHC, VHD y VHE.**
- En presencia de cirrosis se recomienda derivar de inmediato a un hepatólogo para valoración.
- **La mayoría de los pacientes con una infección viral crónica es asintomática.**
- Los pacientes pueden referir obnubilación y dolor en el cuadrante superior derecho.
- Las manifestaciones extrahepáticas incluyen poliarteritis nudosa (VHB), glomerulonefritis (VHB, VHC), crioglobulinemia mixta (VHC), porfiria cutánea tarda (VHC) o glomerulonefritis membranosa (VHE).
- Los hallazgos clínicos aparecen en fases tardías de la infección viral e indican presencia de cirrosis. Incluyen angiomas en araña, hepatomegalia, esplenomegalia, ascitis, ictericia, ginecomastia, atrofia testicular, asterixis y pérdida del vello corporal.
- Se debe solicitar la determinación de HBsAg, anti-HBsAb, anti-HBcAb, HBeAg, anti-HBeAb y anti-HVCAb. VHE es rara en Estados Unidos, pero si existe sospecha, la muestra sanguínea puede remitirse a los CDC para VHE-ARN.
- Todos los pacientes deben hacerse estudios de recuento sanguíneo, panel metabólico incluyendo AST, ALT, bilirrubina y albúmina, así como INR.

HEPATITIS B CRÓNICA

PRINCIPIOS GENERALES

- El riesgo de desarrollar una infección crónica por el VHB depende de la edad y es más elevado en niños < 5 años que en adultos inmunocompetentes.
- Los factores de riesgo de progresión a cirrosis incluyen edad avanzada, genotipo C del VHB, altas concentraciones de ADN del VHB, consumo de alcohol e infección concurrente por el VHC, VHD o VIH.

DIAGNÓSTICO

- Además de la valoración con los estudios ya mencionados, deben realizarse estudios para determinar la coinfección con VHC, VHD y VIH.
- También deben obtenerse pruebas para fibrosis y necroinflamación en todos los pacientes con hepatitis viral crónica, porque ayudan a determinar la fase de la infección y afectan las decisiones de tratamiento. Ver tabla 6-5. El estándar de oro es la biopsia hepática, pero también son útiles las pruebas no invasivas, como FibroSure/FibroTest, índice Aspartato/Aminotransferasa/plaquetas (APRI), FIB-4, elastografía transitoria, etcétera.

TABLA 6-5 FASES DE LA INFECCIÓN CRÓNICA POR EL VIRUS DE LA HEPATITIS B

Fase	Nivel ALT	ADN VHB (UI/mL)	HBeAg	Histología	Tratamiento
Inmunotolerante	Normal	> 1 millón	+	Mínima inflamación y fibrosis	No recomendado, pero debe revisarse ALT cada 6 meses
HBeAg+ inmunoactiva	Elevado	≥ 20 000	+	Inflamación o fibrosis moderadas-graves	Recomendado
Inactiva	Normal	Indetectable	–	Inflamación mínima, fibrosis variable	No recomendado
HBeAg- reactivación inmune	Elevado	≥ 2 000	–	Inflamación o fibrosis moderadas-graves	Recomendado

TRATAMIENTO

- El tratamiento se recomienda en la fase inmunoactiva. Ver tabla 6-5 para los detalles. El tratamiento recomendado para infección crónica por VHB es con interferón-pegilado-2α (IFN-peg) 180 µg semanales o análogos de nucleósidos/nucleótidos (AN), cuya primera línea incluye entecavir, tableta de 0.5 mg v.o. diaria en no cirróticos que nunca han recibido tratamiento (1 mg diario para pacientes con cirrosis descompensada), tenofivir disoproxil, tableta de 300 mg v.o. diaria. Otros tratamientos aprobados incluyen lamivudina, telbivudina y adefovir. La respuesta se mide por la pérdida de HBeAg, el desarrollo de HBeAb y el cese de replicación viral en pacientes positivos para HBeAg, y la supresión viral en pacientes HBeAg negativos.
- **Los pacientes coinfectados con VIH** deben recibir un tratamiento antirretroviral combinado que incluye AN activos contra VHB.[14] El tratamiento antirretroviral medular preferido es la combinación en dosis fija de tenofovir/emitricitabina, aunque también puede usarse tenofovir con lamivudina. Si no se puede utilizar ninguno de los tratamientos medulares preferidos, elija entecavir; la dosis es de 1 mg si el paciente ya ha recibido tratamiento con lamivudina o telbivudina.

HEPATITIS C CRÓNICA

Principios generales

- En Estados Unidos, 70% de las infecciones es causado por el genotipo 1, 15 a 20% por el genotipo 2, 10% por el genotipo 3 y los genotipos 4, 5 y 6 provocan 1% cada uno. De las infecciones por el genotipo 1, alrededor de 60% se debe al genotipo 1a y 35% al genotipo 1b.

Diagnóstico

- La prueba diagnóstica de referencia es el anticuerpo frente a VHC sérico. **La presencia de anticuerpos frente a VHC sugiere exposición previa al virus, pero no transmite inmunidad.**
- Las pruebas para VHC crónica se recomiendan en los siguientes grupos de riesgo:
  - Personas nacidas entre 1945 y 1965.
  - Usuarios de drogas inyectadas.
  - Usuarios de drogas ilícitas intranasales.
  - Personas en hemodiálisis.
  - Niños nacidos de madres infectadas con el VHC.
  - Personas que alguna vez estuvieron en prisión.
  - Pacientes con VIH.
  - Quienes alguna vez recibieron productos sanguíneos antes de julio de 1992 y quienes recibieron concentrados de factor coagulante producidos antes de 1987.
  - Quienes cursan con enfermedad hepática crónica inexplicable o con hepatitis crónica.
- Un resultado positivo en VHC ab debe dar paso a VHC-ARN. **La infección crónica se define con un VHC-ARN detectable por más de 6 meses.**
- Además de las pruebas para hepatitis viral crónica, debe realizarse un genotipo VHC en todos los pacientes con infección crónica por VHC. Debe buscarse si existe coinfección con VHG o VIH, y las pruebas serológicas también deben valorar la presencia de inmunidad a VHA y VHB.
- Deben hacerse pruebas de fibrosis en todos los pacientes con VHC crónica para saber el nivel de fibrosis y/o la presencia de cirrosis. La prueba de referencia es la biopsia hepática, pero también resultan útiles las pruebas no invasivas como FibroSure/FibroTest, APRI, FIB-4, elastografía transitoria, etcétera.
- En pacientes con cirrosis, resulta imperativo determinar si están descompensados o no. La cirrosis descompensada suele caracterizarse por la presencia de cualquiera de los siguientes elementos: ictericia, ascitis, hemorragia variceal, encefalopatía hepática o Child-Turcotte-Pugh de clase B o C. Estos pacientes deben referirse a hepatología o a un centro de trasplantes de hígado.

Tratamiento

- El tratamiento actual de VHC crónica involucra una combinación de agentes antivirales de acción directa (AAD) de las siguientes clases: inhibidores de la proteasa NS3/4a, inhibidores del complejo NS5a, e inhibidores de la polimerasa NS5B[15] (tabla 6-6).
- La meta del tratamiento es lograr una respuesta viral sostenida a 12 semanas después del tratamiento (RVS12). Todos los regímenes recomendados para VHC crónica tienen rangos de RVS12 > 90%.
- Debe obtenerse una VHC-ARN cuantitativa a las 4 y 12 semanas después del tratamiento (RVS12).
- **Todos los pacientes con VIH** deben ser examinados para VHC, y usualmente se recomienda el tratamiento de VHC después de suprimir el VIH con antirretrovirales. El tratamiento del paciente coinfectado con VIH/VHC es similar al paciente monoinfectado con VHC, pero se deben tener en cuenta las **interacciones medicamentosas** al elegir el tratamiento apropiado.

HEPATITIS D CRÓNICA

- La hepatitis crónica por el VHD sólo se produce en presencia de una infección crónica por el VHB.
- El diagnóstico se establece por persistencia del antígeno del VHD en hígado o los títulos de anti-VHD.
- La incidencia de cronicidad es < 5% en coinfección, pero > 50% en sobreinfección.
- La utilidad del IFN-α es limitada, y los fármacos orales empleados para el VHB no son eficaces para hepatitis D.

TABLA 6-6	LISTA DE ANTIVIRALES DE ACCIÓN DIRECTA PARA LA INFECCIÓN CRÓNICA POR VHC			
Tratamiento	Genotipo (GT) VHC	Uso en no cirróticos	Uso en la cirrosis compensada	Uso en la enfermedad renal/hepática
Elbasvir-Grazoprevir	1, 4	Pruebas para GT1a para buscar resistencia a NS5a. Si no hay resistencia, diario por 12 sem. Si hay resistencia, dar 16 sem con RBV	Sí	Evitar en CTP clase B o C
Glecaprevir-Pibrentasvir	1, 2, 3 4, 5, 6	1 tab al día por 8 sem	Sí, pero por 12 sem	Evitar en CTP clase B o C
Ledipasvir-Sofosbuvir	1, 4, 5, 6	1 tab al día por 12 sem Debe darse un régimen de 8 sem a pacientes que no han recibido tratamiento, no afroamericanos, no cirróticos con CV VHC < 6 M	Sí	Evitar TCP < 30
Sofosbuvir-Velpatasvir	1, 2, 3, 4, 5, 6	1 tab diaria por 12 sem	Sí	Evitar TCP < 30

(Continúa)

TABLA 6-6	LISTA DE ANTIVIRALES DE ACCIÓN DIRECTA PARA LA INFECCIÓN CRÓNICA POR VHC (CONTINÚA)			
Tratamiento	Genotipo (GT) VHC	Uso en no cirróticos	Uso en la cirrosis compensada	Uso en la enfermedad renal/hepática
(Ombitasvir-Paritaprevir-Ritonavir)	1, 4	Para GT1a: diario como liberación prolongada con Dasabuvir, más RBV basada en el peso por 12 sem Para GT1b: diario como liberación prolongada con Dasabuvir por 12 sem Para GT4: dada con RBV basada en el peso por 12 sem	Alternativa; dada por 24 sem; hay riesgo de lesión hepática grave	Evitar en CTP clase B o C
(Simeprevir) y (Sofosbuvir)	1	1 tab diaria de cada uno por 12 sem	Alternativa; dada por 24 sem; use sólo si no hay polimorfismo Q80k	Evitar en CTP clase B o C
(Daclatasvir) y (Sofosbuvir)	1, 2, 3	1 tab diaria de cada uno por 12 sem No está aprobado en Estados Unidos	Alternativa sólo en GT2, y se da por 24 sem También alternativa en GT3, pero dada con o sin RBV por 24 sem	Evitar TCP < 30

Otras infecciones hepáticas

Abscesos hepáticos piógenos

PRINCIPIOS GENERALES

- Los abscesos hepáticos piógenos son el tipo más frecuente de abscesos viscerales. El lóbulo derecho se afecta con mayor frecuencia.
- Los abscesos hepáticos se deben a:
  - La siembra directa desde una infección biliar. Se encuentra una enfermedad de la vía biliar, como cálculos o una obstrucción maligna, en alrededor de 40-60% de los casos. En general, predominan los bacilos Gram negativos entéricos y enterococos, mientras que los anaerobios no suelen participar.
  - En general, la circulación portal se relaciona con la fuga intestinal y la peritonitis. A menudo se aísla flora mixta con microorganismos aerobios y anaerobios.

○ Siembra hematógena: los cultivos suelen mostrar microorganismos aislados, como *S. aureus* o *Streptococcus* spp.

• *Klebsiella pneumoniae* es una causa importante de absceso hepático primario en Asia, y se asocia con infecciones metastásicas como endoftalmitis, meningitis y absceso cerebral.

DIAGNÓSTICO

Manifestaciones clínicas

• La enfermedad suele cursar con fiebre y escalofríos, en general asociados con dolor en el cuadrante superior derecho y posiblemente síntomas pleuríticos (según la localización del absceso). Son frecuentes la fatiga, el malestar general y la pérdida de peso.
• La aparición puede ser insidiosa; los abscesos hepáticos eran una causa frecuente de fiebre de origen desconocido antes de la introducción de la TC.
• Más de la mitad de los pacientes tiene una hepatomegalia dolorosa.
• No aparece ictericia salvo que exista una colangitis ascendente o una afectación extensa con múltiples abscesos hepáticos.

Pruebas diagnósticas

• Aparece un aumento de la fosfatasa alcalina, con incremento leve de la concentración de transaminasas y leucocitosis.
• Los hemocultivos son positivos en la mitad de los pacientes.
• Los cultivos de los abscesos hepáticos son diagnósticos.
• La ecografía y la TC son los métodos de imagen de elección.

TRATAMIENTO

• Es importante drenar el absceso, y en ocasiones se debe repetir varias veces, sobre todo si existen lesiones múltiples.
  ○ El drenaje se suele realizar por vía percutánea.
  ○ Se necesita un drenaje quirúrgico cuando el absceso es loculado, en pacientes con una enfermedad de base que obliga al tratamiento quirúrgico primario o cuando la respuesta al drenaje percutáneo es mala pasados 7 días de tratamiento.
• Los pacientes deben recibir antibióticos de amplio espectro.
  ○ Se recomienda un β-lactámico/inhibidor de β-lactamasa o una cefalosporina de tercera generación y metronidazol.
  ○ También se puede emplear una fluoroquinolona más metronidazol o un carbapenémico.
  ○ La duración del tratamiento es de 4-6 semanas. Es posible cambiar los antibióticos i.v. por tratamiento oral (amoxicilina-clavulanato o fluoroquinolona más metronidazol) a las 2-4 semanas si el paciente responde bien al drenaje.
• Es necesario realizar estudios de imagen de seguimiento sólo cuando los síntomas clínicos se prolongan o el drenaje no evoluciona bien. Las alteraciones radiológicas se resuelven mucho más lento que las clínicas o los marcadores bioquímicos, pues tardan unas 16 semanas en los abscesos < 10 cm y 22 en aquellos > 10 cm.

Absceso amebiano hepático

PRINCIPIOS GENERALES

• Los abscesos amebianos hepáticos son la manifestación extraintestinal más frecuente de *E. histolytica*.
• Los microorganismos ascienden por el sistema venoso portal para generar la infección.

- Los abscesos amebianos hepáticos se producen sobre todo en los países en vías de desarrollo, y la mayoría de los casos diagnosticados en Estados Unidos afecta a viajeros.
- Los abscesos amebianos hepáticos suelen aparecer semanas después de regresar de una zona endémica, pero pueden tardar años.

DIAGNÓSTICO

Manifestaciones clínicas

- La distinción clínica entre un absceso hepático amebiano y uno piógeno resulta difícil.
- Los pacientes con abscesos amebianos pueden tener antecedentes de diarrea y no presentar fiebre en picos.
- A menudo los abscesos amebianos son solitarios y se localizan en el lóbulo hepático derecho.

Pruebas diagnósticas

- Los estudios son iguales a los descritos para el absceso piógeno; la gammagrafía con galio no muestra un aumento de la captación.
- El diagnóstico definitivo se establece al identificar trofozoítos invasivos en el estudio histológico del tejido o pus obtenido del absceso o en cultivo, pero el rendimiento es bajo (alrededor de 20-30%).
- Las pruebas serológicas para detectar anticuerpos frente a *E. histolytica* son sensibles. La prueba negativa descarta el diagnóstico, salvo en la infección precoz (< 1 semana).
- No se recomienda la aspiración percutánea, salvo en los casos en que esté indicado descartar de forma inmediata el diagnóstico de absceso piógeno. El pus amebiano típico se describe como pasta de anchoas y es un resto proteináceo acelular, denso, constituido por algunos leucocitos y hepatocitos necróticos.

TRATAMIENTO

- El tratamiento incluye 500-750 mg de metronidazol v.o. cada 8 horas durante 7-10 días o tinidazol 2 g diarios por 5 días, seguido de fármacos luminales, como paromomicina, 10 mg/kg v.o. cada 8 horas durante 10 días, o 650 mg de diyodohidroxiquina (yodoquinol) v.o. cada 8 horas durante 20 días.
- A diferencia de lo que sucede con los abscesos hepáticos piógenos, en general no se necesita un drenaje de los abscesos amebianos. Se suele reservar la aspiración para los pacientes con abscesos extremadamente grandes, para reducir el riesgo de rotura o cuando no hay respuesta al tratamiento pasados 3-5 días.
- La resolución radiológica completa puede tardar hasta 2 años y no es útil repetir las técnicas de imagen.

REFERENCIAS

1. Kolokotronis A, Doumas S. Herpes simplex virus infection, with particular reference to the progression and complications of primary herpetic gingivostomatitis. *Clin Microbiol Infect.* 2006;12(3):202-211.
2. Wang H-W, Kuo C-J, Lin W-R, et al. Clinical characteristics and manifestation of herpes esophagitis. *Medicine (Baltimore).* 2016;95(14):e3187.
3. Baroco AL, Oldfield EC. Gastrointestinal cytomegalovirus disease in the immunocompromised patient. *Curr Gastroenterol Rep.* 2008;10(4):409-416. http://www.ncbi.nlm.nih.gov/pubmed/18627655. Acceso octubre 2, 2017.
4. Chey WD, Leontiadis GI, Howden CW, Moss SF. ACG clinical guideline: treatment of Helicobacter pylori infection. *Am J Gastroenterol.* 2017;112(2):212-239.
5. Riddle MS, DuPont HL, Connor BA. ACG clinical guideline: diagnosis, treatment, and prevention of acute diarrheal infections in adults. *Am J Gastroenterol.* 2016;111(5):602-622.
6. Lopman BA, Steele D, Kirkwood CD, Parashar UD. The vast and varied global burden of norovirus: prospects for prevention and control. *PLoS Med.* 2016;13(4):e1001999.

7. American Medical Association, American Nurses Association-American Nurses Foundation, Centers for Disease Control and Prevention, et al. Diagnosis and management of foodborne illnesses: a primer for physicians and other health care professionals. *MMWR Recomm Rep*. 2004;53(RR-4):1-33. http://www.ncbi.nlm.nih.gov/pubmed/15123984. Acceso octubre 2, 2017.

8. Judd M, Mintz E. Typhoid and paratyphoid fever. En: CDC Yellow Book. 2018. Retrieved from URL: https://wwwnc.cdc.gov/travel/yellowbook/2018/infectious-diseases-related-to-travel/typhoid-paratyphoid-fever.

9. McDonald LC, Gerding DN, Johnson S, et al. Clinical practice guidelines for Clostridium difficile infection in adults and children: 2017 update by the Infectious Diseases Society of America (IDSA) and Society for Healthcare Epidemiology of America (SHEA). *Clin Infect Dis*. 2018;66(7):987-994.

10. Runyon BA, AASLD Practice Guidelines Committee. Management of adult patients with ascites due to cirrhosis: an update. *Hepatology*. 2009;49(6):2087-2107.

11. Li PK, Szeto CC, Piraino B, et al. ISPD peritonitis recommendations: 2016 update on prevention and treatment. *Perit Dial Int*. 2016;36(5):481-508. doi:10.3747/pdi.2016.00078.

12. Mori Y, Itoi T, Baron TH, et al. TG18 management strategies for gallbladder drainage in patients with acute cholecystitis: updated Tokyo guidelines 2018 (with videos). *J Hepatobiliary Pancreat Sci*. 2018;25(1):87-95. doi:10.1002/jhbp.504.

13. Miura F, Okamoto K, Takada T, et al. Tokyo guidelines 2018: initial management of acute biliary infection and flowchart for acute cholangitis. *J Hepatobiliary Pancreat Sci*. 2018;25(1):31-40.

14. Terrault NA, Bzowej NH, Chang K-M, et al. AASLD guidelines for treatment of chronic hepatitis B. *Hepatology*. 2016;63(1):261-283.

15. AASLD/IDSA HCV Guidance Panel. Hepatitis C guidance: AASLD-IDSA recommendations for testing, managing, and treating adults infected with hepatitis C virus. *Hepatology*. 2015;62(3):932-954.

Infecciones de las vías urinarias

Juan J. Calix y Jeffrey P. Henderson

7

PRINCIPIOS GENERALES

- Alrededor de 40 a 50% de las mujeres y 5% de los hombres serán diagnosticados con una infección de las vías urinarias (IVU) durante su vida, con una incidencia autorreportada anual de cerca de 12% en mujeres y 3% en hombres en Estados Unidos.[1-4]
- Un reto emergente en el manejo de las IVU es el alarmante aumento en la incidencia de IVU resistente a múltiples fármacos (MDR, por sus siglas en inglés). Estas infecciones se han asociado repetidamente con un uso inapropiado de los antimicrobianos.
- Una de las causas principales del uso inapropiado de antimicrobianos es el tratamiento antibiótico de la bacteriuria asintomática (BAS; ver más adelante). **Los proveedores de atención médica deben poner especial énfasis en distinguir las IVU de la bacteriuria asintomática, ya que la última NO amerita tratamiento antimicrobiano en la mayoría de los casos.**
- Se considera como **IVU complicada si se asocia con una condición subyacente que predispone al fracaso antimicrobiano, como embarazo, diabetes no controlada, anomalías anatómicas, presencia de sonda urinaria, trastornos inmunodepresores, infección nosocomial, etc.** En ausencia de estos factores, se considera que la IVU es no complicada.
  - Aunque muchas IVU pueden diagnosticarse sólo por su presentación clínica, el análisis de orina (AO) y el urocultivo son pruebas de referencia para su diagnóstico, tratamiento y monitoreo.
  - De manera ideal, los análisis deben realizarse sobre muestras "del chorro del medio", no contaminadas, y rápidamente refrigeradas o colocadas en platos de cultivo dentro de las 2 horas siguientes a la recolección.
  - La tira reactiva de orina para nitritos o esterasa leucocitaria es un método disponible con facilidad y económico para el diagnóstico de IVU. La sensibilidad de una muestra positiva a nitritos o esterasa leucocitaria es ~ 75%; por lo tanto, los resultados negativos no deben descartar el tratamiento en pacientes sintomáticos.[2]
  - El diagnóstico de IVU también puede realizarse mediante el examen microscópico de la orina. Este método es menos sensible, pero más específico que la tira reactiva. El hallazgo de piuria (> 8 leucocitos/campo de alto poder [CAP]) o bacteriuria (> 1 organismo por campo de inmersión en aceite) es sugestivo de IVU.
  - **Un número alto de células epiteliales por CAP en el examen microscópico podría indicar la recolección de una muestra de orina inadecuada.** Los resultados del cultivo, de la tira reactiva y del examen microscópico obtenidos de estas muestras pueden ser engañosos, y el diagnóstico de IVU no debe depender únicamente de una muestra inadecuada de orina. Debe considerarse repetir el análisis de una recolección de orina fresca.

Bacteriuria asintomática

PRINCIPIOS GENERALES

Definición

La BAS se define como la presencia de bacterias colonizadoras en un urocultivo SIN otros signos o síntomas de IVU y/o sin piuria detectada en el análisis de orina.

Etiología

- Las bacterias uropatógenas se asocian a menudo con la BSA.
- En las mujeres, la causa más frecuente de BAS es *Escherichia coli.*
- Los hombres tienen una incidencia menor de BAS, pero con frecuencia son portadores de otros microorganismos Gram negativos, enterococos y estafilococos coagulasa-negativos.
- Las sondas urinarias, endoprótesis y otros dispositivos permanentes pueden colonizarse por múltiples organismos, incluidos los productores de ureasa y *Pseudomonas.*

Factores de riesgo

- La prevalencia de BAS aumenta con la edad y se asocia con la actividad sexual.
- La prevalencia es de 6% en mujeres jóvenes no gestantes activas sexualmente.[2]
- Es rara en hombres jóvenes, aunque la frecuencia aumenta con la edad y al aparecer la hipertrofia de próstata.
- Los antecedentes de alteraciones en la micción, diabetes, hemodiálisis, inmunodepresión y la existencia de una sonda urinaria permanente son factores de riesgo independientes para el desarrollo de BAS.

DIAGNÓSTICO

- En mujeres sin síntomas de IVU (ver más abajo), la BAS se diagnostica con el aislamiento de $\geq 10^5$ de unidades formadoras de colonias (ufc)/mL de la misma cepa bacteriana en dos muestras consecutivas de orina de chorro medio. En los hombres asintomáticos, una sola muestra no contaminada con $\geq 10^5$ ufc/mL de una única especie bacteriana es suficiente para el diagnóstico. Si se usa la cateterización directa para obtener la muestra, puede diagnosticarse bacteriuria si se aísla $\geq 10^2$ ufc/mL de una sola especie bacteriana.[5]
- **La detección de BAS sólo está indicada en poblaciones seleccionadas:**
- **Las embarazadas** deben valorarse entre las 12 y 16 semanas de gestación para descartar una BAS porque existe un aumento del riesgo de parto prematuro y pielonefritis, y una asociación con bajo peso del lactante. **La detección selectiva de piuria no resulta suficiente y el urocultivo siempre está indicado.** Se debe valorar una nueva detección selectiva en fases posteriores de la gestación en casos individuales, como mujeres con malformaciones de vías urinarias, afectadas por síndromes drepanocíticos o antecedentes de partos prematuros. Las mujeres tratadas por bacteriuria siempre deben estudiarse de forma periódica a lo largo de la gestación.
- **En los pacientes que se sometan a cualquier intervención urológica que pueda ocasionar sangrado de mucosas, incluida la resección transuretral de la próstata, debe descartarse una bacteriuria.** Si se confirma, se debe comenzar el tratamiento poco antes de la intervención. No es preciso mantener los antibióticos después de la misma, salvo que se deje una sonda permanente tras la intervención.
- **La detección selectiva NO debe realizarse en ausencia de signos o síntomas de infección en las siguientes poblaciones:** hombres saludables, mujeres no embarazadas, pacientes diabéticos, de la tercera edad, con una historia de lesión de la columna vertebral o con sondas urinarias permanentes.

TRATAMIENTO

- **Las mujeres gestantes con BAS deben recibir tratamiento**, pero no se ha establecido la duración óptima del mismo. Se considera como tratamiento de primera línea nitrofurantoína por 5-7 días (tabla 7-1).[4-9] Se debe evitar el trimetoprim, un antagonista del ácido fólico, sobre todo en las primeras fases de la gestación. Las fluoroquinolonas deben evitarse siempre.

TABLA 7-1	TRATAMIENTO EMPÍRICO DE LAS INFECCIONES DE LAS VÍAS URINARIAS	
Enfermedad	**Tratamiento empírico (siga la susceptibilidad del cultivo cuando esté disponible)**	**Observaciones**
Cistitis simple[6]	*Primera línea*: Nitrofurantoína de liberación prolongada, 100 mg v.o. cada 12 h × 5 días *O* TMP-SMX DS v.o. cada 12 h × 3 días *O* TMP (si hay alergia a sulfamidas), 100 mg v.o. cada 12 h × 3 días *Alternativo*: Fosfomicina, 3 g v.o. × 1 día *O* pivmecilinam, 400 mg v.o. cada 12 h × 5 días (no disponible en Estados Unidos) *Segunda línea*: Ciprofloxacino, 250 mg v.o. cada 12 h × 3 días, *O* levofloxacino, 250 mg v.o. cada 12 h × 3 días	Evite TMP-SMX si las resistencias locales son > 20% o si se ha empleado en los 3 meses previos Considere alternativas a TMP-SMX en mujeres de la tercera edad Evite las FQ si las resistencias locales son > 10% La mayoría de los organismos Gram negativos distintos de *Escherichia coli* o *Citrobacter*, p. ej., *Klebsiella*, *Proteus* y *Pseudomonas*, es resistente a la nitrofurantoína
Cistitis en hombres[7]	*Episodio inicial*: TMP-SMX por al menos 7 días; *episodio recurrente*: ciprofloxacino, 500 mg. v.o. cada 12 h, *O* levofloxacino, 500 mg v.o. diarios por 10-21 días	Considere una evaluación urológica en pacientes con enfermedad recurrente o pielonefritis
Cistitis recurrente de repetición en mujeres[4]	*Profilaxis poscoital*: TMP-SMX SS × 1 dosis *O* nitrofurantoína, 100 mg × 1 dosis, *O* cefalexina, 250 mg × 1 dosis *Profilaxis continua*: TMP-SMX SS diario *O* días alternos *O* nitrofurantoína, 50 mg diarios, *O* cefalexina, 125 mg diarios, *O* fosfomicina, 3 g cada 10 días	La administración de zumo de arándanos o un estrógeno tópico vaginal en las mujeres posmenopáusicas *puede* tener importancia para prevenir los episodios de IVU recurrentes
Embarazo[8]	Nitrofurantoína, 100 mg v.o. cada 6 h × 7 días *O* cefalexina, 200-500 mg v.o. cada 6 h × 7 días *O* cefuroxima axetilo, 250 mg v.o. cada 6 h × 7 días	Trate todas las bacteriurias asintomáticas en el embarazo. Realice una prueba de detección selectiva en todas las gestantes cerca del final del primer trimestre mediante urocultivo[5]

(Continúa)

TABLA 7-1	TRATAMIENTO EMPÍRICO DE LAS INFECCIONES DE LAS VÍAS URINARIAS (CONTINÚA)

Enfermedad	Tratamiento empírico (siga la susceptibilidad del cultivo cuando esté disponible)	Observaciones
IVU complicadas,[7] es decir, presencia de padecimiento subyacente que predispone al fracaso antimicrobiano (ver el texto)	*Enfermedad leve-moderada*: FQ de segunda generación[a] *Enfermedad grave, FQ reciente o pacientes hospitalizados*: cefepima, 2 g i.v. cada 12 h *O* cefalosporina de tercera generación[b] *O* carbapenémicos[c] *O* piperacilina-tazobactam, 3.375-4.5 g i.v. cada 6 h. Considere la adición empírica de vancomicina si se observan cocos Gram positivos en la tinción Gram de la orina	Base la cobertura empírica en los patrones de sensibilidad local y acote el tratamiento cuando se identifique el organismo Mantenga el tratamiento por 10-14 días, pero considere acortarlo si se resuelve el factor que complica la situación (p. ej., retiro de la sonda permanente o cálculo, etc.)
Candiduria[9]	*Candida albicans*: fluconazol, 100-200 mg v.o. diarios × 5 días *Enfermos críticos o especies distintas de albicans*: anfotericina B	Retire la sonda, si la hay Indicaciones de tratamiento: síntomas con piuria, instrumentación, embarazo, antes de cirugía GU o riesgo de diseminación
Pielonefritis[6]	*Ambulatorio* (considere sólo en pacientes con IVU no complicada que pueden tolerar medicamentos orales): ciprofloxacino, 500 mg v.o. cada 12 h × 7 días, *O* ciprofloxacino ER, 1 000 mg v.o. diarios × 7 días, *O* levofloxacino 750 mg v.o. × 5 días *Ingresados*: FQ[a] de segunda generación i.v. *O* aminoglucósido[d] *O* ampicilina-sulbactam, 1-2 g i.v. cada 6 h, *O* cefalosporina de tercera generación[b] *Embarazo*: cefazolina, 1 g i.v. cada 8 h, *O* ceftriaxona, 1 g i.v. *O* i.m. cada 24 h, *O* piperacilina, 4 g i.v. cada 8 h	Si se confirma la susceptibilidad, puede usar TMP-SMX DS v.o. cada 12 h × 14 días para tratamiento ambulatorio Considere una dosis i.v. única (1 g de ceftriaxona *O* una dosis de un aminoglucósido en 24 h) seguida de tratamiento ambulatorio oral en los pacientes estables, sobre todo en regiones con una resistencia a FQ > 10% o cuando se emplee TMP-SMX sin conocer la susceptibilidad Trate por vía i.v. hasta que el paciente esté afebril × 48 h y luego cambie a v.o. para completar 14 días Evite FQ durante el embarazo No emplee nitrofurantoína ni fosfomicina

[a] Oral: ciprofloxacino, 500 mg v.o. cada 12 h; ofloxacino, 200 mg v.o. cada 12 h; levofloxacino, 500 mg v.o. diarios; norfloxacino, 400 mg v.o. cada 12 h. Parenteral: levofloxacino, 500 mg i.v. diarios; ciprofloxacino, 400 mg i.v. cada 12 h.
[b] Cefotaxima, 1 o 2 g i.v. cada 8 h; ceftriaxona, 1 g i.v. diario; ceftazidima, 1-2 g i.v. cada 8-12 h.
[c] Imipenem, 500 mg i.v. cada 6 h; meropenem, 1 g i.v. cada 8 h.
[d] Gentamicina o tobramicina, 2 mg/kg como dosis de carga i.v., luego 1.5-3 mg/kg/día o en dosis divididas.
FQ, fluoroquinolona; GU, genitourinaria; TMP-SMX, trimetoprim-sulfametoxazol.

- El tratamiento NO se recomienda en los siguientes grupos:
  - **Mujeres premenopáusicas no gestantes.** BAS NO se asocia con efectos adversos a largo plazo, pero sí a un aumento del riesgo de IVU sintomática. Aunque los antibióticos pueden conseguir la eliminación de las bacterias, el tratamiento no disminuye la frecuencia de IVU sintomática y, de manera paradójica, puede elevar la incidencia de IVU recurrente;[10] por ello no se recomienda el tratamiento en este grupo de pacientes.
  - No se ha demostrado el beneficio de tratar la BAS en los **pacientes de la tercera edad.** De hecho, el uso inapropiado de antibióticos en los pacientes que viven en asilos, de los cuales la mayoría es prescrita por sospecha de IVU, se ha asociado con resultados adversos tanto en aquellos que reciben el antibiótico como en sus co-residentes no tratados.[11]
  - **Los pacientes con diabetes** se someten de forma habitual a una detección selectiva de proteinuria, y a menudo se encuentra BAS de forma incidental. A pesar de que las personas con diabetes tienen un riesgo aumentado de cistitis aguda y complicaciones asociadas con una IVU, el tratamiento no modifica la frecuencia de estos episodios y tampoco mejora o conserva la función renal. Es frecuente la recolonización al suspender el tratamiento.
  - De un modo similar, existen pocas evidencias a favor del tratamiento de la BAS en **pacientes con lesiones medulares o sondas permanentes.** Existe una alta frecuencia de colonización bacteriana en los pacientes de este grupo, quienes tienen un riesgo alto de desarrollar organismos resistentes por la administración repetida de antibióticos innecesarios.

Cistitis no complicada en mujeres

PRINCIPIOS GENERALES

- La cistitis bacteriana no complicada es una de las causas más frecuentes de consultas médicas y utilización de antibióticos en las mujeres.
- Los episodios de cistitis, en su mayoría, son no complicados y autolimitados a las vías urinarias inferiores, aunque pueden progresar a una pielonefritis y bacteriemia.

Epidemiología

La incidencia estimada de IVU no complicada en Estados Unidos depende en gran medida de la población analizada. Para las mujeres en edad universitaria, se estima de 0.7 episodios por persona al año;[4] 25-50% de las mujeres sufrirá infecciones de repetición en el año posterior a la infección inicial.[2]

Etiología

- La mayoría de las IVU no complicadas se debe al ascenso uretral de la flora intestinal y vaginal. Investigaciones recientes sugieren que algunos uropatógenos pueden persistir en el tejido vesical y causar cistitis crónica o recurrente.[12]
- Entre 75-95% de los casos de cistitis no complicada se debe a *E. coli*.[3,4] Con menos frecuencia, la cistitis se asocia con *Staphylococcus saprophyticus, Enterococcus, Klebsiella pneumoniae, Proteus mirabilis* o *Pseudomonas*.
- Los uropatógenos típicos, en especial *E. coli*, han adquirido factores de virulencia especializados, que les permiten adherirse al tejido del huésped, sobrevivir y adquirir nutrientes, así como evadir el sistema inmune.
- Los patógenos atípicos de IVU, como tuberculosis, *Candida* y las infecciones por estafilococos distintos a *saprophyticus* (incluso SARM), alcanzan las vías urinarias por diseminación hematógena. Las IVU causadas por la siembra hematógena o linfática de una infección son mucho menos frecuentes.

Factores de riesgo

- Antecedentes de IVU.
- Relaciones coitales vaginales frecuentes o recientes.
- Uso de espermicidas, sobre todo combinado con un diafragma.
- La historia de IVU durante la infancia o en la madre se asocian también con IVU de repetición.

DIAGNÓSTICO

- El diagnóstico de una IVU no complicada suele ser clínico en función de los síntomas clásicos de disuria, aumento de la frecuencia urinaria, urgencia miccional, orina maloliente, dolor suprapúbico y, en ocasiones, hematuria.
- Las mujeres de bajo riesgo con IVU de repetición que presentan el conjunto de síntomas clásicos no suelen precisar la consulta para diagnosticar y tratar una cistitis no complicada.
- El urocultivo no es esencial para el diagnóstico de IVU no complicada en presencia de los síntomas típicos.
- Un paciente con resultado positivo en la tira reactiva al poco tiempo de desarrollar síntomas típicos no necesita un urocultivo y puede recibir tratamiento empírico. La ausencia de piuria debe motivar la búsqueda de causas alternativas para los signos y síntomas clínicos.
- Las mujeres con secreción o irritación vaginal concurrente deben ser valoradas para descartar causas de vaginitis y cervicitis. Aquellas sexualmente activas con disuria sin piuria deben ser valoradas para descartar una enfermedad de transmisión sexual (capítulo 11).
- Está indicado el urocultivo en mujeres con síntomas > 7 días, en pacientes con síntomas persistentes a pesar de la antibioticoterapia empírica o síntomas recurrentes en el primer mes tras el tratamiento. Aplicar un valor umbral > 10^2 bacterias/mL de orina incrementa la sensibilidad de las pruebas en pacientes sintomáticos con escaso efecto sobre la especificidad.
- Los pacientes con fiebre, factores predisponentes o signos/síntomas de involucro del tracto urinario superior deben ser evaluados para formas complicadas de IVU (ver más adelante).
- Los pacientes con síntomas que no responden al típico tratamiento antibiótico de corta duración, y cuyas muestras de orina muestran ausencia repetida de bacteriuria, pueden ser evaluados para cistitis intersticial o síndrome de vejiga dolorosa.

TRATAMIENTO

- Las recomendaciones actuales incluyen **un ciclo de 5 días de nitrofurantoína**, un ciclo de 3 días de TMP-SMX, trimetoprim solo, o una dosis única de fosfomicina, como tratamientos empíricos para la cistitis no complicada, siempre que las tasas de resistencia local a estos antibióticos sea ≤ 20% de los patógenos de la cistitis no complicada.[6] No se ha demostrado que ciclos más prolongados de antibiótico aumenten la eliminación de las bacterias, aunque puede que la frecuencia de recaídas sea menor.
- **No se deben utilizar las fluoroquinolonas como tratamiento de primera línea de la IVU no complicada,** dadas las crecientes resistencias frente a estos importantes fármacos de amplio espectro. Sólo se debe recurrir a ellas cuando no estén disponibles los fármacos de primera línea o en pacientes con antecedentes de intolerancia a ellos.
- Los β-lactámicos (distintos de pivmecilinam, que no está disponible en Estados Unidos, ni Latinoamérica) suelen ser inferiores a los antibióticos para IVU mencionados y se deben considerar fármacos de segunda línea.
- No se recomienda la cobertura empírica de SARM.
- Incluso en entornos con una elevada prevalencia de resistencia a TMP-SMX, la frecuencia de curaciones con trimetoprim supera 85%.[4]
- Se puede administrar fenazopiridina, un analgésico urinario, durante 1-2 días para aliviar la disuria. Los médicos deben conocer las contraindicaciones absolutas y relativas de este fármaco (insuficiencia renal, hepatopatía, deficiencia de glucosa-6-fosfato deshidrogenasa).
- Consulte más detalles en la tabla 7-1.[4-9]
- Si los síntomas no mejoran en las siguientes 48 horas de iniciado el antibiótico, se debe realizar nueva evaluación clínica y urocultivo. **El urocultivo postratamiento no debe realizarse de forma rutinaria.**
- Los pacientes con síntomas persistentes después de 48 a 72 horas de tratamiento con antibióticos apropiados (por susceptibilidades del cultivo) o con múltiples incidencias recurrentes de IVU deben considerarse para evaluación por nefrolitiasis o anomalías anatómicas, con TC o ultrasonido, o quizá ser referidos para cistoscopia o pruebas urodinámicas.

PREVENCIÓN

- Dado que el uso de diafragmas y espermaticidas tiene una fuerte asociación con IVU, los pacientes con enfermedad recurrente pueden beneficiarse con formas alternativas de contracepción.
- Una revisión de Cochrane de 24 estudios concluyó que el uso de productos de arándanos no tiene un efecto estadísticamente significativo en la prevención de las IVU, comparado con el placebo o con la ausencia de tratamiento.[13] De hecho, el extracto de arándanos puede interactuar con otros medicamentos, como la warfarina.
- No se ha demostrado que la micción pre o poscoital, un patrón de limpiado de adelante hacia atrás, y evitar las duchas vaginales prevengan las IVU, pero son intervenciones recomendadas comúnmente.
- La profilaxis antibiótica con una dosis diaria baja de TMP-SMX o nitrofurantoína puede ser apropiada para mujeres con tres o más IVU por año, es decir, cistitis recurrente. Los antibióticos poscoitales son otra opción para paciente con IVU recurrente relacionada con la actividad sexual.[4] Refiérase a la tabla 7-1 para más detalles.[4-9]

Pielonefritis

PRINCIPIOS GENERALES

La pielonefritis es la infección e inflamación del riñón, por lo común secundarias a una infección urinaria ascendente. Los pacientes se presentan con dolor en el flanco, fiebre/escalofríos y náusea/vómito que a menudo se asocian con síntomas urinarios y bacteriuria. Los proveedores de salud deben tener un alto índice de sospecha en pacientes que cursan con estos síntomas predominantes, porque la pielonefritis puede ser una infección que amenaza el órgano y la vida.

DIAGNÓSTICO

- Los hallazgos de la exploración física incluyen dolor a la palpación costovertebral uni o bilateral.
- El análisis de orina suele mostrar una piuria significativa, con hematuria y bacteriuria. La presencia de cilindros leucocíticos tiene una dudosa utilidad para distinguir la pielonefritis de la cistitis.
- En todos los pacientes con síntomas sugestivos de pielonefritis se debe obtener una muestra de orina para urocultivo, si es posible antes de iniciar la antibioticoterapia.
- En los pacientes hospitalizados también se deben obtener hemocultivos, dado que se detecta bacteriemia en 15-20% de los pacientes ingresados con pielonefritis.
- Aunque los estudios de TC con contraste pueden evidenciar una inflamación renal asociada con pielonefritis, el diagnóstico por imágenes no se recomienda como parte de un manejo de rutina, si bien la TC o el ultrasonido pueden estar indicados en pacientes selectos (ver más adelante).

TRATAMIENTO

- **El urocultivo debe obtenerse antes de iniciar el tratamiento antimicrobiano.** Inicie el tratamiento antibiótico empírico y considere modificarlo con base en los resultados de los cultivos.
- Puede considerarse el tratamiento ambulatorio en pacientes con pielonefritis aguda no complicada y en quienes pueden tolerar los medicamentos vía oral.
- Si la prevalencia local de resistencia a FQ es < 10%, es razonable considerar un ciclo de ciprofloxacino oral durante 7 días (500 mg cada 12 horas o 1 000 mg diarios de liberación prolongada) o un ciclo de levofloxacino de 5 días (750 mg diarios).
- Si la prevalencia local de resistencia a FQ es < 10%, se recomienda una dosis inicial única i.v. de 1 g de ceftriaxona o una dosis consolidada durante 24 horas de un aminoglucósido mientras se espera el cultivo y la información sobre susceptibilidad.

- Si el organismo responsable es susceptible, se puede emplear tratamiento con TMP-SMX 1 comprimido de dosis doble cada 12 horas durante 14 días.[6]
- Si un paciente requiere hospitalización, puede tratarse con una fluoroquinolona i.v., una cefalosporina de tercera o cuarta generación (y/o un aminoglucósido), un aminoglucósido (y/o ampicilina), una penicilina de espectro ampliado (y/o un aminoglucósido) o un carbapenémico. Estos pacientes deben cambiarse a un régimen antibiótico oral en cuanto estén estables. Ajuste los antibióticos en función de los resultados del cultivo.
- Los pacientes que no responden al tratamiento en 48 horas deben ser valorados mediante ecografía o TC para descartar obstrucción, absceso intrarrenal o perirrenal y cálculos renales.

Infección de las vías urinarias en hombres

PRINCIPIOS GENERALES

- La IVU y la BAS son menos frecuentes en los hombres.
- La cistitis en los hombres puede ser no complicada, pero **cuando se producen infecciones de repetición, se deben realizar pruebas para descartar malformaciones anatómicas.** Por otra parte, > 50% de las IVU de repetición se debe a **prostatitis**.

Etiología

- Más de 50% de las IVU en hombres se debe a *E. coli*.
- Otros patógenos incluyen *Klebsiella, Proteus, Providencia, Pseudomonas,* enterococos y otros organismos entéricos Gram negativos.

Factores de riesgo

- Relaciones sexuales con una pareja colonizada por patógenos urinarios.[14]
- Penetración por vía anal sin usar preservativo.
- Falta de circuncisión.
- Hipertrofia prostática contribuye a la mayor incidencia de IVU en hombres de edad avanzada.

DIAGNÓSTICO

- Igual que las mujeres, los hombres con una IVU debutan con disuria, aumento de la frecuencia urinaria, urgencia miccional y dolor suprapúbico. Los síntomas suelen ser sutiles en hombres mayores. Se deben descartar infecciones de transmisión sexual en los hombres sexualmente activos.
- Otras causas de disuria en hombres son la uretritis, la prostatitis y la epididimitis.

TRATAMIENTO

- Ver la tabla 7-1 para un resumen de los tratamientos.
- **Todos los hombres que consultan por síntomas urinarios deben ser valorados con un análisis de orina y urocultivo de una muestra del chorro medio de la orina antes del tratamiento.**
- Los hombres jóvenes y sanos que sufren una primera IVU pueden recibir tratamiento empírico con TMP-SMX por 7 días, con ajustes según los datos del urocultivo.
- Los hombres con IVU de repetición o malformaciones anatómicas deberán recibir tratamiento empírico con una fluoroquinolona. Continúe el tratamiento con una quinolona o TMP-SMX durante 10 a 21 días en función de los datos de susceptibilidad.
- El uso profiláctico de antibióticos no se ha estudiado bien en los hombres.
- Si el paciente tiene síntomas de las vías urinarias superiores (p. ej., fiebre, dolor en el flanco) e IVU de repetición o si los síntomas no responden a las 48 horas de comenzar el tratamiento antibiótico, está indicada la consulta con el urólogo.

Prostatitis bacteriana aguda

PRINCIPIOS GENERALES

- La prostatitis bacteriana aguda (PBA) suele debutar con síntomas urinarios; fiebre; escalofríos; dolor pélvico, perineal o rectal, y síntomas obstructivos (goteo, chorro entrecortado). Los pacientes pueden presentar shock séptico sin síntomas urinarios localizadores.
- La PBA se suele deber a *E. coli* u otros organismos Gram negativos entéricos.[15]
- Las complicaciones incluyen retención urinaria y abscesos prostáticos.

Epidemiología

- La PBA ocasiona 5% de los casos de prostatitis.
- La mayoría de los pacientes tiene < 65 años y refiere antecedentes de manipulación reciente de las vías urinarias.

Fisiopatología

- Las bacterias asociadas con prostatitis también suelen encontrarse entre la flora intestinal.
- Las bacterias ascienden a través de la uretra y entran en la próstata por reflujo urinario a través de los conductos prostáticos.
- Las bacterias pueden llegar a la próstata a través de inoculación directa (después de la instrumentación) o por siembra bacteriémica.

Factores de riesgo

- Las sondas permanentes, la instrumentación urinaria y el sexo anal receptivo.
- Pacientes con VIH o diabetes tienen riesgo mayor de sufrir absceso prostático.

DIAGNÓSTICO

- El diagnóstico de una PBA puede suponer un reto, y todos los hombres con IVU pueden presentar una afectación prostática.
- El diagnóstico se suele basar en la presencia de síntomas (p. ej., fiebre, escalofríos, etc.), bacteriuria y piuria en las tiras reactivas de orina e hipersensibilidad prostática en el tacto rectal. En ocasiones se encuentran calor y tumefacción.
- Está contraindicado el masaje prostático en pacientes con sospecha de PBA, porque puede generar bacteriemia.
- El análisis de la orina del chorro medio mostrará piuria y bacteriuria. **Si el análisis de orina es negativo, considere diagnósticos alternativos.**
- Es frecuente también la leucocitosis en sangre periférica.
- Las concentraciones de antígeno prostático específico suelen estar muy aumentadas hasta durante 1 mes tras un episodio de PBA.

TRATAMIENTO

- Consulte en la tabla 7-2 el tratamiento antibiótico recomendado.[7,16]
- Siempre que sea posible se deben obtener urocultivos y hemocultivos antes del tratamiento.
- La intensa inflamación de la próstata facilita la penetración de los antibióticos en el tejido.
- Si hay una obstrucción al tracto de salida vesical, los pacientes podrán necesitar una sonda.
- Entre los tratamientos complementarios recomendados se encuentran el control del dolor, la hidratación y un régimen intestinal.
- Se debe realizar una ecografía o una TC si se sospecha un absceso prostático como en casos en donde hay una respuesta incompleta a antibióticos específicos o de amplio espectro.
- En pacientes con abscesos prostáticos, el cirujano deberá valorar un posible drenaje.

TABLA 7-2	DIAGNÓSTICO Y TRATAMIENTO DE LA PROSTATITIS SEGÚN LA CLASIFICACIÓN DE LOS *NATIONAL INSTITUTES OF HEALTH*

Enfermedad	Diagnóstico	Tratamiento	Tratamientos alternativos
Prostatitis bacteriana aguda (PBA)[7]	1. Presenta signos o síntomas típicos (ver texto) 2. AO/CO con bacteriuria, piuria 3. Próstata hipersensible, calor y/o inflamación a la exploración 4. +/– leucocitosis	*Ambulatorio*: TMP-SMX, 1 comp. v.o. cada 12 h × 6 semanas, *O* ciprofloxacino, 500 mg v.o. cada 12 h × 6 semanas *Ingresado*: ampicilina, 2 g i.v. cada 6 h, MÁS gentamicina, 5 mg/kg cada 8 h, hasta afebril, luego cambiar al tratamiento oral	Si no hay mejora en abs, considere una TC o US pélvicos para evaluar por absceso
Prostatitis bacteriana crónica (PBC)[16]	1. Signos y síntomas urinarios persistentes por > 3 meses 2. Trate cualquier IVU aguda 3. Prueba Mears-Stamey, obteniendo cultivos de orina y de líquido prostático 4. Si el cultivo del líquido prostático es (+), se trata de una PBC	**Espere los resultados del cultivo antes de comenzar el tratamiento** Ciprofloxacino, 500 mg v.o. cada 12 h × 4 semanas, *O* levofloxacino, 500 mg v.o. diarios × 4 semanas, *O* norfloxacino, 400 mg v.o. cada 12 h × 4 semanas, *O* TMP-SMX, 1 comp v.o. cada 12 h × 4 semanas	Doxiciclina, 100 mg v.o. cada 12 h × 4 sem Se debe evaluar al paciente para anomalías anatómicas/neurológicas y tumores malignos
Prostatitis crónica/síndrome del dolor pélvico crónico (SDPC)[7]	Igual a PBC, pero no se identifica etiología bacteriana en cultivos repetidos	**Suele ser necesario referir a urología** Tranquilizar al paciente, tratamiento del estrés, analgésicos	α-bloqueadores (alfuzosina, terazosina) Inhibidores de la 5α-reductasa (finasterida) Se puede plantear tratamiento de prueba × 4 semanas con una FQ
Prostatitis asintomática	Inflamación descubierta de forma incidental en la biopsia prostática o el análisis del semen	Derive a consulta de urología	

AO, análisis de orina; CO, cultivo de orina; FQ, fluoroquinolona; IVU, infección de las vías urinarias; PBA, prostatitis bacteriana aguda; PBC, prostatitis bacteriana crónica; TMP-SMX, trimetoprim-sulfametoxazol.

Prostatitis bacteriana crónica

PRINCIPIOS GENERALES

- La prostatitis crónica (PC) se define como síntomas urinarios recurrentes o crónicos por > 3 meses. Es un problema común, que afecta a cerca de 8% de hombres y es responsable de unos 2 millones de consultas ambulatorias anuales en Estados Unidos.[16]
- Casi todos los casos de PC se asocian con inflamación urinaria, pero la mayoría no es infecciosa. PC/síndrome de dolor pélvico crónico (PC/SDPC) es un espectro de enfermedad que se diagnostica con la presencia de síntomas urinarios inflamatorios, pero con ausencia de una causa bacteriana definida. **El papel de los antibióticos en el tratamiento de PC/SDPC aún es poco claro.**
- La prostatitis bacteriana crónica (PBC) se define como síntomas urinarios recurrentes o crónicos por > 3 meses con una causa bacteriana clara identificada en un AO o cultivo.
- PBC puede ser secundaria a una prostatitis aguda, pero por lo regular aparece en hombres sin antecedentes de prostatitis. La evolución clínica es variable y con frecuencia resulta difícil curarla.
- Si un paciente masculino tiene IVU recurrentes sin anomalías anatómicas o cateterización urinaria a largo plazo, PBC es la causa subyacente más probable.

Etiología

- Como en el caso de la PBA, *E. coli* es el agente causal más frecuente en la PBC. Otros organismos asociados son enterococos, *Ureaplasma,* hongos y tuberculosis.
- Los pacientes con VIH tienen un riesgo de prostatitis crónica causada por organismos atípicos.

Factores de riesgo

- PBA y PBC comparten los mismos factores de riesgo.
- Los hombres de la tercera edad tienen un mayor riesgo de sufrir una prostatitis crónica como complicación de la hipertrofia prostática y la estasis urinaria secundaria.
- Los cálculos prostáticos pueden albergar microcolonias de bacterias que ocasionan una infección crónica.

DIAGNÓSTICO

- Pacientes masculinos con síntomas urinarios por > 3 meses deben evaluarse para PC.
- El análisis de orina y el urocultivo se deben obtener mientras el paciente está sintomático.
- Cuando se sospeche una obstrucción, se debe medir el residuo miccional.
- Se deben valorar la simetría y consistencia de la próstata. Si existen irregularidades de la misma, se deben realizar pruebas adicionales para descartar malignidad.
- Antes de proseguir con la evaluación diagnóstica, las IVU coexistentes deben tratarse con nitrofurantoína o un antibiótico β-lactámico, que no penetran en el tejido prostático.
- El método de elección para diagnosticar la PBC es la prueba de Meares-Stamey.
  - En condiciones ideales, esta prueba se retrasa hasta que pase 1 mes del último uso de antibióticos.
  - Se debe evitar la eyaculación en los 2 días previos a la prueba.
  - Para la prueba de Meares-Stamey de cuatro vasos, se debe obtener orina de la primera micción y del chorro medio, líquido prostático inducido y muestras de orina tras masaje, para cultivo posterior.
  - Se ha demostrado que la prueba de dos vasos, que analiza la orina del chorro medio antes del masaje y el líquido prostático inducido, se correlaciona bien con el método de cuatro vasos y resulta más sencilla de realizar.
  - Si los cultivos sólo son positivos para el líquido prostático, o si el recuento de bacterias es 10 veces mayor en el líquido prostático comparado con la orina previa al masaje, se podrá establecer de forma definitiva el diagnóstico de PBC.
  - Este es un método complejo que suele requerir referencia a urología u otro servicio especializado.

TRATAMIENTO

- El tratamiento de la PBC es difícil por la mala penetración de los antibióticos en la próstata. Se necesitan al menos 4 semanas de tratamiento basado en pruebas de susceptibilidad.[16]
- Se debe volver a evaluar a los pacientes tras el tratamiento. Si los síntomas persisten o reaparecen, estará indicado administrar 3 meses de tratamiento adicional.
- Repita el cultivo de orina y del líquido prostático a los 6 meses.
- Consulte los detalles en la tabla 7-2.[7,16]

Epididimitis y orquitis

PRINCIPIOS GENERALES

- La epididimitis se debe a una extensión retrógrada de una infección uretral hacia el epidídimo. La orquitis (infección del testículo) casi siempre es consecuencia de la extensión de una epididimitis.
- Epididimitis y orquitis son más frecuentes en hombres jóvenes sexualmente activos, pero se pueden hallar en hombres mayores con antecedentes recientes de manipulación de vías urinarias.
- **Los patógenos responsables más frecuentes en los hombres sexualmente activos son *Neisseria gonorrhoeae* y *Chlamydia trachomatis*. *E. coli* y otros patógenos entéricos Gram negativos son los más frecuentes en hombres > 35 años y en los que tienen antecedentes de instrumentación urinaria.**
- Dada la vacunación masiva, el virus de la parotiditis es una causa poco frecuente de orquitis. Sin embargo, debe sospecharse en pacientes con orquitis y otros signos clásicos (p. ej., parotiditis recurrente).
- Las posibles complicaciones incluyen la formación de abscesos, el infarto testicular, la atrofia testicular y la infertilidad.

DIAGNÓSTICO

- El síntoma de presentación más frecuente es el dolor sordo unilateral en el escroto afectado, que puede irradiarse hacia el flanco. Si se produce una uretritis simultánea, podrán aparecer síntomas urinarios y/o secreción uretral.
- A la exploración, el epidídimo aparece edematoso y muy doloroso. Al levantar el testículo del mismo lado podrá aparecer un intenso dolor.
- Se deben obtener un análisis de orina, un urocultivo y una prueba de gonorrea/amplificación del ácido nucleico (NAAT, por sus siglas en inglés) antes de iniciar el tratamiento.
- En pacientes con historia sexual activa deben considerarse otros exámenes concomitantes para infecciones de transmisión sexual.
- Si existe cualquier grado de sospecha de torsión testicular, se debe realizar una ecografía testicular de urgencia. Las neoplasias testiculares no suelen ser dolorosas, pero siempre se deben incluir en el diagnóstico diferencial.

TRATAMIENTO

- Los hombres sexualmente activos deben recibir tratamiento empírico para las clamidias y la gonorrea (capítulo 11 y tabla 7-2). Al margen de ello, las pruebas NAAT deben obtenerse antes del tratamiento para rastrear infecciones recurrentes.
- Si la causa probable es un organismo entérico, trate al paciente con levofloxacino, 500 mg v.o. diarios, u ofloxacino (no disponible en Estados Unidos), 300 mg v.o. cada 12 horas durante 10 días.
- Se puede conseguir alivio sintomático con reposo en cama, soporte escrotal y analgésicos.
- Si existe sospecha/diagnóstico de absceso o infarto, el paciente debe referirse a urología para ser evaluado.

Infecciones de las vías urinarias asociadas con la sonda

PRINCIPIOS GENERALES

- Las IVU asociadas con la sonda (AS) son las infecciones más comunes asociadas con la atención médica, que afecta a 900 000 pacientes hospitalarios en Estados Unidos cada año, y sin embargo, a menudo son prevenibles.
- Hasta 25% de los pacientes hospitalizados tiene sondas urinarias durante su estancia. Los profesionales de la salud deben tener buen criterio a la hora de emplear sondas urinarias permanentes y **evitarlas siempre que sea posible**.
- La indicación de una sonda permanente se debe revisar de forma frecuente y retirarla en cuanto deje de ser necesaria.
- Las endoprótesis urinarias se asocian con muchos de los mismos riesgos que las sondas y también se deben retirar si ya no se requieren.

Definición

- Se considera que un paciente sufre una IVU-AS cuando cumple las siguientes condiciones:[17]
  - ○ Existen signos o síntomas de IVU.
  - ○ Presencia en la orina recolectada de una sonda suprapúbica o uretral (o de una muestra del chorro medio de la orina si la sonda se ha retirado en las 48 h previas) de recuentos de bacterias $\geq 10^3$ UFC/mL o ≥ 1 especie bacteriana.
- En ausencia de signos o síntomas de IVU, se considera que el paciente cursa con bacteriuria asintomática asociada con la sonda (BAS-AS).[17] **La mayoría de las bacteriurias asociadas con sondas y catéteres es BAS-AS.**

Epidemiología

- Se estima que 20 a 30% de los pacientes con bacteriuria AS acaba desarrollando una IVU-AS.
- Las vías urinarias son la fuente más frecuente de bacteriemia por organismos Gram negativos nosocomiales; sin embargo, sólo 1-4% de los pacientes con bacteriuria desarrolla bacteriemia.

Etiología

- Además de *E. coli*, otros organismos entéricos Gram negativos, *Pseudomonas aeruginosa,* Gram positivos (estafilococos, enterococos) y levaduras son frecuentes uropatógenos aislados en la orina cateterizada.
- La presencia de una sonda o catéter facilita la formación de biopelículas por estos organismos, lo cual fomenta infecciones polimicrobianas y resistencia antibiótica.
- IVU-AS se asocia con instalaciones hospitalarias y biopelículas; por lo tanto, **los organismos resistentes a múltiples fármacos son una preocupación particular en estas infecciones**.

Fisiopatología

- La infección puede resultar de las bacterias introducidas a la uretra por la inserción de una sonda no estéril, o por la migración ascendente por dentro o fuera de la luz a través de roturas en el sistema cerrado.
- El sondaje también rompe el urotelio, lo que facilita la adherencia de las bacterias.
- Una vez adheridos a la superficie de la sonda o al urotelio, los uropatógenos producen polisacáridos y atrapan a otras bacterias, proteínas de Tamm-Horsfall, sales urinarias y otros nutrientes, que acaban madurando y formando una biopelícula. En el seno de esta biopelícula, las bacterias pueden intercambiar los genes que fomentan las resistencias antibióticas.
- Los organismos productores de ureasa (p. ej., *Proteus* y algunas *Pseudomonas, Klebsiella* y *Providencia*) fomentan la aparición de incrustaciones dentro de la sonda, que pueden obstruirla.

Factores de riesgo

- **Básicamente, todos los pacientes con una sonda permanente desarrollan una bacteriuria en los 30 días siguientes a la colocación.**
- Otros factores de riesgo para el desarrollo de una IVU-AC incluyen diabetes, edad avanzada, sexo femenino, aumento de la concentración de creatinina sérica en el momento de la inserción y colocación de la sonda fuera del quirófano.[17]

DIAGNÓSTICO

- Los signos y síntomas de una IVU-AC suelen ser inespecíficos e incluir fiebre, escalofríos, dolor en el flanco y alteración del estado mental. Los pacientes con daño medular pueden tener una sensación de ansiedad, aumento de la espasticidad y disfunción autónoma.
  - Durante las 48 horas posteriores al retiro de la sonda, la IVU-AS puede cursar como disuria, urgencia miccional, aumento de la frecuencia urinaria o dolor suprapúbico.
- Dado que no se ha establecido un beneficio del tratamiento antibiótico para la BAS-AC, **los pacientes con sondas urinarias no deben someterse a pruebas para BAS-AC.**
  - Si hay sospecha de IVU-AC, deben realizarse UC y AO antes de comenzar los antibióticos. El diagnóstico requiere la identificación de $\geq 10^3$ UFC/mL de un solo uropatógeno o ≥ 1 especie de bacteria en los cultivos de orina obtenidos de pacientes con sondas permanentes o del chorro medio si la sonda se ha removido en las últimas 48 horas.
- En pacientes con sondas de tipo condón, es frecuente la contaminación de las muestras por flora cutánea, y la bacteriuria significativa se define como presencia de $\geq 10^5$ UFC/mL. La contaminación se puede reducir al mínimo al recoger una muestra del chorro medio de la orina o de una sonda nueva tras limpiar el glande.
- No se debe usar la ausencia o presencia de piuria para diagnosticar o descartar una bacteriuria AS o diferenciarla de la IVU-AS; sin embargo, en los pacientes sintomáticos sin piuria, se deben valorar otros diagnósticos alternativos en lugar de IVU.

TRATAMIENTO

- **La remoción de la sonda infectada es la clave del tratamiento de la IVU-AS.** Si fuera preciso por motivos médicos, se debe poner una sonda nueva tras iniciar el tratamiento antibiótico.
- En el caso de la bacteriuria AS, el tratamiento sólo está indicado en gestantes, inmunodeprimidos y pacientes que se someten a intervenciones urológicas. **Sin embargo, las pruebas regulares para BAS-AS en estas poblaciones no están indicadas y pueden conducir a un uso innecesario de antibióticos.**
- Los pacientes con una afectación leve por IVU-AS deben ser tratados con 500 mg de levofloxacino v.o. diarios durante 5 días o 500 mg de ciprofloxacino v.o. cada 12 horas durante 10 días. Se puede plantear el régimen de 3 días en mujeres ≤ 65 años en las que se haya retirado la sonda y no existan síntomas urinarios altos.
- Los pacientes con enfermedad moderada a grave deben recibir tratamiento durante ≥ 7 días. Dado que la IVU-A se asocia con organismos resistentes a fármacos, el tratamiento empírico con una cefalosporina antipseudomonas i.v., un carbapenémico o penicilina con un inhibidor de β-lactamasa es adecuado hasta tener los resultados del cultivo y la determinación de sensibilidad.
- Si hay una respuesta retrasada frente al tratamiento antibiótico, mantener durante 10-14 días.
- En la mayoría de los casos, la remoción de la sonda es suficiente para el tratamiento de candiduria. El tratamiento antimicótico debe iniciarse **sólo en casos** de piuria sintomática sin una fuente bacteriana identificada y si el paciente es inmunodeprimido o tiene un elevado riesgo de candidemia.

PREVENCIÓN

- **No deben utilizarse sondas permanentes para manejar la incontinencia, salvo para facilitar la cicatrización de una herida por decúbito abierta o de las úlceras perineales.**
- Se deben valorar alternativas a la sonda, sobre todo en mujeres, adultos mayores y pacientes inmunodeprimidos.[9,17]
  - La sonda condón es una alternativa razonable en los hombres, sobre todo para un sondaje de corta duración, pero no elimina el riesgo de IVU-AS.
  - El sondaje rígido intermitente es una buena alternativa para aquéllos a corto y a largo plazos.
  - No hay consenso acerca del riesgo de emplear una sonda suprapúbica a largo plazo frente a una uretral a largo plazo.
  - Considere métodos no invasivos (p. ej., ecografía vesical portátil) para valorar el volumen residual en lugar de sondajes repetidos.
- Las sondas permanentes se deben poner con una técnica estéril y vigilar con frecuencia para asegurarse de que siguen permeables. En un entorno de asistencia distinto de los cuidados agudos, es suficiente con un método limpio para realizar un sondaje intermitente.
- Replantéese la necesidad de sondaje diario mientras el paciente esté hospitalizado.
- Otras estrategias para prevenir o retrasar las infecciones son el uso de sondas revestidas por antimicrobiano y el uso de sistemas de drenaje de la sonda cerrados.
- El extracto de arándanos, la desinfección diaria del meato uretral, la irrigación de la sonda y el intercambio habitual de la misma **no son** medidas eficaces para prevenir las IVU-AC.
- **La profilaxis antibiótica no tiene ninguna utilidad para la prevención de las IVU-AC.**
- **No se recomiendan la detección selectiva ni el tratamiento de la BAS en pacientes con sondas permanentes o sometidos a sondajes intermitentes con sonda recta.**

Casos especiales en las infecciones de las vías urinarias

PRINCIPIOS GENERALES

La IVU en pacientes que tienen alteraciones de las vías urinarias (anatómicas, funcionales, cuerpos extraños) o están inmunodeprimidos se consideran una IVU complicada.

Funguria

- Casi todos los casos en los que se aíslan hongos en un urocultivo se deben a una colonización micótica del tracto urinario. La funguria suele deberse a *Candida albicans*, pero también pueden provocarla otras especies distintas de *albicans*, e incluso otros hongos.
- La mayoría de los pacientes con funguria asintomática no necesita tratamiento. Se deben retirar las sondas urinarias, si el paciente las tiene.
- El tratamiento de la funguria asintomática debe considerar el riesgo de fungemia invasiva. Por lo tanto, el tratamiento sólo está indicado en pacientes neutropénicos, con historia de trasplante renal o que están programados para un procedimiento urológico.
- En casi todos los casos de IVU donde se identifican bacterias y hongos en el cultivo, el tratamiento del agente bacteriano, solo, es suficiente.
- Trate las infecciones por *Candida* sensibles a azoles con fluconazol, 200 mg diarios durante 7-14 días. Si fuera resistente, trate con amfotericina B o flucitosina.[18]
- Los profesionales de la salud deben mantener un umbral bajo para la realización de estudios de imagen renales y de las vías urinarias para descartar alteraciones (p. ej., bolas de hongos, abscesos) en pacientes con funguria persistente, en especial si hay diabetes.

Diabetes

- La incidencia de BAS, IVU y sus complicaciones es más alta en pacientes con diabetes. Las alteraciones de la inmunidad del huésped y la neuropatía autónoma pueden ser factores contribuyentes.

- La proteinuria, la edad avanzada y los antecedentes de IVU de repetición son factores de riesgo para el desarrollo de IVU en pacientes con diabetes.
- La BAS es un hallazgo incidental en pacientes con diabetes debido al AO regular en esta población. **El tratamiento de la BAS no mejora la evolución clínica. En pacientes con diabetes no se debe realizar detección selectiva de la bacteriuria.**
- La diabetes es un factor de riesgo para funguria, que a menudo se resuelve con un control más estricto de glucosa. Rara vez se indica el tratamiento antimicótico para la funguria asintomática en pacientes con diabetes.
- La pielonefritis y otras complicaciones graves, como los abscesos perirrenales, la necrosis papilar renal, los abscesos corticales renales y la pielonefritis enfisematosa, suelen debutar de forma insidiosa en pacientes con diabetes. La pielonefritis enfisematosa es una emergencia quirúrgica, mientras que la cistitis enfisematosa se puede tratar con antibióticos.

Malformaciones anatómicas y cálculos urinarios

- Los pacientes con una poliquistosis renal del adulto (PQRA), reflujo vesicoureteral o uropatía obstructiva pueden tener un riesgo mayor de desarrollar una enfermedad de vías urinarias altas y, en consecuencia, sufrir insuficiencia renal.
- La profilaxis o el tratamiento antibiótico de la BAS **no** retrasa el desarrollo de las alteraciones renales.
- Los quistes infectados o la pielonefritis en pacientes con una PQRA necesitan un ciclo prolongado de una fluoroquinolona i.v. seguida de profilaxis.
- Los cálculos urinarios deben extraerse siempre que se pueda para reducir la necesidad de antibióticos. Dicha remoción debe considerarse seriamente en pacientes con IVU persistente o recurrente, porque dichos cálculos pueden permanecer colonizados en forma crónica a pesar del tratamiento antimicrobiano.

Trasplante renal

- Las IVU son una infección frecuente en los pacientes sometidos a trasplante renal y se asocian con disfunción y rechazo del injerto.
- El receptor debe recibir tratamiento antes del trasplante cuando exista una infección. Todos los pacientes deben recibir profilaxis antibiótica perioperatoria.
- Se ha demostrado que un ciclo de al menos 6 meses con dosis bajas de TMP-SMX reduce las IVU tras el trasplante renal.[19] El ciprofloxacino y el norfloxacino son alternativas. Puede ser necesaria la profilaxis indefinida en pacientes con malformaciones anatómicas o alteraciones funcionales de las vías urinarias o que sufren IVU de repetición.
- Si el receptor desarrolla síntomas urinarios, trátelo de forma empírica con una fluoroquinolona o TMP-SMX durante 10-14 días. Obtenga los urocultivos antes de iniciar el tratamiento, y ajuste los antibióticos según las susceptibilidades.

REFERENCIAS

1. Foxman B. Epidemiology of urinary tract infections: incidence, morbidity, and economic costs. *Am J Med.* 2002;113(suppl 1A):5S-13S.
2. American College of Obstetricians and Gynecologists. ACOG practice bulletin no. 91: treatment of urinary tract infections in nonpregnant women. *Obstet Gynecol.* 2008;111:785-794.
3. Foxman B. The epidemiology of urinary tract infection. *Nat Rev Urol.* 2010;7:653-660.
4. Hooton TM. Uncomplicated urinary tract infection. *N Engl J Med.* 2012;366:1028-1037.
5. Nicolle LE, Bradley S, Colgan R, et al. Infectious Diseases Society of America guidelines for the diagnosis and treatment of asymptomatic bacteriuria in adults. *Clin Infect Dis.* 2005;40:643-654.
6. Gupta K, Hooton TM, Naber KG, et al. International clinical practice guidelines for the treatment of acute uncomplicated cystitis and pyelonephritis in women: a 2010 update by the Infectious Diseases Society of America and the European Society for Microbiology and Infectious Diseases. *Clin Infect Dis.* 2011;52:e103-e120.

7. Bonkat G, Pickard R, Bartoletti R, et al. European Association of Urology Guidelines on Urological Infections. 2018. Disponible en https://uroweb.org/guideline/urological-infections/#1. Acceso enero 27, 2019.

8. Fihn SD. Acute uncomplicated urinary tract infection in women. *N Engl J Med*. 2003;349:259-266.

9. Gould CV, Umscheid CA, Agarwal RK, et al. Guideline for prevention of catheter-associated urinary tract infections 2009. *Infect Control Hosp Epidemiol*. 2010;31:319-326.

10. Cai T, Mazzoli S, Mondaini N, et al. The role of asymptomatic bacteriuria in young women with recurrent urinary tract infections: to treat or not to treat? *Clin Infect Dis*. 2012;55(6):771-777.

11. Daneman N, Bronskill SE, Gruneir A, et al. Variability in antibiotic use across nursing homes and the risk of antibiotic-related adverse outcomes for individual residents. *JAMA Intern Med*. 2015;175:1331-1339.

12. Rosen DA, Hooton TM, Stamm WE, Humphrey PA, Hultgren SJ. Detection of intracellular bacterial communities in human urinary tract infection. *PLoS Med*. 2007;4(12):e329.

13. Jepson RG, Williams G, Craig JC. Cranberries for preventing urinary tract infections. *Cochrane Database of Syst Rev*. 2012;10.

14. Grabe M, Bishop MC, Bjerklund-Johansen TE, et al. *Guidelines on the Management of Urinary and Male Genital Tract Infections*. Arnhem, The Netherlands: European Association of Urology (EAU); 2008:79-88.

15. Etienne M, Chavanet P, Sibert L, et al. Acute bacterial prostatitis: heterogeneity in diagnostic criteria and management. Retrospective multicentric analysis of 371 patients diagnosed with acute prostatitis. *BMC Infect Dis*. 2008;8:12.

16. Schaeffer AJ. Chronic prostatitis and the chronic pain syndrome. *N Engl J Med*. 2006;355:1690-1698.

17. Hooton TM, Bradley SF, Cardenas DD, et al. Diagnosis, prevention and treatment of catheter associated urinary tract infection in adults: 2009 international clinical practice guidelines from the Infectious Diseases Society of America. *Clin Infect Dis*. 2010;50:625-663.

18. Pappas PG, Kauffman CA, Andes D, et al. Clinical practice guidelines for the management of candidiasis: 2009 update by the Infectious Diseases Society of America. *Clin Infect Dis*. 2009;48:503-535.

19. Fox BC, Sollinger HW, Belzer FO, et al. A prospective, randomized, double-blind study of trimethoprim-sulfamethoxazole for prophylaxis of infection in renal transplantation: clinical efficacy, absorption of trimethoprim-sulfamethoxazole, effects on the microflora, and the cost-benefit of prophylaxis. *Am J Med*. 1990;89:255-274.

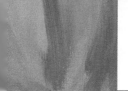

Infecciones óseas y articulares

Shadi Parsaei y Stephen Y. Liang

8

Osteomielitis aguda y crónica

- La osteomielitis es un proceso inflamatorio que afecta al hueso por acción de microorganismos infecciosos.
- Puede clasificarse en función de su duración, localización y origen.
  - La infección se desarrolla durante días o semanas (aguda) o meses o años (crónica).
  - Cualquier hueso puede ser afectado, si bien algunos se afectan con más frecuencia (p. ej., cuerpos vertebrales y extremidades con compromiso vascular).
  - El origen de la infección puede ser diseminación hematógena, inoculación traumática directa o bien por extensión a partir de un foco de infección contiguo.
  - Ver tabla 8-1 para revisar contextos clínicos específicos asociados con los patógenos menos frecuentes.
- Diversos factores de virulencia bacteriana facilitan la infección ósea (p. ej., *Staphylococcus aureus* bloquea la proteolisis inhibitoria y se adhiere bien al hueso).[1,2]
- La inflamación local, con liberación de citocinas, radicales libres derivados del oxígeno tóxicos y enzimas proteolíticas, daña el hueso y el tejido y da lugar a la formación de un absceso.
- En la osteomielitis crónica, la invasión de los canales vasculares por pus produce en última instancia necrosis isquémica y fragmentos óseos desvascularizados ("secuestros óseos").
- Las categorías de osteomielitis que se analizan en detalle son tres: 1) hematógena; 2) asociada con diabetes y enfermedad vascular periférica, y 3) otros tipos de osteomielitis contigua.

TABLA 8-1	ORGANISMOS POCO FRECUENTES ASOCIADOS CON INFECCIONES ÓSEAS Y ARTICULARES	
Organismo	**Contexto clínico**	**Consideraciones especiales**
Mycobacterium tuberculosis	Exposición a un área endémica o contacto conocido con la tuberculosis	El sitio más frecuente de afectación ósea es la columna vertebral (enfermedad de Pott). Descarte infección concurrente por el VIH
Brucella spp.	Exposición a un área endémica; puede haber antecedentes de ingestión de productos lácteos no pasteurizados o de exposición a animales	La sacroilitis y la osteomielitis son formas habituales de infección focal
Salmonella	Drepanocitosis	La infección suele afectar a huesos largos
Candida spp.	Consumo de drogas por vía intravenosa	

(Continúa)

TABLA 8-1	ORGANISMOS POCO FRECUENTES ASOCIADOS CON INFECCIONES ÓSEAS Y ARTICULARES (CONTINÚA)

Organismo	Contexto clínico	Consideraciones especiales
Flora oral humana (*Eikenella corrodens, Peptostreptococcus, Fusobacterium*)	Inoculación en hueso por flora de cavidad oral humana (p. ej., herida en la mano al dar un puñetazo en la cara), lamer una aguja intravenosa antes de inyectarse droga	Las mordeduras humanas tienen una alta tasa de infección y a menudo requieren desbridamiento quirúrgico
Estreptococos del grupo B	Diabetes, neoplasia maligna subyacente	
Flora oral animal (*Pasteurella multocida, Capnocytophaga* spp., anaerobios)	Mordedura de gato o de perro	En un contexto de lesión de tejido profundo, iniciar tratamiento antibiótico empírico. Se debe considerar la profilaxis contra la rabia
Mycoplasma hominis	Artritis séptica en el periodo de posparto o en un paciente inmunodeprimido	Puede haber antecedentes de manipulación de las vías urinarias
Aeromonas spp.	Fractura abierta o herida contaminadas con agua	*Pseudomonas* también es común en aguas contaminadas

Osteomielitis hematógena

PRINCIPIOS GENERALES

Epidemiología

- La osteomielitis hematógena suele afectar a los cuerpos vertebrales y a los espacios intervertebrales (lumbares > torácicos > cervicales) en adultos mayores.[3,4]
- El aumento en la incidencia de la osteomielitis vertebral se debe en parte a una elevación en poblaciones especiales con consumo de drogas por vía parenteral (CDVP), acceso vascular permanente e inmunocompromiso.[4]
- A menudo se ven afectados huesos y articulaciones. En casos de CDVP es más frecuente la afectación de otras articulaciones (sacroilíaca y esternoclavicular).

Etiología

- La infección ósea ocurre por bacteriemia y diseminación hematógena desde un foco distante.[4]
- La infección es a menudo monomicrobiana.
  - *S. aureus* y bacilos Gram negativos (incluyendo *Pseudomonas*) son los más comunes.[3]
  - *S. aureus* resistente a meticilina (SARM) aún es un importante patógeno.[5]
  - Otros organismos implicados son *Streptococcus* spp., estafilococos coagulasa-negativos o enterococos.

Factores de riesgo

- Edad avanzada y sexo masculino.[6]
- Condiciones que dan lugar a bacteriemia; CDVP, infecciones urinarias y accesos vasculares (vía venosa central o catéteres de diálisis).
- Enfermedad articular degenerativa preexistente.

DIAGNÓSTICO

Presentación clínica

Historia clínica

- La historia clínica debe incluir los factores de riesgo de bacteriemia y concretar la presencia de síntomas locales, como dolor, inflamación y drenaje. Pueden estar o no presentes síntomas sistémicos, como la fiebre.
- Indague sobre el uso previo de antibióticos, ya que puede afectar la recuperación del organismo infectante durante el cultivo microbiológico.

Exploración física

- La exploración incluye inspección para detección de eritema, dolor a la palpación o fluctuación.
- La presencia de un trayecto fistuloso drenante es indicativa de osteomielitis crónica.
- Las complicaciones neurológicas pueden presentarse en hasta un tercio de los pacientes afectados con osteomelitis vertebral.[7]

Diagnóstico diferencial

Osteocondrosis erosiva, neoplasia maligna, gota, amiloidosis, infección de tejidos blandos, bursitis, cambios degenerativos tipo Modic y fracturas pueden asemejarse a la osteomielitis.

Pruebas diagnósticas

Pruebas de laboratorio

- Es necesario realizar hemograma completo y las pruebas de función renal y hepática.
- El recuento de leucocitos puede ser normal o estar elevado.
- La elevación de marcadores inflamatorios, como la velocidad de sedimentación globular (VSG) y la proteína C reactiva (PCR), se correlaciona con el grado de afectación ósea, aunque no es específica y puede ser normal en algunos casos.
- **Deben obtenerse hemocultivos, que son positivos en 58% de los pacientes (intervalo de 30 a 78%).**[2]
- Si un organismo es recuperado de hemocultivo deben evitarse procedimientos diagnósticos más invasivos.

Diagnóstico por imágenes

- La RM es más sensible y específica (96 y 93%, respectivamente) que la TC, los estudios de gammagrafía o las radiografías simples.[8]
- Las radiografías simples pueden poner de manifiesto la inflamación de tejidos, el estrechamiento o ensanchamiento del espacio articular, la reacción perióstica y la destrucción ósea.
- La RM o la TC detectan complicaciones como la formación de abscesos paravertebrales.
- La RM es la prueba de elección para osteomielitis vertebral si hay síntomas neurológicos. La afectación de un espacio intervertebral y dos vértebras adyacentes orienta el diagnóstico.

Técnicas diagnósticas

- La toma de muestras tisulares es necesaria en la mayoría de los casos de osteomielitis con cultivos negativos.
- Si el paciente está clínicamente estable, se debe hacer lo posible por obtener un diagnóstico microbiológico antes de administrar antibióticos.
- Las muestras óseas obtenidas por biopsia con aguja guiada por TC o biopsia abierta han de remitirse al laboratorio para detección de bacterias aerobias y anaerobias, hongos, y cultivos de micobacterias, y para su examen histológico.
- La detección del organismo responsable por biopsia con aguja guiada por TC o abierta es de 77% (intervalo referido de 44 a 100%), aunque depende del método de obtención de muestras.[3]

TRATAMIENTO

Fármacos

- **Cuando sea posible, la administración de antibióticos debe retrasarse en el paciente estable hasta que se pueda tomar una muestra de tejido y enviarla para cultivo e histopatología.**
- Los antibióticos deben dirigirse al organismo responsable y, en general, se administran por vía parenteral (tabla 8-2).
- La duración del tratamiento debe ser de 6 a 8 semanas desde el último desbridamiento quirúrgico o el primer hemocultivo negativo (si los hemocultivos iniciales fueron positivos), lo que ocurra al último.

Otros tratamientos no farmacológicos

- Cuando la destrucción vertebral es extensa, puede ser necesario que el paciente utilice una faja u ortesis dorsal ajustada.
- En la osteomielitis, la fisioterapia resulta de utilidad para mejorar la funcionalidad una vez alcanzada la estabilidad neurológica.

TABLA 8-2	TRATAMIENTO DIRIGIDO A ORGANISMOS RESPONSABLES EN INFECCIONES ÓSEAS Y ARTICULARES		
Microorganismo	**Consideraciones generales**	**Primera opción**	**Opción alternativa**
Staphylococcus aureus sensible a la meticilina	En el momento del alta se suele dar preferencia a los antibióticos administrados una vez al día o por infusión continua, debido a su mayor facilidad de infusión en el domicilio	β-lactámico (oxacilina, 2 g i.v. cada 6 h o 12 g a lo largo de 24 h por infusión continua; cefazolina, 2 g i.v. cada 8 h)	Ceftriaxona, 2 g i.v. cada 24 h (puede preferirse a la cefazolina para administración ambulatoria)
S. aureus resistente a la meticilina o estafilococos coagulasa-negativos	Los objetivos de concentración de vancomicina son 15-20 µg/mL y la administración dos veces al día es preferible al régimen de una vez al día	Vancomicina, 15-20 mg/kg i.v. cada 12 h	Daptomicina, 6 g/kg i.v. cada 24 h
S. aureus de sensibilidad intermedia a vancomicina (VISA)	Los datos para el tratamiento de VISA en infecciones óseas y articulares son limitados	Daptomicina, 6 g/kg i.v. cada 24 h	Linezolid, 600 mg v.o. cada 12 h
Especies estreptocócicas	En el momento del alta se suele dar preferencia a los antibióticos administrados una vez al día o por infusión continua, debido a su mayor facilidad de infusión en el domicilio	Penicilina G, 3-4 millones de unidades i.v. cada 4 h o 12-18 millones de unidades a lo largo de 24 h por bomba de infusión continua	Ceftriaxona, 2 g i.v. cada 24 h

TABLA 8-2	TRATAMIENTO DIRIGIDO A ORGANISMOS RESPONSABLES EN INFECCIONES ÓSEAS Y ARTICULARES (CONTINÚA)		
Microorganismo	Consideraciones generales	Primera opción	Opción alternativa
Bacilos Gram negativos intestinales (*Escherichia coli, Klebsiella* y *Proteus* spp.)	El tratamiento debe basarse en pruebas de sensibilidad antibiótica. Hasta que se disponga de resultados de sensibilidad, el tratamiento debe guiarse por el antibiograma individual del hospital	Fluoroquinolona (ciprofloxacino, 750 mg v.o. cada 12 h), cefalosporina de tercera generación (ceftriaxona, 2 g i.v. cada 24 h), carbapenémicos (ertapenem, 1 g i.v. cada 24 h)	Cefepima, 2 g i.v. cada 12 h
Pseudomonas aeruginosa	Se necesitan dosis más altas o más frecuentes de antibióticos para una cobertura adecuada	Fluoroquinolona (ciprofloxacino, 750 mg v.o. cada 12 h); cefepima o ceftazidima, 2 g i.v. cada 8 h	Piperacilina-tazobactam, 4.5 g i.v. cada 6 h
Anaerobios	La cobertura anaeróbica es adecuada cuando en el régimen se incluyen carbapenémicos y piperacilina-tazobactam y no es necesaria cobertura anaerobia adicional	Metronidazol, 500 mg v.o. cada 8 h	Clindamicina, 300-600 mg v.o. cada 6-8 h, es preferible en casos en los que se sospecha la presencia de flora oral

Tratamiento quirúrgico

- A menudo la cirugía no es necesaria en casos de osteomielitis hematógena aguda no complicada.
- La intervención quirúrgica se requiere cuando se debe drenar un absceso grande y conseguir estabilización vertebral o alivio de la compresión de las vértebras; los cultivos intraoperatorios y el estudio anatomopatológico pueden ayudar a precisar el diagnóstico.

CONSIDERACIONES ESPECIALES

- **Osteomielitis con cultivos negativos**
  - La incapacidad para identificar un organismo causal a pesar de la biopsia ósea por lo común se debe a exposición previa a antibióticos y/o errores en la obtención de muestras.
  - Si el cultivo óseo inicial es negativo, repetir la biopsia con técnica de biopsia abierta, con un periodo libre de antibióticos y considerar todos los métodos moleculares.

TABLA 8-3	DOSIFICACIÓN DE ANTIBIÓTICOS CONTRA INFECCIONES ÓSEAS Y ARTICULARES EN PACIENTES DE HEMODIÁLISIS
Antibiótico	**Dosificación**
Vancomicina	20 mg/kg como dosis de carga durante la última hora de la sesión de diálisis; después, 500 mg durante los últimos 30 min de cada sesión subsiguiente
Cefepima	2 g después de cada sesión de diálisis entre semana; 3 g después de cada sesión de fin de semana
Cefazolina	2 g después de cada sesión de diálisis, 3 g después de la sesión de fin de semana
Daptomicina	6 mg/kg después de cada sesión de diálisis

- ○ Si no se obtienen resultados en el cultivo, se debe intentar favorecer la cobertura de los organismos responsables más probables.
- ○ La combinación de vancomicina con una cefalosporina de tercera o cuarta generación es razonable en el tratamiento empírico de la osteomielitis hematógena con cultivos negativos.
- **Pacientes en diálisis:** se debe elegir un régimen antibiótico que se pueda administrar con facilidad durante la diálisis (tabla 8-3).

COMPLICACIONES

- La inestabilidad vertebral y la afectación neurológica son posibles en los casos de osteomielitis vertebral.
- El absceso asociado (en el psoas, epidural o paravertebral en la osteomielitis vertebral) puede requerir la colocación de un drenaje percutáneo o un drenaje quirúrgico abierto.
- Hasta 12% de los casos de osteomielitis vertebral lumbar se complica por un absceso epidural, con mayores tasas del mismo registradas en la osteomielitis torácica y cervical.[9]
- La antibioticoterapia a largo plazo se ve complicada a veces por infecciones relacionadas con catéteres, por infección por *C. difficile*, por toxicidad hematológica, renal o hepática y por otros efectos adversos específicos de los diferentes antibióticos.

VIGILANCIA/SEGUIMIENTO

- La revaloración clínica debe realizarse 3 a 6 semanas después de iniciado el tratamiento.
- Cuando los síntomas no mejoran y los marcadores inflamatorios (PCR y VSG) están elevados de manera persistente, está justificado pensar en el posible fracaso de dicho tratamiento.
- La repetición de las técnicas de imagen no está indicada como proceso de rutina, ya que no se correlaciona bien con el grado de curación clínica, aunque es posible proceder a ella para casos que empeoran o no mejoran o para verificar la resolución de un absceso grande.[10]

DESENLACE/PRONÓSTICO

- La osteomielitis aguda suele ser más fácil de curar que la infección ósea crónica.
- Las tasas de curación de la osteomielitis vertebral se aproximan a 90%, con una mortalidad < 5%.[3]
- En minoría de pacientes aquejados de osteomielitis vertebral, el dolor de espalda y los síntomas neurológicos persisten, y las limitaciones funcionales pueden mantenerse en hasta un tercio de los supervivientes.[9]

Osteomielitis asociada con diabetes y enfermedad vascular periférica

PRINCIPIOS GENERALES

- Este tipo de osteomielitis se desarrolla casi exclusivamente en los pies de pacientes de riesgo, a menudo como consecuencia de una úlcera por presión.
- Se trata de infecciones polimicrobianas con organismos frecuentes, como *S. aureus*, otros cocos Gram positivos, como los estreptococos, y diversos organismos Gram negativos y anaerobios.[11]
- Los factores de riesgo de infección del pie en un contexto de diabetes y/o enfermedad vascular periférica comprenden afectación vascular, mal control de la glucosa o evidencia de lesión orgánica terminal diabética, calzado mal ajustado y traumatismos.
- Entre las estrategias preventivas cabe citar las siguientes:
  - Optimización del control de la glucosa en personas con diabetes.
  - Promoción de la interrupción del consumo de tabaco.
  - Cuidado preventivo de los pies (p. ej., uso de un calzado adecuado, evitar los traumatismos, y una revisión diaria de los pies).
  - Cuidado precoz y agresivo de las úlceras de los pies.

DIAGNÓSTICO

Presentación clínica

Historia clínica
- Determinar la duración de la úlcera y los antecedentes de episodios previos de osteomielitis del pie. La presencia duradera (> 2 semanas) de una úlcera en el pie sobre una prominencia ósea terminal diabética aumenta la probabilidad de osteomielitis.
- Interrogar al paciente sobre los posibles síntomas asociados locales (p. ej., drenaje de heridas, eritema, dolor a la palpación) y sistémicos (p. ej., fiebre y escalofríos).
- Los traumatismos pueden ser indicativos de fractura o presencia de cuerpo extraño.

Exploración física
- Medir el tamaño y la profundidad de la úlcera. Las úlceras > 2 cm³ de tamaño y > 3 mm de profundidad incrementan la probabilidad de infección ósea subyacente.[12]
- Comprobar los pulsos pedios para valorar el riego vascular.
- El hueso visible o sondable es indicativo de un diagnóstico provisional de osteomielitis.

Diagnóstico diferencial

La úlcera de pie diabético infectado sin afectación ósea y cambios neuropáticos (es decir, la artropatía de Charcot) puede simular osteomielitis del pie diabético.

Pruebas diagnósticas

Pruebas de laboratorio
- Es necesario realizar pruebas basales, como el hemograma completo y las de función renal y hepática.
- El recuento de leucocitos puede ser normal o estar elevado.
- La elevación de marcadores inflamatorios, como la VSG y la PCR, se correlaciona con la presencia de afectación ósea, aunque no es específica. La elevación de la VSG por encima de 70 mm/h aumenta la probabilidad de osteomielitis por un factor de 11.[12]
- Si hay signos de infección sistémica deben obtenerse hemocultivos.

Diagnóstico por imágenes

- Las radiografías simples identifican la osteopenia local con transparencias óseas o reacciones periósticas, pero ésta puede tardar de 2 a 4 semanas en hacerse evidente.
- La RM es más útil que la TC y las pruebas de medicina nuclear, por lo que es la técnica de elección en la mayoría de los casos, con una sensibilidad de 90 a 100%.[13] La gammagrafía con indio 111 puede ser útil en la diferenciación de la osteomielitis y los cambios de Charcot en pacientes seleccionados.[13,14]

Técnicas diagnósticas

- La discordancia microbiológica entre cultivos superficiales y profundos de tejido/hueso es común.
- No se recomienda uso rutinario de cultivos superficiales, en especial en heridas no desbridadas, por la presencia de organismos que colonizan la superficie de la piel.[15]
- El cultivo superficial puede emplearse para identificar organismos resistentes a fármacos, como el SARM, y presenta la correlación más alta entre cultivos superficiales y óseos (40%).[16]
- La biopsia ósea transcutánea para histopatología y cultivo microbiológico es útil para establecer la presencia y la etiología de la ostiomielitis subyacente.
- El aporte vascular se valora (en general por medición del índice tobillo-brazo) con el fin de determinar la posible necesidad de técnicas de revascularización.

TRATAMIENTO

Fármacos

- La curación por medio de tratamiento médico, sin intervención quirúrgica o con un mínimo desbridamiento, es posible en casos en los que no hay gangrena extensa, necrosis o infección que suponga una amenaza para la extremidad.[17]
- Los antibióticos suelen administrarse durante 4-6 semanas, periodo que puede ampliarse, cuando queda hueso con infección crónica, o reducirse, cuando todo el tejido y el hueso infectados son extirpados quirúrgicamente, y se considera que los márgenes quirúrgicos están libres de infección, o cuando se ha practicado una amputación proximal al sitio de osteomielitis.
- Es posible emplear antibióticos orales de alta disponibilidad (p. ej., metronidazol, clindamicina y fluoroquinolonas), aunque en la mayoría de los casos son preferibles los antibióticos parenterales.
- No hay un régimen determinado que haya demostrado su superioridad, y se han realizado pocos ensayos de comparación directa que permitan orientar el tratamiento.
- Si hay resultados del cultivo profundo, utilizar tratamiento dirigido contra los organismos aislados (tabla 8-2).
- Si no se dispone de ellos, se ha de aplicar cobertura polimicrobiana empírica, incluidos anaerobios, que debe guiarse por las siguientes consideraciones:
  ○ Facilidad de administración en régimen ambulatorio.
  ○ Factores de riesgo de presencia de bacilos Gram negativos resistentes como *Pseudomonas* (tratamiento antibiótico previo, úlcera de larga duración y úlcera embebida en agua).
  ○ Cultivo superficial de organismos resistentes a múltiples fármacos, como SARM.
- El tratamiento empírico debe abarcar organismos Gram positivos (incluidos SARM), Gram negativos y anaerobios.

Otros tratamientos no farmacológicos

- El control glucémico óptimo es importante para la curación adecuada en pacientes con diabetes.
- El cuidado local de las heridas con desbridamiento regular del tejido desvitalizado es esencial.
- El uso de oxígeno hiperbárico adyuvante aún es motivo de controversia.

Tratamiento quirúrgico

- La cirugía ortopédica o la consulta podológica por lo regular están indicadas.
- El desbridamiento y/o la amputación a menudo son necesarios para la curación, en especial cuando hay hueso con infección crónica (secuestro).

- La revascularización puede ser necesaria en casos de aporte vascular insuficiente para promover la curación y asegurar la entrega de antibióticos.

CONSIDERACIONES ESPECIALES

En los pacientes en diálisis se debe prestar atención para elegir un régimen antibiótico que pueda administrarse con facilidad durante la misma (tabla 8-3).

COMPLICACIONES

- La amputación de pie/extremidad infectados conlleva una elevada morbilidad.
- Pueden producirse complicaciones del tratamiento antibiótico a largo plazo (p. ej., infecciones relacionadas con sondas, toxicidad hematológica, renal o hepática, y otros efectos adversos específicos de cada antibiótico) (tabla 8-4).

VIGILANCIA/SEGUIMIENTO

- La reevaluación clínica para valorar el posible agravamiento de la infección o la mala cicatrización de heridas debe realizarse 3 a 6 semanas después de iniciado el tratamiento.
- Si los síntomas no mejoran y los marcadores inflamatorios (PCR y VSG) están elevados de manera persistente, está justificado pensar en el posible fracaso de dicho tratamiento.
- La repetición de las técnicas de imagen no está indicada como proceso de rutina.

DESENLACE/PRONÓSTICO

Más de un tercio de los pacientes requiere amputación de mayor o menor grado en el periodo de 1 a 3 años siguientes al tratamiento.[18]

TABLA 8-4	**VIGILANCIA DE LABORATORIO PARA LA TERAPIA ANTIBIÓTICA AMBULATORIA PARA LOS ANTIBIÓTICOS DE USO MÁS COMÚN**
Antibiótico	**Estudios sugeridos/Frecuencia**
Vancomicina	BHC una vez a la semana PMB dos veces a la semana Valores mínimos de vancomicina dos veces a la semana (meta 15-20 mg/L)
Penicilina	BHC y PMB una vez a la semana
Oxacilina o nafcilina	BHC y PMC una vez a la semana
Cefazolina	BHC y PMB una vez a la semana
Ceftriaxona	BHC y PMC una vez a la semana
Carbapenémicos	BHC y PMC una vez a la semana
Daptomicina	BHC, PMB y CPK una vez a la semana

CPK, creatinina fosfoquinasa; BHC, biometría hemática completa; PMB, perfil metabólico básico; PMC, perfil metabólico completo.

Ostiomelitis traumática y otras osteomielitis contiguas

PRINCIPIOS GENERALES

Epidemiología

La osteomielitis traumática con inoculación ósea directa a menudo ocurre en fracturas abiertas. La osteomielitis contigua distinta a la asociada con diabetes mellitus o enfermedad vascular periférica puede extenderse desde un material o cuerpo extraño o por una úlcera de decúbito.

Etiología

- *S. aureus* es frecuente en todos los tipos de osteomielitis contigua. La microbiología asociada con traumatismo varía en función del entorno de la fractura abierta y puede incluir organismos poco habituales, como hongos y micobacterias.
- Los estafilococos coagulasa-negativos y *Propionibacterium* se asocian con cuerpos extraños o materiales en la infección subaguda.
- La osteomielitis asociada con úlcera de decúbito suele ser polimicrobiana y, en ella, son frecuentes los organismos fecales.

Factores de riesgo

- Fractura abierta con contaminación importante.
- Presencia de materiales implantados o cuerpos extraños.
- Úlcera de decúbito en estadio IV.

DIAGNÓSTICO

Presentación clínica

Historia clínica

- Los síntomas sistémicos, como la fiebre, con frecuencia están ausentes en la osteomielitis subaguda o crónica.
- Por lo regular hay síntomas locales como dolor aumentado, eritema o drenaje. El dolor es a menudo el único síntoma en pacientes con infección asociada con materiales implantados.
- Indagar sobre el uso previo de antibióticos, ya que puede afectar la recuperación del organismo infectante durante el cultivo.
- En caso de fracturas abiertas, el mecanismo de lesión, el tipo y el grado de contaminación pueden orientar sobre los organismos responsables.
- Signos locales de infección, como olor fétido, drenaje, eritema, dolor a la palpación, mala cicatrización de heridas o hueso expuesto, sugieren infección.

Exploración física

- Inspeccionar la herida para detectar signos de infección (p. ej., drenaje, eritema e inflamación).
- Un trayecto fistuloso drenante es, en ocasiones, indicio de osteomielitis crónica.
- Aun en presencia de hueso visible, el diagnóstico clínico de osteomielitis es poco fiable en las úlceras de decúbito.[19]

Diagnóstico diferencial

La osteomielitis puede confundirse con infección de tejidos blandos sin afectación ósea en todos los tipos de osteomielitis contigua y con fallo mecánico en la osteomielitis asociada con material implantado.

Pruebas diagnósticas

Pruebas de laboratorio

- Están indicados hemograma completo y pruebas de función renal y hepática.
- El recuento de leucocitos puede ser normal o estar elevado.

- La elevación de marcadores inflamatorios, como la VSG y PCR, se correlaciona con la presencia de afectación ósea, aunque no es específica y puede ser normal.
- Deben obtenerse hemocultivos en caso de que haya signos de infección sistémica.

Diagnóstico por imágenes
- Las radiografías simples pueden mostrar inflamación de tejidos blandos. La destrucción ósea puede ser difícil de interpretar en un contexto de fracturas, cambios quirúrgicos o úlceras de decúbito.[20] También se puede observar aflojamiento de material implantado o la no consolidación de fracturas.
- La TC, la RM o los estudios de medicina nuclear también se emplean como ayuda al diagnóstico de osteomielitis asociada con úlcera de decúbito.
- La RM presenta la mejor sensibilidad (98%) y especificidad (89%).[21]
- Con frecuencia el diagnóstico definitivo de las infecciones asociadas con traumatismo o material implantado se establece quirúrgicamente, más que por medios radiográficos.

Técnicas diagnósticas
- El cultivo superficial de las úlceras de decúbito indica colonización y en general no es útil para la determinación del organismo responsable.[19]
- En las infecciones asociadas con traumatismo o material implantado, las muestras quirúrgicas profundas son una ayuda invaluable para guiar el tratamiento con antibióticos.
- La biopsia ósea con histopatología y cultivo resulta útil en casos de sospecha de osteomielitis asociada con úlcera de decúbito, tanto para efectos diagnósticos como para opciones de tratamiento.

TRATAMIENTO

Casi siempre es necesario un abordaje combinado médico y quirúrgico para la curación de este tipo de infecciones. En la osteomielitis crónica asociada con decúbito, donde no se realiza o no es posible la resección de hueso infectado, puede ser razonable tratar sólo las "exacerbaciones" más visibles de la enfermedad con breves ciclos de antibióticos.

Fármacos
- Los antibióticos en general se administran durante 6 semanas por vía i.v.
- Si sólo se sospecha infección tisular (no osteomielitis o progresión de la enfermedad), bastarán 2 semanas de tratamiento antibiótico.
- Si se dispone de los resultados del cultivo profundo, debe utilizarse un tratamiento dirigido contra los organismos aislados (tabla 8-2).
- El tratamiento empírico debe reservarse para la osteomielitis asociada con material implantado o traumatismo con cultivos negativos.
- El tratamiento empírico de la osteomielitis asociada con úlcera de decúbito debe cubrir organismos Gram positivos (incluido el SARM), Gram negativos y anaerobios.

Tratamientos no farmacológicos
El cuidado local de las heridas con desbridamiento regular del tejido desvitalizado resulta esencial, y la descarga de la presión es útil en el manejo a largo plazo de las úlceras de decúbito.

Tratamiento quirúrgico
- El desbridamiento y el retiro del material implantado, cuando está presente, son con frecuencia necesarios para alcanzar la curación.
- El tratamiento antibiótico supresor es conveniente cuando el material implantado no puede retirarse.
- En ocasiones es necesario cubrir la herida con injertos o colgajos para conseguir su cierre completo.
- En ciertos casos de úlcera de decúbito resulta adecuada la colostomía de descarga para evitar la contaminación de heridas.

CONSIDERACIONES ESPECIALES

En pacientes en hemodiálisis se debe prestar atención al elegir un régimen antibiótico que se pueda administrar con facilidad durante la diálisis (tabla 8-3).

COMPLICACIONES

- Pérdida de una extremidad funcional (osteomielitis asociada con material implantado o traumatismo).
- La osteomielitis crónica en la infección asociada con úlcera de decúbito puede ser de difícil curación.

VIGILANCIA/SEGUIMIENTO

- La reevaluación clínica para valorar el posible agravamiento de la infección o la mala cicatrización de heridas está indicada 3 a 6 semanas después de iniciado el tratamiento.
- Cuando los síntomas no mejoran y los marcadores inflamatorios (PCR y VSG) están elevados de manera persistente, está justificado pensar en el posible fracaso de dicho tratamiento.
- La repetición de las técnicas de imagen no está indicada como proceso de rutina.

DESENLACE/PRONÓSTICO

- El pronóstico es variable y depende de diversos factores, como edad, patologías concurrentes, organismo responsable y tipo de osteomielitis contigua.
- La bacteriemia debida a úlceras de decúbito se asocia con una elevada tasa de mortalidad en adultos mayores (de hasta 50%).[22]

Artritis séptica de las articulaciones nativas

Artritis gonocócica

PRINCIPIOS GENERALES

- La infección gonocócica diseminada (IGD) es consecuencia de la diseminación bacteriémica de *Neisseria gonorrhoeae*.
- La IGD se presenta en una de dos formas:
  - Tenosinovitis, dermatitis papulopustulosa y artralgia (sin artritis purulenta obvia), referida comúnmente como síndrome de artritis-dermatitis.
  - Artritis purulenta sin afectación cutánea.
- *N. gonorrhoeae* produce varios factores de virulencia que le permiten diseminarse a partir de la colonización de las mucosas, y sus pilosidades facilitan su unión a la membrana sinovial.[23]
- La IGD es frecuente en adultos jóvenes sexualmente activos. Otros factores de riesgo son el sexo femenino, menstruación reciente, embarazo (incluido el periodo del posparto inmediato) y las deficiencias del complemento.[23]
- La artritis gonocócica es la forma de artritis bacteriana más frecuente en adultos jóvenes.
- La artritis séptica complica la IGD en la mitad de los casos registrados y es menos probable que se asocie con los hallazgos cutáneos clásicos o la tenosinovitis.

DIAGNÓSTICO

Presentación clínica

Historia clínica

- La clásica tríada de IGD, con poliartralgias migratorias, tenosinovitis (sobre todo en dedos de las manos, manos y muñecas) y dermatitis acral, es menos probable en el contexto de artritis séptica.
- En casos de artritis séptica, monoartritis u oligoartritis y fiebre pueden ser los únicos síntomas clínicos.

- La IGD tiene predilección por las articulaciones de la muñeca y la rodilla; es rara la afectación simétrica.
- Se debe obtener una meticulosa historia sexual y de viajes (en particular dadas las crecientes tasas mundiales de gonorrea resistente a los fármacos).

Exploración física
- Examinar la piel para determinar sus características y la presencia de máculas y pápulas indoloras en brazos, piernas o tronco; a menudo se ven < 10 lesiones, > 40 lesiones es poco común.
- Realizar un cuidadoso examen de las articulaciones de manos, muñecas y tobillos en busca de signos de tenosinovitis (p. ej., eritema, dolor a la palpación, rango doloroso de movimiento).

Diagnóstico diferencial

Otras causas de artritis infecciosa y no infecciosa (artritis séptica bacteriana, artritis gotosa y artritis reactiva [ARe]), meningococemia, sífilis secundaria y enfermedad del tejido conjuntivo pueden confundirse con la IGD.

Pruebas diagnósticas

El diagnóstico se suele basar en criterios clínicos y epidemiológicos debido al bajo rendimiento de las técnicas diagnósticas.

Pruebas de laboratorio
- El recuento de leucocitos y los marcadores inflamatorios (VSG y PCR) pueden estar elevados, aunque no son específicos.
- Los cultivos cutáneos y sinoviales y los hemocultivos rara vez son positivos, en tanto que los cultivos genitourinarios son positivos en más de 80% de los pacientes.[23]
- Las sondas de ADN y las pruebas de amplificación de ácido nucleico han sido aprobadas por la FDA para muestras uretrales y endocervicales y son altamente sensibles y específicas.[24]
- Se deben valorar otras enfermedades de transmisión sexual, como la infección por el VIH.

Diagnóstico por imágenes
- Las radiografías simples pueden poner de manifiesto el derrame.
- RM y TC se emplean para detectar artritis séptica, derrames, abscesos o edema tisular.

Técnicas diagnósticas
- La artrocentesis es la prueba de elección.
- Debe identificarse derrame purulento (> 50 000 leucocitos).
- La tinción de Gram es positiva en < 25% de los casos y el cultivo lo es en 50%; la PCR puede detectar *N. gonorrhoeae* con un elevado grado de sensibilidad.[25]

TRATAMIENTO

Fármacos
- En un contexto clínico apropiado (adulto joven sexualmente activo), es necesario instaurar el tratamiento empírico de la IGD:
  - Como tratamiento inicial, se emplea ceftriaxona en dosis de 1 g i.v. cada 24 horas o cefotaxima en dosis de 1 g i.v. cada 8 horas, **más** azitromicina, 1g v.o. como dosis única, **o** doxiciclina, 100 mg v.o. cada 12 horas por 7 días.
  - Después de que se produzca una mejora, es posible pasar a tratamiento oral con cefixima en dosis de 400 mg v.o. dos veces al día durante 24-48 horas.[26]
  - Dada la preocupación por la menor susceptibilidad a cefixima en el mundo y tetraciclinas en aislados de *N. gonorrhoeae* en E.U., se recomienda la reducción y personalización del tratamiento antibiótico con base en pruebas de susceptibilidad, si están disponibles.[26]
  - Tratar al paciente durante un total de 7 a 14 días.

○ Los pacientes también deben recibir tratamiento contra la infección por clamidias, incluso si la prueba es negativa (azitromicina, 1 g v.o. como dosis única o doxiciclina en dosis de 100 mg v.o. dos veces al día durante 7 días es una posible opción).

Tratamiento quirúrgico

El drenaje por aspiración con aguja repetida o por artroscopia es necesario en casos de artritis purulenta debida a IGD.

CONSIDERACIONES ESPECIALES

Las parejas sexuales deben recibir tratamiento de la infección por *Neisseria* y *Chlamydia*. Se recomienda abstenerse de tener relaciones sexuales por 7 días después de que tanto el paciente como su pareja hayan completado el tratamiento.[26]

COMPLICACIONES

Las complicaciones son raras, pero pueden incluir lesión articular, osteomielitis, perihepatitis, meningitis y endocarditis.

VIGILANCIA/SEGUIMIENTO

Los pacientes con infección por *Neisseria* recurrente deben estudiarse para detectar posible deficiencia del complemento.

DESENLACE/PRONÓSTICO

Éste es bueno, con recuperación de función articular normal en la mayoría de pacientes.

Artritis no gonocócica

PRINCIPIOS GENERALES

- Las bacterias penetran en el espacio articular, lo que desencadena una respuesta inflamatoria aguda con células inflamatorias agudas y crónicas. Las citocinas y proteasas degradan el cartílago y, a continuación, se produce una progresión a pérdida de hueso subcondral.[27]
- La artritis séptica no gonocócica es la enfermedad articular que induce destrucción más rápido.
- En la población general se registran 10 a 20 casos por cada 100 000 personas.[27]
- Las grandes articulaciones se afectan más que las pequeñas, y hasta 60% de los casos se registra en la cadera o la rodilla.[28]
- La infección articular ocurre casi siempre por diseminación hematógena, que puede ser persistente, con una fuente identificable, o transitoria o, con menor frecuencia, es inducida por inoculación directa (cirugía articular, artrocentesis y herida por punción).
- El causante más común de la artritis séptica bacteriana es *S. aureus*, incluido SARM.[29]
- Otras causas bacterianas habituales son los estreptococos del grupo B, en personas con diabetes, los bacilos Gram negativos en pacientes mayores o debilitados, y los estafilococos coagulasa-negativos en quienes se han sometido a intervenciones médicas.
- Factores de riesgo incluyen edad avanzada, artritis reumatoide, diabetes mellitus, neoplasia maligna, factores de riesgo de bacteriemia (p. ej., catéter vascular y CDVP) y manipulación articular.

DIAGNÓSTICO

Presentación clínica

- Los pacientes acuden con artritis monoarticular de inicio agudo, caracterizada por dolor, inflamación y limitación del movimiento de la articulación afectada, a menudo acompañados de fiebre.

- La exploración suele revelar una articulación caliente, sensible a la palpación, con derrame y disminución de la amplitud de movimiento activo y pasivo. En el caso de las articulaciones del hombro y la cadera, la exploración suele ser dificultosa y poco reveladora.

Diagnóstico diferencial

La artritis séptica no gonocócica debe diferenciarse de otras causas de artritis infecciosa y no infecciosa (p. ej., artritis gonocócica, gota, pseudogota y ARe), y de la enfermedad de Lyme y la del tejido conjuntivo.

Pruebas diagnósticas

Pruebas de laboratorio

- El recuento de leucocitos y los marcadores inflamatorios (VSG y PCR) pueden estar elevados, aunque no son específicos.
- Se deben realizar hemocultivos.

Diagnóstico por imágenes

- Las radiografías simples identifican el derrame.
- La RM y la TC pueden emplearse para detectar artritis séptica, derrames, abscesos o edema tisular.

Técnicas diagnósticas

- **La artrocentesis es la prueba de elección.**
- La guía fluoroscópica puede ser necesaria para acceder a ciertas articulaciones (p. ej., cadera).
- El líquido debe remitirse para ser analizado y obtener recuento celular y fórmula leucocítica (por lo regular > 50 000 leucocitos), examen de cristales, tinción de Gram y cultivo.
- La tinción de Gram es positiva en 50% de los casos, en tanto que el cultivo lo es en > 80%.[30]

TRATAMIENTO

Fármacos

- El tratamiento empírico debe basarse en la tinción de Gram y el contexto clínico, y puede incluir tratamiento dirigido a *S. aureus* y estreptococos. Vancomicina en dosis de 15 a 20 mg/kg i.v. cada 8-12 horas **más** ceftriaxona 2 g i.v. cada 24 horas es una opción razonable, que puede continuarse en los casos con cultivo negativo.
- El tratamiento dirigido es similar al de otras infecciones óseas (tabla 8-2).
- Se recomienda prolongar el tratamiento por 4 a 6 semanas, con mayor duración en el caso de infección por *S. aureus.*

Tratamiento quirúrgico

- El drenaje por aspiración con aguja repetida (puede requerirse drenaje diario) o la artroscopia son necesarios en la artritis purulenta.
- Si no es posible mantener un drenaje idóneo con medios menos invasivos o si se ve afectada la articulación de la cadera, se procede a drenaje quirúrgico abierto.

CONSIDERACIONES ESPECIALES

- Otras causas de artritis séptica infecciosa son las siguientes:
  - Artritis micobacteriana y micótica, que se presenta como artritis crónica.
  - Artritis de Lyme, que se presenta como monoartritis crónica, por lo general en las rodillas.
- En los pacientes en hemodiálisis, se debe prestar atención al elegir un régimen antibiótico que pueda ser fácilmente administrado durante la misma (tabla 8-3).

COMPLICACIONES

- Las complicaciones incluyen lesión articular (50% de los casos), osteomielitis y complicaciones de la bacteriemia prolongada (endocarditis y diseminación a otros órganos).
- La tasa de mortalidad es significativa (5 a 15%).[31]

VIGILANCIA/SEGUIMIENTO

- La reevaluación clínica para observación de la infección está indicada en las 4 primeras semanas de tratamiento.
- La artrocentesis repetida en breve plazo o el drenaje quirúrgico están indicados si los síntomas empeoran o no mejoran con un tratamiento adecuado.

DESENLACE/PRONÓSTICO

El pronóstico es bueno, pero las elevadas tasas de lesión articular permanente (> 40% de adultos analizados en una serie presentó mal resultado articular) y las tasas no modificadas de mortalidad son desalentadoras.[31]

Infecciones de prótesis articulares

PRINCIPIOS GENERALES

- Los microorganismos se introducen en el momento de la cirugía o a través de bacteriemia transitoria o persistente.
- Las bacterias se adhieren a la prótesis y la formación de biopelícula protege a los organismos de la respuesta inmunitaria del huésped y limita la penetración de antimicrobianos.[29]
- Las infecciones de prótesis articulares (IPA) son patologías que afectan sobre todo a adultos mayores por la necesidad de cirugía de reemplazo articular en osteoartritis avanzada.
- Las tasas de infección son 1.5% en la sustitución de cadera y 2.5% en la de rodilla.[32]
- La **infección temprana** (< 3 meses tras la cirugía) y la **infección retardada** (3-24 meses tras la cirugía) se deben sobre todo a organismos introducidos en el momento de la intervención.
- La **infección tardía** (> 24 meses después de la cirugía) suele deberse a diseminación hematógena a partir de infecciones cutáneas, de las vías respiratorias, orofaríngeas o urinarias.
- Los organismos aislados casi siempre son estafilococos coagulasa-negativos (30-43%), *S. aureus* (12-23%), flora mixta (10-11%), estreptococos (9-10%), bacilos Gram negativos (3-6%), enterococos (3-7%) y anaerobios (2-4%).[33]
- Entre los factores de riesgo cabe citar los siguientes:
  ○ Edad avanzada.
  ○ Cuadros patológicos concurrentes, como artritis reumatoide, psoriasis, diabetes mellitus, estado de inmunodepresión, neoplasia maligna, obesidad o mal estado nutricional.
  ○ Cirugía previa en la localización de la prótesis.
  ○ Primeros 2 años después de una sustitución articular.

DIAGNÓSTICO

Presentación clínica

- La infección temprana a menudo se presenta con dolor articular de inicio agudo, derrame, eritema y calor en la localización de la prótesis, y fiebre.
- La infección retardada tiene un desarrollo más gradual de síntomas como aflojamiento del implante o dolor en ausencia de síntomas sistémicos. La presentación de las infecciones retardadas depende de la virulencia del organismo responsable.
- La exploración minuciosa de la articulación y la incisión puede revelar eritema y celulitis, secreción, dehiscencia de la herida, formación de trayectos fistulosos o dolor con el movimiento activo o pasivo.

Diagnóstico diferencial

Los problemas mecánicos asépticos (gota, pseudogota, hemartrosis o aflojamiento de la prótesis) tienen en ocasiones una presentación similar.

Pruebas diagnósticas

La diferenciación de la infección y los problemas mecánicos se logra ante todo con muestras de tejido profundo o de líquido, por aspiración articular o exploración quirúrgica.

Pruebas de laboratorio
• El recuento de leucocitos y los marcadores inflamatorios (VSG y PCR) pueden estar elevados, aunque no son específicos.
• Deben realizarse hemocultivos, aunque su rendimiento es bajo.
• Debe remitirse el líquido sinovial para conteo celular, diferencial, análisis de cristales, tinción de Gram y cultivo.
• Las investigaciones adicionales para IPA con prueba de la proteína α-defensina son prometedoras,[34] pero la prueba puede no estar disponible en muchas instituciones.
• La sonicación, una técnica intraoperatoria utilizada para retirar a las bacterias de la superficie de las prótesis, puede estar sujeta a contaminación o falsos positivos[35] y puede no estar disponible en muchas instituciones.

Diagnóstico por imágenes
• Las radiografías simples pueden detectar el aflojamiento de la prótesis o la osteomielitis.
• La RM y la TC se ven limitadas por los artefactos metálicos.

Técnicas diagnósticas
• La aspiración articular puede demostrar incremento del número de leucocitos y organismos en la tinción de Gram o el cultivo, lo que resulta coherente con infección, pero en ocasiones los pacientes se someten directamente a exploración quirúrgica, en caso de que la sospecha de infección sea alta o se requiera la sustitución o reparación de la prótesis.
• Para aumentar el rendimiento de los cultivos es necesario enviar numerosas muestras (un mínimo de tres, idealmente entre cinco y seis) de todos los procedimientos quirúrgicos.[35]

TRATAMIENTO

Tratamiento médico
• El tratamiento empírico debe basarse en la tinción de Gram y mantenerse hasta que se obtengan cultivos profundos, siempre que el paciente se encuentre clínicamente estable.
• Cuando el tratamiento empírico está justificado, debe dirigirse contra los organismos más comunes, como *S. aureus*, estafilococos coagulasa-negativos y bacilos Gram negativos.
• El tratamiento dirigido es similar al de otras infecciones óseas (tabla 8-2), con la excepción de la adición de rifampicina en la infección estafilocócica.
• **En los casos de material implantado retenido (es decir, en la infección temprana por material retenido o en la infección tardía cuando dicho material no puede retirarse), las infecciones estafilocócicas se tratan con rifampicina en dosis de 300 a 450 mg v.o. dos veces al día, debido a su actividad contra las biopelículas.**
• Se recomienda administrar tratamiento durante 6-8 semanas.
• El tratamiento óptimo para una IPA combina manejo médico y quirúrgico.

Tratamiento quirúrgico
• La infección temprana (< 3 meses después de la cirugía), con < 3 semanas de síntomas, prótesis estable y tejido blando con mínimo dañado, puede tratarse mediante desbridamiento y retención de la prótesis, con una tasa de curación > 70%,[33] si bien las infecciones por *S. aureus* registran una mayor tasa de fracaso.[36]

- El tratamiento óptimo de las infecciones tardías (> 3 semanas) consiste en una técnica en dos etapas, en la que el implante es retirado y se administra tratamiento antibiótico durante 6 semanas, y después se procede a la reimplantación de la prótesis tras un periodo libre de antibióticos, lo que alcanza una tasa de curación > 90%.[37]

CONSIDERACIONES ESPECIALES

- **Pacientes en diálisis.** Se debe prestar atención a elegir un régimen antibiótico que se pueda administrar con facilidad durante la diálisis (tabla 8-3).
- Material retenido, cuando está indicado su retiro.
  - Si el retiro de la prótesis no es factible, una práctica común es aplicar tratamiento agudo dirigido contra los organismos responsables, más rifampicina si se obtienen estafilococos en el cultivo, y continuar con tratamiento inhibidor crónico con antibióticos orales.
  - La inhibición crónica resulta más eficaz para estreptococos o estafilococos coagulasa-negativos, mientras que las tasas de fracaso son superiores para *S. aureus*.[38]
  - El antibiótico oral debe elegirse en función de su sensibilidad, su facilidad de administración y su menor probabilidad de efectos adversos.
  - Los antibióticos, por lo regular utilizados en la inhibición crónica, incluyen la **trimetoprima-sulfametoxazol o la doxiciclina.**

COMPLICACIONES

- El deterioro de la función articular es una temida complicación.
- Los organismos más virulentos pueden dar lugar a infección sistémica grave con shock sistémico.

VIGILANCIA/SEGUIMIENTO

- La reevaluación clínica para valorar el posible empeoramiento de la infección o la mala cicatrización de heridas tiene lugar en las primeras 3-6 semanas de tratamiento.
- Los síntomas persistentes o que empeoran, o la elevación persistente de marcadores inflamatorios obligan a proceder a una ulterior evaluación de la infección no resuelta.

DESENLACE/PRONÓSTICO

El pronóstico depende de la localización, el tiempo transcurrido desde la cirugía, los factores referidos al huésped y los organismos infectantes; no obstante, > 90% de los procedimientos en dos etapas y > 70% de las infecciones tempranas tratadas en caso de prótesis retenida dan lugar a curación, en general con buena función protésica.

Bursitis séptica

PRINCIPIOS GENERALES

- La bursitis séptica es la infección bacteriana de una bolsa que cubre una articulación.
- Por lo regular afecta a las bolsas subcutáneas del olécranon, prerrotuliana e infrarrotuliana.
- Las bacterias se introducen por un traumatismo, por vía percutánea o, más raro, por diseminación hematógena.
- La bursitis séptica se debe a *S. aureus* en > 80% de los casos.[39]
- Otras causas incluyen estreptococos, bacilos Gram negativos, micobacterias y hongos.
- El factor de riesgo más significativo es el traumatismo que afecta la bolsa.

DIAGNÓSTICO

- Los pacientes experimentan dolor, eritema y calor sobre la bolsa afectada, con o sin síntomas sistémicos.
- A menudo son evidentes signos de traumatismo o herida punzante sobre la bolsa afectada.
- Artritis séptica de la articulación, gota, bursitis traumática y reumática pueden presentarse de forma similar.
- La **aspiración de la bolsa es la prueba de elección**, con envío de muestras de líquido para recuento celular y fórmula leucocítica, detección de cristales, tinción de Gram y cultivo.
- La aspiración del espacio articular es a veces necesaria para descartar la artritis séptica.

TRATAMIENTO

- El tratamiento antibiótico dirigido contra el organismo responsable está indicado para un ciclo de 10 a 14 días (tabla 8-2).
- En casos leves que afectan a pacientes por lo demás sanos, los regímenes orales constituyen una opción razonable.[39]
- Se debe proceder a aspiración a diario hasta que se obtenga líquido estéril.

DESENLACE/PRONÓSTICO

- El pronóstico suele ser bueno, aunque la bursitis puede recidivar.
- La bursitis recidivante puede requerir bursectomía.

Artritis viral

PRINCIPIOS GENERALES

- La artritis viral es un síndrome de poliartritis aguda, fiebre y exantema causado por infección viral.
- La fisiopatología de la artritis viral no se conoce bien, pero se sabe que puede ser consecuencia de una infección directa de la membrana sinovial o de una respuesta inmunitaria del huésped a la infección.
- Hasta 60% de las infecciones por parvovirus,[40] y 20% de infecciones por hepatitis B aguda o hepatitis C crónica se complica con artritis viral.[41]
- El virus de la rubéola es causa frecuente de artritis en los países en desarrollo. Otros virus causantes de artritis incluyen VIH, de Epstein-Barr, enterovirus, parotiditis, adenovirus y alfavirus.
- El riesgo de artritis viral depende de factores de riesgo de infecciones virales específicas.
- Tras una infección por parvovirus, las mujeres presentan mayor probabilidad que los hombres de padecer artritis (60 frente a 30%).[40]

DIAGNÓSTICO

Presentación clínica

Historia clínica

- La infección por parvovirus a menudo se presenta con poliartritis simétrica de manos, muñecas y tobillos, acompañada de eritema facial ("mejillas abofeteadas") y fiebre.
- Una poliartritis simétrica de manos, muñecas, rodillas y tobillos en la hepatitis B aguda a menudo antecede al desarrollo de ictericia durante el pródromo febril.
- El virus de la hepatitis C crónica se asocia con frecuencia a artralgias. En un reducido número de pacientes se desarrolla una artritis patente semejante a la artritis reumatoide.[41]
- La rubéola causa una artritis que por lo regular afecta más las articulaciones pequeñas de las manos y se asocia con la aparición de exantema.

Exploración física
- La cuidadosa exploración de las articulaciones, con especial atención a manos, muñecas y tobillos, debe poner de manifiesto afectación articular.
- La exploración de la piel puede revelar un característico exantema indicativo de rubéola o parvovirus.

Diagnóstico diferencial

Otras causas de poliartritis incluyen artritis reumatoide, fiebre reumática aguda, endocarditis e IGD.

Pruebas diagnósticas

- La serología viral suele ser la opción más útil para el diagnóstico.
- Con frecuencia, las técnicas de imagen no aportan datos reseñables.
- La aspiración articular rara vez resulta útil, excepto para descartar otras causas de artritis, ya que los organismos no se suelen recuperar de la membrana sinovial.

TRATAMIENTO

- La atención de apoyo es el único tratamiento indicado para la mayoría de los casos de artritis viral.
- Los antiinflamatorios no esteroideos (AINE) son útiles para el manejo de los síntomas.
- El tratamiento de la hepatitis C o de la hepatitis B crónica puede mejorar los síntomas articulares.

CONSIDERACIONES ESPECIALES

En las personas que regresan de un viaje con poliartralgias se debe proceder a un detallado análisis de los antecedentes del viaje, para calibrar el riesgo de infección por alfavirus, como el virus de Chikungunya, o por flavivirus (p. ej., el virus del dengue).

DESENLACE/PRONÓSTICO

- La artritis viral rara vez causa discapacidad significativa a largo plazo y suele remitir de manera espontánea.
- El parvovirus presenta una evolución recidivante en un tercio de los casos, o una evolución crónica que se prolonga durante meses, en hasta 20% de los pacientes afectados.[40]
- Los síntomas articulares en las hepatitis B o C crónicas pueden persistir con la enfermedad, aunque la lesión articular permanente es poco frecuente.

Artritis reactiva

PRINCIPIOS GENERALES

- La artritis reactiva se define como **inflamación estéril de las articulaciones**, que puede relacionarse con una infección distante.
- Se ha planteado la hipótesis de que la ARe se relacione con eliminación inadecuada del organismo y/o respuesta inmunitaria irregular.
- Existe asociación con otras espondiloartropatías seronegativas y con el antígeno HLA-B27.[42] No obstante, la relación con el HLA-B27 es menos significativa que en la espondilitis anquilosante.
- La ARe es una enfermedad poco frecuente que afecta sobre todo a adultos jóvenes. La relación hombre-mujer es paritaria para los casos de ARe subsiguiente a una gastroenteritis, pero la patología es mucho más frecuente en hombres tras padecer una infección genitourinaria.
- La ARe puede producirse en brotes a partir de una única fuente de infección.
- Numerosas infecciones microbianas dan lugar a ARe:
  ○ Las bacterias intestinales incluyen *Yersinia, Salmonella, Shigella, Campylobacter* y *C. difficile*.
  ○ *Chlamydia trachomatis* puede producir ARe tras una uretritis.
  ○ *Chlamydophila pneumoniae* causa ARe subsiguiente a infección respiratoria.

DIAGNÓSTICO

Presentación clínica

- A menudo puede producirse una infección previa, respiratoria, genitourinaria o digestiva, aunque en otros casos la infección inicial es asintomática o no se reporta.
- Suele registrar un intervalo de 1 a 2 semanas (hasta 4 en el caso de *Chlamydia*) entre la infección inicial y los síntomas articulares.[42]
- La enfermedad suele presentarse como oligoartritis asimétrica de las articulaciones grandes de las extremidades inferiores, junto con síntomas extraarticulares. En alrededor de la mitad de los casos se registra dorsalgia. No es rara la entesopatía (p. ej., tendinitis aquílea, fascitis plantar o dactilitis).
- Son característicos los signos de enrojecimiento, inflamación y dolor con el movimiento.
- Pueden observarse síntomas extraarticulares, como conjuntivitis, uveítis anterior aguda y síntomas cutáneos (p. ej., balanitis circinada, queratodermia blenorrágica y eritema nudoso).

Diagnóstico diferencial

La ARe debe diferenciarse de otras causas de poli y oligoartritis aguda, como las posibles causas infecciosas y no infecciosas.

Pruebas diagnósticas

- La ARe es un diagnóstico de exclusión que debe considerarse en el contexto clínico pertinente cuando se hayan descartado otras causas de artritis.
- Cuando se presenta la artritis, los cultivos para determinar la infección desencadenante son muchas veces negativos. Una excepción es *C. trachomatis*, que a menudo es identificado en la orina por pruebas de amplificación de ácido nucleico o en cultivo de muestras uretrales.[43]
- Cuando se dispone de ellas, las pruebas serológicas sirven de apoyo al diagnóstico.

TRATAMIENTO

- El tratamiento sintomático con AINE e inyecciones locales de corticosteroides es útil.
- No existe ninguna evidencia significativa en favor del tratamiento antibiótico de la ARe por sí mismo, aunque *C. trachomatis* con cultivos positivos debe ser tratada.

DESENLACE/PRONÓSTICO

De los pacientes, 50% se recupera en los primeros 6 meses de tratamiento, si bien una parte minoritaria de los afectados desarrolla síntomas crónicos o recurrentes.[42]

REFERENCIAS

1. Foster TJ, Hook M. Surface protein adhesins of *Staphylococcus aureus*. *Trends Microbiol.* 1998;6:484-488.
2. Schmitt SK. Osteomyelitis. *Infect Dis Clin North Am.* 2017;31:325-338.
3. Mylona E, Samarkos M, Kakalou E, et al. Pyogenic vertebral osteomyelitis: a systematic review of clinical characteristics. *Semin Arthritis Rheum.* 2009;39:10-17.
4. Berbari EF, Kanj SS, Kowalski TJ, et al. 2015 Infectious Diseases Society of America (IDSA) clinical practice guidelines for the diagnosis and treatment of native vertebral osteomyelitis in adults. *Clin Infect Dis.* 2015;61:e26-e46.
5. Bhavan K, Marschall J, Olsen M, et al. The epidemiology of hematogenous vertebral osteomyelitis: a cohort study in a tertiary care hospital. *BMC Infect Dis.* 2010;10:158.
6. Sapico FL, Montgomerie JZ. Pyogenic vertebral osteomyelitis: report of nine cases and review of the literature. *Rev Infect Dis.* 1979;1:754-776.
7. Pigrau C, Almirante B, Flores X, et al. Spontaneous pyogenic vertebral osteomyelitis and endocarditis: incidence, risk factors, and outcome. *Am J Med.* 2005;118:1287.

8. Modic MT, Feiglin DH, Piraino DW, et al. Vertebral osteomyelitis: assessment using MR. *Radiology*. 1985;157:157-166.

9. McHenry MC, Easley KA, Locker GA. Vertebral osteomyelitis: long-term outcome for 253 patients from 7 Cleveland-area hospitals. *Clin Infect Dis*. 2002;34:1342-1350.

10. Kowalski TJ, Berbari EF, Huddleston PM, et al. Do follow-up imaging examinations provide useful prognostic information in patients with spine infection? *Clin Infect Dis*. 2006;43:172-179.

11. Hartemann-Heurtier A, Senneville E. Diabetic foot osteomyelitis. *Diabetes Metab*. 2008;34:87-95.

12. Butalia S, Palda VA, Sargeant RJ, et al. Does this patient with diabetes have osteomyelitis of the lower extremity? *JAMA*. 2008;299:806-813.

13. Jeffcoate WJ, Lipsky BA. Controversies in diagnosing and managing osteomyelitis of the foot in diabetes. *Clin Infect Dis*. 2004;39:S115-S122.

14. Newman LG, Waller J, Palestro CJ, et al. Unsuspected osteomyelitis in diabetic foot ulcers. *JAMA*. 1991;266:1246-1251.

15. Lipsky BA, Berendt AR, Cornia PB, et al. 2012 Infectious Diseases Society of America clinical practice guideline for the diagnosis and treatment of diabetic foot infections. *Clin Infect Dis*. 2012;54:e132-173.

16. Senneville E, Melliez H, Beltrand E, et al. Culture of percutaneous bone biopsy specimens for diagnosis of diabetic foot osteomyelitis: concordance with ulcer swab cultures. *Clin Infect Dis*. 2006;42:57-62.

17. Shank CF, Feibel JB. Osteomyelitis in the diabetic foot: diagnosis and management. *Foot Ankle Clin*. 2006;11:775-789.

18. Apelqvist J, Larsson J, Agardh CD. Long-term prognosis for diabetic patients with foot ulcers. *J Intern Med*. 1993;233:485-491.

19. Darouiche RO, Landon GC, Klima M, et al. Osteomyelitis associated with pressure sores. *Arch Intern Med*. 1994;154:753-758.

20. Sugarman B. Pressure sores and underlying bone infection. *Arch Intern Med*. 1987;147:553-555.

21. Huang AB, Schweitzer ME, Hume E, et al. Osteomyelitis of the pelvis/hips in paralyzed patients: accuracy and clinical utility of MRI. *J Comput Assist Tomogr*. 1998;22:437-443.

22. Bryan CS, Dew CE, Reynolds KL. Bacteremia associated with decubitus ulcers. *Arch Intern Med*. 1983;143:2093-2095.

23. Cucurull E, Espinoza LR. Gonococcal arthritis. *Rheum Dis Clin North Am*. 1998;24:305-322.

24. Stary A, Ching SF, Teodorowicz L, Lee H. Comparison of ligase chain reaction and culture for detection of Neisseria gonorrhoeae in genital and extragenital specimens. *J Clin Microbiol*. 1997;35:239-242.

25. Liebling MR, Arkfeld DG, Michelini GA, et al. Identification of Neisseria gonorrhoeae in synovial fluid using the polymerase chain reaction. *Arthritis Rheum*. 1994;37:702-709.

26. Workowski KA, Bolen GA; Centers for Disease Control and Prevention (CDC). Sexually transmitted diseases treatment guidelines, 2015. *MMWR Recomm Rep*. 2015;64:1-137.

27. Goldenberg DL. Septic arthritis. *Lancet*. 1998;351:197-202.

28. Mathews CJ, Coakley G. Septic arthritis: current diagnostic and therapeutic algorithm. *Curr Opin Rheumatol*. 2008;20:457-462.

29. Gupta MN, Sturrock RD, Field M. A prospective 2-year study of 75 patients with adult-onset septic arthritis. *Rheumatology*. 2001;40(1):24-30.

30. Weston VC, Jones AC, Bradbury N, et al. Clinical features and outcome of septic arthritis in a single UK Health District 1982–1991. *Ann Rheum Dis*. 1999;58(4):214-219.

31. Kaandorp CJ, Krijnen P, Moens HJ, et al. The outcome of bacterial arthritis: a prospective community-based study. *Arthritis Rheum*. 1997;40:884-892.

32. Lentino JR. Prosthetic joint infections: bane of orthopedists, challenge for the infectious disease specialists. *Clin Infect Dis*. 2003;36:1157-1161.

33. Zimmerli W, Trampuz A, Oschsner PE. Prosthetic joint infections. *N Engl J Med*. 2004; 351:1645-1654.

34. Berger P, Van Cauter M, Driesen R, et al. Diagnosis of prosthetic joint infection with alpha-defensin using a lateral flow device: a multicentre study. *Bone Joint J*. 2017;99:1176-1182.

35. Osmon DR, Berbari EF, Berendt AR, et al. Diagnosis and management of prosthetic joint infection: clinical practice guidelines by the Infectious Diseases Society of America. *Clin Infect Dis*. 2013;56:e1-e25.

36. Byren I, Bejon P, Atkins BL, et al. One hundred and twelve infected arthroplasties treated with "DAIR" (debridement, antibiotics and implant retention): antibiotic duration and outcome. *J Antimicrob Chemother.* 2009;63:1264-1271.

37. Trampuz A, Zimmerli W. Prosthetic joint infections: update in diagnosis and treatment. *Swiss Med Wkly.* 2005;135:243-251.

38. Segreti J, Nelson JA, Gordon MT. Prolonged suppressive antibiotic therapy for infected orthopedic prostheses. *Clin Infect Dis.* 1998;27:711-713.

39. Zimmermann B, Mikolich DJ, Ho G. Septic bursitis. *Semin Arthritis Rheum.* 1995;24:391-410.

40. Moore TL. Parvovirus-associated arthritis. *Curr Opin Rheumatol.* 2000;12:289-294.

41. Ohl C. Infectious arthritis of native joint. En: Mandell GL, Bennett JE, Dolin R, eds. *Mandell, Douglas, and Bennett's Principles and Practice of Infectious Diseases.* 7th ed. Philadelphia, PA: Churchill Livingstone, Elsevier; 2009:1443-1456.

42. Leirisalo-Repo M. Reactive arthritis. *Scand J Rheumatol.* 2005;34:251-259.

43. Galadari I, Galadari H. Nonspecific urethritis and reactive arthritis. *Clin Dermatol.* 2004;22:469-475.

Infecciones de la piel y de los tejidos blandos

9

Darrell McBride y Stephen Y. Liang

Impétigo

PRINCIPIOS GENERALES

Definición

El impétigo es una infección superficial contagiosa de la epidermis causada por *Staphylococcus aureus* o estreptococos β-hemolíticos. Puede dividirse en formas ampollosas y no ampollosas.

Epidemiología

- El impétigo no ampolloso es más frecuente.
- Suele afectar a niños de 2-5 años, pero se puede presentar a cualquier edad.[1]
- La incidencia es mayor en climas tropicales o en verano en áreas templadas.[2]
- La infección se disemina con facilidad a otros por contacto con piel expuesta.

Etiología

- ***S. aureus* es la causa más común de las dos formas de impétigo.**[2]
- Los estreptococos β-hemolíticos (sobre todo *Streptococcus pyogenes*) pueden causar impétigo no ampolloso por sí solos o en coinfección con *S. aureus*.
- El impétigo ampolloso es inducido por cepas de *S. aureus* que producen **toxina A exfoliativa**.[3]
  - Los casos debidos a *S. aureus* resistente a meticilina extrahospitalario (SARM-EH) son más frecuentes, aunque la mayoría aún es producida por cepas sensibles a meticilina.[3]
  - Muchos aislamientos de SARM-EH no tienen el gen que codifica este factor de virulencia.[4]

Fisiopatología

- El impétigo estreptocócico comienza con colonización de la piel, seguida de inoculación por traumatismos cutáneos menores. El impétigo estafilocócico suele ir precedido de colonización nasal.
- *S. aureus* produce toxina A exfoliativa, la cual causa la rotura de las uniones adhesivas de la epidermis superficial en el impétigo ampolloso.

Factores de riesgo

- Las condiciones de pobreza, falta de higiene y hacinamiento favorecen la probabilidad de transmisión.
- Los traumatismos menores, picaduras de insecto y dermatosis inflamatoria.[1]

DIAGNÓSTICO

Presentación clínica

- El único síntoma suele ser la presencia de lesiones cutáneas dolorosas características.
- Los síntomas sistémicos son poco frecuentes, aunque a veces se observa linfadenitis local.
- Las lesiones de impétigo no ampolloso suelen desarrollarse en zonas expuestas de la cara o en las extremidades, mientras que el impétigo ampolloso se encuentra más a menudo en el tronco.

- El impétigo no ampolloso comienza con pápulas, que se desarrollan hasta formar vesículas sobre un lecho de eritema. Estas lesiones se agrandan formando pústulas, que se rompen y quedan revestidas por una característica **costra dorada gruesa** en un plazo de 4-6 días.
- El tipo ampolloso inicia con vesículas frágiles, que rápido aumentan de tamaño y forman ampollas flácidas con líquido, las cuales a menudo revientan y dejan una costra parda delgada.

Diagnóstico diferencial

Éste incluye dermatitis de contacto, penfigoide ampolloso y síndrome de Stevens-Johnson.

Pruebas diagnósticas

- La historia clínica apropiada y el examen del aspecto clínico permiten establecer el diagnóstico.
- Las lesiones que no responden al tratamiento adecuado deben cultivarse, y considerar el posible diagnóstico alternativo.

TRATAMIENTO

- En pacientes con pocas lesiones, el tratamiento tópico es tan eficaz como los antibióticos sistémicos orales.
  - La **mupirocina tópica** (al 2%, aplicada tres veces por día) es el fármaco tópico de primera línea.[1] La resistencia a este medicamento está en aumento en las cepas estafilocócicas, por lo que el tratamiento debe reevaluarse si no hay mejora clínica en un plazo de 3-5 días.
  - La **retapamulina tópica** (al 1%, aplicada dos veces al día) ha sido aprobada por la FDA para tratar esta afección y tiene una eficacia comparable a la de la mupirocina.[5]
- Los antibióticos sistémicos orales se utilizan en casos de enfermedad extensa o si las lesiones están en un área en la que el tratamiento tópico no es práctico.
  - Pueden emplearse una penicilina resistente a la penicilinasa (dicloxacilina), una combinación de β-lactámico/inhibidor de la β-lactamasa (amoxicilina/clavulanato) o una cefalosporina de primera generación (cefalexina), ya que son activos contra estreptococos y cepas de *S. aureus* productoras de β-lactamasa (tabla 9-1).[1]
  - La clindamicina se usa cuando se sospecha la presencia de SARM o en casos de alergia grave a β-lactámicos. El linezolid puede considerarse si en el área se registra una tasa elevada de resistencia inducible a clindamicina (tabla 9-2).
- La duración del tratamiento, que debe basarse en la respuesta clínica, suele ser de 7-10 días.[1]
- Se debe promover el correcto lavado de manos de pacientes y familiares, instruyendo cuando sea pertinente sobre las medidas adecuadas de higiene personal.

COMPLICACIONES

La glomerulonefritis posestreptocócica sucede en raras ocasiones al impétigo estreptocócico, pero no se han referido casos de fiebre reumática aguda subsiguiente a este tipo de afección.

Abscesos, forúnculos y carbúnculos

PRINCIPIOS GENERALES

Clasificación

- Los abscesos cutáneos son infecciones purulentas que afectan la dermis y el tejido cutáneo profundo.
- Los forúnculos ("diviesos") son similares a los abscesos cutáneos, pero afectan a los folículos pilosos con pequeños abscesos subcutáneos.
- Un carbúnculo es un agregado de forúnculos que forman una única lesión supurativa, que drena a través de múltiples folículos pilosos.

TABLA 9-1	DOSIFICACIÓN Y VÍAS DE ADMINISTRACIÓN PARA ALGUNOS ANTIBIÓTICOS DE USO COMÚN EN LAS INFECCIONES DE PIEL Y TEJIDOS BLANDOS	
Antibiótico	**Dosis y administración**	
	Adultos	**Niños**
Opciones orales		
Penicilina V	500 mg cuatro veces al día	< 12 años: 25-50 (mg/kg)/día fraccionados en tres o cuatro veces al día (máx. 3 g/día) ≥ 12 años: 500 mg cuatro veces al día
Dicloxacilina	500 mg cuatro veces al día	< 40 kg: 25-50 (mg/kg)/día fraccionados en cuatro veces al día (máx. 2 g/día) ≥ 40 kg: 500 mg cuatro veces al día
Cefalexina	500 mg cuatro veces al día	25-50 (mg/kg)/día fraccionados en cuatro veces al día (máx. 4 g/día)
Clindamicina	300-450 mg tres o cuatro veces al día	30-40 (mg/kg)/día fraccionados en tres o cuatro veces al día (máx. 1.8 g/día)
Amoxicilina-clavulanato	875 mg dos veces al día	< 16 años y < 40 kg: 25-45 (mg de amoxicilina/kg)/día fraccionados cada 12 h < 16 años o ≥ 40 kg: 875 mg dos veces al día
Opciones intravenosas		
Penicilina G	3-4 millones de unidades i.v. cada 4 h	100 000-400 000 (unidades/kg)/día fraccionadas cada 4-6 h (máx. 24 millones de unidades/día)
Oxacilina	1-2 g cada 4 h	100-200 (mg/kg)/día fraccionados cada 4-6 h (máx. 12 g/día)
Ampicilina-sulbactam	1.5-3 g cada 6 h	100-200 (mg de ampicilina/kg)/día fraccionados cada 6 h (máx. 12 g/día)
Cefazolina	1-1.5 g cada 8 h	25-100 (mg/kg)/día fraccionados cada 6-8 h (máx. 6 g/día)
Cefepima	1 g cada 12 h (aumente a 2 g para el tratamiento de *Pseudomonas aeruginosa*)	50 (mg/kg)/dosis cada 12 h (máx. 2 g/dosis)
Piperacilina-tazobactam	4.5 g cada 8 h (aumente hasta cada 6 h para el tratamiento de *P. aeruginosa*)	240 (mg de piperacilina/kg)/día fraccionados cada 8 h; aumente a 300-400 (mg de piperacilina/kg)/día fraccionados cada 6 h para el tratamiento de *P. aeruginosa* (máx. 16 g/día)
Meropenem	500 mg cada 8 h	10 (mg/kg)/dosis cada 8 h (máx. 500 mg/dosis)
Clindamicina	600-900 mg cada 8 h	25-40 (mg/kg)/día fraccionados cada 6-8 h (máx. 2.7 g/día)
Vancomicina	15-20 mg/kg cada 12 h	15-20 (mg/kg)/dosis cada 6-8 h

TABLA 9-2	TRATAMIENTO ANTIBIÓTICO DE INFECCIONES EXTRAHOSPITALARIAS POR *STAPHYLOCOCCUS AUREUS* RESISTENTE A LA METICILINA	
Antibiótico	**Dosis y administración**	
	Adultos	**Niños**
Opciones orales		
Trimetoprim-sulfametoxazol	Dos comprimidos de doble dosis dos veces al día	Edad > 2 meses: 8-12 (mg de TMP/kg)/día fraccionados en dos veces al día (máx. 320 mg de TMP/día)
Clindamicina	300-450 mg tres o cuatro veces al día	30-40 (mg/kg)/día fraccionados en tres o cuatro veces al día (máx. 1.8 g/día)
Doxiciclina	100 mg dos veces al día	Evite el uso en niños < 8 años 2-4 (mg/kg)/día fraccionados en dos veces al día (máx. 200 mg/día)
Linezolid	600 mg dos veces al día	< 12 años: 30 (mg/kg)/día fraccionados en tres veces al día ≥ 12 años: 20 (mg/kg)/día fraccionados en dos veces al día (máx. 1 200 mg/día)
Tezolid	200 mg al día	No aprobada por la FDA en niños; datos insuficientes
Opciones intravenosas		
Clindamicina	600-900 mg cada 8 h	25-40 (mg/kg)/día fraccionados cada 6-8 h (máx. 2.7 g/día)
Vancomicina	15-20 mg/kg cada 12 h	15-20 (mg/kg)/dosis cada 6-8 h
Daptomicina	6 mg/kg cada 24 h	No aprobada por la FDA en niños 6 mg/kg cada 24 h
Ceftalorina	600 mg cada 12 h	No aprobada por FDA en niños
Linezolid	600 mg cada 12 h	< 12 años: 30 (mg/kg)/día fraccionados cada 8 h ≥ 12 años: 20 (mg/kg)/día fraccionados cada 12 h (máx. 1 200 mg/día)
Tedizolid	200 mg cada 24 h	No aprobada por la FDA en niños
Telavancina	10 mg/kg cada 24 h	No aprobada por la FDA
Tigeciclina[a]	100 mg × 1 dosis, a continuación 50 mg cada 12 h	No aprobada por la FDA ≥ 12 años: 1.5 mg/kg × 1 dosis (máx. 100 mg), después 1 (mg/kg)/dosis cada 12 h (máx. 50 mg)
Dalbavancina	1 000 mg × 1 y 500 mg 1 sem después	No aprobada por la FDA en niños
Oritavancina	1 200 mg i.v. × 1	No aprobada por la FDA en niños

[a] En el tratamiento de infecciones graves puede aumentar el riesgo de mortalidad con tigeciclina, en comparación con otros antibióticos.

Epidemiología

- Los abscesos cutáneos son habituales y causan más de 3 millones de visitas a los servicios de urgencia al año.[6] Los forúnculos y los carbúnculos también son frecuentes.
- Cuando se producen contactos estrechos, es posible que se registren brotes de abscesos cutáneos y forunculosis, en general debidos a *S. aureus*.[1]

Etiología

- ***S. aureus* es el responsable predominante de los abscesos, forúnculos y carbúnculos de la piel.** En algunos centros, el SARM-EH causa hasta 75% de estas infecciones.[7]
- Otros organismos producen este tipo de infecciones con menor frecuencia, según el entorno y los factores relacionados con el huésped.
  - Las lesiones adyacentes a membranas mucosas (periorales, vulvovaginales o perirrectales) o asociadas con consumo de drogas por inyección pueden ser polimicrobianas.
  - Los forúnculos también son causados por otros organismos de la flora cutánea, como especies de *Candida*.
  - *Pseudomonas aeruginosa* o micobacterias atípicas se identifican en casos con antecedentes de exposición a aguas.

Fisiopatología

- La inoculación de las bacterias a través de la piel no intacta es el motivo más habitual de formación de abscesos cutáneos, aunque puede también producirse diseminación bacteriémica a la piel.
- Los forúnculos se forman como progresión de las foliculitis. Estas infecciones se producen en cualquier parte de la piel con pelo, aunque son más comunes en áreas expuestas a fricción o maceración (p. ej., cuello, axilas y nalgas).
- Los carbúnculos son más habituales en la parte posterior del cuello y las extremidades inferiores.[1]
- La leucocidina de Panton-Valentine, una citotoxina causante de destrucción de leucocitos y necrosis celular, se encuentra en algunas cepas de *S. aureus* y se ha asociado con lesiones cutáneas necróticas.[8]

Factores de riesgo

- Los factores de riesgo de infección cutánea por SARM se presentan en la tabla 9-3.
- Situaciones que den lugar a pequeñas discontinuidades de la piel (consumo de drogas por vía parenteral o subcutánea, alteraciones dermatológicas, abrasiones).

TABLA 9-3	FACTORES DE RIESGO ASOCIADOS A INFECCIONES DE PIEL Y TEJIDOS BLANDOS POR *STAPHYLOCOCCUS AUREUS* RESISTENTE A LA METICILINA EXTRAHOSPITALARIO (SARM-EH)

Contactos en el hogar o en un centro de asistencia ambulatoria de un paciente con infección probada por SARM extrahospitalario

Niños

Hombres con relaciones homosexuales

Personal militar

Población reclusa

Deportistas, en particular practicantes de deportes de contacto

Indios nativos de Norteamérica o personas originarias de las islas del Pacífico

Antecedentes de infección por SARM

Consumidores de drogas por vía parenteral

Hemodiálisis

DIAGNÓSTICO

Presentación clínica

- La presencia de lesiones cutáneas características suele ser el único síntoma.
- Puede haber referentes de infecciones cutáneas por contacto estrecho con personas infectadas o en los antecedentes clínicos del paciente.
- Los abscesos cutáneos se presentan con dolor, eritema y nódulos fluctuantes que, a menudo, están cubiertos por una pústula.
- Los forúnculos tienen un aspecto similar, con un pelo que surge de la pústula.
- Los carbúnculos aparecen como masas fluctuantes con drenaje purulento que procede de múltiples folículos pilosos.
- Se dan casos de cicatrización, en especial tras varias recidivas.

Diagnóstico diferencial

- La foliculitis es más superficial y no presenta drenaje purulento.
- La hidradenitis supurativa es similar, pero con una evolución más crónica.
- Los quistes epidermoides se confunden a veces con abscesos cutáneos.
- Las lesiones cutáneas secundarias a infecciones sistémicas por *Pseudomonas, Aspergillus, Nocardia* o *Cryptococcus* pueden observarse en pacientes inmunodeprimidos.

Pruebas diagnósticas

- El cultivo y la tinción de Gram son de ayuda, en especial con los cambiantes perfiles de resistencia del SARM-EH.
- En contextos apropiados, tinciones y cultivos ayudan a identificar hongos y micobacterias.

TRATAMIENTO

- **Abscesos cutáneos, forúnculos grandes y carbúnculos deben someterse a incisión y drenaje.**
- **A menudo, el tratamiento antibiótico no es necesario.** Debe considerarse en pacientes con enfermedad extensa, celulitis circundante, síntomas sistémicos, abscesos en áreas de difícil drenaje (p. ej., la cara) o inmunodepresión.
- El tratamiento se dirige contra *S. aureus,* incluido el SARM. Los antibióticos orales pueden emplearse en casos no complicados; los pacientes que requieren ingreso hospitalario reciben antibióticos intravenosos (ver en la tabla 9-2 opciones de tratamiento del SARM-EH). La duración del antibiótico se basa en la respuesta clínica y suele ser de 5-10 días.
- Los forúnculos pequeños se pueden tratar con compresas calientes.
- Cuando se considere oportuno, conviene impartir directrices a los pacientes acerca de las formas de mejorar la higiene personal y el cuidado de las heridas.

CONSIDERACIONES ESPECIALES

- La profilaxis antibiótica se administra antes de la incisión y el drenaje de las infecciones de piel y tejidos blandos en pacientes con trastornos cardiacos subyacentes, asociados con riesgo elevado de pronóstico adverso por endocarditis infecciosa. Más de 20% de quienes padecen infección cutánea por *S. aureus* que requiere incisión y drenaje sufre al menos una recidiva.[9]
- Las infecciones cutáneas recidivantes se asocian con colonización por *S. aureus* de los orificios nasales o la piel; la erradicación de *S. aureus* en quienes presentan frotis nasal positivo reduce las tasas de infección. **La descolonización se puede considerar en pacientes con infección recidivante, aun cuando se efectúen las intervenciones de higiene apropiadas** (en la tabla 9-4 se puede consultar el régimen de descolonización).

TABLA 9-4	RÉGIMEN AMBULATORIO DE ERRADICACIÓN DEL ORGANISMO PARA PORTADORES NASALES DE *STAPHYLOCOCCUS AUREUS*

- Atención cuidadosa a la higiene personal.
- Evitar compartir objetos de uso personal (máquinas de afeitar, jabones, lociones, ropa blanca), y desechar o lavar a fondo todos los objetos personales mientras se aplica el régimen de descolonización.
- Limpieza a fondo de las superficies de la casa con una solución activa contra el SARM (p. ej., de lejía).
- Aplicación de pomada de mupirocina al 2% en los orificios nasales dos veces al día durante 5-10 días.
- Lavado diario de todo el cuerpo con clorhexidina al 4% durante 5-14 días. Puede sustituir a los baños con lejía diluida dos veces a la semana durante 3 meses.
- Los regímenes orales se reservan para casos de recidiva, con independencia de que se apliquen las medidas aquí citadas, y pueden consistir en rifampicina más trimetoprim-sulfametoxazol o clindamicina orales.

Celulitis y erisipela

PRINCIPIOS GENERALES

Clasificación

- La celulitis afecta la dermis profunda y la grasa subcutánea.
- La erisipela es una infección más superficial de las capas superiores de la dermis y los vasos linfáticos superficiales.

Epidemiología

- La celulitis es un trastorno relativamente frecuente, con una incidencia estimada de 25/1 000 personas-años. La incidencia es superior en personas de mediana edad y adultos mayores.
- La incidencia estimada de la erisipela es de alrededor de 0.1/1 000 personas-años. Esta patología presenta una distribución por edad bimodal.

Etiología

- Cualquier discontinuidad en la barrera cutánea permite la penetración y diseminación de los organismos que colonizan la superficie cutánea.
- **La mayoría de estas infecciones es causada por bacterias Gram positivas, como los estreptococos β-hemolíticos, y en particular *S. pyogenes*, responsables de 80%.**
- *S. aureus* (de cepas tanto sensibles como resistentes a la meticilina) es un causante frecuente de celulitis en determinadas regiones de Estados Unidos.
- Otros organismos pueden inducir celulitis según los factores relacionados con el huésped y ambientales (tabla 9-5).

Factores de riesgo

- Las incisiones quirúrgicas, los traumatismos, las úlceras, la dermatosis inflamatoria y las fisuras producidas por tiña del pie son alteraciones cutáneas predisponentes habituales.[10,11]
- La obesidad, la insuficiencia venosa, la interrupción del drenaje linfático y otros cuadros causantes de edema crónico aumentan el riesgo de infección cutánea y pueden contribuir a la aparición de enfermedad recidivante.
- En la tabla 9-3 se resumen los factores de riesgo de infecciones por SARM-EH.

TABLA 9-5	ORGANISMOS INUSUALES EN LAS INFECCIONES DE PIEL Y TEJIDOS BLANDOS	
Organismos	**Indicios para el diagnóstico**	**Otras consideraciones**
Exposición a aguas		
Vibrio vulnificus	Exposición a agua salada	El tratamiento de elección para infecciones leves es doxiciclina
Aeromonas hydrophila	Exposición a agua dulce	El tratamiento de elección para infecciones leves es ciprofloxacino
Mycobacterium marinum	Exposición a agua salada o dulce (las lesiones comienzan como pápulas)	El tratamiento debe incluir dos fármacos activos (se prefiere claritromicina más etambutol o rifampicina) El tratamiento suele durar 3-4 meses
Streptococcus iniae	Trabajadores de acuicultura (infección por lo regular localizada en las manos)	Sensible a la penicilina
Exposición ocupacional		
Erysipelothrix rhusiopathiae	Exposición ocupacional a animales (pescadores, carniceros, veterinarios) (por lo regular localizada en las manos)	Sensible a la penicilina
Mordeduras y lesiones		
Flora oral humana (peptoestreptococos, *Eikenella corrodens*, *Streptococcus viridans*)	Mordedura humana	El tratamiento de elección para infecciones leves es amoxicilina-clavulanato
Pasteurella multocida y *Capnocytophaga canimorsus*	Mordedura de perro o gato	Las mordeduras de gato justifican el uso de antibióticos profilácticos, por la elevada tasa de infección. El tratamiento de elección es amoxicilina-clavulanato
Clostridium tetani	Tejido desvitalizado (p. ej., lesión por aplastamiento), contaminación de heridas con suciedad u óxido	Puede evolucionar a tétanos generalizado caracterizado casi siempre por trismo (bloqueo mandibular) En heridas menores limpias, la vacuna contra el tétanos apropiada para la edad ha de administrarse si han pasado ≥ 10 años desde la última vacunación; en cualquier otro tipo de herida, si han pasado ≥ 5 años. La inmunoglobulina del tétanos se administra a pacientes de los que no se conoce el estado completo de vacunación, en todas las heridas, excepto las menores y limpias

TABLA 9-5	ORGANISMOS INUSUALES EN LAS INFECCIONES DE PIEL Y TEJIDOS BLANDOS (CONTINÚA)	
Organismos	**Indicios para el diagnóstico**	**Otras consideraciones**
Inmunodepresión		
Cryptococcus neoformans	Deterioro de la inmunidad celular	Produce enfermedad diseminada; el fluconazol es el tratamiento de elección
Helicobacter cinaedi	Infección por VIH; celulitis multifocal	Produce infección diseminada con bacteriemia; el tratamiento no está bien definido
Especies de *Candida*	Deterioro de la inmunidad celular	Produce infección diseminada. Tratamiento con equinocandinas (p. ej., micafungina). En caso de *Candida parapsilosis* utilice formulación lipídica de amfotericina B
Especies de *Aspergillus*	Deficiencia de la inmunidad mediada por las células	Puede ser una infección diseminada o local. Se recomienda el tratamiento con voriconazol
Especies de *Fusarium*	Deficiencia de la inmunidad mediada por las células	Suele ser una infección localizada, pero puede volverse diseminada. El tratamiento es con altas dosis i.v. de voriconazol o posaconazol
Mucor/Rhizopus	Deficiencia de la inmunidad mediada por las células	Suele ser una infección localizada, pero puede volverse diseminada. El tratamiento es con una formulación lipídica de anfotericina B o posaconazol

DIAGNÓSTICO

Presentación clínica

Historia clínica
- Tanto la celulitis como la erisipela se presentan como **áreas diseminadas con eritema cutáneo, calor, edema y dolor.**
- Los síntomas sistémicos, como fiebre y escalofríos, son más comunes en la erisipela.
- Se debe proceder a una cuidadosa valoración de los factores de riesgo de infección por patógenos infrecuentes o por SARM-EH (tablas 9-3 y 9-5).

Exploración física
- Ambas infecciones ocurren sobre todo en las extremidades inferiores, aunque pueden aparecer en cualquier parte del cuerpo. La erisipela se ha asociado con distribución en mariposa en la cara.
- Se presentan como áreas de piel caliente, edema y eritema, sin foco de infección subyacente.
- La erisipela aparece como lesión elevada con bordes bien demarcados, mientras que los bordes de la celulitis son menos definidos.[1]
- La piel puede presentar un aspecto de piel de naranja debido al edema superficial que rodea los folículos pilosos fijados. En ocasiones hay linfangitis asociada.
- Asimismo, en ocasiones se desarrollan vesículas, ampollas, petequias y equimosis.

Diagnóstico diferencial

- La diferenciación de la fascitis necrosante (FN) es esencial (ver "Fascitis necrosante").
- A veces aparecen focos más profundos de infecciones como osteomielitis, artritis séptica y bursitis, con inflamación cutánea suprayacente.
- Pueden desarrollarse herpes zóster, eritema migratorio y exantemas virales acompañados de eritema.
- Entre las patologías que pueden simular el aspecto de la celulitis se cuentan: neoplasias malignas cutáneas, dermatitis de contacto, ciertas picaduras de insecto, gota, reacciones a fármacos, vasculitis, tromboflebitis y lipodermatoesclerosis.

Pruebas diagnósticas

- A veces hay signos de inflamación como el recuento leucocítico elevado, o niveles altos de velocidad de sedimentación globular o proteína C reactiva (PCR).
- Los hemocultivos son positivos en < 5% de los casos y sólo suelen realizarse cuando existen signos de toxicidad sistémica.
- Los cultivos de piel intacta no suelen ser útiles, en tanto que los de secreción purulenta y vesículas o ampollas descubiertas pueden ser convenientes en casos en los que se sospecha la presencia de patógenos infrecuentes o resistentes a fármacos.

TRATAMIENTO

Los antibióticos orales son apropiados en la infección leve, pero debe usarse la administración intravenosa en pacientes con síntomas sistémicos o en quienes no pueden tolerar la ingesta oral (tablas 9-1 o 9-2).

- **Erisipelas**
  - Si existe cualquier tipo de duda en cuanto al diagnóstico, el paciente debe ser tratado según las recomendaciones indicadas para la celulitis.
  - **Dado que la mayor parte de los casos de erisipela es causada por estreptococos, la penicilina y la amoxicilina se mantienen como tratamiento de elección.**
    - Los pacientes con alergia a la penicilina pueden ser tratados con cefalosporinas, siempre que éstas no produzcan reacciones graves, o con clindamicina.
    - Si la sospecha de infección por *S. aureus* es alta, es conveniente usar una penicilina antiestafilocócica (p. ej., dicloxacilina) o una cefalosporina de primera generación (p. ej., cefalexina).
- **Celulitis**
  - El tratamiento empírico debe dirigirse contra los estreptococos β-hemolíticos y *S. aureus*.
    - Las opciones orales adecuadas son **dicloxacilina, amoxicilina/clavulanato o cefalexina**. La clindamicina se administra a pacientes con alergias graves a los β-lactámicos.
    - Las opciones antibióticas parenterales incluyen oxacilina o cefazolina. La clindamicina o la vancomicina se administran a pacientes con alergias graves a los β-lactámicos.
  - Los pacientes con factores de riesgo de infección por SARM (tabla 9-3), los pertenecientes a una comunidad con una prevalencia de SARM > 30%, los que presentan evidencias de toxicidad sistémica o aquellos que no responden al tratamiento han de ser tratados con antimicrobianos empíricos eficaces contra SARM (tabla 9-2).
    - La vancomicina i.v. es el fármaco inicial más apropiado. Daptomicina, linezolid, tedizolid, telavancina, ceftarolina, oritavancina y dalbavancina pueden ser considerados en pacientes que no toleran la vancomicina o presentan antecedentes conocidos de *S. aureus* intermedio o resistente a la vancomicina. La clindamicina también se tiene en cuenta cuando la celulitis es de origen extrahospitalario y las tasas de resistencia local entre las cepas de SARM-EH son bajas.
    - El linezolid es una opción idónea para el tratamiento oral. También puede administrarse clindamicina v.o. si las tasas de resistencia son bajas. Debe evitarse la administración de trimetoprim-sulfametoxazol, salvo en el caso de que haya certeza de que la infección no es producida por estreptococos.

○ La duración del tratamiento depende de la respuesta clínica. Los casos no complicados necesitan sólo un ciclo de 5 días de tratamiento antibiótico;[1] sin embargo, las infecciones complicadas, o las causadas por patógenos resistentes a fármacos, como el SARM, necesitan tratamientos más prolongados, en general de entre 7 y 14 días.

○ Los pacientes con presentaciones clínicas o factores de riesgo asociados a patógenos más infrecuentes (tabla 9-5) deben recibir tratamiento empírico dirigido contra esos organismos.

○ La elevación del área afectada reduce el edema y puede prevenir el linfedema.[1]

○ El tratamiento de los trastornos subyacentes (edema, úlceras, dermatosis e infección por tiña) reducen el riesgo de recidiva.[1]

COMPLICACIONES

• Entre las complicaciones agudas se cuentan la tromboflebitis, la FN, la formación de abscesos, la bacteriemia y el síndrome del shock tóxico (SST).

• Los síntomas suelen empeorar en las primeras 24 horas de tratamiento debido a la exacerbación de la inflamación.

DESENLACE/PRONÓSTICO

• La mayoría de los casos de celulitis y erisipela remite con el tratamiento.

• La recidiva es frecuente y afecta a 15-30% de los pacientes.

• Los episodios de recidiva de celulitis dan lugar a lesión linfática acumulada y linfedema.

Fascitis necrosante, incluida la gangrena de Fournier

PRINCIPIOS GENERALES

Definición

La FN es una infección en potencia mortal caracterizada por necrosis de los tejidos subcutáneos, que progresa a lo largo de las fascias superficial y profunda.[12]

Epidemiología

• La FN es poco frecuente, ya que afecta a menos de 0.5 por 100 000 personas.

• La **FN tipo 1** a menudo se asocia con heridas quirúrgicas en pacientes inmunodeprimidos.

• La **FN tipo 2** suele ser una infección extrahospitalaria espontánea que afecta a personas sanas.

Etiología

• **En la FN tipo 1 se ven implicados un promedio de cinco organismos**, entre los que se cuentan anaerobios obligados (*Bacteroides* o *Peptostreptococcus*), anaerobios facultativos (especies de *Streptococcus* o *S. aureus*) y coliformes aerobios (*Escherichia coli* o *Klebsiella*).[1]

• **La FN tipo 2 suele deberse a *S. pyogenes***, aunque se han referido infecciones mixtas por *S. aureus* y *S. pyogenes* (SARM), *Vibrio vulnificus*, *Aeromonas hydrophila* y otros estreptococos también se han reportado en pacientes que presentan factores de riesgo de padecer infecciones debidas a estos organismos.[1]

Fisiopatología

• La FN tipo 1 se produce tras una intervención quirúrgica, una enfermedad dental o un traumatismo oral (FN cervical), o como consecuencia de traumatismos uretrales o de la parte inferior del tubo digestivo (gangrena de Fournier), o úlceras de decúbito o en las extremidades inferiores.

- La FN tipo 2 se produce tras la infección de una lesión cutánea menor, pero en 20% de los casos no existe discontinuidad cutánea aparente.
  - Una vez que *S. pyogenes* accede a los tejidos profundos, las proteasas secretadas degradan la matriz extracelular.
  - Las proteínas de virulencia estreptocócica evitan la fagocitosis, inhiben la función del neutrófilo y causan apoptosis de los neutrófilos.
  - La producción de superantígenos determina una respuesta inmunitaria excesiva y desencadena la liberación de citocinas, lo que deriva en lesión tisular grave, isquemia y shock.
  - Este proceso se extiende por los planos fasciales, y genera patología grave, de progresión rápida.

Factores de riesgo

- La FN tipo 1 se asocia con mayor frecuencia con intervención quirúrgica o traumatismo.
- La FN tipo 2 se relaciona con diabetes o enfermedad vascular periférica, aunque puede también ser una secuela de la varicela o de un traumatismo.

DIAGNÓSTICO

Presentación clínica

- La FN es una enfermedad infecciosa y una urgencia quirúrgica, y su diagnóstico precoz es fundamental.
- Puede ser difícil de diferenciar de la celulitis o de otras infecciones de tejidos blandos, aunque diversos rasgos característicos pueden hacer que el médico tome en consideración su diagnóstico.
  - Dolor desproporcionado en relación con los hallazgos físicos.
  - Induración que se extiende más allá del área visual de afectación cutánea.
  - Crepitación o gas subcutáneo.
  - Progresión rápida de los signos cutáneos.
  - Toxicidad sistémica excesiva con respecto a los signos cutáneos.
  - Falta de respuesta al tratamiento médico apropiado.
- Los pacientes pueden referir un dolor muy intenso al comienzo de la enfermedad. Ello va seguido de sensación de anestesia a medida que la FN progresa.
- Los hallazgos son sutiles o indiferenciables de los de la celulitis. Una coloración oscura de la piel y la presencia de ampollas y/o crepitaciones son relativamente específicos de la FN.

Diagnóstico diferencial

La FN se confunde con la celulitis, la mionecrosis por clostridios (MC) o la piomiositis.

Pruebas diagnósticas

- El indicador de riesgo de laboratorio para FN (LRINEC, por sus siglas en inglés) incorpora hallazgos frecuentes de laboratorio. Si hay infección cutánea grave, una puntuación ≥ 6 tiene valor predictivo de 92% para la FN.[13]
  - PCR elevada > 150 mg/L (4 puntos).
  - Leucocitosis con leucocitos de 15 000 a 25 000/μL (1 punto) o > 25 000/μL (2 puntos).
  - Anemia con un valor de hemoglobina de 11-13.5 g/dL (1 punto) o < 11 g/dL (2 puntos).
  - Hiponatremia con Na < 135 mmol/L (2 puntos).
  - Insuficiencia renal con creatinina sérica > 1.6 mg/dL (2 puntos).
  - Glucosa sérica > 180 mg/dL (1 punto).
- Los hemocultivos son positivos en 60% de los casos de FN tipo 2; se reduce a 20% si es FN 1.
- Los cultivos intraoperatorios son más fiables y deben usarse para guiar el tratamiento antibiótico.
- Radiografías simples, TC o RM de tejidos blandos a veces muestran gas subcutáneo o edema fascial.

TRATAMIENTO

- **El tratamiento es quirúrgico y médico y debe instaurarse con rapidez.**
- La intervención quirúrgica temprana con desbridamiento agresivo resulta esencial, ya que se ha demostrado que reduce la mortalidad.[1,14]
- Suele requerirse la repetición de la evaluación en quirófano 24-36 horas después del desbridamiento inicial, continuando el proceso cada día hasta que el desbridamiento sea completo.[1]
- **Los antibióticos de amplio espectro** deben dirigirse de inicio contra los organismos responsables probables, y modificarlos cuando los datos de la tinción de Gram y el cultivo estén disponibles.[1,14]
- La FN se debe tratar con antibióticos de amplio espectro, entre ellos los **carbapenémicos** (meropenem), **las penicilinas de espectro ampliado con un inhibidor de la β-lactamasa** (piperacilina-tazobactam) o la **cefepima en combinación con metronidazol** (tabla 9-1) **más:**
  - Un **agente con actividad contra SARM**, como vancomicina, daptomicina o linezolid (tabla 9-2) **más:**
  - **Clindamicina** para inhibir la producción de toxinas (tablas 9-1 o 9-2). Si la infección se debe a *S. pyogenes*, el tratamiento debe limitarse a penicilina y clindamicina. Linezolid puede tener ciertos efectos antitoxina, pero no debe remplazar a clindamicina para este fin.

DESENLACE/PRONÓSTICO

- La mortalidad aún es > 20% y puede llegar a 50% cuando el proceso se asocia con SST.[15,16]
- La morbilidad, incluidas desfiguración y pérdida de extremidades, es común, aun con una intervención apropiada.

Piomiositis

PRINCIPIOS GENERALES

- La piomiositis es una infección supurativa del músculo esquelético.
- En regiones tropicales se presenta con mayor frecuencia en niños y adultos por lo demás sanos.
- En regiones templadas en general es una enfermedad de adultos jóvenes inmunodeprimidos.[1]
- *S. aureus* es la causa más frecuente, y llega a ser responsable de 90% de los casos tropicales y 70% de los de clima templado. El SARM es cada vez más habitual en este contexto.[17] *S. pyogenes* es segundo, y va seguido de otros estreptococos, bacilos intestinales Gram negativos o infecciones polimicrobianas. *Bartonella*, micobacterias y anaerobios son causas poco habituales.[17]
- La diseminación al músculo esquelético se produce durante un episodio de bacteriemia.
- Los traumatismos musculares son un nido de infección y formación de abscesos.
- **En áreas de clima templado, cerca de 50% de los pacientes con piomiositis presenta una enfermedad subyacente,** como infección por VIH, diabetes mellitus, afecciones reumatológicas, neoplasias malignas u otros estados de inmunodepresión.[17]
- **Alrededor de 50% de los pacientes tiene antecedentes conocidos de traumatismo.** En deportistas jóvenes, en ocasiones el ejercicio extenuante es motivo de desarrollo de piomiositis.

DIAGNÓSTICO

Presentación clínica

- Dolor localizado, inflamación y calambres en el músculo afectado.
- Son frecuentes síntomas sistémicos, como fiebre y escalofríos.
- Los músculos de extremidades inferiores, sobre todo del muslo, se ven más afectados, aunque se han referido casos de afectación de músculos torácicos, abdominales y glúteos.[17]

- En hasta 20% de los casos se registra infección de múltiples grupos musculares.
- Los signos superficiales de inflamación en la exploración a veces no están presentes al inicio.
- El área suprayacente presenta a menudo induración y un aspecto leñoso y firme.

Diagnóstico diferencial

El diagnóstico diferencial incluye hematoma muscular, osteomielitis, celulitis grave, FN, neoplasias, trombosis venosa profunda y distensiones musculares.

Pruebas diagnósticas

Pruebas de laboratorio
- Aunque la piomiositis es una infección del músculo esquelético, las concentraciones de creatina quinasa son a menudo normales o están sólo un poco elevadas.[17]
- Los hemocultivos son positivos hasta en 30% de los casos.[1]
- La piomiositis por *S. aureus* debe ser motivo para evaluar una posible endocarditis.

Diagnóstico por imágenes
- La ecografía puede poner de manifiesto hiperecogenicidad, debido al edema muscular, o hipoecogenicidad, por necrosis del músculo.
- La TC detecta edema muscular y la acumulación de líquido con realce de bordes indica absceso.
- La RM es más sensible en las infecciones tempranas y ayuda a localizar e identificar el alcance de la lesión muscular.[18]

Técnicas diagnósticas
- Si es posible, obtener muestra para cultivo, bajo guía ecográfica o de TC, antes de administrar antibióticos.
- Las muestras intraoperatorias también se deben remitir para cultivo y pruebas de sensibilidad antibiótica.

TRATAMIENTO

- El drenaje mediante radiología intervencionista o el drenaje y desbridamiento quirúrgicos son esenciales.
- Para pacientes inmunodeprimidos, el tratamiento empírico con vancomicina (tabla 9-1) es eficaz contra SARM y *S. pyogenes* (ver tabla 9-2 para tratamientos alternativos del SARM).
- Los pacientes inmunodeprimidos deben recibir vancomicina en combinación con otros antibióticos de amplio espectro, como meropenem o piperacilina-tazobactam (tabla 9-1).
- El tratamiento antibiótico debe ajustarse cuando se disponga de los resultados del cultivo.
- Su duración se establece en virtud de la respuesta clínica, aunque suele ser de 3 a 4 semanas en ausencia de endocarditis u osteomielitis.

COMPLICACIONES

- La endocarditis o la osteomielitis pueden presentarse como consecuencia de la bacteriemia.
- En ocasiones se dan casos de síndrome compartimental que requieren fasciotomía.

Mionecrosis por clostridios o gangrena gaseosa

PRINCIPIOS GENERALES

Definición

- La MC es una infección necrosante del músculo esquelético producida por *Clostridium*. También se conoce genéricamente como "gangrena gaseosa".[1,19]
- Puede ser espontánea o traumática, incluyéndose en este último grupo la de origen posoperatorio.

Epidemiología

- La MC traumática se desarrolla en heridas complicadas por deterioro del aporte vascular.
- La MC espontánea se observa en pacientes con neutropenia o neoplasia maligna GI.[1]

Etiología

- Las bacterias del género *Clostridium* son bacilos anaerobios Gram positivos formadores de esporas, que se hallan en los suelos y en el tubo digestivo humano.
- La MC traumática es casi siempre causada por *Clostridium perfringens*.
- La MC espontánea suele ser inducida por *Clostridium septicum*.[1]

Fisiopatología

- La inoculación de *Clostridium* en los tejidos profundos por medio de lesiones por aplastamiento, heridas por arma blanca o por arma de fuego, que crean un entorno anaerobio (por interrupción del aporte vascular), induce una MC traumática.
- La MC espontánea tiene lugar cuando una discontinuidad en la mucosa digestiva hace que *Clostridium* se disemine por vía hematógena y alcance el músculo.
- Una vez que el organismo llega al músculo, la infección evoluciona muy rápido, a veces en menos de 24 horas.
- Los clostridios causan esta enfermedad produciendo al menos 10 exotoxinas diferentes, aunque la α-toxina es la más importante, porque hidroliza las membranas celulares e induce necrosis tisular, hemólisis, agregación plaquetaria e inactivación de leucocitos. La α-toxina también ejerce un efecto cardiodepresor directo, que causa un shock profundo.[19,20]

Factores de riesgo

- Las complicaciones de periparto (p. ej., aborto, placenta retenida, rotura de aguas prolongada y tejido fetal retenido), la inyección de drogas por vía subcutánea (*skin popping*), la cirugía digestiva y las inyecciones intramusculares son factores de riesgo significativos.
- La MC espontánea no sólo se produce en las neoplasias malignas digestivas, también afecta a pacientes inmunodeprimidos (p. ej., con neutropenia y neoplasia maligna hematológica).

DIAGNÓSTICO

Presentación clínica

- Sospechar posible MC traumática si hay dolor intenso en el lugar de la incisión o el traumatismo quirúrgicos que se manifiesta en 24 horas desde la intervención, con signos de toxicidad sistémica.
- Por su parte, la sospecha de MC espontánea se relaciona con casos de presentación brusca de dolor muscular y signos de toxicidad sistémica, en un contexto de inmunodepresión o enfermedad digestiva conocidas, aun cuando la presentación no sea visible de manera inmediata.
- La piel que cubre el área puede aparecer inicialmente de color pálido, seguido de un tono violáceo o de un cambio de color eritematoso, con formación de ampollas.
- La zona en extremo sensible a la palpación y puede haber crepitaciones subyacentes.
- A veces los pacientes experimentan una rápida progresión a shock grave.

Diagnóstico diferencial

- La FN o la piomiositis pueden asemejarse a la MC.
- La MC espontánea se confunde en ocasiones con una distensión muscular, una lesión u otras alteraciones que den lugar a mialgia, como la gripe.

Pruebas diagnósticas

- El hemograma y el panel metabólico completos pueden mostrar leucocitosis y signos de insuficiencia multiorgánica, como coagulopatía, anemia hemolítica e insuficiencia renal y hepática. La anemia hemolítica es a veces grave y resistente a la transfusión.

- Los hemocultivos son positivos para *C. perfringens* en cerca de 15% de casos de MC traumática.
- En heridas, ampollas y muestras quirúrgicas se pueden recuperar bacilos grandes Gram variables.
- Las radiografías simples, la TC y la RM a veces revelan presencia de gas en el tejido.

TRATAMIENTO

- **Cuando se sospecha una MC es necesario solicitar una consulta quirúrgica inmediata.**
- Se requieren desbridamiento quirúrgico precoz, antibióticos y medidas de soporte intensivas.
- La intervención quirúrgica es a menudo necesaria para establecer un diagnóstico definitivo y como tratamiento de urgencia.
  - En la cirugía es frecuente observar tejido muscular necrótico, edematoso de tono pálido/gris, que no sangra ni se contrae.
  - Al abordar quirúrgicamente el músculo infectado suele apreciarse liberación evidente de gas.
  - La patología revela presencia de gas, lisis celular y ausencia de inflamación.
- A menudo son necesarios múltiples desbridamientos.
- El régimen antibiótico recomendado consta de **penicilina y clindamicina** (tabla 9-1). La infección debida a *Clostridium tertium* se trata con vancomicina o metronidazol.
- Se recomienda el tratamiento empírico de amplio espectro ya sea con vancomicina y piperacilina/tazobactam o un carbapenémico hasta que se identifique la presencia de *Clostridium.*
- Los pacientes deben monitorearse en la unidad de cuidados intensivos, con tratamiento agresivo del shock y la insuficiencia multiorgánica, cuando éste proceda.
- El papel del oxígeno hiperbárico aún es objeto de controversia.[1]

COMPLICACIONES

- Los pacientes pueden evolucionar rápidamente a shock séptico e insuficiencia multiorgánica.
- La hemólisis intravascular en un contexto de MC a veces es grave y requiere transfusión.

DESENLACE/PRONÓSTICO

- Las tasas de mortalidad son extremadamente altas para la MC espontánea (67-100%). Los sobrevivientes deben ser evaluados para neoplasia maligna GI.[21,22]
- La mortalidad para la MC traumática es de aproximadamente 20%.[23]

Infecciones del sitio quirúrgico

PRINCIPIOS GENERALES

Definición

Las infecciones del sitio quirúrgico (ISQ) se definen como presencia de infección en o cerca del sitio de una intervención quirúrgica, en un plazo de 90 días cuando se ha dejado implantada una prótesis.

Clasificación

- Las ISQ se dividen en categorías en función del sistema orgánico o del espacio corporal que resulte afectado o de la profundidad de la afectación tisular.
- Las infecciones superficiales implican a la piel o el tejido subcutáneo, en tanto que las profundas afectan a tejidos blandos profundos, músculo o fascia.

Epidemiología

- Las ISQ son responsables de 17% de las infecciones nosocomiales.[24]
- Alrededor de 3% de los pacientes sometidos a cirugía desarrolla una ISQ.[1]
- Las ISQ incrementan el costo medio de las hospitalizaciones de 3 000 a 30 000 dólares por caso.[25]

Etiología

- *S. aureus*, incluido el SARM, estafilococos coagulasa-negativos, enterococos, bacilos Gram negativos intestinales y *Pseudomonas* causan la mayoría de las ISQ.[26]
- Los organismos resistentes a múltiples fármacos son frecuentes, ya que las infecciones se suelen contraer en el entorno hospitalario.[27]
- Las ISQ clínicamente evidentes en un plazo de 48 horas desde la intervención suelen ser producidas por *S. pyogenes* o por especies de *Clostridiodes*.[1]
- Sitio de la intervención:
  - Las ISQ genitourinarias o del tubo digestivo son a menudo causadas por una combinación de organismos aerobios y anaerobios.
  - Las ISQ axilares presentan una tasa más alta de organismos Gram negativos.
  - Las ISQ perineales suelen deberse a organismos Gram negativos y anaerobios.
  - Las ISQ de cabeza y cuello son a menudo inducidas por flora oral.

Fisiopatología

- Las ISQ pueden deberse a flora endógena próxima a la incisión quirúrgica, diseminación desde un foco de infección a distancia o exposiciones exógenas (manos del personal médico, indumentaria o equipo quirúrgico, contacto con organismos dispersados en aerosol por el sistema de ventilación).
- Los organismos acceden a los tejidos profundos a través de discontinuidades en las barreras anatómicas habituales, por inoculación directa durante la cirugía o en el posoperatorio.
- Las ISQ pueden causar fracaso de la cicatrización, dehiscencia o formación de cicatriz excesiva.

Factores de riesgo

- Los factores de riesgo para los pacientes incluyen edad avanzada, diabetes, mal estado nutricional, consumo de tabaco, obesidad, infección preexistente en otra parte corporal, colonización por patógenos como *S. aureus*, inmunodepresión y hospitalización preoperatoria prolongada.
- Los factores asociados con la técnica quirúrgica incluyen duración extensa de la intervención, presencia de cuerpos extraños, contaminación de la herida y medidas de preparación inapropiadas (elección del antibiótico profiláctico, preparación de la piel, esterilización del equipo y duración del lavado quirúrgico).
- El tipo de intervención también ejerce una significativa influencia sobre la probabilidad de ISQ, siendo las técnicas abdominales las que mayor riesgo conllevan.
- El índice de la *National Healthcare Safety Network* de los *Centers for Disease Control and Prevention* (CDC) de Estados Unidos incluye la escala de valoración preoperatoria del anestesiólogo, la limpieza de la herida y la duración de la operación como elementos para clasificar los distintos niveles de riesgo de ISQ.[28]

DIAGNÓSTICO

Presentación clínica

- Con excepción de las infecciones por *S. pyogenes* o por especies de *Clostridium*, las ISQ no suelen ser evidentes hasta 5 días después de la operación, siendo de 14 días el plazo más característico.[1]
- En la exploración de la incisión se suelen percibir dolor a la palpación, inflamación, eritema y drenaje purulento.

Criterios diagnósticos

Según los CDC,[23] las ISQ superficiales deben cumplir uno de los siguientes criterios:
- Drenaje purulento en el sitio quirúrgico.
- Organismos aislados en un cultivo obtenido mediante técnica aséptica de líquido o tejido, tomado del sitio de incisión, o dehiscencia espontánea de una incisión profunda.
- Signos locales de infección en ISQ superficiales o absceso en infecciones profundas.
- Diagnóstico de ISQ establecido por el cirujano o el médico responsable (aunque, en la práctica, el diagnóstico puede ser por una amplia variedad de profesionales sanitarios).

Diagnóstico diferencial

Se debe sospechar una infección en un órgano/espacio si la ISQ superficial no mejora aunque se aplique un tratamiento adecuado.

Pruebas diagnósticas

- La tinción de Gram o el drenaje son útiles en caso de sospecha de infección < 48 horas tras la cirugía, con el fin de identificar posibles especies de clostridios o estreptococos.
- Se han de obtener cultivos de los sitios quirúrgicos infectados.

TRATAMIENTO

- La intervención quirúrgica temprana para abrir la herida infectada y desbridar el tejido necrótico constituye la base del tratamiento.
- La función de los antibióticos es objeto de controversia en pacientes con signos mínimos de toxicidad sistémica y signos poco manifiestos en la herida.
- En pacientes con ISQ superficial y fiebre, taquicardia, > 5 cm de eritema en torno a la herida o necrosis en ella, está indicado un breve ciclo de antibióticos.[1]
- En ISQ de tejidos profundos o de órganos/espacios, la elección y la duración del tratamiento empírico se deben orientar en función de la localización de la infección y la idoneidad del desbridamiento quirúrgico/drenaje.
  - El tratamiento empírico con vancomicina para prestar cobertura contra SARM y especies estreptocócicas (tablas 9-1 y 9-2) es una opción razonable en casos en los que no se sospeche la presencia de organismos Gram negativos y anaerobios.
  - Piperacilina-tazobactam, meropenem o cefepima más metronidazol pueden utilizarse cuando está justificado el tratamiento contra Gram negativos y anaerobios.
  - Cuando se disponga de los resultados de la tinción de Gram y el cultivo, se debe proceder a la correspondiente modificación de la elección del antibiótico.

DESENLACE/PRONÓSTICO

- Si la incisión no cicatriza con rapidez, puede registrarse una morbilidad significativa.
- La infección de espacios profundos y órganos conlleva morbilidad y mortalidad más elevadas.

Síndrome del shock tóxico

PRINCIPIOS GENERALES

Definición

El SST es una enfermedad mediada por toxinas bacterianas caracterizada por fiebre de inicio agudo, hipotensión e insuficiencia multiorgánica.[29]

Clasificación

El SST se clasifica en función del organismo que lo causa: el SST estafilocócico, que puede ser menstrual o no menstrual, y el SST estreptocócico.

Epidemiología

- La incidencia global del SST estafilocócico se estima de 1-3.4 casos por cada 100 000 mujeres.
  - De los casos, 90% de SST estafilocócico se produce en mujeres, existiendo en cerca de la mitad de ellas una asociación del proceso con la menstruación.
  - La incidencia del SST estafilocócico asociado con la menstruación ha disminuido en forma sensible desde mediados de la década de 1980, cuando la mayoría de los tampones superabsorbentes se retiró del mercado.
- Las enfermedades estreptocócicas invasivas presentan una incidencia estimada de cinco casos por cada 100 000 pacientes por año, y hasta 15% de dichos pacientes desarrollará SST estreptocócico.
- La mitad de los afectados por FN padece un SST asociado.

Etiología

- La mayoría de los casos de SST estafilocócico es causada por cepas sensibles a la meticilina de *S. aureus*. Existen varios informes de casos de SST debidos a SARM.
- El SST estreptocócico es producido por *S. pyogenes*.

Fisiopatología

- La producción de superantígenos bacterianos es un componente esencial de la patogenia. Éstos se unen a moléculas del complejo principal de histocompatibilidad (CPH) de clase II y a receptores de linfocitos T, que desencadenan una excesiva **activación de linfocitos T no regulada** en donde hasta 30% de los linfocitos T comienza a liberar citocinas. Ello determina una **respuesta inflamatoria sistémica exagerada** que produce shock e insuficiencia multiorgánica.[29]
- El SST estafilocócico menstrual se debe a colonización vaginal por una cepa de *S. aureus* productora de toxina. En estos casos, la **toxina 1 de SST** (TSST1) es el superantígeno, capaz de atravesar las barreras mucosas.
- El SST estafilocócico no menstrual ocurre cuando una cepa de *S. aureus* productora de toxina infecta una herida o coloniza otra superficie mucosa. Sólo alrededor de 50% de los casos no menstruales es causado por organismos que producen TSST1. La **enterotoxina B estafilocócica** puede actuar como superantígeno alternativo en las cepas TSST1-negativas.
- El SST estreptocócico suele asociarse con enfermedades invasivas como la celulitis, la FN o la piomiositis. *S. pyogenes* genera diversas proteínas de virulencia múltiple que pueden funcionar como superantígenos, como las **exotoxinas pirógenas estreptocócicas** (SpeA y SpeB).

Factores de riesgo

- Tampones de alta absorbencia para el SST estafilocócico menstrual.
- Discontinuidad de la piel o las membranas mucosas (absceso, técnica quirúrgica y quemaduras) en pacientes colonizados o infectados con cepas de *S. aureus* productoras de toxina.
- Traumatismo, cirugía, edad avanzada, enfermedad crónica, infección por varicela y uso de antiinflamatorios no esteroideos predisponen a los pacientes a enfermedad estreptocócica invasiva.

DIAGNÓSTICO

Presentación clínica

Historia clínica

- Pacientes con SST pueden presentar un cuadro similar a gripe, que evoluciona rápido a shock e insuficiencia multiorgánica, en un plazo de 8-12 horas tras el inicio de los síntomas.
- Antecedentes de menstruación con uso de tampón pueden indicar SST estafilocócico.

- En ocasiones, los pacientes refieren antecedentes de traumatismo o dolor intenso que puede semejar un cuadro de peritonitis o infarto de miocardio.

Exploración física
- A veces, poco después de la presentación inicial, se registran taquicardia, dificultad respiratoria, petequias, equimosis o ictericia.
- El exantema asociado con SST es un **eritema macular difuso** que puede asemejarse a una quemadura solar. A menudo afecta la piel y las membranas mucosas, comprende las palmas de las manos y las plantas de los pies y puede ser transitorio.
- Las mujeres afectadas deben someterse a exploración vaginal, que a veces pone de manifiesto hiperemia. Deben retirarse los tampones u otros cuerpos extraños.
- Los pacientes con SST estreptocócico a menudo presentan un foco identificable en la exploración.

Criterios diagnósticos
- Los criterios diagnósticos del SST estafilocócico se presentan en la tabla 9-6.
- Los criterios diagnósticos del SST estreptocócico se presentan en la tabla 9-7.

Diagnóstico diferencial
El diagnóstico diferencial del SST es amplio e incluye infecciones sistémicas como la sepsis por Gram negativos (incluyendo la meningococemia), la fiebre maculosa de las Montañas Rocosas y la leptospirosis en personas antes sanas.

Pruebas diagnósticas
- Los hemocultivos son positivos en < 5% de los casos de SST estafilocócico, mientras que ese porcentaje se eleva hasta 60% en los casos de SST estreptocócico.

TABLA 9-6	CRITERIOS DIAGNÓSTICOS PARA EL SÍNDROME DEL SHOCK TÓXICO ESTAFILOCÓCICO

1. Fiebre: ≥ 38.9 °C
2. Exantema: eritrodermia macular difusa
3. Descamación: se produce 1-2 semanas después del inicio de la enfermedad, en especial en las palmas de las manos y las plantas de los pies
4. Hipotensión: presión arterial (PA) sistólica ≤ 90 mm Hg; disminución ortostática de la PA diastólica ≥ 5 mm Hg
5. Afectación multisistémica (≥ 3 sistemas):
   a. Digestiva: vómito o diarrea
   b. Muscular: mialgia grave o creatina quinasa > 2 veces lo normal
   c. Membranas mucosas: hiperemia vaginal, orofaríngea, conjuntival
   d. Renal: BUN o creatinina > 2 veces lo normal, piuria
   e. Hepática: bilirrubina total > 2 veces lo normal
   f. Hematológica: plaquetas ≤ 100 000/µL
   g. SNC: desorientación o alteración del nivel de conciencia sin signos neurológicos focales
6. Resultados negativos en los cultivos de sangre, garganta o LCR (los hemocultivos pueden ser positivos para *Staphylococcus aureus*), y no hay elevación de los títulos de anticuerpos contra *Rickettsia rickettsii*, especies de *Leptospira* y rubéola

Los casos *confirmados* cumplen los seis criterios.
Los casos *probables* cumplen cinco de los seis criterios.
BUN, nitrógeno ureico en sangre; LCR, líquido cefalorraquídeo; SNC, sistema nervioso central.

TABLA 9-7	CRITERIOS DIAGNÓSTICOS PARA EL SÍNDROME DEL SHOCK TÓXICO ESTREPTOCÓCICO

1. Hipotensión: presión arterial sistólica ≤ 90 mm Hg
2. Se cumplen dos o más de los criterios siguientes:
   a. Insuficiencia renal: creatinina ≥ 2 mg/dL
   b. Coagulopatía: plaquetas ≤ 100 000/µL o coagulación intravascular diseminada
   c. Afectación hepática: transaminasas o bilirrubina > 2 veces lo normal
   d. Exantema macular eritematoso generalizado que puede presentar descamación
   e. Síndrome de dificultad respiratoria del adulto
   f. Necrosis de tejidos blandos (fascitis necrosante, piomiositis)

Los casos *confirmados* comprenden aislamiento de *Streptococcus pyogenes* en una localización normalmente estéril (sangre, líquido cefalorraquídeo, líquido peritoneal y biopsia tisular), además de cumplir los dos criterios.

Los casos *probables* comprenden aislamiento de *S. pyogenes* en una localización no estéril (garganta, piel y vagina), además de cumplir los dos criterios.

- Los cultivos de mucosas o heridas son positivos hasta en 90% de los pacientes con SST estafilocócico.
- Los estudios de laboratorio muestran signos de insuficiencia multiorgánica (tablas 9-6 y 9-7).

TRATAMIENTO

- El SST estafilocócico y estreptocócico debe tratarse con **un antibiótico idóneo que actúe sobre la pared celular en combinación con clindamicina**.
- La elección de antibiótico empírico que actúe sobre la pared celular debe contemplar que el fármaco sea eficaz contra SARM.
  - **Vancomicina** es la opción de primera línea, aunque linezolid, daptomicina y telavancina son posibles alternativas (tabla 9-2).
  - Cuando se observa que *S. aureus* es sensible a la meticilina, el paciente debe ser tratado con **oxacilina o nafcilina**.
  - La **penicilina** es el antibiótico con acción sobre la pared celular más adecuado para el tratamiento del SST estreptocócico (tabla 9-1).
- Dado que clindamicina se une a las unidades ribosómicas 50S y evita la formación de enlaces peptídicos, se emplea para interrumpir la producción de toxina y detener la progresión de la enfermedad. En casos en los que no se pueda emplear clindamicina, linezolid es una alternativa que también interrumpe *in vitro* la producción de toxina.
- La **inmunoglobulina intravenosa** (IGIV) puede considerarse como posible tratamiento del SST, estreptocócico y estafilocócico, tomando en consideración los siguientes aspectos:
  - La IGIV contiene anticuerpos neutralizantes contra muchos de los superantígenos implicados en la etiología de ambos síndromes.
  - Los estudios realizados no han comprobado mejoras estadísticamente significativas en pacientes tratados con IGIV debido a las reducidas dimensiones de las muestras, pero suele utilizarse, en especial en pacientes que no responden a otros tratamientos.[29-31]
- La duración del tratamiento antibiótico suele ser de al menos 14 días, pero depende de la respuesta clínica, de la presencia o ausencia de un foco de infección y de la bacteriemia asociada.
- **Con frecuencia es necesaria una reposición de líquidos de alcance.**
- A veces también se requieren vasopresores y ventilación mecánica.
- Es importante proceder a desbridamiento agresivo de cualquier posible foco de infección, incluida la ISQ.
- Son frecuentes los casos de insuficiencia multiorgánica (tablas 9-6 y 9-7).

DESENLACE/PRONÓSTICO

- El SST estafilocócico menstrual es el que presenta mejor pronóstico, con una tasa de mortalidad inferior a 2%.[32]
- La mortalidad del SST estafilocócico no menstrual es de hasta 5%.[32]
- La tasa de mortalidad del SST estreptocócico se mantiene alta, de 40-60%.[16,33,34]
- Las recidivas del SST son posibles y pueden producirse en un tercio de las pacientes con SST menstrual. Los episodios de recidiva tienden a ser menos graves.

REFERENCIAS

1. Stevens DL, Bisno AL, Chambers HF, et al. Practice guidelines for the diagnosis and management of skin and soft tissue infections. *Clin Infect Dis*. 2014;59:1373-1406.
2. Rørtveit S, Rørtveit G. Impetigo in epidemic and nonepidemic phases: an incidence study over 4(½) years in a general population. *Br J Dermatol*. 2007;157:100-105.
3. Durupt F, Mayor L, Bes M, et al. Prevalence of *Staphylococcus aureus* toxins and nasal carriage in furuncles and impetigo. *Br J Dermatol*. 2007;157:1161-1167.
4. Tristan A, Bes M, Meugnier H, et al. Global distribution of Panton-Valentine leukocidin-positive methicillin-resistant *Staphylococcus aureus*, 2006. *Emerg Infect Dis*. 2007;13:594-600.
5. Oranje AP, Chosidow O, Sacchidanand S, et al. Topical retapamulin ointment, 1%, versus sodium fusidate ointment, 2%, for impetigo: a randomized, observer-blinded, noninferiority study. *Dermatology*. 2007;215:331-340.
6. Taira BR, Singer AJ, Thode HC, Lee CC. National epidemiology of cutaneous abscesses: 1996 to 2005. *Am J Emerg Med*. 2009;27:289-292.
7. Moran GJ, Krishnadasan A, Gorwitz RJ, et al. Methicillin-resistant *S. aureus* infections among patients in the emergency department. *N Engl J Med*. 2006;355:666-674.
8. Lina G, Piémont Y, Godail-Gamot F, et al. Involvement of Panton-Valentine leukocidin-producing *Staphylococcus aureus* in primary skin infections and pneumonia. *Clin Infect Dis*. 1999;29:1128-1132.
9. Liu C, Bayer A, Cosgrove SE, et al. Clinical practice guidelines by the Infectious Diseases Society of America for the treatment of methicillin-resistant Staphylococcus aureus infections in adults and children: executive summary. *Clin Infect Dis*. 2011;52:285-292.
10. Björnsdóttir S, Gottfredsson M, Thórisdóttir AS, et al. Risk factors for acute cellulitis of the lower limb: a prospective case-control study. *Clin Infect Dis*. 2005;41:1416-1422.
11. Dupuy A, Benchikhi H, Roujeau J-C, et al. Risk factors for erysipelas of the leg (cellulitis): case-control study. *BMJ*. 1999;318:1591-1594.
12. Brook I, Frazier EH. Clinical and microbiological features of necrotizing fasciitis. *J Clin Microbiol*. 1995;33:2382-2387.
13. Wong CH, Khin LW. Clinical relevance of the LRINEC (Laboratory Risk Indicator for Necrotizing Fasciitis) score for assessment of early necrotizing fasciitis. *Crit Care Med*. 2005;33:1677.
14. Anaya DA, Dellinger EP. Clinical practices: necrotizing soft-tissue infection: diagnosis and management. *Clin Infect Dis*. 2007;44:705-710.
15. Wong CH, Chang HC, Pasupathy S, et al. Necrotizing fasciitis: clinical presentation, microbiology, and determinants of mortality. *J Bone Joint Surg Am*. 2003;85-A:1454-1460.
16. Darenberg J, Luca-Harari G, Jasir A, et al. Molecular and clinical characteristics of invasive group A streptococcal infections in Sweden. *Clin Infect Dis*. 2007;45:450-488.
17. Crum NF. Bacterial pyomyositis in the United States. *Am J Med*. 2004;117:420-428.
18. Turecki MB, Taljanovic MS, Stubbs AY, et al. Imaging of musculoskeletal soft tissue infections. *Skeletal Radiol*. 2010;39:957-971.
19. Stevens DL, Bryant AE. The role of clostridial toxins in the pathogenesis of gas gangrene. *Clin Infect Dis*. 2002;35:S93-S100.
20. Sakurai J, Nagahama M, Oda M. Clostridium perfringens alpha-toxin: characterization and mode of action. *J Biochem*. 2004;136:569-574.
21. Nordkild P, Crone P. Spontaneous clostridial myonecrosis. A collective review and report of a case. *Ann Chir Gynaecol*. 1986;75:274-279.
22. Bodey GP, Rodriquez S, Fainstein V, Elting LS. Clostridial bacteremia in cancer patients. A 12-year experience. *Cancer*. 1991;67:1928-1942.

23. Hart GB, Lamb RC, Strauss MB. Gas gangrene. *J Trauma*. 1983;23:991-1000.
24. Perencevich EN, Sands KE, Cosgrove SE, et al. Health and economic impact of surgical site infections diagnosed after hospital discharge. *Emerg Infect Dis*. 2003;9:196-203.
25. Urban JA. Cost analysis of surgical site infections. *Surg Infect*. 2006;7:S19-S22.
26. Mangram AJ, Horan TC, Pearson ML, et al. Guideline for prevention of surgical site infection, 1999. Hospital Practice Advisory Committee. *Infect Control Hosp Epidemiol*. 1999;20:250-278.
27. Hidron AI, Edwards JR, Patel J, et al. NHSN annual update: antimicrobial-resistant pathogens associated with healthcare-associated infections: annual summary of data reported to the Nation Healthcare Safety Network at the Centers for Disease Control and Prevention, 2006–2007. *Infect Control Hosp Epidemiol*. 2008;29:996-1011.
28. Haley R, Culver DH, Morgan WM, et al. Identifying patients at high risk of surgical wound infection. A simple multivariate index of patient susceptibility and wound contamination. *Am J Epidemiol*. 1985;121:206-215.
29. Lappin E, Ferguson AJ. Gram-positive toxic shock syndromes. *Lancet Infect Dis*. 2009;9:281-290.
30. Darenberg J, Ihendyane N, Sjölin J, et al. Intravenous immunoglobulin G therapy in streptococcal toxic shock syndrome: a European randomized, double-blind, placebo-controlled trial. *Clin Infect Dis*. 2003;37:333-340.
31. Shah SS, Hall M, Srivastava R, et al. Intravenous immunoglobulin in children with streptococcal toxic shock syndrome. *Clin Infect Dis*. 2009;49:1369-1376.
32. Hajjeh RA, Reingold A, Weil A, et al. Toxic shock syndrome in the United States: surveillance update, 1979–1996. *Emerg Infect Dis*. 1999;5:807-810.
33. Hasegawa T, Hashikawa SN, Nakamura T, et al. Factors determining prognosis in streptococcal toxic shock-like syndrome: results of a nationwide investigation in Japan. *Microbes Infect*. 2004;6:1073-1077.
34. Ekelund K, Skinhøj P, Madsen J, Konradsen HB. Reemergence of emm1 and a changed superantigen profile for group A streptococci causing invasive infections: results from a nationwide study. *J Clin Microbiol*. 2005;43:1789-1796.

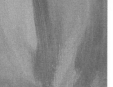

Infecciones del sistema nervioso central

10

Abdullah Aljorayid y Robyn S. Klein

INTRODUCCIÓN

- Las infecciones del sistema nervioso central (SNC) pueden asociarse con morbilidad y mortalidad elevadas. Es necesario mantener un alto grado de sospecha para diagnosticarlas y tratarlas lo antes posible.
- La presentación clínica depende del área del SNC afectada y del patógeno. La infección debe sospecharse siempre que un paciente presente fiebre, cefalea y alteraciones del estado mental o afectación neurológica focal.

Meningitis

- Inflamación de las meninges que suele manifestarse con cefalea, fiebre, meningismo y un elevado número de leucocitos (pleocitosis) en el líquido cefalorraquídeo (LCR).
- Puede ser **aguda** (horas a días) o **crónica** (síntomas que duran más de 4 semanas).
- Se clasifica como bacteriana, micótica, parasitaria o aséptica, esta última infecciosa (por lo general viral) o no infecciosa, como sucede en la inducida por fármacos.
- Las posibles complicaciones de meningitis incluyen absceso cerebral, hidrocefalia, convulsiones, insuficiencia respiratoria, coma, hernia del tronco del encéfalo por hipertensión intracraneal, flebitis venosa cortical, trombosis del seno sagital, sordera, ceguera y retraso del desarrollo.

Meningitis aguda

PRINCIPIOS GENERALES

Etiología

- La etiología varía según los diferentes grupos de edad y factores de riesgo (tabla 10-1),[1] y en función de ellos se establece el tratamiento empírico. La causa se puede deducir del recuento celular y de las características del LCR.
  - Cuando hay > 1 000 neutrófilos/mL, el tratamiento predominante se dirige contra bacterias.
  - La pleocitosis linfocítica, con < 100 linfocitos, puede indicar una etiología alternativa (tabla 10-2).
- **Bacteriana.** El organismo que con mayor frecuencia produce meningitis aguda en adultos en países desarrollados es *Streptococcus pneumoniae*, seguido de *Neisseria meningitidis*. En los países industrializados, la incidencia de *Haemophilus influenzae* tipo B en este contexto ha disminuido tras la introducción de la vacunación, si bien aún es un importante agente causal en los países en vías de desarrollo. Otros organismos causales son los estreptococos del grupo B, los enterocos y los bacilos Gram negativos.
  - *Listeria monocytogenes* es un importante patógeno en ancianos e inmunodeprimidos.
  - Los estafilococos coagulasa-negativos y otros componentes de la flora cutánea son frecuentes en pacientes con comunicaciones intraventriculares. Asimismo, los bacilos Gram negativos y los estreptococos del grupo B son más comunes en estos pacientes.
- *Treponema pallidum* (sífilis) puede presentarse como meningitis aguda en la sífilis primaria.

TABLA 10-1	CAUSAS MÁS FRECUENTES DE MENINGITIS BACTERIANA AGUDA POR EDAD Y FACTOR DE RIESGO
Edad/factor de riesgo	**Patógenos bacterianos comunes**
< 1 mes	*Streptococcus agalactiae, Escherichia coli, Listeria monocytogenes, Klebsiella* spp.
1-23 meses	*Streptococcus pneumoniae, S. agalactiae, Haemophilus influenzae, E. coli, Neisseria meningitidis*
2-50 años	*N. meningitidis, S. pneumoniae*
> 50 años	*S. pneumoniae, N. meningitidis, L. monocytogenes,* bacilos Gram negativos
Inmunodeprimidos	*S. pneumoniae, N. meningitidis, L. monocytogenes,* bacilos Gram negativos
Fractura de la base del cráneo	*S. pneumoniae, H. influenzae,* estreptococos β-hemolíticos del grupo A
Traumatismo craneal penetrante	*Staphylococcus aureus, Staphylococcus* coagulasa-negativos, bacilos Gram negativos (incluido *Pseudomonas aeruginosa*)
Posneurocirugía	*S. aureus,* estafilococos coagulasa-negativos, bacilos Gram negativos (incluido *P. aeruginosa*)
Derivación de líquido cefalorraquídeo	*Staphylococcus epidermidis* (estreptococos coagulasa-negativos), *S. aureus,* bacilos Gram negativos, *Propionibacterium acnes*

Adaptado de Tunkel AR, Hartman BJ, Kaplan SL, et al. Practice guidelines for the management of bacterial meningitis. *Clin Infect Dis.* 2004;39:1267-1284.

- **Viral.** Los **enterovirus** son responsables de > 85% de las meningitis virales. Otros virus implicados son los arbovirus (del Nilo occidental [VNO], Zika, de la encefalitis de San Luis), de la parotiditis, del herpes simple (VHS)-2 (meningitis de Mollaret), VHS-1, de la coriomeningitis leucocítica, y el VIH.
- **Micótica.** Suele ser crónica. En inmunodeprimidos puede desarrollarse meningitis aguda por *Histoplasma, Aspergillus* y *Cryptococcus.*
- **Parasitaria.** *Naegleria fowleri, Acanthamoeba* spp. y *Balamuthia mandrillaris* son amebas de vida libre inductoras de meningoencefalitis, por lo regular mortal. *Angiostrongylus cantonensis* es la causa más frecuente de meningitis eosinófila fuera de Europa y América del Norte, de forma predominante en el sudeste de Asia, las islas del Pacífico y el Caribe.[2]
- **No infecciosa.** Los **fármacos** (p. ej., antiinflamatorios no esteroideos [AINE], trimetoprim-sulfametoxazol, anticuerpos monoclonales OKT3 y carbamazepina) son la causa no infecciosa más frecuente de meningitis aséptica. IVIG también se ha asociado con meningitis aséptica.
- **Postraumática o quirúrgica.** Los organismos de la flora cutánea, en especial estafilococos y estreptococos, son los responsables más habituales de la meningitis originada por traumatismo o manipulación del SNC, seguidos de las bacterias orofaríngeas y los bacilos Gram negativos.

Fisiopatología

- La bacteriemia (de origen nasofaríngeo u otros sitios) antecede a la invasión del SNC y a la replicación en el espacio subaracnoideo. Los hemocultivos pueden ayudar a realizar el diagnóstico.

TABLA 10-2	HALLAZGOS CARACTERÍSTICOS EN EL LÍQUIDO CEFALORRAQUÍDEO EN ADULTOS CON MENINGITIS				
	Presión de apertura (mm H$_2$0)	Leucocitos/ μL	Glucosa (mg/dL)	Proteínas (mg/dL)	Técnicas de laboratorio
Normal	180	0-5	50-75	15-40	Ninguna
Meningitis bacteriana	⇑	100-5000 neutrófilos	< 40	100-500	Tinción de Gram, cultivo
Meningitis tuberculosa	⇑	< 500 linfocitos	< 50	100-200	Frotis de bacilos acidorresistentes (BAR), cultivo, reacción en cadena de la polimerasa (*M. tuberculosis*)
Meningitis criptocócica	⇑	10-200 linfocitos	< 40	50-200	Antígeno criptocócico, tinción con tinta china, cultivo micótico
Meningitis viral	⇑	10-1000 linfocitos	Normal	50-100	Reacción en cadena de la polimerasa específica de virus

- La diseminación contigua de una infección adyacente (como otitis media, sinusitis y mastoiditis) también puede causar meningitis.
- Las cápsulas de polisacáridos de *S. pneumoniae* y *H. influenzae* son importantes factores de virulencia. En este ámbito, los pacientes con hipocomplementemia o esplenectomía están expuestos a un mayor riesgo (debido a una menor opsonización).
- La invasión viral puede seguir a la viremia, aunque también se produce a través del nervio olfativo y los axones de los nervios aferentes (p. ej., en el VHS y arbovirus).
- Los enterovirus se transmiten por vía fecal-oral, en tanto que la invasión sistémica ocurre a través de los tejidos linfáticos en el intestino.

Factores de riesgo

- Los principales factores de riesgo son edad, falta de vacunación, inmunodepresión (drogas, VIH, neoplasias malignas), asplenia, alcoholismo, interrupción de la barrera hematoencefálica, historia de traumatismos y presencia de comunicación interventricular.
- La meningitis enteroviral es más habitual en verano/otoño.
- Compartir tasas, vasos, cubiertos, besar, abrazar a personas enfermas.
- Viajar a un área endémica puede ser un riesgo para ciertos patógenos (bacterianos, micóticos o parásitos).
- Las actividades relacionadas con el agua son posibles causas micóticas o parasitarias.
- *L. monocytogenes* se puede transmitir a través de productos lácteos no pasteurizados, embutidos o alimentos crudos.

Prevención

- **Vacunación:** se dispone de vacunas contra *H. influenzae* tipo B y la mayor parte de las cepas de meningococos y neumococos.
  ○ *H. Influenzae*
    ▪ La vacunación contra *H. influenzae* tipo B ha disminuido su incidencia > 90% en países desarrollados. La reducción de las tasas de colonización nasofaríngea ha contribuido a mejorar la inmunidad colectiva.

- Las recomendaciones del *Advisory Committee on Immunization Practices* (ACIP) establecen dosis a los 2, 4 y 6 meses de edad, con refuerzo entre los 12 y 15 meses de edad. También se recomienda para pacientes con asplenia o drepanocitosis si no se han vacunado. Aún más, los adultos con trasplante de células madre hematopoyéticas deben revacunarse con tres dosis de Hib en intervalos de al menos 4 semanas 6 a 12 meses después del trasplante sin importar su historia de Hib.[3]
  - *N. meningitidis*
    - El ACIP recomienda una dosis de vacuna meningocócica tetravalente (cubre el serogrupo A, C, W135, Y) para todos los niños y jóvenes de 11 a 18 años, debido a que la transmisión es más frecuente en secundarias, preparatorias y universidades.
    - Los niños de entre 2 y 10 años de edad con factores de riesgo como asplenia o hipocomplementemia, los adultos esplenectomizados, quienes se alistan en el ejército o quienes viajan a áreas endémicas, como África subsahariana o Arabia Saudita (participantes en Hajj), también deben vacunarse. Administrar dos dosis de vacuna tetravalente para las poblaciones especiales (p. ej., VIH, paciente con asplenia).[3]
    - Los adultos con asplenia anatómica o funcional, o deficiencias persistentes de componentes del complemento, también deben recibir una serie de vacuna meningocócica de serogrupo B.[3]
  - *S. pneumoniae*. Las vacunas neumocócicas conjugadas han disminuido las tasas de enfermedad neumocócica invasiva en niños y adultos. En época reciente aumentó el número de casos de enfermedad invasiva debida a serogrupos no cubiertos por la vacuna.
- **Quimioprofilaxis**
  - *H. influenzae*. Controvertida. ACIP recomienda rifampicina para los siguientes casos:[4]
    - Contactos domésticos si es < 4 años y no está inmunizado.
    - Contactos domésticos de un niño inmunodeprimido, sin importar su estado de inmunización.
    - Todos los contactos escolares sin importar la edad cuando ocurren ≥ 2 casos en < 60 días.
    - Caso índice < 2 años o miembro de una familia con contacto susceptible tratado con un régimen distinto a ceftriaxona o cefotaxima.
  - *N. meningitidis*
    - La profilaxis se recomienda para personas en estrecho contacto con un paciente afectado de meningitis meningocócica.
    - El contacto estrecho se define como exposición a secreciones orales (p. ej., beso, respiración boca a boca o intubación endotraqueal no protegida) o contacto físico prolongado con una proximidad de menos de 1 m, en el plazo de 1 semana antes del inicio de los síntomas y hasta 24 horas tras comenzar el tratamiento antibiótico adecuado.
    - **Las personas con contacto en el hogar o la guardería y el personal sanitario que haya estado expuesto a las secreciones orales del paciente requieren profilaxis**, pero NO todo el personal que haya estado expuesto a él.
    - Entre las actuales recomendaciones sobre profilaxis cabe citar las siguientes:[5]
      - **Ciprofloxacino.** Sólo en adultos, 500 mg v.o. una vez.
      - **Rifampicina.** 600 mg v.o. cada 12 horas durante 2 días para adultos; 10 mg/kg v.o. cada 12 horas durante 2 días para niños > 1 mes de edad; 5 mg/kg v.o. cada 12 horas durante 2 días para lactantes < 1 mes de edad.
      - **Ceftriaxona.** 250 mg **i.m.** una vez en adultos y 125 mg **i.m.** una vez en niños.
    - La quimioprofilaxis está indicada **incluso en personas que recibieron vacunación meningocócica en el pasado**, debido a que la vacuna no protege contra el serotipo B.

DIAGNÓSTICO

Presentación clínica

Historia clínica
- Se han de determinar edad, factores de riesgo, exposiciones, vacunaciones y estacionalidad.
- El paciente puede referir inicio agudo de cefalea, rigidez/dolor de cuello y fiebre.

Exploración física
- La fiebre suele estar presente en todas las formas de meningitis.
- Los signos meníngeos incluyen rigidez de nuca y signos de Kernig y Brudzinski. Sin embargo, la ausencia de tales hallazgos no descarta el diagnóstico de meningitis.
- El estado mental alterado, e incluso el coma, se pueden presentar en pacientes con evolución prolongada de los síntomas.
- Evidencias de hipertensión intracraneal, como anisocoria, papiledema, náusea, vómito o parálisis de los pares craneales, aportan información sobre la gravedad y los siguientes pasos diagnósticos.
- Examen de la piel en busca de exantema, enantema, vesículas.
- Parotiditis (p. ej., paperas).
- Linfadenopatía (p. ej., virus de Epstein-Barr [VEB], VIH, citomegalovirus [CMV]).

Diagnóstico diferencial
- Causas no infecciosas que inducen síntomas similares son hemorragia subaracnoidea, tumores, quistes, intoxicaciones por consumo de estupefacientes o alcohol, meningitis aséptica, convulsiones y cefalea migrañosa.
- El VHS-2 se puede presentar como meningitis recidivante (meningitis de Mollaret), que suele ser un proceso autolimitado de resolución espontánea y no requiere tratamiento.

Pruebas diagnósticas
Pruebas de laboratorio
- Realizar frotis de sangre periférica para recuento celular y fórmula leucocítica para detectar una posible leucocitosis, y también obtener pruebas metabólicas completas.
- Los hemocultivos pueden determinar la etiología, lo que es muy importante cuando no es posible la punción lumbar (PL).
- Los estudios del líquido cefalorraquídeo (LCR) se tratan en el apartado "Técnicas diagnósticas".

Diagnóstico por imágenes
La tomografía computarizada o la resonancia magnética están indicadas en pacientes con sospecha de lesión de masa o riesgo de hernia, planteada por la presencia de signos focales o papiledema. La imagenología también está indicada en pacientes inmunodeprimidos y en aquellos con antecedente de enfermedad del SNC.

Técnicas diagnósticas
- El análisis del LCR es esencial. **A no ser que esté claramente contraindicada, se debe realizar una PL lo antes posible.**
- **Los signos de aumento de presión intracraneal indican estudios orientados a descartar la presencia de una masa antes de proceder a la PL.**
- La muestra de LCR se remite para recuento celular con fórmula leucocítica, determinación de proteínas y glucosa, tinción de Gram y cultivo en todos los pacientes. La realización de pruebas específicas, como la reacción en cadena de la polimerasa para detectar enterovirus o la IgM contra el VNO, depende de los factores de riesgo, el análisis del LCR inicial y la estacionalidad.
- Al realizar la PL se registra la presión de apertura (valor normal de 50-195 mm H_2O).
- La meningitis bacteriana se presenta con una mayor pleocitosis (hasta varios miles de leucocitos), con predominio de neutrófilos, glucosa baja (< 40 mg/dL, relación LCR/suero < 0.4) y proteínas elevadas. La tinción de Gram es positiva en 60-90% de los pacientes afectados de meningitis bacteriana con pleocitosis.
- Ante sospecha de una infección de derivación/drenaje del LCR, se recomienda cultivar los componentes del drenaje, así como mantener el cultivo por al menos 10 días en un intento por identificar organismos como *Propionibacterium acnes*.[6]
- En la figura 10-1 se presenta un algoritmo de tratamiento.

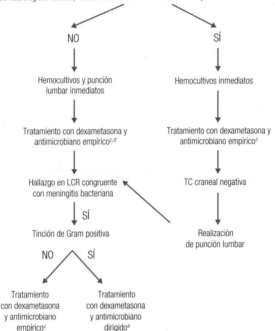

FIGURA 10-1 Protocolo para el tratamiento de la meningitis bacteriana aguda en adultos, según las directrices de la *Infectious Diseases Society of America*.

[a]Lesión de masa, accidente vascular cerebral o absceso; [b]pupila no reactiva dilatada, parálisis de la mirada, campos visuales o movilidad ocular anómalos, desviación de pierna o brazo; [c]ver tabla 10-3; [d]administrar justo después de la punción lumbar; [e]ver tabla 10-4.

Adaptado de Tunkel AR, Hartman BJ, Kaplan SL, et al. Practice guidelines for the management of bacterial meningitis. *Clin Infect Dis.* 2004;39:1267-1284.

TRATAMIENTO

- **La meningitis bacteriana constituye una urgencia médica, por lo que el tratamiento no debe retrasarse** (fig. 10-1).[1]
- La administración de antibióticos sistémicos no afecta los hallazgos del LCR en un plazo de 24 horas. Las recomendaciones de tratamiento empírico se establecen en función de los grupos de edad y los factores de riesgo identificados (tabla 10-3).[1]
- Es importante manejar con cuidado el equilibrio de líquidos y electrolitos, ya que la hipervolemia y la hipovolemia se asocian con peores resultados.
- Si hay derivación/drenaje del LCR, se recomienda el retiro completo de la derivación/el drenaje.[6]

TABLA 10-3	RECOMENDACIONES PARA EL TRATAMIENTO ANTIBIÓTICO EMPÍRICO DE LA MENINGITIS BACTERIANA AGUDA
Edad/factor de riesgo	**Tratamiento antimicrobiano empírico**
< 1 mes	Ampicilina más cefotaxima o ampicilina más aminoglucósido
1-23 meses	Vancomicina más cefalosporina de tercera generación (ceftriaxona o cefotaxima)
2-50 años	Vancomicina más ceftriaxona
> 50 años	Vancomicina más ceftriaxona (o cefotaxima) más ampicilina
Inmunodeprimidos	Vancomicina más ampicilina más cefepima o meropenem
Fractura de la base del cráneo	Vancomicina más ceftriaxona o cefotaxima
Traumatismo craneal penetrante	Vancomicina más ceftazidima, cefepima o meropenem
Posneurocirugía	Vancomicina más ceftazidima, cefepima o meropenem
Derivación de líquido cefalorraquídeo	Vancomicina más ceftazidima, cefepima o meropenem

Adaptado de Tunkel AR, Hartman BJ, Kaplan SL, et al. Practice guidelines for the management of bacterial meningitis. *Clin Infect Dis*. 2004;39:1267-1284.

Fármacos

- **Corticosteroides**
  - En adultos, la evidencia avala el uso de esteroides complementarios en sospecha de meningitis aguda debida a neumococos.[1,7]
  - En niños, el uso de esteroides concurrentes está indicado en la meningitis causada por *H. influenzae* tipo B.
  - La administración de dexametasona en dosis de 0.15 mg/kg cada 6 horas se inicia junto **con la primera dosis de antibióticos**.
  - En adultos, los esteroides se suspenden si los estudios posteriores no confirman el diagnóstico de meningitis bacteriana, en particular si no hay evidencias de infección neumocócica.
  - El uso de dexametasona, previo o simultáneo a la primera dosis de antimicrobianos, ha reducido las tasas de pérdida de audición y la mortalidad a corto plazo en los países de altos ingresos.
- **Antimicrobianos:** el tratamiento antimicrobiano de la meningitis aguda se presenta en la tabla 10-4.[1]

RESULTADO/PRONÓSTICO

- El retraso del tratamiento es un importante factor predictivo de muerte.
- Sordera, ceguera, retraso mental y parálisis son las secuelas más comunes.

TABLA 10-4	TRATAMIENTO ANTIMICROBIANO ESPECÍFICO DE LA MENINGITIS BACTERIANA AGUDA EN ADULTOS UNA VEZ IDENTIFICADO EL PRESUNTO ORGANISMO RESPONSABLE	
Microorganismo	**Tratamiento recomendado**	**Tratamientos alternativos**
Streptococcus pneumoniae	Vancomicina (30-45 [mg/kg]/día en 2-3 dosis) más cefalosporina de tercera generación (cefotaxima o ceftriaxona)	Cefepima, meropenem, fluoroquinolona La vancomicina se mantiene sólo si la CIM > 1 µg/mL Penicilina o ampicilina si la CIM < 0.1 µg/mL
Neisseria meningitidis	Ceftriaxona (2 g cada 12 h)	Cloranfenicol, meropenem
Haemophilus influenzae tipo B	Cefalosporina de tercera generación	Cefepima, cloranfenicol, fluoroquinolona
Listeria monocytogenes	Ampicilina o penicilina G	Meropenem, trimetoprim-sulfametoxazol
Streptococcus agalactiae	Ampicilina o penicilina G	Cefalosporina de tercera generación
Pseudomonas aeruginosa	Cefepima o ceftazidima	Carbapenémico (excepto ertapenem)

Adaptado de Tunkel AR, Hartman BJ, Kaplan SL, et al. Practice guidelines for the management of bacterial meningitis. *Clin Infect Dis.* 2004;39:1267-1284.

Meningitis crónica

PRINCIPIOS GENERALES

Definición

La meningitis crónica se define como un conjunto de signos y síntomas que indican enfermedad meníngea, con pleocitosis del LCR que se prolonga durante 4 semanas o más.

Etiología

- **La causa infecciosa más frecuente de meningitis crónica a nivel mundial es la tuberculosis, en especial en los países en desarrollo.**
- **Los hongos son el segundo desencadenante más común**, entre ellos *Cryptococcus neoformans, Coccidioides immitis, Histoplasma capsulatum, Blastomyces hominis* y *Candida* spp.
- Las causas parasitarias comprenden *Acanthamoeba* spp. y neurocisticercosis (*Taenia solium*).
- Otros desencadenantes bacterianos son *T. pallidum, Borrelia burgdorferi, Brucella* spp. y *Tropheryma whippelii.*
- Los no infecciosos son: carcinomatosis meníngea, enfermedad vascular del tejido conjuntivo (p. ej., lupus y otras formas de vasculitis), sarcoidosis y patologías inducidas por toxinas/fármacos.
- Una minoría significativa de los casos es idiopática.

Fisiopatología

Según el agente infeccioso, las manifestaciones pueden deberse a formación de granuloma que irrita las meninges, inflamación perivascular o rotura de una localización parameníngea, como un absceso o quiste con derrame al espacio meníngeo.[8]

Factores de riesgo

- Los viajes (incluso durante periodos breves) al sudoeste de Estados Unidos y México deben incrementar el nivel de sospecha de una posible coccidioidomicosis.
- La meningitis tuberculosa ha de sospecharse en inmigrantes procedentes de países tropicales o en desarrollo y en personas inmunodeprimidas que viajan a zonas endémicas.
- La histoplasmosis y la blastomicosis se sospechan en pacientes procedentes de áreas endémicas.
- Inmunodepresión. Los pacientes infectados por el VIH, los receptores de trasplantes y los tratados con inmunodepresores están expuestos a mayor riesgo de meningitis criptocócica, infección por *Mycobacterium tuberculosis*, micosis endémica y enfermedad de Whipple.
- La infección micótica oportunista, las quemaduras y la nutrición parenteral total pueden aumentar el riesgo de meningitis por *Candida*.
- Exposiciones: comportamiento sexual no seguro (neurosífilis) e ingestión de leche no pasteurizada o contacto con vacas, cabras u ovejas procedentes de regiones endémicas (*Brucella*).
- Iatrogénica: brote de meningitis micótica después de inyecciones con esteroides contaminados.[9]

DIAGNÓSTICO

Presentación clínica

Historia clínica
- Los síntomas pueden aumentar y disminuir durante un cierto periodo, lo que dificulta el diagnóstico.
- Los síntomas más comunes son cefalea, náusea, pérdida de memoria y confusión.
- La fiebre puede estar ausente.
- Con la progresión de la enfermedad y el posible desarrollo de hidrocefalia, se pueden presentar otros síntomas, como diplopía, ataxia y demencia.
- Es necesario obtener antecedentes de exposiciones, viajes, inmunodepresión y actividades laborales.
- Síntomas asociados, como pérdida de peso, sudores nocturnos, tumores o lesiones cutáneas, ofrecen pistas sobre etiologías como tuberculosis, neoplasia maligna o infección micótica.
- Los antecedentes de enfermedades de transmisión sexual y lesiones genitales indican una posible neurosífilis.
- La presencia de úlceras orales, problemas de visión y uveítis indican causas no infecciosas, como la enfermedad de Behçet.

Exploración física
- Una minuciosa exploración neurológica es fundamental.
- Las anomalías de los pares craneales pueden deberse a inflamación meníngea crónica sin hipertensión intracraneal.
- Puede haber lesiones cutáneas en infecciones micóticas como la blastomicosis o la criptococosis.
- La linfadenopatía eleva el grado de sospecha de neoplasia maligna hematológica, sarcoidosis, tuberculosis o histoplasmosis.

Diagnóstico diferencial

Cuando proceda, es conveniente considerar otras posibles causas de cefalea, signos neurológicos focales, demencia y delirio.

Pruebas diagnósticas

Pruebas de laboratorio
- Es necesario obtener un frotis de sangre periférica para proceder a recuento celular con fórmula leucocítica, para detectar leucocitosis, así como pruebas metabólicas completas.
- En ocasiones las pruebas serológicas sirven para detectar coccidioidomicosis (fijación de complemento sérico), criptococosis, enfermedad de Lyme, sífilis y brucelosis.
- Los estudios del LCR se tratan en el apartado "Técnicas diagnósticas".

Diagnóstico por imágenes
- La RM es la técnica de imagen de elección. En ella es posible observar atenuación de los surcos, como signo de edema, hidrocefalia y realce meníngeo.
- Los granulomas se hallan en la tuberculosis o la criptococosis, sobre todo si son diseminados por vía hematógena (tuberculosis miliar).
- En la neurocisticercosis se aprecian lesiones intraparenquimatosas o intraventriculares.

Técnicas diagnósticas
- **La evaluación del LCR es esencial.**
- Obtener recuento celular con fórmula leucocítica, valores de glucosa y proteínas, tinción de Gram y cultivos de aerobios, micobacterianos y micóticos. Para los cultivos micobacterianos y micóticos son necesarias muestras de mayor volumen.
- La pleocitosis suele ser linfocítica.
- Las concentraciones bajas de glucosa son más características de tuberculosis e infecciones micóticas.
- Ante sospecha de carcinomatosis linfocítica, se debe solicitar una citometría de flujo.
- Se deben solicitar las siguientes pruebas de LCR para las etiologías específicas más comunes:
  - *M. tuberculosis.* Las tinciones acidorresistentes no son sensibles. Remitir para cultivo al menos 3-5 mL. Las pruebas de amplificación de ácidos nucleicos presentan niveles variables de sensibilidad y especificidad, según el laboratorio. La determinación de adenosina desaminasa puede ser una prueba complementaria en el diagnóstico de meningitis tuberculosa.[10,11]
  - **Meningitis criptocócica.** El antígeno criptocócico en LCR presenta sensibilidad elevada, aunque a veces se mantiene positivo aun en pacientes tratados. Si no se puede obtener LCR, el antígeno criptocócico sérico positivo se correlaciona bien en inmunodeprimidos.
  - *C. immitis.* Anticuerpos de fijación del complemento en LCR.
  - *H. capsulatum.* Antígeno de *Histoplasma* en LCR. El antígeno de *Histoplasma* en orina no es útil, a no ser que el paciente presente signos de infección diseminada.
  - **Sífilis.** Pruebas VDRL o RPR en LCR. Indican alto grado de sospecha de neurosífilis en la solicitud al laboratorio.
  - Enfermedad de Whipple: reacción en cadena de la polimerasa para los antígenos específicos.
- Cuando se efectúa una PL siempre se debe comprobar la presión de apertura.
- La biopsia meníngea puede necesitarse si el diagnóstico no es claro. Granulomas o evidencias de posible neoplasia maligna o inflamación vascular a veces ayudan a precisarlo.
- La prueba cutánea de la tuberculina (PPD) se puede realizar en todos los pacientes. Sin embargo, una PPD negativa no descarta tuberculosis. En pacientes con antecedentes conocidos de PPD negativa, **una prueba con resultado positivo nuevo requiere instaurar el tratamiento con rapidez, incluso cuando los estudios del LCR sean negativos.**[12]

TRATAMIENTO

El tratamiento empírico puede ser necesario cuando hay un grado elevado de sospecha de un determinado agente etiológico (p. ej., *M. tuberculosis*) en pacientes inmunodeprimidos o cuando el paciente experimenta una rápida descompensación y es necesario intervenir.[12]

Fármacos
- *M. tuberculosis:*[12]
  - Se recomienda un tratamiento con cuatro fármacos (p. ej., isoniazida, rifampicina, etambutol y pirazinamida) durante 2 meses, seguido de consolidación con isoniazida y rifampicina durante 7 a 12 meses.
  - Se ha demostrado que los corticosteroides (dexametasona o prednisona) mejoran los resultados, en especial en pacientes VIH-negativos. Reducir las dosis de esteroides durante 6 a 8 semanas.
- **Meningitis criptocócica**
  - Ver capítulo 13.

- ∘ Fase de inducción: anfotericina B liposomal i.v., 3 a 4 mg/kg/día (alternativa: anfotericina B desoxicolato i.v., 0.7 a 1.0 mg/kg/día), con flucitosina v.o., 25 mg/kg cada 6 horas.
- ∘ Fase de consolidación: fluconazol v.o., 400 a 800 mg diarios por 8 semanas.
- ∘ Fase de mantenimiento: fluconazol v.o., 200 a 400 mg diarios por casi 1 año.
- **Coccidioidomicosis**: fluconazol es la base del tratamiento para la meningitis por *C. immitis*.

Otros tratamientos no farmacológicos

En ocasiones la hipertensión intracraneal persistente requiere PL seriadas, drenaje lumbar o derivaciones del LCR en caso de hidrocefalia.

COMPLICACIONES

- Hidrocefalia, en especial en la meningitis criptocócica.
- La meningitis tuberculosa puede producir isquemia/infarto cerebral, crecimiento de un tuberculoma, convulsiones, hiponatriemia y muerte.

DESENLACE/PRONÓSTICO

- El pronóstico depende de la etiología específica, la edad, el estado de inmunodepresión y la gravedad de la enfermedad en la presentación y al momento de iniciar el tratamiento.
- La tasa de mortalidad para la meningitis tuberculosa aún es alta a pesar del tratamiento a largo plazo. Las secuelas incluyen parálisis de pares craneales, ceguera, sordera, trastornos psiquiátricos y convulsiones.
- En todas las formas de meningitis micótica se pueden registrar secuelas similares.

Encefalitis

PRINCIPIOS GENERALES

Definición

- La encefalitis es la inflamación del parénquima cerebral que se suele presentar como alteración del estado mental o cambios de personalidad.
- Puede asociarse con meningitis, en cuyo caso se designa como meningoencefalitis.

Etiología

- La mayoría de las encefalitis infecciosas es de origen viral, si bien en muchos pacientes la etiología se mantiene desconocida.[13,14]
- **La causa más frecuente de encefalitis esporádica es el VHS** y, cuando este proceso no se trata, deriva en elevadas tasas de morbilidad y mortalidad.
- Las etiologías virales dependen de la epidemiología, la geografía, la época del año y las exposiciones. En Estados Unidos, el VNO se ha constituido como causa frecuente de esta patología, seguido por los **enterovirus**. La rabia es una causa mortal, aunque evitable, de encefalitis.
- Las causas no virales incluyen *M. tuberculosis*, *Mycoplasma pneumoniae*, *Bartonella* spp., sífilis, hongos e infecciones parasitarias, como las producidas por amebas de vida libre.
- La encefalitis también puede ser posinfecciosa, como sucede en la encefalomielitis posvacunal o la encefalomielitis desmielinizante aguda (EMDA). *M. pneumoniae* y la enfermedad estreptocócica en ocasiones se asocian con EMDA.
- El virus JC produce leucoencefalopatía múltiple progresiva, observada en pacientes inmunodeprimidos, infección por el VIH, sarcoidosis y en aquellos tratados con esteroides y otros medicamentos inmunodepresores.
- El virus de la varicela-zóster (VVZ) se presenta como complicación de la varicela (infección primaria) o como herpes zóster diseminado, en especial en inmunodeprimidos.

- CMV, sobre todo en pacientes con infección por VIH o sometidos a trasplante de órgano sólido o médula ósea.
- El VEB y el adenovirus son etiologías menos frecuentes de encefalitis.
- La etiología con base en la epidemiología y los factores de riesgo se presentan en la tabla 10-5.[15]

TABLA 10-5	CAUSAS DE ENFALITIS CON BASE EN LA EPIDEMIOLOGÍA Y LOS FACTORES DE RIESGO	
Epidemiología o factor de riesgo		**Posible agente infeccioso**
Actividades recreativas	Acampar/caza	Todos los agentes transmitidos por los mosquitos y las garrapatas (ver sección correspondiente)
	Contacto sexual	VIH, *T. pallidum*
	Espeleología	Virus de la rabia, *H. capsulatum*
	Natación	Enterovirus, *Naegleria fowleri*
Agammaglobulinemia		Enterovirus, *Mycoplasma pneumoniae*
Contacto animal	Murciélagos	Virus de la rabia, virus Nipah
	Pájaros	VNO, virus de la encefalitis equina oriental, virus de la encefalitis equina venezolana, virus de la encefalitis de St. Louis, virus de la encefalitis de Murray Valley, VEJ, *Cryptococcus neoformans* (deposiciones de aves)
	Gatos	Virus de la rabia, *Coxiella burnetii*, *Bartonella henselae*, *T. gondii*
	Perros	Virus de la rabia
	Caballos	Virus de la encefalitis equina oriental, virus de la encefalitis equina occidental, virus de la encefalitis equina venezolana, virus Hendra
	Primates del Viejo Mundo	Virus B
	Mapaches	Virus de la rabia, *Baylisascaris procyonis*
	Roedores	Virus de la encefalitis equina oriental (Sudamérica), virus de la encefalitis equina venezolana, virus de la encefalitis transmitido por garrapatas, virus Powassan (marmotas), virus de La Crosse (ardillas), *Bartonella quintana*
	Ovejas y cabras	*C. burnetii*
	Zorrillos	Virus de la rabia
	Cerdos	VEJ, virus Nipah
	Venado cola blanca	*Borrelia burgdorferi*
Contacto con insectos	Mosquitos	Virus de la encefalitis equina oriental, virus de la encefalitis equina occidental, virus de la encefalitis equina venezolana, virus de la encefalitis de St. Louis, virus de la encefalitis de Murray Valley, VEJ, VNO, virus de La Crosse, *Plasmodium falciparum*
	Mosca de arena	*Bartonella bacilliformis*
	Garrapatas	Virus de la encefalitis transmitido por garrapatas, virus Powassan, *Rickettsia rickettsii*, *Ehrlichia chaffeensis*, *Anaplasma phagocytophilum*, *C. burnetii* (rara), *B. burgdorferi*
	Mosca tse-tsé	*Trypanosoma brucei gambiense*, *Trypanosoma brucei rhodesiense*

TABLA 10-5	CAUSAS DE ENFALITIS CON BASE EN LA EPIDEMIOLOGÍA Y LOS FACTORES DE RIESGO (CONTINÚA)
Epidemiología o factor de riesgo	**Posible agente infeccioso**
Edad — Neonatos	Virus del herpes simple tipo 2, citomegalovirus, virus de la rubéola, *Listeria monocytogenes*, *Treponema pallidum*, *Toxoplasma gondii*
Edad — Lactantes y niños	Virus de la encefalitis equina oriental, virus de la encefalitis japonesa (VEJ), virus de la encefalitis de Murray Valley (rápida en los lactantes), virus de la influenza, virus de La Crosse
Edad — Adultos mayores	Virus de la encefalitis equina oriental, virus de la encefalitis de St. Louis, virus del Nilo Occidental (VNO), enfermedad de Creutzfeldt-Jakob (ECJ) esporádica, *L. monocytogenes*
Estación — Finales del verano/ principios de otoño	Todos los agentes transmitidos por los mosquitos y las garrapatas (ver sección correspondiente), enterovirus
Estación — Invierno	Virus de la influenza
Estado de no vacunación	VVZ, VEJ, virus de la polio, virus del sarampión, virus de la parotiditis, virus de la rubéola
Ingesta — Carne cruda o parcialmente cocida	*T. gondii*
Ingesta — Carne, pescado o reptiles crudos	Especies de *Gnathostoma*
Ingesta — Leche no pasteurizada	Virus de la encefalitis transmitido por garrapatas, *L. monocytogenes*, *C. burnetii*
Ocupación — Exposición a animales	Virus de la rabia, *C. burnetii*, especies de *Bartonella*
Ocupación — Exposición a caballos	Virus Hendra
Ocupación — Trabajadores de laboratorio	VNO, VIH, *C. burnetii*, especies de *Coccidioides*
Ocupación — Médicos y trabajadores de la salud	VVZ, VIH, virus de la influenza, virus del sarampión, *M. tuberculosis*
Ocupación — Veterinarios	Virus de la rabia, especies de *Bartonella, C. burnetii*
Personas inmunodeprimidas	Virus de la varicela zóster (VZV), citomegalovirus (CMV), virus del herpes humano 6, VNO, VIH, virus JC, *L. monocytogenes*, *Mycobacterium tuberculosis*, *C. neoformans*, *Coccidioides* spp., *H. capsulatum*, *T. gondii*
Transfusión y trasplante	CMV, VEB, VNO, VIH, virus de la encefalitis transmitido por garrapatas, virus de la rabia, ECJ iatrogénica, *T. pallidum*, *A. phagocytophilum*, *R. rickettsii*, *C. neoformans*, *Coccidioides* spp., *H. capsulatum*, *T. gondii*

(Continúa)

TABLA 10-5	CAUSAS DE ENFALITIS CON BASE EN LA EPIDEMIOLOGÍA Y LOS FACTORES DE RIESGO (CONTINÚA)
Epidemiología o factor de riesgo	**Posible agente infeccioso**
Transmisión persona a persona	Virus del herpes simple (neonatal), VVZ, virus de la encefalitis equina venezolana (raro), virus de la polio, enterovirus distintos a polio, virus del sarampión, virus Nipah, virus de la parotiditis, virus de la rubéola, virus Epstein-Barr, virus del herpes humano 6, virus B, VNO (transfusión, trasplante, lactancia), VIH, virus de la rabia (trasplante), virus de la influenza, *M. pneumoniae, M. tuberculosis, T. pallidum*
Vacunación reciente	Encefalomielitis diseminada aguda
Viajes África	Virus de la rabia, VNO, *P. falciparum, T. brucei gambiense, T. brucei rhodesiense*
Australia	Virus de la encefalitis de Murray Valley, VEJ, virus Hendra
Centroamérica	Virus de la rabia, virus de la encefalitis equina oriental, virus de la encefalitis equina occidental, virus de la encefalitis equina venezolana, virus de la encefalitis de St. Louis, *R. rickettsii, P. falciparum, Taenia solium*
Europa	VNO, virus de la encefalitis transmitido por garrapatas, *A. phagocytophilum, B. burgdorferi*
India, Nepal	Virus de la rabia, VEJ, *P. falciparum*
Medio Oriente	VNO, *P. falciparum*
Rusia	Virus de la encefalitis transmitido por garrapatas
Sudamérica	Virus de la rabia, virus de la encefalitis equina oriental, virus de la encefalitis equina occidental, virus de la encefalitis equina venezolana, virus de la encefalitis de St. Louis, *R. rickettsii, B. bacilliformis* (cordillera de los Andes), *P. falciparum, T. solium*
Sureste asiático, China, Cuenca del Pacífico	VEJ, virus de la encefalitis transmitido por garrapatas, virus Nipah, *P. falciparum,* especies de *Gnathostoma, T. solium*

Adaptado de Tunkel AR, Glaser CA, Bloch KC. The management of encephalitis: clinical practice guidelines by the Infectious Diseases Society of America. *Clin Infect Dis.* 2008;47(3):303-327.

Fisiopatología

- El signo anatomopatológico cardinal es la inflamación del parénquima cerebral. El daño puede producirse por invasión directa del patógeno o por un mecanismo mediado inmunológicamente que deriva en desmielinización y vasculitis.
- Encefalitis por herpes simple
  - ○ **La encefalitis por herpes más habitual en adultos es la inducida por el VHS-1.**[15]
  - ○ En ocasiones ocurre una invasión directa desde los nervios trigémino u olfatorio.
  - ○ Ello puede seguir con infección orofaríngea aguda y reactivación o recidiva del VHS-1. En cerca de un tercio se reactiva en el SNC, sin que haya infección primaria o recidivante por el VHS-1.
- Encefalitis por arbovirus
  - ○ En Estados Unidos, la infección por arbovirus más común es la inducida por el **VNO**.
  - ○ Otras infecciones por arbovirus registradas en diferentes partes del mundo son las originadas por el virus de Zika (Centro y Sudamérica), el virus de la encefalitis japonesa (VEJ) (sudeste asiático y China), el virus de chikungunya (India, África subsahariana, Pakistán e Italia) y la encefalitis transmitida por garrapatas (Europa occidental, Rusia y China).
  - ○ Tras una picadura de mosquito (*Aedes* o *Culex*) o mordedura de garrapata (*Ixodes*) se produce una replicación del virus, que deriva en viremia y diseminación al SNC.
- Rabia
  - ○ La rabia se transmite a los humanos a través de la saliva de un animal infectado por mordedura. Es transmitida por murciélagos, mapaches, zorros y perros.
  - ○ El periodo de incubación puede prolongarse hasta 7 años, con una mediana de 2 meses.
- En la tabla 10-5 se especifican otros detalles referidos a las etiologías y las exposiciones.

Factores de riesgo

- Viaje a áreas endémicas: China (VEJ), Estados Unidos y Europa (VNO en los meses de verano) y la costa este de Estados Unidos (encefalitis equina oriental).
- Exposición a mosquitos o garrapatas.
- Exposición a animales silvestres: perros, mapaches y murciélagos (rabia).
- Estacionalidad: meses de verano para la infección por el VNO y la erliquiosis/anaplasmosis.
- Actividades: acampar (exposición a insectos), natación (amebas de vida libre y enterovirus) y contactos sexuales (VIH).
- Inmunodeprimidos: VVZ, CMV y virus JC.
- Vacunación reciente: EMDA.
- Infección por el VHS primaria en personas < 18 años de edad.
- Ingestión de leche u otros lácteos no pasteurizados (*Listeria*) y carne cruda (*Toxoplasma*).

Prevención

- Evitar las exposiciones antes citadas.
- La vacuna y la inmunoglobulina de la rabia se administran a todas las personas mordidas por un animal silvestre o un perro no vacunado, o que han estado en contacto con murciélagos.
- Para las personas que viajan a áreas endémicas se ha aprobado una vacuna contra el VEJ.

DIAGNÓSTICO

Presentación clínica

Historia clínica

- Valorar los factores de riesgo.
- **El estado mental alterado es el sello característico de la encefalitis** y puede anteceder a otros síntomas.
- El VHS-1 se toma en consideración en todos los pacientes con meningoencefalitis, incluso cuando no exista un brote reciente de herpes.

- Los cambios de personalidad y las alucinaciones auditivas indicativas de afectación temporal aumentan la sospecha de infección por el VHS-1.
- A veces el paciente no es capaz de proporcionar los datos del padecimiento; si no se puede recabar información, intervenir de inmediato para precisar el diagnóstico y el tratamiento.
- Evaluar síntomas prodrómicos y exposiciones a personas enfermas (p. ej., *Mycoplasma*).
- Pueden presentarse fiebre, conciencia alterada, cambios de comportamiento, cefalea, convulsiones y/o signos neurológicos focales.
- En ocasiones, en casos de meningoencefalitis, se aprecian signos y síntomas meníngeos.

Exploración física
- La fiebre y el estado mental alterado son los hallazgos más habituales.
- El meningismo suele estar ausente, aunque puede ocurrir en casos de meningoencefalitis.
- A veces se aprecian signos neurológicos focales, como afasia y cambios de personalidad, ataxia y parálisis de los pares craneales (tuberculosis y sífilis).
- En ocasiones se registran convulsiones, generalizadas o focales.
- Los trastornos motores pueden indicar infección por flavivirus, como el VNO o el VEJ, o un síndrome posinfeccioso, como la EMDA o la corea posestreptocócica.
- Los exantemas y signos de mordeduras de animales/artrópodos proporcionan indicios útiles.

Diagnóstico diferencial
- Los posibles diagnósticos incluyen glioblastoma o meningioma, abscesos cerebrales, meningitis, sarcoidosis, lupus eritematoso sistémico, vasculitis, encefalopatías por consumo de drogas, alcohol u otros agentes tóxicos y delirio.
- En niños con antecedentes de vacunación o infección viral recientes puede considerarse la EMDA.

Pruebas diagnósticas
Diagnóstico por imágenes
- La RM es la técnica radiológica más sensible.
- Si no se dispone de RM o está contraindicada, puede utilizarse TC (con o sin contraste).
- Los hallazgos incluyen afectación temporal (VHS-1), lesiones de la sustancia blanca (enfermedades desmielinizantes), hemorragias (VVZ), ausencia de realce (virus JC), lesiones periventriculares o masas, como el tuberculoma, o presencia de amebas de vida libre.

Técnicas diagnósticas
- **Someter a todos los pacientes con sospecha de encefalitis a una PL, a no ser que esté contraindicada.**
- El hallazgo más habitual es una pleocitosis leve a moderada con predominio linfocítico. Por lo general, la glucosa es normal y las proteínas están elevadas.
- **Un LCR normal en un paciente con historia clínica que sugiere encefalitis por VHS no debe retrasar el tratamiento ni las pruebas específicas.**
- Pruebas de amplificación de ácidos nucleicos (p. ej., reacción en cadena de la polimerasa):
  ○ **La reacción en cadena de la polimerasa para VHS se requiere en todos aquéllos con encefalitis.**
  ○ La sensibilidad de la reacción en cadena de la polimerasa para el VHS es de 98%, mientras que su especificidad es de 96%, aunque esto varían según el laboratorio.
  ○ Nótese que la reacción en cadena de la polimerasa para el VHS puede ser negativa en los días 1 o 2 de la enfermedad, por lo que, si el cuadro clínico y las pruebas de imagen sugieren VHS, la reacción en cadena de la polimerasa debe repetirse más adelante.[15]
  ○ También se dispone de reacción en cadena de la polimerasa para enterovirus, adenovirus, virus de la gripe, virus JC, VEB, CMV, VVZ, virus de la rabia, *Ehrlichia*, *Bartonella* y *Mycoplasma*.
- Anticuerpos:
  ○ El diagnóstico del VNO se establece en presencia de anticuerpos IgM en el LCR o el suero. Hay reactividad cruzada o con otros flavivirus, como el de la encefalitis de St. Louis o el VEJ.

- ○ En caso de sospecha de rabia, hacer pruebas de anticuerpos en LCR y suero.
- ○ Realizar una reacción en cadena de la polimerasa sanguínea si se sospecha presencia de virus Zika.
- Ante sospecha de rabia, obtener una biopsia cutánea de la nuca; la tinción con anticuerpos fluo-rescentes en ocasiones revela el antígeno de la rabia en las fibras de nervios cutáneos. Asimismo, es posible realizar una prueba de reacción en cadena de la polimerasa a partir de la saliva.

TRATAMIENTO

- Para tratar la encefalitis por el VHS se administra aciclovir i.v. en dosis de 10 mg/kg cada 8 horas durante 14-21 días.
- **El uso de aciclovir se instaura de manera empírica en todos los pacientes con un cuadro congruente con encefalitis.**
- Para otras etiologías virales el tratamiento suele ser sintomático.

RESULTADO/PRONÓSTICO

- Si no se trata la enfermedad, la mortalidad de la encefalitis por herpes simple puede alcanzar 70%; la morbilidad es elevada (> 28%), y la mayor parte de los supervivientes presenta algún tipo de secuela, como deterioro cognitivo grave y discapacidad.[15]
- La encefalitis por VNO puede ser grave en pacientes > 50 años. Los signos neurológicos resi-duales incluyen el síndrome similar a poliomielitis, las cefaleas y la fatiga persistentes y los signos focales que pueden perdurar durante meses.

Absceso cerebral

PRINCIPIOS GENERALES

Etiología

El agente etiológico se suele determinar por la localización del absceso o el factor predisponente (tabla 10-6).[16] La mayoría de los abscesos son producidos por bacterias; hongos y parásitos son menos habituales.

Fisiopatología

- En el desarrollo de un absceso cerebral hay cuatro fases distintas:[17]
- Cerebritis inicial con inflamación y edema (los primeros días).
- Cerebritis tardía con aumento de tamaño y desarrollo de un centro necrótico.
- Estadio capsular inicial con desarrollo de una cápsula con realce anular (1 a 2 semanas).
- En la fase capsular tardía se desarrollan una cápsula de colágeno bien formada y paredes en torno al absceso (después de 2 semanas).

Factores de riesgo

- **Absceso cerebral piógeno**
  - ○ **Origen contiguo. Es el origen más común** e incluye otitis media crónica, mastoiditis, colesteatoma, sinusitis crónica, fístulas/caries/abscesos odontógenos y trombosis del seno cavernoso.[17,18]
  - ○ **Hematógeno:** diseminación de un agente infeccioso desde una fuente intratorácica o intra-peritoneal al cerebro. Comprende endocarditis, malformación arteriovenosa pulmonar (p. ej., en la telangiectasia hemorrágica hereditaria [THH]), defectos del tabique ventricular y conducto arterial persistente.
  - ○ **Por traumatismo:** heridas por arma de fuego, pacientes heridos en combate.
  - ○ **Cirugía cerebral abierta.**

TABLA 10-6	ABSCESO CEREBRAL: ORIGEN, LOCALIZACIÓN Y PATÓGENOS	
Trastorno subyacente	**Probable localización del absceso**	**Probables patógenos**
Enfermedad de los senos paranasales	Lóbulo frontal	*Estreptococos* (en especial del grupo *S. milleri*), *S. aureus*, especies de *Haemophilus*, especies de *Bacteroides*
Origen otógeno	Lóbulo temporal, cerebelo	Enterobacteriáceas, especies de *Pseudomonas*, especies de *Streptococcus*, especies de *Bacteroides*, *S. aureus*
Origen odontógeno	Lóbulo frontal	Estreptococos, estafilococos, especies de *Actinomyces*, especies de *Bacteroides*, especies de *Fusobacterium*
Infección pulmonar	Cualquier lóbulo, posible afectación de múltiples lóbulos	Estreptococos, estafilococos, especies de *Bacteroides*, especies de *Fusobacterium*, enterobacteriáceas
Endocarditis bacteriana	Afectación de múltiples lóbulos, por lo regular abscesos múltiples en áreas vascularizadas	*S. aureus, S. viridans*
Traumatismo craneal penetrante o posoperatorio	Depende de la localización de la herida	*S. aureus* (sensible y resistente a la meticilina), *Staphylococcus epidermidis*, especies de *Streptococcus*, enterobacteriáceas, *Clostridiodes*, especies de *Staphylococcus*
Derivación de derecha a izquierda (cardiopatía cianótica congénita, malformaciones arteriovenosas pulmonares)	Abscesos múltiples, lóbulos múltiples	Especies de *Streptococcus*, *Staphylococcus*, *Peptostreptococcus*, *Haemophilus*
Pacientes inmunodeprimidos (receptores de trasplantes, tratados con fármacos inmunodepresores)	Abscesos múltiples, lóbulos múltiples	Especies de *Aspergillus*, especies de *Nocardia*, especies de *Candida*, *Toxoplasma gondii*, *Listeria monocytogenes*, especies de *Mycobacterium*, especies de *Cryptococcus*, mucormicosis
Infección por VIH	Abscesos múltiples, cualquier lóbulo	*T. gondii*, especies de *Mycobacterium*, *Cryptococcus neoformans*, especies de *Aspergillus*, especies de *Nocardia*

Adaptado de Klein M, Pfister H-W, Tunkel AR, Scheld WM. Brain abscess. En: Scheld MW, Whitley RJ, Marra CM, eds. *Infections of the Central Nervous System*. Lippincott Williams & Wilkins; 2014.

- **Micóticos.** Los abscesos cerebrales micóticos se desarrollan en pacientes inmunodeprimidos, como los que reciben trasplantes de médula ósea u órgano sólido, los tratados con corticosteroides, los diabéticos no controlados con cetoacidosis (mucormicosis) y los infectados por el VIH.
- **Parasitarios.** La toxoplasmosis se registra en pacientes con infección por el VIH, en tanto la neurocisticercosis afecta a inmigrantes procedentes de áreas endémicas.

DIAGNÓSTICO

Presentación clínica

Historia clínica
- La presentación es indolora, en especial si hay un foco de origen contiguo.
- La presentación varía en función de la localización y de si hay uno o varios abscesos.
- El síntoma más común es la cefalea, seguida de fiebre, cambios en el estado mental y deficiencias neurológicas focales.[17,18]
- La fiebre, la hemiparesia y los síntomas de aumento de la presión intracraneal deben elevar el grado de sospecha de absceso cerebral.
- En ocasiones, las convulsiones son el único síntoma de presentación.
- Investigar los trastornos predisponentes, el estado de inmunodepresión y las intervenciones quirúrgicas o dentales previas.
- Los antecedentes familiares de malformaciones arteriovenosas o THH pueden ser de utilidad.

Exploración física
- Cabe la posibilidad de que no haya fiebre.
- Pueden observarse signos y deficiencias neurológicas focales, así como signos de aumento de la presión intracraneal.

Diagnóstico diferencial

El diagnóstico diferencial es amplio y comprende tumores cerebrales (primarios o metastásicos), empiema epidural o subdural, hematoma subdural, linfoma del SNC (difícil de diferenciar de la toxoplasmosis), accidente vascular cerebral, trombosis del seno venoso (que se puede presentar con absceso asociado) y sarcoidosis.

Pruebas diagnósticas

Pruebas de laboratorio
- La ausencia de leucocitosis no descarta el absceso cerebral.
- Se deben obtener hemocultivos antes de la administración de antibióticos.

Diagnóstico por imágenes
- Tanto la TC con contraste como la RM con gadolinio se aplican en el diagnóstico. La RM es más sensible.[18]
- Entre los hallazgos de TC se cuentan los siguientes:
  ○ Cerebritis inicial. Área irregular hipodensa sin realce.
  ○ Absceso. Lesión hipodensa con realce anular. En torno a la lesión se puede apreciar edema.
  ○ Puede identificarse un foco contiguo de infección.
- Los hallazgos de RM incluyen los siguientes:
  ○ T1: lesión hipodensa con realce anular.
  ○ T2: área central hiperintensa con cápsula circundante hipointensa y edema hiperintenso alrededor.
  ○ La imagen ponderada en difusión resulta útil para diferenciar las neoplasias malignas.

Técnicas diagnósticas
- La PL suele estar contraindicada, dado el riesgo de herniación.
- El único modo de obtener un diagnóstico definitivo es examinar el contenido del absceso.[17,19]

- La biopsia estereotáctica mediante aspiración con aguja es el método de elección (con guía por TC) si el absceso es accesible.
- Cuando el absceso se encuentra en una parte profunda del encéfalo, suele requerirse escisión quirúrgica.
- El aspirado se remite para análisis histopatológico, tinción de Gram, cultivo de aerobios y anaerobios y, si están indicados, cultivos micóticos y micobacterianos.
- Otras pruebas diagnósticas que ayudan a determinar el origen del absceso son la ecografía, la ortopantomografía, la radiografía simple de tórax y la angiografía pulmonar con TC.

TRATAMIENTO

Fármacos

- El **tratamiento antibiótico** empírico se instaura cuando los abscesos son pequeños (< 2.5 cm), si no es posible obtener una muestra diagnóstica, mientras se esperan resultados o cuando los estudios no consiguen identificar la etiología.[19]
  - El tratamiento empírico debe incluir un antibiótico activo contra anaerobios (p. ej., metronidazol) hasta encontrar una etiología específica.
  - Las recomendaciones se establecen en función del presunto origen del absceso (tabla 10-7).
  - El tratamiento antibiótico intravenoso es prolongado (6 a 8 semanas) y, si es posible, debe ajustarse a la etiología específica.
- **Corticosteroides.** Se recomienda la administración de dexametasona, 10 mg como dosis de carga, seguidos de 4 mg cada 6 horas en presencia de edema significativo y efecto de masa que implique riesgo vital.[19]

TABLA 10-7	TRATAMIENTO ANTIMICROBIANO EMPÍRICO RECOMENDADO EN FUNCIÓN DEL PRESUNTO ORIGEN DEL ABSCESO
Origen del absceso	**Tratamiento antimicrobiano empírico**
Seno paranasal	Metronidazol más cualquier cefalosporina de tercera generación (más vancomicina en caso de sospecha de *S. aureus* resistente a meticilina)
Infección otógena	Metronidazol más ceftazidima o cefepima
Infección dental	Penicilina más metronidazol
Endocarditis bacteriana	Vancomicina más/menos gentamicina más metronidazol más cefalosporina de tercera generación
Infección pulmonar	Penicilina más metronidazol más trimetoprim-sulfametoxazol (si se sospecha *Nocardia*)
Traumatismo penetrante	Vancomicina más cefalosporina de tercera generación (se puede usar una de cuarta generación ante sospecha de *Pseudomonas*)
Posoperatorio	Vancomicina más cefepima, ceftazidima o meropenem
Desconocido	Vancomicina más metronidazol más cefalosporina de tercera generación

Dosis: vancomicina i.v., 30-45 mg/kg/día divididos en 2-3 dosis/día; metronidazol, 500 mg i.v. cada 6-8 h; ceftriaxona, 2 g cada 12 h; cefotaxima, 2 g i.v. cada 4-6 h.

Tratamiento quirúrgico

- El drenaje, por aspiración a través del orificio de trepanación o escisión quirúrgica, se practica en todos los abscesos > 2.5 cm.[19]
- La craneotomía abierta con escisión se indica cuando el absceso no responde a los antibióticos, en los abscesos micóticos y cuando hay un cuerpo extraño.

COMPLICACIONES

Las complicaciones incluyen convulsiones, hidrocefalia obstructiva y rotura intraventricular.

DESENLACE/PRONÓSTICO

- En la época anterior a los antibióticos y a la TC, las tasas de mortalidad eran muy altas.
- La tasa de mortalidad declinó de modo sustancial en los últimos 60 años, y fue de alrededor de 10% en estudios desde 2000.[18]
- Las secuelas a largo plazo (20-70%) comprenden convulsiones y deficiencias focales, como afasia, ataxia y parálisis de los pares craneales.
- Puede haber hasta 25% de tasa de recidiva.

REFERENCIAS

1. Tunkel AR, Hartman BJ, Kaplan SL, et al. Practice guidelines for the management of bacterial meningitis. *Clin Infect Dis.* 2004;39:1267-1284.
2. Slom TJ, Cortese MM, Gerber SI, et al. An outbreak of eosinophilic meningitis caused by *Angiostrongylus cantonensis* in travelers returning from the Caribbean. *N Engl J Med.* 2002;346:668-675.
3. Kim DK, Riley LE, Harriman KH, Hunter P, Bridges CB. Recommended immunization schedule for adults aged 19 years or older, United States, 2017. *Ann Inter Med.* 2017;166:209-219.
4. Briere EC, Rubin L, Moro PL, Cohn A, Clark T, Messonnier N. Prevention and control of Haemophilus influenzae type B disease: recommendations of the advisory committee on immunization practices (ACIP). *MMWR.* 2014;63:1-14.
5. Cohn AC, MacNeil JR, Clark TA, et al. Prevention and control of meningococcal disease: recommendations of the Advisory Committee on Immunization Practices (ACIP). *MMWR Recomm Rep.* 2013;62(RR-2):1-28.
6. Tunkel AR, Hasbun R, Bhimraj A, et al. 2017 Infectious Diseases Society of America's clinical practice guidelines for healthcare-associated ventriculitis and meningitis. *Clin Infect Dis.* 2017.
7. Brouwer MC, McIntyre P, Prasad K, van de Beek D. Corticosteroids for acute bacterial meningitis. *Cochrane Database Syst Rev.* 2015:Cd004405.
8. Helbok R, Broessner G, Pfausler B, Schmutzhard E. Chronic meningitis. *J Neurol.* 2009;256:168-175.
9. Kauffman CA, Pappas PG, Patterson TF. Fungal infections associated with contaminated methylprednisolone injections. *N Engl J Med.* 2013;368:2495-2500.
10. Thwaites G, Fisher M, Hemingway C, Scott G, Solomon T, Innes J. British infection society guidelines for the diagnosis and treatment of tuberculosis of the central nervous system in adults and children. *J Infect.* 2009;59:167-187.
11. Lewinsohn DM, Leonard MK, LoBue PA, et al. Official American Thoracic Society/Infectious Diseases Society of America/Centers for Disease Control and Prevention clinical practice guidelines: diagnosis of tuberculosis in adults and children. *Clin Infect Dis.* 2017;64:e1-e33.
12. Nahid P, Dorman SE, Alipanah N, et al. Official American Thoracic Society/Centers for Disease Control and Prevention/Infectious Diseases Society of America clinical practice guidelines: treatment of drug-susceptible tuberculosis. *Clin Infect Dis.* 2016;63:e147-e95.
13. Glaser CA, Gilliam S, Schnurr D, et al. In search of encephalitis etiologies: diagnostic challenges in the California Encephalitis Project, 1998-2000. *Clin Infect Dis.* 2003;36:731-742.
14. Glaser CA, Honarmand S, Anderson LJ, et al. Beyond viruses: clinical profiles and etiologies associated with encephalitis. *Clin Infect Dis.* 2006;43:1565-1577.
15. Tunkel AR, Glaser CA, Bloch KC, et al. The management of encephalitis: clinical practice guidelines by the Infectious Diseases Society of America. *Clin Infect Dis.* 2008;47:303-327.

16. cheld MW, Whitley RJ, Marra CM. *Infections of the Central Nervous System*. Lippincott Williams & Wilkins; 2014.
17. Mathisen GE, Johnson JP. Brain abscess. *Clin Infect Dis*. 1997;25:763-779; quiz 80-1.
18. Brouwer MC, Coutinho JM, van de Beek D. Clinical characteristics and outcome of brain abscess: systematic review and meta-analysis. *Neurology*. 2014;82:806-813.
19. Mamelak AN, Mampalam TJ, Obana WG, Rosenblum ML. Improved management of multiple brain abscesses: a combined surgical and medical approach. *Neurosurgery*. 1995;36:76-85; discussion-6.

Infecciones de transmisión sexual

Matifadza Hlatshwayo y Hilary Reno

11

PRINCIPIOS GENERALES

Las infecciones de transmisión sexual (ITS) son una importante causa de morbilidad en todo el mundo, con alrededor de 20 millones de casos diagnosticados al año tan sólo en Estados Unidos. La mitad de los casos ocurre entre el grupo de 15 a 24 años de edad. El abordaje clínico estándar del paciente expuesto a riesgo de ITS se centra en asociar el cuadro clínico (un síndrome con síntomas típicos acordes con el contexto de la correspondiente historia clínica) con un diagnóstico, procediendo a elaborar una detallada lista de diagnósticos diferenciales para asegurar que se tienen en cuenta otras posibles infecciones de presentación atípica.

Se debe establecer un completo resumen de los antecedentes sexuales, que incluya el número y género de las parejas sexuales, la frecuencia de los contactos sexuales, los tipos de actividad sexual, la comprobación de la regularidad en el uso correcto de preservativos y los antecedentes de ITS previas. Es vital hacer estas preguntas de manera directa, sin juicios de valor, con consideración de la comodidad del paciente. Varios estudios han constatado que los profesionales de atención primaria no valoran de manera adecuada el riesgo de ITS en sus pacientes.

La exploración física debe centrarse en la minuciosa revisión de la piel, la orofaringe, los genitales externos, los ganglios linfáticos y el ano. En las mujeres, se debe proceder a exploraciones con espéculo y examen bimanual. La prueba de detección del VIH y el asesoramiento previo a la misma están justificados en todos los pacientes que se presentan para someterse a evaluación de una ITS.

El tratamiento inmediato de las parejas sexuales es un elemento clave en el control de las ITS. Los servicios sanitarios locales pueden ofrecer asesoramiento en lo que respecta a información confidencial a los contactos, pero es responsabilidad del propio paciente informar a las parejas sexuales del riesgo de contagio.

Otra opción que está ganando aceptación consiste en permitir que los propios pacientes proporcionen medicamentos o recetas a sus parejas sexuales, según una pauta conocida como **tratamiento acelerado de las parejas** (EPT, por sus siglas en inglés).[1,2] Esta práctica ha mostrado ser en particular eficaz en el tratamiento de las parejas masculinas de mujeres afectadas de infección por clamidias o gonorrea. Los profesionales sanitarios deben conocer las normas legales sobre el EPT vigentes en su jurisdicción ya que sólo está sujeto a legislación en algunos estados de la Unión Americana. Así pues, es necesario que estén informados de las directrices impartidas en cada estado y de cómo notificar los casos a las autoridades sanitarias. **La sífilis, la gonorrea, la clamidiosis, el chancroide y la infección por el VIH/sida son enfermedades de declaración obligatoria, tanto en Estados Unidos como en la mayoría de los países.**

Enfermedades con úlceras genitales dolorosas

- Las ITS que producen úlceras genitales se pueden clasificar por la presencia o no de dolor.
- Las lesiones originadas por el herpes genital y el chancroide tienden a ser dolorosas, en tanto que las inducidas por la sífilis, el linfogranuloma venéreo (LGV) y el granuloma inguinal tienden a ser indoloras.
- En ocasiones, las úlceras genitales también tienen un origen no infeccioso, como sucede en la enfermedad de Bechet, las neoplasias malignas y los traumatismos.

Herpes genital

PRINCIPIOS GENERALES

Epidemiología

- El origen más probable de las úlceras dolorosas es el virus del herpes simple (VHS), una infección crónica que dura toda la vida.
- Por lo regular el VHS tipo 1 (VHS-1) se ha asociado con lesiones orales y el de tipo 2 (VHS-2) con lesiones genitales. Sin embargo, **ambos subtipos pueden presentarse con las dos distribuciones**.
- En Estados Unidos, 15.7% de las personas de 14-49 años presenta infección por el VHS-2 genital, y se estima que 80-90% de los infectados por el VHS-2 no saben que lo están.
- La seroprevalencia aumenta con la edad, y son más las mujeres que los hombres afectados.
- El VHS genital es un problema en particular alarmante porque aumenta el riesgo de infección por el VIH y la transmisión del mismo.

Fisiopatología

- El VHS es un virus ADN de doble cadena que se disemina por contacto directo. La piel o las membranas mucosas con abrasiones son más sensibles al contagio que la piel intacta.
- El VHS-2 se transmite por contacto sexual, mientras que el VHS-1 lo hace por vía no sexual, si bien esta pauta no es absoluta. La transmisión de cualquiera de ellos puede darse perinatalmente.
- **La transmisión puede ocurrir sin lesiones activas**, ya que la dispersión viral continúa incluso durante los periodos asintomáticos.
- Tras penetrar la piel, el virus se transporta a lo largo de los nervios periféricos hasta los ganglios sensitivos y autónomos. La infección puede extenderse por invasión directa de célula a célula o por vías nerviosas sensitivas. Dado que la replicación afecta las terminaciones nerviosas, se registra un transporte retrógrado de viriones, lo cual favorece la aparición de infección en otros sitios (p. ej., muslos o nalgas). Otro resultado también puede ser enfermedad del sistema nervioso central (SNC).
- **El virus puede permanecer latente en los ganglios de modo indefinido**, con recidivas periódicas debidas a reactivación del virus latente. La latencia y reactivación del virus no se conocen bien, aunque a menudo ocurren en situaciones de traumatismo o enfermedad recientes o de estrés emocional.

DIAGNÓSTICO

Presentación clínica

- Si se desarrollan síntomas, el periodo de incubación es de 2-12 días después de la infección.
- Casi cualquier lesión genital puede ser herpética, al margen de sus características clínicas.
- Las lesiones típicas **son pequeñas vesículas dolorosas agrupadas**, que aparecen en las regiones genital y perianal, se ulceran con rapidez y forman lesiones superficiales, dolorosas a la palpación.
- Suelen estar presentes durante 2 o 3 semanas y la diseminación viral disminuye con la formación de costras.
- El primer episodio por lo regular es el más grave y, en ocasiones, se asocia con adenopatía inguinal, fiebre, cefalea, mialgias y meningitis aséptica.
- También puede haber cervicitis, proctitis y uretritis.
- Otras manifestaciones menos frecuentes comprenden enfermedad ocular, estomatitis, esofagitis, hepatitis fulminante, disfunción autónoma, encefalitis, mielitis y neuropatía.
- Debido a las graves manifestaciones que pueden presentarse después del primer episodio, es imperativo tratarlo, incluso en pacientes que cursan con presentaciones clínicas leves.
- Los episodios de recidiva suelen ir precedidos de hormigueo o dolor prodrómico y ser menos graves y de menor duración que los primarios (4-6 días). Los pacientes con un episodio primario prolongado tienen mayor probabilidad de sufrir recidiva. Los pacientes con infección genital por el VHS-1 padecen menos recidivas y una diseminación viral menos asintomática.

- Los pacientes con patologías inmunocomprometidas, como infección por VIH o cáncer, trasplante de órganos sólidos o de células madre hematopoyéticas pueden experimentar brotes prolongados o extensos.
- El diagnóstico se realiza por reconocimiento del síndrome clínico en la historia clínica y la exploración física. El cultivo viral es el método de elección para establecer el diagnóstico de infección genital por el VHS, aunque sólo es sensible durante la fase vesicular del brote inicial. La sensibilidad disminuye con rapidez cuando las lesiones cicatrizan. El líquido vesicular de una lesión descubierta debe ponerse en un medio de cultivo viral y enviarse al laboratorio lo antes posible.
- La tinción directa con anticuerpos fluorescentes (DFA, por sus siglas en inglés) de una lesión raspada o de una vesícula descubierta es otra posible opción, aunque es menos sensible que el cultivo.
- Los anticuerpos contra tipos específicos de VHS aparecen semanas tras la infección. Hay ensayos que pueden determinar la seroprevalencia para los estudios epidemiológicos y el asesoramiento.
- La reacción en cadena de la polimerasa para el VHS es más sensible y, en algunos centros, es la prueba de elección, aunque los kits comerciales muchas veces no están disponibles ni están aprobados para el VHS. Si hay sospecha de infección del SNC, la prueba de elección es la reacción en cadena de la polimerasa del LCR con cultivo viral y tipificación.
- **Úlceras genitales no clásicas de infección por VHS deben evaluarse para sífilis.**

TRATAMIENTO

- Los pacientes con un episodio inicial de infección por el VHS genital deben recibir tratamiento. Es importante recordar que **el tratamiento reduce, pero no elimina, la diseminación del virus.** Los regímenes terapéuticos recomendados aparecen en la tabla 11-1.[3]
- Se sabe que el tratamiento de supresión reduce la frecuencia de 70-80% en pacientes que cursan con episodios frecuentes; también disminuye la tasa de transmisión entre parejas discordantes (valaciclovir, 500 mg v.o. diarios).
- Pacientes que requieren hospitalización o con manifestaciones del SNC deben tratarse con aciclovir i.v.
- Debe sospecharse resistencia en los pacientes que no mejoran o que recurren a pesar del tratamiento adecuado. El virus resistente no responde a los tres tratamientos de primera línea (aciclovir, valaciclovir y famciclovir). Tales pacientes deben ser evaluados para enfermedades infecciosas, con el fin de considerar regímenes alternativos.
- Se debe asesorar a los pacientes sobre la importancia de informar a sus parejas sexuales de su infección por el VHS, evitar el contacto sexual cuando hay lesiones y usar métodos de barrera aunque las lesiones hayan remitido, y reconocer el riesgo de transmisión vertical neonatal.

Chancroide

PRINCIPIOS GENERALES

- Es un trastorno muy infeccioso producido por *Haemophilus ducreyi*, bacilo de difícil cultivo.
- La incidencia reportada del chancroide es baja, aunque quizá la real es bastante más alta, dado que las pruebas para la detección de *H. ducreyi* son de uso poco frecuente y de realización compleja.
- Algunas áreas de África y el Caribe quizá tengan incidencias bastante más elevadas, pero los datos epidemiológicos son escasos.
- La infección del chancroide **incrementa el riesgo de transmitir y contraer el VIH.**

DIAGNÓSTICO

Presentación clínica

- Es una úlcera genital dolorosa no indurada, con una base amarilla grisácea, con bordes socavados y un anillo de eritema circundante. Puede haber úlceras múltiples.

TABLA 11-1	TRATAMIENTO DE LAS INFECCIONES POR EL VIRUS DEL HERPES SIMPLE

Régimen

Primer episodio		• **Aciclovir**, 400 mg v.o. tres veces al día × 7-10 días O 200 mg v.o. cinco veces al día × 7-10 días **O** • **Famciclovir**, 250 mg v.o. tres veces al día × 7-10 días **O** • **Valaciclovir**, 1 g v.o. dos veces al día × 7-10 días
Episodios recidivantes	VIH positivo	• **Aciclovir**, 400 mg v.o. tres veces al día × 5-10 días **O** • **Famciclovir**, 500 mg v.o. dos veces al día × 5-10 días **O** • **Valaciclovir**, 1 g v.o. **cada día** × 5-10 días
	VIH negativo	• **Aciclovir**, 400 mg v.o. tres veces al día × 5 días, 800 mg v.o. dos veces al día × 5 días, u 800 mg tres veces al día 3 × 2 días **O** • **Famciclovir**, 125 mg v.o. dos veces al día × 5 días, 1 g v.o. dos veces al día × 1 día, 500 mg v.o. una vez y, a continuación, 250 mg v.o. dos veces al día × 2 días, o 500 mg v.o. × 3 días **O** • **Valaciclovir**, 1 g v.o. dos veces al día × 5-10 días
Tratamiento inmunodepresor (pacientes con > 6 episodios/ año)	VIH positivo	• **Aciclovir**, 400-800 mg v.o. dos o tres veces al día **O** • **Famciclovir**, 500 mg v.o. dos veces al día **O** • **Valaciclovir**, 500 mg v.o. dos veces al día
	VIH negativo	• **Aciclovir,** 400 mg v.o. dos veces al día **O** • **Famciclovir,** 250 mg v.o. dos veces al día **O** • **Valaciclovir,** 500 mg v.o. cada día[a] **O** 1 g v.o. cada día

VHS, virus del herpes simple.
[a] Puede ser menos eficaz en pacientes con brotes muy frecuentes (> 10/año).

- Considerar el chancroide si el paciente se presenta con manifestaciones características, sobre todo si hay antecedentes de viaje a una región endémica (África, Asia y el Caribe).
- A menudo, el proceso se asocia con **linfadenopatía inguinal**, dolorosa a la palpación y que puede supurar.
- Los ganglios linfáticos supurativos suelen ser secundarios a infecciones bacterianas.

Pruebas diagnósticas

- **Todas las úlceras sospechosas de chancroide deben evaluarse para detectar VIH o sífilis.**
  - ○ El aislamiento del organismo en cultivo requiere medios especiales, de disponibilidad limitada. La sensibilidad es < 80%, aun cuando el cultivo se realice de manera apropiada.[3]
  - ○ La prueba de reacción en cadena de polimerasa rara vez está disponible.
  - ○ Debe realizarse una exploración en campo oscuro para la detección de *Treponema pallidum* si las úlceras han estado presentes < 7 días. Si han estado presentes > 7 días se debe realizar una prueba de reagina plasmática rápida (RPR).
- Evaluar a pacientes por VIH y sífilis. Si resultan negativos, repetir las pruebas en 3 meses.

TRATAMIENTO

- **Azitromicina, 1 g v.o. × 1 O ceftriaxona, 250 mg i.m. × 1**, O ciprofloxacino, 500 mg v.o. dos veces al día × 3 días O eritromicina base, 500 mg v.o. tres veces al día × 7 días.[3]
- Las lesiones deben reexaminarse en 3-7 días, y después con controles semanales hasta su cicatrización (que pueden durar hasta 2 semanas).
- Se han referido fracasos del tratamiento, más frecuentes en pacientes con VIH. Los regímenes más prolongados son idóneos para casos con VIH y que no pueden someterse a seguimiento.
- Las úlceras grandes pueden no sanar durante varias semanas y provocar cicatrices permanentes.
- En ocasiones, los bubones inguinales requieren aspiración con aguja o incisión y drenaje.
- Las parejas sexuales deben recibir tratamiento si han mantenido relaciones con el paciente en los 10 días anteriores al inicio de los síntomas.

Enfermedades con úlceras genitales indoloras

En Estados Unidos, la causa más habitual relacionada con ITS de úlceras genitales indoloras es la sífilis. **La presencia de cualquier úlcera genital es motivo de evaluación de sífilis.**

Sífilis

PRINCIPIOS GENERALES

- La sífilis es una enfermedad causada por la espiroqueta *T. pallidum*.
- Sigue una evolución compleja, aunque predecible, con sucesivas etapas de manifestaciones clínicas y periodos de latencia intercalados.
- Sus síntomas sistémicos a menudo son inespecíficos, por ello el apelativo "la gran imitadora".
- Los treponemas penetran en el cuerpo a través de abrasiones en la piel o las membranas mucosas durante los contactos sexuales.
- En unas horas, el organismo se disemina a través del sistema linfático, alcanzando los ganglios linfáticos locales y el torrente circulatorio.
- El organismo se disemina de manera vertical por transmisión transplacentaria. Las tasas de sífilis congénita aumentan en Estados Unidos y son gran preocupación de salud pública.

DIAGNÓSTICO

Presentación clínica

- En la tabla 11-2 se incluye una descripción más detallada de las etapas de la sífilis.
- El periodo de incubación infección-chancro primario es de 10-90 días (promedio de 21 días).

TABLA 11-2	MANIFESTACIONES CLÍNICAS, PRUEBAS DIAGNÓSTICAS Y TRATAMIENTO DE LA SÍFILIS			
Etapa	**Síntomas**	**Diagnóstico de laboratorio**	**Tratamiento**	**Régimen alternativo**
Primaria temprana	Úlcera indolora en el sitio del inóculo, linfadenopatía local	DFA (si está disponible) y pruebas serológicas	**PCN G benzatina** en dosis de 2.4 millones de unidades i.m. × 1	En alérgicos a PCN: **Doxiciclina**, 100 mg v.o. dos veces al día × 14 días **o** **Tetraciclina**, 500 mg v.o. cuatro veces al día × 14 días
Secundaria temprana	Exantema macular o papuloso (palmar/plantar o generalizado), lesiones de las membranas mucosas, síntomas inespecíficos (malestar, fiebre, cefalea, mialgias, artralgias), linfadenopatía generalizada, pérdida de pelo parcheada, condiloma plano, neurosífilis (rara)	Pruebas serológicas no treponémicas (p. ej., RPR) seguidas de pruebas treponémicas específicas para confirmación (p. ej., TP-PA)	Igual	Igual
Latente temprana no primaria, no secundaria (< 1 año)	Por lo general asintomática		Igual	Igual
Latente tardía (> 1 año) o duración desconocida	De manera habitual, asintomática	Pruebas serológicas no treponémicas seguidas de pruebas treponémicas específicas para confirmación VDRL en LCR si el paciente presenta VIH con CD4 bajos, RPR elevada o síntomas neurológicos sin VIH con síntomas de sífilis terciaria, o si hay indicios de enfermedad neurológica/oftálmica	**PCN G benzatina**, 2.4 millones de unidades i.m. × 3 dosis a intervalos de 1 semana	En alérgicos a PCN: **Doxiciclina**, 100 mg v.o. dos veces al día × 28 días **o** **Tetraciclina**, 500 mg v.o. cuatro veces al día × 28 días

Terciaria	Afectación cardiovascular (aneurisma aórtico, insuficiencia aórtica, estenosis de *ostium* coronario), enfermedad gomatosa	**PCN G benzatina,** 2.4 millones de unidades i.m. × 3 dosis a intervalos de 1 semana. Algunos expertos recomiendan tratar la sífilis cardiovascular con **PCN i.v.** (ver Neurosífilis)	En alérgicos a PCN: **Doxiciclina,** 100 mg v.o. dos veces al día × 28 días
Neurosífilis	A menudo asintomática; la afectación puede dividirse en categorías: *Ocular:* uveítis, queratitis intersticial, neuropatía óptica, vasculitis retiniana *Temprana:* parálisis de pares craneales, AVC, convulsiones *Tardía:* tabes dorsal (ataxia, dolores fulgurantes, anomalías pupilares, marcha inestable); o paresia general (demencia, cambios de personalidad, temblores, anomalías de los reflejos)	**PCN G cristalina acuosa,** 3-4 millones de unidades cada 4 h × 10-14 días	Si es seguro el cumplimiento: **PCN procaína,** 2.4 millones de unidades i.m. cada día **+ probenecid,** 500 mg v.o. cuatro veces al día × 10-14 días
Embarazo	Los mismos que los de pacientes no gestantes	**La PCN es el único tratamiento recomendado; proceda a desensibilización, si es necesario**	

AVC, accidente vascular cerebral; DFA, tinción directa con anticuerpos fluorescentes; PCN, penicilina; RPR, reagina plasmática rápida; TP-PA, prueba de aglutinación de partículas de *T. pallidum*.

- Las lesiones primarias en la vagina o el ano a menudo se pasan por alto.
- El chancro suele durar 1-6 semanas y remite de manera espontánea sin cicatrización, incluso sin tratamiento.
- La sífilis secundaria se desarrolla 4-10 semanas después de la remisión del chancro.
- La sífilis terciaria (latente tardía sintomática) se manifiesta en un plazo de 1-30 años tras la infección.
- Estas etapas se pueden superponer o presentar de modo atípico en un contexto de coinfección con VIH.

Pruebas diagnósticas

- *T. pallidum* no puede cultivarse *in vitro*, por lo que el diagnóstico se basa en **la visualización directa del organismo o las pruebas serológicas**.
- En la **sífilis primaria**, se debe analizar la presencia de espiroquetas en el chancro mediante **microscopia en campo oscuro o prueba DFA**. Ambas dependen en buena medida de la idoneidad de la toma de muestras y de la destreza del operador.
- Las pruebas serológicas y el tratamiento de una presunta sífilis primaria deben aplicarse siempre que haya una lesión sospechosa.
- Las **pruebas diagnósticas no treponémicas** (p. ej., RPR o la Venereal Disease Research Laboratory [VDRL]) son **sensibles en pacientes inmunocompetentes, pero resultan inespecíficas**.
  - Pueden generar falsos positivos durante el embarazo, en consumidores de drogas i.v. o en presencia de otras enfermedades, como infecciones por espiroquetas, tuberculosis y trastornos autoinmunitarios.
  - En la fase más temprana de la infección puede haber resultados falsos negativos.
  - En la enfermedad por el VIH avanzada, cabe la posibilidad de que se registren resultados falsos negativos o aparición retardada de seropositividad, debido a producción tardía de anticuerpos.[3,4]
  - Concentraciones muy altas de anticuerpos pueden interferir con las pruebas RPR/VDRL y derivar en falsos negativos (efecto prozona). Dicho efecto es más común en pacientes con VIH.[5]
  - Los títulos tienden a corresponderse con la actividad de la enfermedad.
  - Los pacientes con antecedentes de sífilis tratada a veces presentan títulos bajos de manera indefinida. La cuadruplicación de los títulos indica reinfección.[3]
- **Un resultado positivo en RPR o VDRL debe ir seguido de una prueba treponémica específica confirmatoria**, como absorción de anticuerpos treponémicos fluorescentes (FTA-ABS), aglutinación de partículas de *T. pallidum* (TP-PA) o enzimoinmunoanálisis (EIA).
- Algunos laboratorios están realizando EIA para cribado inicial como parte de un "algoritmo de valoración inverso". Un EIA positivo debe ir seguido de RPR con titulación.
- **Todos los pacientes con sífilis deben ser sometidos a pruebas del VIH.**

TRATAMIENTO

- Los regímenes de tratamiento recomendados se enumeran en la tabla 11-2.[3]
- Todos los pacientes deben someterse a una evaluación clínica y serológica al menos 6 y 12 meses después del tratamiento. Los pacientes VIH positivos, considerados en alto riesgo, o que tienen menos probabilidades de seguimiento, deben reevaluarse más pronto y con mayor frecuencia.
- Las parejas deben recibir tratamiento si han mantenido relaciones sexuales con el paciente hasta 3 meses antes de la aparición de los síntomas. Aquéllos con síntomas que persisten o recurren después del tratamiento apropiado, y aquéllos con pruebas de no treponema cuatro veces mayores cuando se repiten tras el tratamiento adecuado, deben ser considerados para fracaso de tratamiento o recidiva por un especialista en enfermedades infecciosas o en ITS.
- Es **común la reacción de Jarisch-Herxheimer (p. ej., fiebre, cefaleas y mialgia)** en las 24 horas siguientes al tratamiento y afecta hasta 90% de los pacientes tratados con penicilina durante la etapa inicial de la sífilis, y hasta a 25% en estadios posteriores de la enfermedad. Para aliviar los síntomas se usan antipiréticos. En ocasiones, esta reacción induce un parto prematuro, pero no debe suponer un obstáculo para el tratamiento puntual y apropiado.

Linfogranuloma venéreo

PRINCIPIOS GENERALES

- LGV es causado por organismos invasivos de *Chlamydia trachomatis* de los serotipos L_1, L_2 y L_3.
- Se han publicado informes de su creciente incidencia en Estados Unidos, en especial en hombres que tienen sexo con hombres.

DIAGNÓSTICO

Presentación clínica

- El LGV se suele diagnosticar en la clínica, por la carencia de pruebas específicas de serotipos generalizadas.
- Inicialmente se manifiesta como una **úlcera o pápula indolora de resolución espontánea en el sitio de inoculación**, que aparece 3-30 días después de la exposición. La úlcera es a menudo pasada por alto y desaparece sin cicatrización.
- La segunda etapa consiste en el desarrollo de **linfadenopatía inguinal o femoral dolorosa a la palpación**. Los ganglios hipertrofiados suelen ser unilaterales y pueden ser fluctuantes y con drenaje espontáneo. A veces también se presentan síntomas inespecíficos y uretritis.
- El llamado "signo del surco" puede ser visible cuando el ligamento inguinal forma una depresión entre los ganglios linfáticos inguinales y femorales hipertrofiados. Su presencia indica LGV, aunque no se observa con frecuencia.
- La exposición por coito anal receptivo en ocasiones causa proctocolitis similar a la enfermedad de intestino inflamatorio, que puede evolucionar a fístulas y estenosis colorrectales. Entre los síntomas asociados con este proceso cabe citar secreción anal, hemorragia rectal y tenesmo.
- La tercera etapa, que a menudo no se presenta tras varios años desde la exposición, consiste en **agrandamiento granulomatoso hipertrófico y úlceras en los genitales externos.** También se dan casos de elefantiasis de los genitales por obstrucción linfática.
- La enfermedad genital y colorrectal puede complicarse por superinfecciones bacterianas o coinfecciones con otras ITS.

Pruebas diagnósticas

- Una muestra de la lesión o un aspirado de un bubón se pueden remitir al laboratorio para un frotis, pero se trata de un recurso poco sensible.
- **La prueba de amplificación de ácidos nucleicos (PAAN) es la técnica de elección** para detectar los serotipos clamidiásicos, pero requiere validación por parte del laboratorio local de los PAAN para muestras extragenitales.
- La genotipificación para identificar serotipos no es un procedimiento disponible con facilidad. Si hay síntomas indicativos de proctocolitis por LGV, es necesario remitir un frotis rectal a los organismos sanitarios oficiales pertinentes (en Estados Unidos, los CDC).
- La evaluación clínica, la valoración epidemiológica y la exclusión de otras posibles causas aún son el instrumento principal de diagnóstico.

TRATAMIENTO

- **Doxiciclina, 100 mg v.o. dos veces al día durante 3 semanas O eritromicina base, 500 mg v.o. cuatro veces al día durante 3 semanas.**[3]
- Las mujeres gestantes deben ser tratadas con eritromicina.
- Se ha demostrado que los ciclos prolongados de azitromicina son eficaces, pero no han sido estudiados en profundidad. Recién se comunicó un caso de fracaso de tratamiento con doxiciclina, curado con moxifloxacino.[6]
- Los pacientes deben ser reexaminados para asegurar la respuesta al tratamiento.
- Bubones grandes y fluctuantes se someten a drenaje para acelerar la resolución y prevenir complicaciones.

- Cualquier persona que haya mantenido contactos sexuales con el paciente en los 2 meses anteriores al desarrollo de los síntomas debe ser examinada y tratada profilácticamente con azitromicina, 1 g v.o. por una dosis, o con doxiciclina, 100 mg v.o. por 7 días.

Granuloma inguinal (donovanosis)

PRINCIPIOS GENERALES

- El granuloma inguinal es causado por el organismo Gram negativo intracelular *Klebsiella granulomatis* (antes *Calymmatobacterium granulomatis*).
- Se trata de un microbio endémico a nivel local en algunas partes del mundo en vías de desarrollo y poco común en Estados Unidos.

DIAGNÓSTICO

Presentación clínica

- La lesión característica es una **úlcera vascular indolora, rojiza y carnosa, que tiende a sangrar cuando es irritada de forma mecánica**. En ocasiones se presentan múltiples lesiones. Es característico que no haya linfadenopatía asociada.
- Se cree que el periodo de incubación oscila entre 1 y 3 semanas.
- En casos poco frecuentes hay infección extragenital.

Pruebas diagnósticas

- *K. granulomatis* no puede cultivarse directamente.
- Los tejidos preparados por aplastamiento o la biopsia pueden mostrar cuerpos de Donovan de tinción bipolar intracitoplásmicos. El tejido también se debe evaluar para LGV, chancroide y sífilis.
- Es frecuente la coinfección con otras ITS.

TRATAMIENTO

- **Doxiciclina, 100 mg v.o. dos veces al día × 3 semanas** O azitromicina, 1 g v.o. semanalmente × 3 semanas O ciprofloxacino, 750 mg v.o. dos veces al día × 3 semanas O eritromicina base, 500 mg v.o. cuatro veces al día × 3 semanas O trimetoprim-sulfametoxazol de doble potencia, 1 comprimido v.o. dos veces al día durante 3 semanas.[3]
- A veces son necesarios ciclos de tratamiento más largos, en especial en pacientes inmunodeprimidos. La incorporación de un aminoglucósido en ocasiones acelera la resolución.

Otras ITS

Gonorrea, cervicitis mucopurulenta y uretritis no gonocócica

PRINCIPIOS GENERALES

- La **cervicitis** se presenta con un complejo de síntomas de secreción vaginal mucopurulenta, hemorragia vaginal anómala y/o disuria. *Chlamydia*, gonorrea, VHS, *Trichomonas vaginalis* y virus del papiloma humano (VPH) pueden causar cervicitis purulenta.

- La **uretritis**, complejo de síntomas equivalente en el hombre, produce secreción peneana mucopurulenta y disuria. Es inducida por gonorrea o "uretritis no gonocócica" (UNG). Su causa más común es infección por *Chlamydia*, aunque *Mycoplasma genitalium* (15-20%), *T. vaginalis, Ureaplasma urealyticum, Mycoplasma hominis*, VHS y adenovirus también pueden causarla.
- Pacientes con cervicitis o uretritis deben recibir tratamiento antibiótico apropiado y asesoramiento de prácticas de sexo seguras. Las parejas sexuales también se deben evaluar y tratar.

Epidemiología

- **La infección por *Chlamydia* es la ITS de comunicación obligatoria más frecuente en Estados Unidos**, con más de 1.5 millones de casos referidos al año.
- **La gonorrea es la segunda ITS bacteriana de comunicación obligatoria más común en ese país**, estimándose, no obstante, que sólo se refieren la mitad de los casos.
- Adolescentes y adultos jóvenes presentan mayor incidencia de infección por clamidias y gonorrea.

Fisiopatología

- *Neisseria gonorrhoeae* es un diplococo intracelular Gram negativo, visible en neutrófilos en la tinción de Gram.
- *C. trachomatis* es una bacteria intracelular obligada Gram negativa.
- *C. trachomatis* y *N. gonorrhoeae* infectan las células del epitelio cilíndrico en la orofaringe, el cuello uterino, la uretra y el recto.
- Las mujeres adolescentes presentan predisposición a padecer infección por clamidias y gonorrea, debido a la presencia continuada de epitelio cilíndrico en el exocérvix.

Factores de riesgo

- Edad ≤ 25 años, antecedentes de contactos sexuales con nuevas o múltiples parejas, no utilizar dispositivos protectores de barrera, consumo de drogas e intercambiar sexo por drogas o dinero son factores de riesgo significativos para contraer infección por clamidias o gonorrea.

DIAGNÓSTICO

- **Todas las mujeres sexualmente activas de 25 años o menos deben someterse a cribado de infección por clamidias y gonorrea cada año.**
- Las embarazadas se deben someter a pruebas de detección en la primera visita prenatal y en el tercer trimestre de gestación, si hay cualquier factor de riesgo.
- Las mujeres de más edad con parejas sexuales nuevas o múltiples deben someterse a cribado.
- **En entornos de alta prevalencia, a todos los hombres sexualmente activos se les deben realizar pruebas de presencia de clamidias y gonorrea.**
- También se recomienda el cribado anual para estas infecciones en uretra y recto, así como para gonorrea faríngea, en hombres que tienen relaciones homosexuales; los pacientes en alto riesgo pueden ser sometidos a pruebas con más frecuencia (cada 3 meses).

Presentación clínica

- La infección por clamidias asintomática es frecuente en hombres y mujeres. Si se desarrollan síntomas de uretritis o cervicitis, aparecen 7-21 días después de exposición.
- La infección por clamidias anorrectal se presenta a veces como proctitis, con irritación o prurito anal, secreción mucopurulenta o tenesmo.
- La conjuntivitis clamidiásica se asocia con hiperemia conjuntival y molestias oculares; en ocasiones se observa secreción mucoide.
- Sin tratamiento, clamidia puede progresar a EPI, embarazo ectópico e infertilidad.

- Entre los hombres con gonorrea uretral, 90% desarrolla secreción mucopurulenta y disuria 2-14 días después de la exposición.
- Se estima que 50% de las mujeres con gonorrea es asintomático, si bien pueden desarrollarse síntomas de cervicitis inespecíficos 1 o 2 semanas después de la exposición.
- Es posible que la infección gonocócica anorrectal se presente en forma de proctitis.
- Por su parte, la infección gonocócica faríngea suele ser asintomática, aunque algunos pacientes desarrollan faringitis leve.
- El drenaje ocular purulento puede deberse a una conjuntivitis gonocócica. La conjuntivitis gonocócica o clamidiásica en adultos es, en general, inducida por autoinoculación.
- *M. genitalium* es una causa conocida de uretritis en los hombres, y una probable etiología en la uretritis persistente; se presenta en 10-30% de las mujeres con cervicitis.

Pruebas diagnósticas

- En hombres, el drenaje uretral mucopurulento ha de ser evaluado mediante tinción de Gram y análisis de orina.
  - La tinción de Gram de las secreciones muestra ≥ 2 leucocitos por campo de gran aumento (CGA) y, en presencia de gonorrea, diplococos intracelulares Gram negativos.
  - Una exploración microscópica negativa no descarta la infección en hombres asintomáticos.
- Para propósitos diagnósticos no se recomienda la tinción de Gram de muestras de secreciones endocervical, anorrectal o faríngea.
- En pacientes con antecedentes de múltiples vías de exposición (p. ej., vaginal, oral y anal) se deben realizar pruebas en todas las localizaciones.
- El análisis de orina puede ser positivo para la esterasa leucocítica o mostrar ≥ 10 leucocitos por CGA. El cultivo de orina debe ser remitido para evaluar posibles infecciones urinarias típicas.
- El cultivo tiene buena especificidad para clamidias y gonorrea, aunque es menos sensible que otros métodos y supone un considerable consumo de tiempo.
  - En el estudio de la gonorrea, la muestra con la que se realiza el frotis debe utilizarse para inocular directamente medios de Thayer-Martin y enviarse al laboratorio lo antes posible.
  - Los cultivos diagnósticos suelen reservarse para casos en los que dicho diagnóstico no está claro o, en caso de gonorrea, cuando no se conoce la sensibilidad antibiótica.
  - Si se sospecha resistencia a la gonorrea, los médicos deben seguir las recomendaciones de los CDC y buscar cultivo si es posible.
- La PAAN se emplea de forma rutinaria para pruebas de orina y secreción vaginal, peneana y ocular. Aunque es más sensible que el cultivo para muestras faríngeas y rectales, no ha sido aprobada para este tipo de análisis y sólo está disponible en algunos laboratorios.
- La PAAN para detectar *M. genitalium* se usa en contextos de investigación como cultivo que puede tardar hasta 6 meses en crecer. Aún no hay una PAAN para diagnóstico clínico aprobada por la FDA.

TRATAMIENTO

- **Dado el alto grado de coincidencia entre la infección por clamidias y la gonorrea, cuando se sospecha la presencia de cualquiera es recomendable el tratamiento de ambas.**
- Dicho tratamiento dual puede realizarse administrando **una única dosis directamente observada de azitromicina y ceftriaxona.** Ésta suele ser la mejor opción, en especial si se prevén posibles problemas de seguimiento.
- El tratamiento de elección para *M. genitalium* es azitromicina, 1 g v.o. en dosis única. Doxiciclina es muy poco efectiva. Hay una creciente resistencia, y en esos casos se ha usado moxifloxacino, 400 mg v.o. diarios por 10-14 días. En casos complicados con enfermedad inflamatoria pélvica (EIP), los regímenes estándar no son efectivos, así que se recomienda un ciclo de 7-14 días de moxifloxacino, 400 mg v.o. diarios.
- Las parejas sexuales de los últimos 60 días deben ser evaluadas y tratadas.
- La reinfección es muy frecuente. Las parejas deben tratarse, y el paciente debe evitar los contactos sexuales hasta concluir el tratamiento o hasta que transcurran 7 días desde la dosis única.

- La prueba de curación sólo está indicada en embarazadas, cuando persisten los síntomas o si existe preocupación por posibles problemas de resistencia o de cumplimiento adecuado del tratamiento. Al resto de los pacientes se les debe indicar que regresen para someterse a nuevas pruebas 3 o 4 meses más tarde, dadas las altas tasas de reinfección.
- Ver tabla 11-3 para más detalles.

COMPLICACIONES

- En mujeres, la cervicitis bacteriana puede evolucionar a EIP (ver "Enfermedad inflamatoria pélvica").
- La infección de las glándulas de Bartholin o Skene pueden producir abscesos que requieren drenaje.
- La uretritis clamidiásica deriva a veces en epididimitis, prostatitis o artritis reactiva en hombres.
- La gonorrea puede dar lugar a orquiepididimitis, prostatitis y, a veces, a estenosis uretrales.
- La infección gonocócica diseminada tiene una de dos presentaciones:
  ○ Tenosinovitis, dermatitis papulopustulosa y artralgia (sin artritis purulenta manifiesta).
  ○ Artritis purulenta sin afectación cutánea. La artritis gonocócica es la artritis bacteriana más frecuente en adultos jóvenes.
- Las mujeres en los 7 días siguientes al inicio de la menstruación o que están embarazadas están expuestas a mayor riesgo de desarrollar una infección diseminada.

Enfermedad inflamatoria pélvica

PRINCIPIOS GENERALES

- La EIP es una infección de incidencia creciente que causa endometritis, salpingitis, absceso tuboovárico (ATO) y peritonitis pélvica.
- Es una conocida complicación de la infección por clamidias y gonorrea, aunque otros organismos de la flora vaginal también son causantes de EIP.
- Si no se trata, 10% de las pacientes afectadas con EIP desarrolla infertilidad. Otras complicaciones son embarazo ectópico y dolor pélvico crónico.

DIAGNÓSTICO

Presentación clínica

Historia clínica
- La gravedad clínica de la EIP oscila dentro de amplios márgenes, desde la infección asintomática hasta el shock séptico manifiesto.
- En ocasiones, las pacientes presentan síntomas de cervicitis y dispareunia.
- El dolor abdominal inferior o pélvico es indicativo de EIP en pacientes con cervicitis.

Exploración física
- La fiebre es un signo común en la presentación de EIP.[3]
- La cervicitis se identifica en la exploración con espéculo.
- La exploración bimanual suele revelar dolor a la palpación con el movimiento uterino, anexial y/o cervical.
- El dolor en el cuadrante superior derecho y la transaminitis son indicativos de perihepatitis o síndrome de Fitz-Hugh-Curtis. La inflamación de la glándula de Glisson y el peritoneo circundante produce dolor intenso.
- Si no hay secreción mucopurulenta y no se detectan leucocitos en el examen de la preparación en fresco, es posible considerar otros diagnósticos (p. ej., apendicitis y embarazo ectópico).

TABLA 11-3	DIAGNÓSTICO Y TRATAMIENTO DE INFECCIONES DE TRANSMISIÓN SEXUAL ASOCIADAS CON URETRITIS O CERVICITIS		
Enfermedad	**Pruebas diagnósticas**	**Tratamiento**	**Tratamiento alternativo**	**Observaciones**
Chlamydia trachomatis	(1) Historia clínica y exploración (2) Análisis de orina y urocultivo (3) PAAN de secreciones endocervicales o uretrales (4) Cultivo si está indicado y no se dispone de PAAN	Azitromicina, 1 g v.o. × una dosis O Doxiciclina, 100 mg v.o. dos veces al día × 7 días	Eritromicina base, 500 mg v.o. cada 6 h × 7 días O etilsuccinato de eritromicina, 800 mg v.o. cada 6 h × 7 días U ofloxacino, 300 mg v.o. dos veces al día × 7 días O levofloxacino, 500 mg v.o. cada día × 7 días	Doxiciclina, estolato de eritromicina y FQ han de evitarse durante el embarazo
GC no complicada ("purgación")	(1) Historia clínica y exploración (2) Análisis de orina y urocultivo (3) Tinción de Gram de exudado uretral, si está presente (4) PAAN de secreciones endocervicales o uretrales (5) Cultivo, si está indicado y no se dispone de PAAN	Ceftriaxona, 250 mg i.m. × 1 dosis O cefixima, 400 mg v.o. × 1 dosis Más tratamiento concurrente de CT **Conjuntivitis gonocócica:** ceftriaxona, 1 g i.m. × 1 dosis	Antecedentes de alergia grave a cefalosporinas: preferible la desensibilización con posterior tratamiento con ceftriaxona O azitromicina, 2 g v.o. × 1 dosis (se han referido resistencias; sólo debe usarse cuando no haya otra posibilidad), O espectinomicina, 2 g i.m. × 1 dosis (no disponible en Estados Unidos)	Los elevados niveles de resistencia a las FQ circulantes dificultan el uso actual de estos fármacos para tratar cualquier infección por GC en Estados Unidos También es preocupante la creciente resistencia a macrólidos

Infección gonocócica diseminada	(1) Historia clínica y exploración (2) Cultivo y/o PAAN de todas las posibles localizaciones mucosas de infección (3) Hemocultivos (a menudo negativos) (4) Artrocentesis para recuento celular y cultivo en articulaciones sospechosas de artritis séptica	Ceftriaxona, 1 g i.v. o i.m. cada 24 h O cefotaxima, 1 g i.v. cada 8 h × 7 días O ceftizoxima en dosis de 1 g i.v. cada 8 h Más tratamiento concurrente de CT	24-48 h después de la mejora clínica, se puede cambiar a cefixima, 400 mg v.o. dos veces al día	Si el diagnóstico no es claro, está justificado un ensayo de tratamiento antibiótico. Si es de IGD, en general mejora con rapidez. Para la meningitis o la endocarditis se requieren dosis más elevadas y prolongadas
***Trichomonas vaginalis* (tricomoniasis)**	*En mujeres:* examen de una preparación en fresco de secreción vaginal; también se dispone de EIA rápido y de sonda de ácidos nucleicos *En hombres:* el cultivo es la única prueba aprobada	Metronidazol, 2 g v.o. × 1 dosis, O tinidazol, 2 g v.o. × 1 dosis	Metronidazol, 500 mg v.o. dos veces al día × 7 días	En embarazadas el tratamiento es el mismo Si una mujer es VIH positiva, se prefiere el régimen de 7 días
UNG o CMP	(1) Historia clínica y exploración (2) Prueba para CT y GC (3) En mujeres: pruebas de VB y tricomoniasis	Azitromicina, 1 g v.o. × 1 dosis O doxiciclina 100 mg v.o. dos veces al día × 7 días Tratamiento empírico de GC si la prevalencia local es alta o si el paciente es de alto riesgo		Si la UNG persiste tras el tratamiento inicial: metronidazol, 2 g v.o. × 1 dosis, O tinidazol, 2 g v.o. × 1 dosis

(Continúa)

TABLA 11-3	DIAGNÓSTICO Y TRATAMIENTO DE INFECCIONES DE TRANSMISIÓN SEXUAL ASOCIADAS CON URETRITIS O CERVICITIS (CONTINÚA)		
Enfermedad	**Pruebas diagnósticas**	**Tratamiento**	**Tratamiento alternativo**	**Observaciones**
EIP	(1) Historia clínica y exploración (2) Prueba para CT y GC (3) Examen de preparación en fresco para detectar leucocitos, células clave de la vaginosis y *Trichomonas* (4) Ecografía transvaginal, laparoscopia o biopsia endometrial, reservadas para casos de difícil diagnóstico	*Régimen i.v. A:* doxiciclina, 100 mg v.o. o i.v. cada 12 h Y cefotetán, 2 g i.v. cada 12 h O cefoxitina, 2 g i.v. cada 6 h *Régimen i.v. B:* clindamicina, 900 mg i.v. cada 8 h MÁS gentamicina, dosis de carga de 2 mg/kg i.v., con 1.5 mg/kg i.v. cada 8 h para mantenimiento *Régimen v.o. A:* ceftriaxona, 250 mg i.m. × 1 dosis Y doxiciclina, 100 mg v.o. dos veces al día × 14 días y/o metronidazol, 500 mg v.o. dos veces al día × 14 días *Régimen v.o. B:* cefoxitina, 2 g i.m. × 1 dosis, con probenecid, 1 g v.o. × 1 dosis Y doxiciclina, 100 mg v.o. dos veces al día × 14 días y/o metronidazol, 500 mg v.o. dos veces al día × 14 días *Régimen v.o. C:* cefalosporina de tercera generación i.v. Y doxiciclina, 100 mg v.o. dos veces al día × 14 días y/o metronidazol, 500 mg v.o. dos veces al día × 14 días	i.v.: ampicilina-sulbactam, 3 g i.v. cada 6 h MÁS doxiciclina, 100 mg v.o. o i.v. cada 12 h v.o.: si no se toleran las cefalosporinas, considerar el tratamiento con levofloxacino, 500 mg v.o. cada día, U ofloxacino, 400 mg v.o. dos veces al día × 14 días si el riesgo de GC es bajo Realizar la prueba de GC antes del tratamiento. Si las PAAN son positivas, se debe tratar la infección por GC como se indica antes. Si el cultivo es positivo, el tratamiento ha de orientarse en función de las diversas sensibilidades	Se puede pasar a tratamiento v.o. después de 24 h de mejoría Si no hay mejoría después de 72 h de régimen v.o., reevaluar y pasar a tratamiento i.v.

CMP, cervicitis mucopurulenta; CT, *Chlamydia trachomatis*; EIA, enzimoinmunoanálisis; EIP, enfermedad inflamatoria pélvica; FQ, fluoroquinolonas; GC, *Neisseria gonorrhoeae*; IGD, infección gonocócica diseminada; PAAN, pruebas de amplificación de ácidos nucleicos; UNG, uretritis no gonocócica; VB, vaginosis bacteriana.

Pruebas diagnósticas

- Las mujeres con EIP deben someterse a pruebas de detección de clamidias, gonorrea y VIH.
- El diagnóstico de EIP es avalado por valores elevados de velocidad de sedimentación globular y/o proteína C reactiva (PCR), por infección documentada por *C. trachomatis* y/o *N. gonorrhoeae*.
- Los estudios de carácter más invasivo, como la ecografía transvaginal, la RM, la laparoscopia o la biopsia endometrial, resultan más específicos en el diagnóstico de la EIP.

TRATAMIENTO

- Los regímenes antibióticos se presentan en la tabla 11-3.[3]
- Las pacientes con enfermedad aguda o que presentan síntomas de abdomen agudo, embarazadas, que no toleran los antibióticos en régimen ambulatorio o responden mal a ellos y aquellas que padecen ATO deben ser hospitalizadas.
- En mujeres con EIP leve o moderada, la hospitalización no es, en general, necesaria, y los antibióticos v.o. suelen ser eficaces como tratamiento.
- Si se observa mejora con la administración de antibióticos i.v., se debe mantener un seguimiento de 24 horas antes de pasar a los antibióticos v.o.
- Si no hay mejoría en 72 horas, puede ser necesaria una laparoscopia diagnóstica para realizar una evaluación más profunda. Cuando tampoco ha habido mejora en 72 horas mientras se administraba un régimen v.o. ambulatorio, proceder a revalorar a la paciente, y considerar su hospitalización y tratamiento con antibióticos parenterales.

Vulvovaginitis y vaginosis

PRINCIPIOS GENERALES

- Entre los síntomas de la infección vulvar y vaginal se cuentan secreción vaginal anómala o con olor y prurito e irritación vulvares.
- Tricomoniasis, vaginosis bacteriana (VB) y candidiasis son posibles desencadenantes de esos síntomas.
- La VB se debe a cambios en la flora genital normal (sobre todo de *Lactobacillus*) con inclusión de anaerobios, *Gardnerella vaginalis* y especies de Mycoplasma.
- La candidiasis no se suele transmitir por vía sexual. Las pacientes inmunodeprimidas están expuestas a mayor riesgo de candidiasis vulvovaginal recidivante o grave, y en ellas es a veces apropiado un ciclo de tratamiento más prolongado de lo normal.
- **La tricomoniasis se transmite por vía sexual. Los hombres se mantienen casi siempre asintomáticos, aunque a veces padecen uretritis leve.**

DIAGNÓSTICO

- La tricomoniasis puede causar eritema cervical y vaginal difuso (cuello uterino "con aspecto de fresa") y secreción espumosa y maloliente, con pH ≥ 4.5.
  - Las PAAN son muy sensibles y se recomiendan para el diagnóstico de tricomoniasis.
  - El examen de preparaciones en fresco a menudo muestra *Trichomonas* móviles.
  - El cultivo está disponible en algunas localizaciones.
- Se dispone de pruebas EIA en el punto de cuidado. El examen de la preparación en fresco está indicado para pacientes con sospecha de VB, que muestran células clave de vaginosis (es decir, células epiteliales vaginales con aspecto moteado debido a los cocobacilos adheridos a ellas). Presentar tres de los siguientes cuatro hallazgos sugiere VB: presencia de células clave, secreción vaginal blanca homogénea con pH ≥ 4.5 y prueba de olor positiva (criterios de Amsel).
- La candidiasis vulvovaginal se diagnostica por la presencia de secreción vaginal espesa característica, con intensa inflamación vulvar y que muestra elementos micóticos en 10% de las preparaciones con KOH.

TRATAMIENTO

- Ver tabla 11-3 para los regímenes terapéuticos de tricomoniasis.[3] Instruir a las pacientes abstenerse de mantener relaciones sexuales hasta que todas las parejas se traten. La reinfección es muy frecuente.
- La VB se trata con metronidazol, 500 mg v.o. dos veces al día por 7 días, O gel de metronidazol al 0.75%, 5 g (1 aplicador) intravaginalmente a la hora de acostarse por 5 días, O crema de clindamicina al 2%, 5 g (1 aplicador) intravaginalmente a la hora de acostarse por 7 días.
  - ○ La VB se asocia con desenlace adverso del embarazo. Las embarazadas deben ser sometidas a pruebas y tratadas.
  - ○ La crema de clindamicina se asocia con desenlaces adversos en la segunda mitad de la gestación, por lo que su uso debe evitarse.
  - ○ Las parejas sexuales no necesitan tratamiento.
- La candidiasis vulvovaginal se trata con cremas y supositorios de azol dispensados sin receta o con fluconazol, 150 mg v.o. por una dosis.

Condiloma acuminado

PRINCIPIOS GENERALES

- El condiloma acuminado es producido por el virus del papiloma humano (VPH), del que existen numerosos subtipos. Los **tipos 6 y 11** se relacionan con condiloma acuminado, en tanto que los tipos 16, 18, 31, 33 y 35 se asocian con neoplasias cervicales o anorrectales.
- La infección por el VPH genital es frecuente, con una evolución estimada de 6.2 millones de nuevos casos al año en Estados Unidos. Se cree que 50% de los adultos sexualmente activos adquiere una infección por el VPH genital a lo largo de su vida.
- **La mayoría de los casos es asintomática.**
- **La diseminación viral se produce durante los periodos sintomáticos y también entre ellos.** Se cree que el periodo de incubación es de semanas o meses.
- **Los adultos jóvenes y los individuos inmunodeprimidos que no han recibido inmunización deben ser vacunados contra el VPH**, con el fin de quedar protegidos contra ciertos subtipos de VPH de alto riesgo.

DIAGNÓSTICO

- El aspecto de las lesiones es muy variable. En general se trata de pápulas verrugosas de aproximadamente 1 cm de diámetro, que pueden remitir de manera espontánea y recidivar.
- **La inspección visual suele ser suficiente para establecer el diagnóstico.** La biopsia sólo está indicada cuando dicho diagnóstico es incierto, si el paciente está inmunodeprimido o si las lesiones no responden al tratamiento, presentan un aspecto inusual (pigmentado, fijo o indurado) o si en ellas se aprecian úlcera o hemorragia persistentes.

TRATAMIENTO

- El tratamiento se dirige a la eliminación de las verrugas visibles y la consecución de un intervalo libre de verrugas lo más largo posible.
- Las opciones terapéuticas son las siguientes:[3]
  - ○ Imiquimod al 5% en crema. Los pacientes aplican la crema sobre las verrugas a la hora de acostarse, tres veces por semana durante hasta 16 semanas; 6 a 10 horas después de la aplicación, la zona afectada debe lavarse con agua y jabón.
- Podofilox al 0.5% en solución o gel. El paciente debe instruirse para aplicarlo dos veces al día durante 3 días, seguido de 4 días sin tratamiento. Este ciclo puede repetirse hasta cuatro veces para tratar las verrugas visibles. La superficie total tratada no debe superar los 10 cm^2.

○ Crioterapia: el tratamiento puede repetirse cada 1 o 2 semanas.
○ Ácido tricloroacético (TCA), aplicando cada semana una pequeña cantidad según sea necesario.
○ Extirpación quirúrgica.
○ El podofilox, el imiquimod y la podofilina son citotóxicos, por lo que no deben ser administrados durante el embarazo.

Molusco contagioso

PRINCIPIOS GENERALES

* El molusco contagioso es una infección cutánea superficial causada por un poxvirus, el virus del molusco contagioso (VMC).
* El periodo de incubación oscila entre 2 semanas y 6 meses. La transmisión se produce por contacto directo con la piel o por fómites, y puede tener lugar por contacto sexual, prendas de vestir o toallas compartidas, o bien en deportes de contacto.
* Los pacientes con dermatitis atópica están expuestos a un riesgo en particular elevado de autoinoculación e infección resistente al tratamiento.

DIAGNÓSTICO

* El diagnóstico se establece a partir del aspecto de las lesiones, que suelen ser de 2-5 mm de diámetro, **céreas, indoloras y umbilicadas**. El núcleo central de la lesión contiene partículas virales infecciosas.
* Los pacientes con inmunodepresión pueden desarrollar un molusco gigante (≥ 15 mm). A veces es necesaria la biopsia, para descartar infecciones micóticas o neoplasia maligna.

TRATAMIENTO

* La mayoría de los casos se resuelve de manera espontánea en un plazo de entre 6 y 12 meses. Las lesiones persisten a veces durante años en pacientes inmunodeprimidos. Las lesiones rara vez cicatrizan, aunque en ocasiones experimentan infección secundaria.
* No hay un tratamiento que haya demostrado más eficacia que los demás contra el VMC.
  ○ En adultos, las lesiones pueden tratarse **por raspado o crioterapia en la consulta, con aplicación subsiguiente de imiquimod tópico por parte del paciente**.
  ○ Inicialmente, el imiquimod se aplica tres veces por semana y, si no hay irritación, el número de aplicaciones puede aumentarse hasta una al día.
  ○ Otras opciones terapéuticas son el ácido salicílico, TCA, KOH, cantaridina, electrocauterización y tratamiento fotodinámico.
* Es necesario advertir a los pacientes de que mantengan las lesiones cubiertas el mayor tiempo posible y eviten el afeitado de las áreas afectadas.
* El molusco gigante es muy resistente al tratamiento, por lo que conviene abordar las lesiones antes de que confluyan en formaciones gigantes.
* En pacientes que presentan infección por el VIH, las lesiones suelen mejorar con tratamiento antirretroviral.

REFERENCIAS

1. Shiely F, Hayes K, Thomas KK, et al. Expedited partner therapy: a robust intervention. *Sex Transm Dis*. 2010;37:602-607.
2. Golden MR, Whittington WL, Handsfield HH, et al. Effect of expedited treatment of sex partners on recurrent or persistent gonorrhea or chlamydial infection. *N Engl J Med*. 2005;352:676-685.
3. Workowski KA, Berman S; Centers for Disease Control and Prevention (CDC). Sexually transmitted diseases treatment guidelines, 2015. *Clin Infect Dis*. 2015;61(suppl 8):S759-S762.

4. Kingston AA, Vujevich J, Shapiro M, et al. Seronegative secondary syphilis in 2 patients coinfected with human immunodeficiency virus. *Arch Dermatol.* 2005;141:431-433.

5. Jurado RL, Campbell J, Martin PD. Prozone phenomenon in secondary syphilis. Has its time arrived? *Arch Intern Med.* 1993;153:2496-2498.

6. Mcha F, de Barbeyrac B, Aoun O, et al. Doxycycline failure in lymphogranuloma venereum. *Sex Transm Infect.* 2010;86:278-279.

Infección por el virus de la inmunodeficiencia humana

12

Jane O'Halloran y Rachel Presti

PRINCIPIOS GENERALES

- El VIH, organismo causal del sida, fue descubierto en 1983, tras observar un brote inusual de infecciones oportunistas (IO) asociadas con inmunodepresión en un grupo de hombres que mantenían relaciones homosexuales (RHS). El VIH infecta los linfocitos T CD4, lo que causa una deficiencia inmunitaria progresiva e IO.
- La mortalidad asociada con el VIH sin tratar es en extremo alta; sin embargo, el tratamiento antirretroviral combinado (TARc) ha convertido a la enfermedad en un padecimiento crónico. Los estudios han demostrado que la esperanza de vida en pacientes diagnosticados en forma temprana, con sistemas inmunitarios intactos y que comenzaron con TARc, es similar a la de sus contrapartes VIH-negativas.[1]
- La supresión virológica asociada con un TARc exitoso también ha disminuido en gran medida el riesgo de transmisión de VIH.[2]

Clasificación

- La clasificación de los CDC se emplea en gran medida para estudios de vigilancia en salud pública. Dicha clasificación utiliza trastornos clínicos (tabla 12-1) y recuentos de CD4+ para agrupar a los pacientes.
- Se pueden encontrar más detalles en http://www.cdc.gov/hiv/resources/guidelines/

Epidemiología

- Desde el comienzo de la epidemia de VIH alrededor de 70 millones de personas se han infectado. Más de 36 millones de personas alrededor del mundo viven con VIH, con la máxima carga de enfermedad en el África subsahariana. En 2016, cerca de 50% de los infectados con VIH recibió TARc, y este número sigue en aumento a medida que las probabilidades de éxito mejoran.
- La transmisión heterosexual es la forma más común de adquisición del VIH en todo el mundo, aunque la transmisión RHS representa más de la mitad de todas las nuevas infecciones por VIH cada año en Estados Unidos y Europa.
- En Estados Unidos más de 1 millón de personas viven con VIH, aunque hasta 15% de ellas no es consciente de su diagnóstico. Los afroamericanos muestran una afectación por el VIH desproporcionada, pues representan casi la mitad de todos los enfermos con el VIH y de las primoinfecciones cada año.
- Los estigmas asociados con la infección por VIH y las formas de transmisión pueden impedir el diagnóstico y tratamiento oportunos.

Etiología

- El VIH es un lentivirus, parte de la familia de los retrovirus.
- Existen dos tipos principales de VIH. VIH-1 es el tipo más común en el mundo y parece probable que proceda del virus de la inmunodeficiencia del simio. El VIH-2 se parece mucho al VIH-1, pero se caracteriza por una progresión al sida mucho más lenta; es endémico en África occidental, y es bastante raro en otros lados.
- Diferentes subtipos VIH-1 predominan en distintas regiones del planeta. Las infecciones por el VIH-1 en Estados Unidos se deben sobre todo al subtipo B.

TABLA 12-1	TRASTORNOS QUE DEFINEN EL SIDA (ADULTOS Y ADOLESCENTES ≥ 13 AÑOS)

Cáncer de cuello uterino infiltrante

Candidiasis bronquial, traqueal o pulmonar

Candidiasis esofágica

Coccidioidomicosis diseminada o extrapulmonar

Complejo *Mycobacterium avium* o *Mycobacterium kansasii* diseminado o extrapulmonar

Criptococosis extrapulmonar

Criptosporidiosis intestinal crónica (> 1 mes de duración)

Encefalopatía relacionada con VIH

Enfermedad por citomegalovirus (en lugares distintos del hígado, bazo o ganglios)

Herpes simple: úlceras crónicas (> 1 mes de duración) o bronquitis, neumonitis o esofagitis

Histoplasmosis diseminada o extrapulmonar

Isosporiasis intestinal crónica (> 1 mes de duración)

Leucoencefalopatía multifocal progresiva

Linfoma de Burkitt (o equivalente)

Linfoma inmunoblástico (o equivalente)

Linfoma primario encefálico

Micobacterias, otras especies o especies no identificadas diseminadas o extrapulmonares

Mycobacterium tuberculosis de cualquier localización, pulmonar, diseminada o extrapulmonar

Neumonía por *Pneumocystis jiroveci*

Neumonía recurrente

Retinitis por citomegalovirus (con pérdida de visión)

Sarcoma de Kaposi

Septicemia por Salmonella repetida

Síndrome de caquexia atribuible al VIH

Toxoplasmosis cerebral

Fisiopatología

- Comprender el ciclo vital del VIH desempeñó un papel fundamental en el desarrollo de un TARc exitoso.
- La transmisión exitosa de la infección por VIH en las superficies mucosas puede ocurrir con menos de cinco viriones. La replicación local y la infección de los nodos linfáticos de drenaje ocurre en los primeros 7 días tras la exposición, y las pruebas actuales no pueden detectarla.
- Durante las primeras fases de la infección se produce una replicación masiva del virus en el tejido linfático del intestino, asociado con la producción de citocinas y el daño de las mucosas. Se genera una respuesta específica de linfocitos T CD8 y determina el control de la infección. Hay una importante producción de anticuerpos, que sin embargo no consiguen neutralizar el virus de una forma eficaz.

- Se establecen reservorios permanentes del virus que contienen ADN proviral en linfocitos T con potencial de macrófagos. Esta forma latente integrada de la infección hace que el VIH-1 sea muy difícil de erradicar. Los reservorios son el foco de una gran cantidad de investigación sobre la cura para VIH.
- La envoltura del VIH está constituida por una bicapa lipídica con un complejo gp120/gp41 en su interior. La cápside viral está constituida por p24; el núcleo contiene dos cadenas de ARN únicas asociadas con proteínas estructurales y rodeadas por la matriz de p17.
- El primer paso en el ciclo de replicación del VIH es la unión de la proteína de la superficie gp120 viral a las células que expresan el receptor CD4.
- Para que el virus pueda entrar y fusionarse se requiere la unión de un correceptor. El VIH se puede unir a dos receptores de quimiocinas: CCR5 o con menos frecuencia CXCR4. Las cepas del VIH pueden mostrar tropismo por cualquiera de estos correceptores o tener un tropismo dual. Tras la unión al correceptor de tipo quimiocina, gp120/gp41 experimenta un cambio de forma y adopta una estructura en horquilla que facilita la fusión entre la membrana celular y el virión.
  - **Inhibidor de la fusión.** La enfuvirtida (T-20) se une a gp41 e impide la fusión del virión con la célula.
  - **Inhibidor del receptor de quimiocinas.** El maraviroc (MVC) se une al receptor de CCR5. No se dispone en clínica de ningún antagonista para el receptor CXCR4.
- Una vez dentro del citoplasma, el virión sufre una transcripción inversa. El ARN viral se convierte en ADN de doble hélice, que más adelante se transporta hacia el núcleo.
  - **Los inhibidores de la transcriptasa inversa de tipo nucleósido** (ITIN) son análogos estructurales de los nucleósidos o nucleótidos normales, que tienen como meta la transcriptasa inversa y terminan la síntesis del ADN del VIH. Los ITIN de uso común incluyen fumarato de desoproxilo de tenofovir (TDF), tenofovir alafenamida (TAF), emtricitabina (FTC), lamivudina (3TC) y abacavir (ABC).
  - **Los inhibidores de la transcriptasa inversa no nucleósidos** (ITINN) se ligan a la transcriptasa inversa y bloquean la polimerización del ADN viral. Los ITINN de uso común incluyen efavirenz (EFB) y rilpivirina (RPV).
- Tras entrar en el núcleo, el ADN de doble hélice se integra en el ADN cromosómico del huésped, en un proceso mediado por la enzima viral integrasa. Este proceso se denomina transferencia de la hélice de ADN. Los **inhibidores de la transferencia de la hélice integrasa** (ITHI) se ligan a la VIH integrasa y evitan la transferencia de la hélice de ADN. Los ITHI de uso común incluyen raltegravir (RAL), elvitegravir, dolutegravir y bictegravir.
- Conforme se produce ARN viral, este se empaqueta en un nuevo virión con proteínas estructurales y enzimas, y a continuación se libera por gemación hacia el medio extracelular. Es necesario que la enzima viral proteasa corte las proteínas estructurales. Los **inhibidores de la proteasa** (IP) se unen a la VIH proteasa, lo que evita el empaquetamiento del virión. Con frecuencia los IP se administran con un agente farmacológico "de refuerzo". Ritonavir y cobicistat son los dos agentes de refuerzo utilizados en la actualidad. Los IP de uso común incluyen darunavir o atazanavir reforzados.

Factores de riesgo

- La transmisión del VIH se produce a través de sangre, semen, líquido vaginal o leche materna, que pueden contener partículas del virus libres o unidas a células.
- La transmisión ocurre durante una relación sexual sin protección, por contacto con sangre contaminada (compartir jeringas u otros dispositivos empleados para el consumo de drogas de abuso o durante una exposición profesional) y de modo perinatal de la madre al hijo.
- El riesgo de transmisión varía según el tipo de exposición sexual (tabla 12-2).[3] La presencia de úlceras genitales y otras ITS, así como las altas cargas virales de VIH en el paciente, aumentan el riesgo de transmisión.

TABLA 12-2	RIESGO DE ADQUISICIÓN DEL VIH SEGÚN EL TIPO DE EXPOSICIÓN SEXUAL
Tipo de exposición	**Riesgo por cada 10 000 exposiciones**
Coito anal receptivo	138
Coito anal de inserción	11
Coito pene-vagina receptivo	8
Coito pene-vagina de inserción	4
Sexo oral receptivo	Bajo
Sexo oral de inserción	Bajo

Adaptado de https://www.cdc.gov/hiv/risk/estimates/riskbehaviors.html.

Prevención

En la actualidad existen varios enfoques para la prevención del VIH, como:

- **El tratamiento como prevención** (pruebas y tratamiento universales) es un gran concepto de salud pública, que se basa en la hipótesis de que una mejor identificación de los pacientes con VIH seguida de un comienzo rápido de TARc, sin importar el recuento de CD4, reducirá la transmisión y la frecuencia de infección por el VIH en la población. Cuando el nivel de virus en la sangre es indetectable, el riesgo de transmisión sexual de VIH es mínimo.
- Las estrategias de **prevención de la transmisión sexual** del VIH incluyen:
  - Los métodos **no farmacológicos** incluyen el uso del condón, la circuncisión masculina y las pruebas para otras infecciones de transmisión sexual.
  - Los métodos **farmacológicos** pueden dividirse en profilaxis previa a la exposición (PrEP) y profilaxis posterior a la exposición (PEP) (ambas por sus siglas en inglés).
    - **PrEP:** administración de fármacos antirretrovirales **antes de una posible exposición al virus**. Se recomienda como una opción para prevenir la adquisición de VIH en adultos sexualmente activos y usuarios de drogas intravenosas en riesgo sustancial de infección. Hoy en día TDF/FTC coformulados, como Truvada tomado a diario o justo antes de un encuentro sexual, es el único retroviral aprobado por la FDA para la PPrE. El uso de otros agentes antirretrovirales, como antirretrovirales inyectables de acción prolongada, microbicidas y formulaciones antirretrovirales tópicas para prevenir la transmisión del VIH, está en la etapa de ensayos clínicos.
    - **PEP** puede dividirse en dos categorías:
      - **Exposición no ocupacional:** la profilaxis posexposición no ocupacional (nPEP) se ofrece en **exposiciones de alto riesgo (sexuales o por compartir jeringas) a una fuente con infección por el VIH conocida que consultan en 72 horas**. En el caso de la nPEP se administra el régimen con tres antirretrovirales durante 28 días. nPEP para una exposición de alto riesgo a una fuente cuyo estatus VIH se desconoce debe individualizarse. No se recomienda si la persona expuesta se presenta después de 72 horas.
      - **Exposición ocupacional:** analizar la fuente, el volumen de líquido, el tipo y el momento de la exposición. Es precisa la determinación del VIH y del virus de la hepatitis B (VHB) y C (VHC). Las pruebas en la persona expuesta deben realizarse: basal, 6 semanas, 12 semanas y 4 meses, siempre que se utilice un inmunoensayo de combinación VIH Ag/Ab de cuarta generación. Si no es así, las pruebas se extienden a 6 meses. Ofrezca 28 días de antirretrovirales en aquellas exposiciones con riesgo aumentado de transmisión. La recomendación habitual es un régimen de tres fármacos con TDF, FTC y RAL.

DIAGNÓSTICO

- **Pruebas de detección selectiva del VIH:**
  - **Los CDC recomiendan la detección de rutina del VIH en todos los adolescentes y adultos (13 a 64 años) en centros sanitarios.** No es preciso un consentimiento informado adicional, pero se debe informar al paciente que se le va a realizar la prueba del VIH, y es necesario un plan para referirlo a la atención médica en caso de resultados positivos.
  - Las normas recomiendan inmunoensayo de combinación VIH Ag/Ab de cuarta generación; pero éste puede ser negativo los primeros 14 días tras la infección (periodo de ventana).
  - La prueba positiva más temprana es la prueba de carga viral de VIH; el ARN del VIH suele detectarse alrededor de 7 días después de la infección.
  - Existen varias pruebas rápidas para la detección selectiva, pero sólo detectan anticuerpos.
  - Tras un resultado positivo en la prueba de detección debe seguir una de confirmación.
  - Todos los especímenes reactivos en la prueba de detección selectiva deben someterse a pruebas adicionales con un inmunoensayo que diferencia los anticuerpos VIH-1 de los del VIH2. La inmunotransferencia Western como prueba de confirmación ya no es el ensayo de elección, ya que otros inmunoensayos son más sensibles y específicos.
  - Los especímenes reactivos en la prueba de detección selectiva, y no reactivos o indeterminados en el ensayo de diferenciación de anticuerpos, deben someterse a una prueba de ácidos nucleicos de VIH-1 para confirmación. **Si hay sospecha de VIH, la prueba de ácidos nucleicos es la más recomendada.**
  - **Se sugiere la detección selectiva del VIH en todas las embarazadas, con inclusión/exclusión voluntaria.** En los casos negativos en la determinación inicial, se debe repetir la prueba en el tercer trimestre.

Presentación clínica

- **Infección aguda por el VIH**
  - Los síntomas de infección aguda por el VIH recuerdan a una influenza o mononucleosis infecciosa con fiebre, faringitis, adenopatías, exantema, mialgias o artralgias, cefaleas y fatiga. También pueden aparecer úlceras orales y síntomas digestivos (diarrea, odinofagia, anorexia, dolor abdominal y vómito). Aunque poco frecuentes, pueden presentarse síntomas neurológicos (meningitis, encefalitis, síndrome de Guillain-Barré).
  - La gravedad de la enfermedad puede variar, y los pacientes incluso pueden estar asintomáticos.
  - El tiempo entre la exposición y las manifestaciones clínicas del VIH agudo suele oscilar entre 2 y 4 semanas y dura unas 3 semanas.
  - La depleción masiva de linfocitos CD4 y el incremento rápido del ARN del VIH se consideran una respuesta inicial frente a la infección. Al evolucionar la inmunidad específica frente al VIH (sobre todo mediada por linfocitos T citotóxicos CD8+), las concentraciones de ARN del VIH se reducen 2-3 log y los síntomas del síndrome retroviral agudo se resuelven.
- **Infección crónica por el VIH**
  - El tiempo transcurrido desde la infección inicial hasta la enfermedad clínica es variable.
  - Durante la fase asintomática crónica de la infección por el VIH, la replicación activa del virus será progresiva y continuada. Los pacientes con concentraciones elevadas de ARN del VIH pueden progresar con mayor rapidez a una enfermedad sintomática en comparación que aquéllos con concentraciones de ARN del VIH bajas.
  - En esta fase los pacientes muestran inflamación crónica, que se traduce en un aumento de distintos marcadores inflamatorios, tal vez por la activación inmunitaria crónica que produce la infección por el VIH. Esto aumenta el riesgo de comorbilidades no relacionadas con el sida, como enfermedad cardiovascular, disfunción renal y tumores malignos. TARc reduce la activación inmunitaria crónica, pero no siempre hasta la base.
  - El espectro de la enfermedad cambia al progresar la depleción de los linfocitos CD4. **Se producen IO con riesgo vital cuando el recuento de CD4 cae a < 200 células/μL.**

○ Existen algunos subgrupos de pacientes especiales con patrones de progresión de la enfermedad distintos a los de un enfermo infectado por el VIH convencional.

- **Progresores a largo plazo.** Estos pacientes muestran poco o ningún descenso del recuento de CD4 durante periodos prolongados, y suelen presentar una viremia de baja intensidad.
- **Controles élite.** Muestran un descenso de CD4 leve o nulo durante periodos prolongados y suelen tener una concentración de ARN del VIH en extremo baja, a menudo < 50 copias/mL.
- **Progresores rápidos.** Progresan con rapidez al sida. Aún se desconoce el mecanismo de progresión rápida, aunque parece que la infección por los virus con tropismo por CXCR4 acelera la enfermedad por el VIH.

Historia clínica
- La valoración inicial de pacientes infectados por el VIH (tanto de diagnóstico reciente como referido por otro médico) debe incluir una historia detallada, con enfoque particular en los factores de riesgo para la transmisión del VIH y síntomas sugestivos de IO.
- También deben realizarse pruebas de rutinas para depresión, ya que es prevalente en personas con VIH. Los pacientes también deben valorarse por violencia doméstica y abuso sexual.
- Dados los estigmas asociados con la infección por VIH, se debe tener cuidado de comprender el deseo de privacidad del paciente, y respetar sus deseos respecto a revelar su estado. Las consecuencias legales de exponer de forma intencional a otros a una infección por VIH pueden variar según las condiciones locales, y deben ser motivo de discusión.

Exploración física
Se debe realizar una exploración física minuciosa cuando el paciente acuda a consulta por primera vez y en las consultas subsecuentes, con énfasis particular en:
- **Piel:** los trastornos cutáneos asociados con la infección por el VIH incluyen dermatitis seborreica, foliculitis eosinófila, psoriasis, enfermedad por hongos superficiales, molusco contagioso y sarcoma de Kaposi.
- **Orofaringe:** enfermedades como cándida, leucoplasia vellosa, sarcoma de Kaposi de mucosas, infección por VHS, úlceras aftosas y enfermedad periodontal se asocian con infección por VIH.
- **Ganglios linfáticos:** está bien descrita la linfadenopatía generalizada relacionada con una hiperplasia folicular en la infección por el VIH, aunque, dado el alto riesgo de sufrir tumores malignos (p. ej., linfomas) o infecciones diseminadas, la aparición de adenopatías asimétricas, voluminosas o de rápido crecimiento requieren estudios complementarios.
- **Exploración anogenital:** permite descartar masas rectales, estimar el tamaño prostático y valorar posibles úlceras genitales externas o lesiones condilomatosas. Las mujeres deben someterse a exploración pélvica para valorar cualquier secreción vaginal anormal y lesiones cervicales.

Pruebas diagnósticas

Laboratorio
- Deben hacese los siguientes parámetros en la visita inicial:
  ○ Pruebas para anticuerpos contra VIH (si no existe documentación previa, o si el ARN del VIH está por debajo de límite de detección del ensayo).
  ○ Recuento de linfocitos T CD4.
  ○ ARN del VIH plasmático (carga viral).
  ○ Hemograma completo, perfil químico, concentraciones de transaminasa, nitrógeno ureico sanguíneo, y creatinina, urocultivo y serologías para los virus de la hepatitis A, B y C y sífilis.
  ○ Glucosa sanguínea y perfil de lípidos en ayunas.
  ○ Glucosa-6-fosfato deshidrogenasa (G6PD).
  ○ HLA-B*5701 (si se considera el tratamiento con ABC).
  ○ Pueden considerarse pruebas para CMV o toxoplasma si el recuento basal de CD4 es < 200, y se espera un retraso en la recuperación inmunitaria o el inicio de TARc.
  ○ Pruebas de resistencia genotípica.

- **Genotipo del VIH**
  - ○ Es importante conocer las mutaciones de resistencia a fármacos más frecuentes en el VIH y sus efectos al elegir el TARc (tabla 12-3). Se recomienda realizar una determinación basal del genotipo de resistencia del virus para mutaciones en RT/PI en el momento del diagnóstico y antes de iniciar el TARc. En la actualidad no se recomienda la prueba ITHI de resistencia basal.
  - ○ En los pacientes que no responden a TAR, se debe repetir el genotipo para optimizar futuras opciones de tratamiento.
  - ○ Los IP y algunos ITIH tienen elevadas barreras genéticas para la resistencia (necesitan múltiples mutaciones para conferir resistencia), mientras que algunos ITIN (como la lamivudina [3TC]) y la mayoría de los ITINN (efavirenz [EFV] y nevirapina [NVP] y RPV) tienen una barrera genética baja y una mutación única que puede traducirse en resistencia.

TABLA 12-3	MUTACIONES IMPORTANTES QUE CONFIEREN RESISTENCIA AL VIH

Mutaciones de resistencia a los ITIN

M184V	Frecuente como primera mutación de resistencia a fármacos en los pacientes que no responden al tratamiento que contiene 3TC o FTC Provoca resistencias frente a 3TC y FTC, reduce la susceptibilidad a ABC y ddI. Por otro lado, produce hipersusceptibilidad a AZT, d4T y TDF. Esta mutación reduce la capacidad de replicación del VIH
K65R	Produce resistencia a TDF y resistencia cruzada a ABC, 3TC y ddI. Por el contrario, K65R induce hipersusceptibilidad a AZT. También reduce la capacidad de replicación, que puede ser aditiva en presencia de M184V
L74V	Produce resistencia a ddI y ABC. Por el contrario, produce hipersusceptibilidad a AZT y TDF. L74V produce menos capacidad de replicación que la del virus de tipo salvaje
TAM	Se produce con la exposición a AZT o d4T. Existen dos vías: la primera implica a M41L, L210W y T215Y, lo que determina una resistencia de alto nivel a AZT/d4T y tiene más resistencia cruzada a ITIN; la segunda implica a D67N, K70R y K219Q/E, lo que determina una resistencia de bajo nivel a AZT/d4T y menos resistencia cruzada a ITIN

Mutación de resistencia a los ITINN

K103N	Es frecuente y determina resistencia a EFV y NVP. La ETR aún es eficaz y se debe plantear como alternativa

Nota: otras mutaciones frente a los ITINN pueden traducirse en resistencias a la ETR; se recomienda emplear un sistema de valoración ponderado cuando se plantea emplear ETR en los pacientes con resistencia a ITINN.

Mutaciones de resistencia a los IP

D30N	Se trata de una mutación típica para el NFV, que produce una resistencia de alto nivel a este fármaco
I50L	Mutación típica para ATV, que produce una resistencia de alto nivel a este fármaco con aumento de la susceptibilidad a otros IP

Nota: cuando ocurre la resistencia a IP, suele deberse a mutaciones acumuladas más que a una mutación en un solo punto.

(Continúa)

TABLA 12-3	MUTACIONES IMPORTANTES QUE CONFIEREN RESISTENCIA AL VIH (CONTINÚA)

Mutaciones de resistencia a los ITHI

E138K/A	Estas mutaciones suelen ocurrir en combinación con las de Q148. Por sí solas no reducen la susceptibilidad de los ITHI; sin embargo, en combinación con Q148 causan un alto nivel de resistencia a RAL y a EVG
Q148H	En combinación con G140S puede causar un alto nivel de resistencia a RAL y a EVG
N155H	Causa resistencia a RAL y a ETG. Ha ocurrido fracaso virológico en pacientes tratados con DTG que tienen N155H en la base

3TC, lamivudina; ABC, abacavir; ATV, atazanavir; AZT, zidovudina; ddI, didanosina; DTG, dolutegravir; d4T, estavudina; EFV, efavirenz; ETG, elvitegravir; ETR, etravirina; FTC, emtricitabina; IP, inhibidores de la proteasa; ITIN, inhibidores de la transcriptasa inversa de tipo nucleósido; ITINN, inhibidores de la transcriptasa inversa no nucleósidos; NFV, nelfinavir; NVP, nevirapina; RAL, raltegravir; TAM, mutaciones para análogos de timidina; TDF, tenofovir.

TRATAMIENTO

- TARc ha evolucionado durante esta última década, y ahora se dispone de regímenes de administración bien tolerados con una sola dosis diaria para tratar a estos pacientes en los países desarrollados.
- **Cuándo iniciarlo.** En los últimos años ha existido mucho debate relacionado con el momento óptimo para iniciar el TARc en pacientes con sistema inmunitario intacto. El ensayo Programación Estratégica del Tratamiento Antirretroviral (START, por sus siglas en inglés) que aleatorizó sujetos con recuentos de linfocitos T CD4+ > 500 células/μL a inmediatos o diferidos (pospuesto hasta un recuento de linfocitos T CD4+ < 350 células/μL) mostró tasas más altas de eventos graves tanto relacionados y no con sida en los pacientes con TARc diferido.[4] Como resultado de esto y el potencial del tratamiento como prevención, las directrices actuales recomiendan **iniciar el TARc en todos los pacientes con infección por VIH sin importar el recuento de linfocitos T CD4+.**
- Una vez iniciado el TARc efectivo, se recomienda en gran medida no interrumpir el tratamiento. Con base en los datos del ensayo SMART, dicha interrupción se asoció con aumento en las tasas de IO y muerte, así como en las tasas de complicaciones cardiovasculares, renales y hepáticas mayores.[5]

Fármacos

- **Con qué comenzar** (ver tablas 12-4 a 12-10).
- La selección de un régimen antirretroviral se debe individualizar al considerar toxicidad, tolerabilidad, carga de pastillas, interacciones farmacológicas, comorbilidades y genotipo basal.
- Se recomienda **la combinación de una base de ITIN doble con un tercer fármaco potente de otra clase,** y se prefieren regímenes en una sola dosis diaria.
- Regímenes recomendados y alternativos:
  - En general, los regímenes de TAR para el tratamiento de pacientes que nunca se han tratado (*naive* o neófitos) debe consistir de dos ITIN combinados con un tercer antirretroviral activo de una de las tres clases, incluidos ITHI, ITINN o IP con un reforzador que puede ser cobicistat o ritonavir.
  - Los regímenes recomendados y alternativos actuales se mencionan en la tabla 12-4.[6]
- Otros regímenes:
  - Comparados con regímenes recomendados y alternativos, otros protocolos pueden tener menos eficacia virológica, más toxicidad, mayor carga de pastillas o datos limitados provenientes de ensayos clínicos para sustentar su utilización.

TABLA 12-4	REGÍMENES INICIALES RECOMENDADOS PARA TRATAMIENTO ANTIRRETROVÍRICO EN ADULTOS NEÓFITOS

Regímenes recomendados

ITHI más dos ITIN:

Dolutegravir/abacavir/lamivudina (sólo HLA-B*5701 negativo)

Dolutegravir más fumarato de disoproxilo de tenofovir/emtricitabina o alafenamida de tenofovir/emtricitabina

Elvitegravir/cobicistat/emtricitabina/alafenamida de tenofovir o fumarato de disoproxilo de tenofovir

Raltegravir más fumarato de disoproxilo de tenofovir/emtricitabina o alafenamida de tenofovir/emtricitabina

IP reforzado más dos ITIN:

Darunavir/ritonavir más fumarato de disoproxilo de tenofovir/emtricitabina o alafenamida de tenofovir/emtricitabina

Regímenes alternativos

ITINN más dos ITIN:

Efavirenz/fumarato de disoproxilo de tenofovir/emtricitabina

Efavirenz/alafenamida de tenofovir/emtricitabina

Rilpivirina/fumarato de disoproxilo de tenofovir/emtricitabina o alafenamida de tenofovir/emtricitabina (si ARN VIH < 100 000 copias/mL y CD4 > 200 células/µL)

IP reforzado más dos ITIN:

Atazanavir/cobicistat o atazanavir/ritonavir más fumarato de disoproxilo de tenofovir/emtricitabina o alafenamida de tenofovir/emtricitabina

Darunavir/cobicistat o Darunavir/ritonavir más abacavir/lamivudina (sólo HLA-B*5701 negativo)

Darunavir/cobicistat o Darunavir/ritonavir más fumarato de disoproxilo de tenofovir/emtricitabina o alafenamida de tenofovir/emtricitabina

---

ITHI, inhibidor de la transferencia de la hélice; ITIN, inhibidor de la transcriptasa inversa de tipo nucleósido; ITINN, inhibidor de la transcriptasa inversa no nucleósidos; IP, inhibidor de la proteasa.

TABLA 12-5	INHIBIDORES DE LA TRANSCRIPTASA INVERSA DE TIPO NUCLEÓSIDO/NUCLEÓTIDO

	Dosis	Restricciones alimentarias	Efectos adversos	Observaciones
ABC	300 mg dos veces al día 600 mg una vez al día	Ninguna	Reacción de hipersensibilidad sistémica Se asocia con un aumento en el riesgo cardiovascular en numerosos estudios de cohorte	Necesario HLA-B*5701 basal antes de empezar; si es positivo, no iniciar

(Continúa)

| TABLA 12-5 | INHIBIDORES DE LA TRANSCRIPTASA INVERSA DE TIPO NUCLEÓSIDO/NUCLEÓTIDO (CONTINÚA) |

	Dosis	Restricciones alimentarias	Efectos adversos	Observaciones
ddI*	Se prefiere en fórmula con cubierta entérica > 60 kg: 400 mg una vez al día < 60 kg: 250 mg una vez al día	Tomar en ayunas	Pancreatitis, neuropatía periférica, diarrea	Cuando se coadministre con TDF, ajustar la dosis a 250 mg
FTC	200 mg una vez al día	Ninguna	Bien tolerado	En la clínica equivalente a 3TC
3TC	150 mg dos veces al día 300 mg una vez al día	Ninguna	Bien tolerado	Como se mencionó antes, no coadministrar con FT
d4T*	> 60 kg: 40 mg dos veces al día < 60 kg: 30 mg dos veces al día Liberación prolongada > 60 kg: 100 mg una vez al día < 60 kg: 75 mg una vez al día	Ninguna	Neuropatía periférica, redistribución de la grasa, acidosis láctica, pancreatitis, hiperlipidemia	
TDF	300 mg una vez al día	Ninguna	Intolerancia GI rara; toxicidad renal; pérdida de densidad ósea	
TAF	25 mg una vez al día	Ninguna	Evita los problemas renales y de densidad ósea asociados con TDF	Reducir la dosis cuando se combine con cobicistat
AZT* o ZDV	300 mg dos veces al día	Ninguna	Supresión medular, intolerancia GI	

*Ya no se utiliza en la práctica de rutina.

3TC, lamivudina; d4T, estavudina; ABC, abacavir; AZT o ZDV, zidovudina; ddI, didanosina; EFV, efavirenz; FTC, emtricitabina; GI, gastrointestinal; ITIN, inhibidor de la transcriptasa inversa de tipo nucleósido; TAF, alafenamida de tenofovir; TDF, fumarato de disoproxilo de tenofovir.

TABLA 12-6	**INHIBIDORES DE LA TRANSFERENCIA DE LA HÉLICE INTEGRASA**			
	Dosis	**Restricciones alimentarias**	**Efectos adversos**	**Observaciones**
ITHI				
RAL	400 mg dos veces al día o 1 200 mg una vez al día (DA)	Ninguna	Bien tolerado; rara vez hay rabdomiólisis	Se recomienda dosificación de dos veces al día durante el embarazo
ETG	150 mg reforzado con COBI, 150 mg	Ninguna	Bien tolerado en general	Disponible como RTU con TAF o TDF más FTC
DTG	50 mg una vez al día	Ninguna	Bien tolerado, se elevan los niveles de insomnio	Dosis de 50 mg dos veces al día cuando se usa en el contexto de resistencia a ITHI basal
BIC	Combinación de dosis fija	Ninguna	Diarrea, náusea	Ver TAR coformulada

BIC, bictegravir; COBI, cobicistat; DA, dosis alta; DTG, dolutegravir; ETG, elvitegravir; ITHI, inhibidor de la transferencia de la hélice integrasa; RAL, raltegravir; RTU, régimen de tabla única.

TABLA 12-7	**INHIBIDORES DE LA TRANSCRIPTASA INVERSA NO NUCLEÓSIDOS**			
	Dosis	**Restricciones alimentarias**	**Efectos adversos**	**Observaciones**
EFV	600 mg una vez al día	En ayunas	Síntomas del SNC (mareo, sueños vívidos); resultados falsos positivos en la prueba de canabinoides; hiperlipidemia	Tomar de noche para reducir los efectos adversos
NVP	Comenzar con 200 mg diarios por 2 semanas y luego 200 mg cada 12 h	Ninguna	Exantema, hepatotoxicidad, hipersensibilidad con insuficiencia hepática	Evitar comenzar el tratamiento en las mujeres con CD4 > 250 células/µL u hombres con CD4 > 400 células/µL

(Continúa)

TABLA 12-7	INHIBIDORES DE LA TRANSCRIPTASA INVERSA NO NUCLEÓSIDOS (CONTINÚA)			
	Dosis	Restricciones alimentarias	Efectos adversos	Observaciones
RVP	25 mg una vez al día	Tomar con una comida de alrededor de 500 cal	Ocurren síntomas del SNC, pero con menos frecuencia que con EFV	Evitar en pacientes con CD4 células/ µL < 200 o ARN VIH > 100 000 copias/ mL; evitar el uso concomitante de IBP
ETR	200 mg cada 12 h	Después de las comidas	Exantema, síndrome de Stevens-Johnson	Evitar el uso simultáneo de todos los IP excepto DRV
DLV	400 mg cada 8 h	Ninguna	Exantema	Se usa muy poco

DLV, delavirdina; DRV, darunavir; EFV, efavirenz; ETR, etravirina; IP, inhibidores de la proteasa; IPP, inhibidores de la bomba de proteínas; NVP, nevirapina; RVP, rilpivirina; SNC, sistema nervioso central.

TABLA 12-8	INHIBIDORES DE LA PROTEASA			
	Dosis	Restricciones alimentarias	Efectos adversos	Observaciones
ATV	300 mg con 100 mg de RTV o 150 mg de COBI cada 24 horas Sin refuerzo: 400 mg cada 24 horas	Tomar con alimentos	Incremento benigno de la bilirrubina indirecta	Se debe reforzar cuando se usa concurrente con TDF
DRV	800 mg con 100 mg de RTV o 150 mg de COBI cada 24 horas 600 mg con 100 mg de RTV cada 12 horas	Tomar con alimentos	Intolerancia GI; cefalea, exantema	Usar dos veces al día en el embarazo
LPV/RTV/ combinar en dosis fijas	400 mg con 100 mg de RTV cada 12 horas	Ninguna	Intolerancia GI (dependiente de dosis); dislipidemia; hiperglucemia	

| TABLA 12-8 | INHIBIDORES DE LA PROTEASA (CONTINÚA) | | |

	Dosis	Restricciones alimentarias	Efectos adversos	Observaciones
FPV o fAPV	700 mg con 100 mg de RTV cada 12 horas 1 400 mg con 200 mg de RTV cada 24 horas Sin refuerzo: 1 400 mg cada 12 horas	Ninguna	Exantema, intolerancia GI	Se usa muy poco
SQV	1 000 mg con 100 mg de RTV cada 12 horas	Tomar con alimentos	Intolerancia GI; cefalea; prolongación del intervalo PR/QT	Necesita un refuerzo con RTV Se usa muy poco
NFV	Sin refuerzo: 1 250 mg cada 12 h	Tomar con alimentos	Notable intolerancia GI (diarrea, náusea)	No necesita refuerzo Se usa muy poco
IDV	800 mg con 100 mg de RTV cada 12 h 800 mg cada 8 h	En ayunas si se administra sin RTV	Nefrolitiasis, hiperbilirrubinemia	Exige una hidratación adecuada Se usa muy poco
TPV	500 mg con 200 mg de RTV cada 12 h	Tomar con alimentos	Hepatotoxicidad, hiperlipidemia, intolerancia GI, hemorragia subaracnoidea	Refuerzo con dosis alta de RTV Se usa muy poco
RTV	Se usa como fármaco de refuerzo con otros IP (ya no se utilizan dosis completas)	Ninguna	Intolerancia GI	La cápsula se ha sustituido por comprimidos que no requieren refrigeración

ATV, atazanavir; COBI, cobicistat; DRV, darunavir; FPV o fAPV, fosamprenavir; GI, gatrointestinal; IDV, indinavir; IP, inhibidor de la proteasa; LPV, lopinavir/r; NFV, nelfinavir; RTV, ritonavir; SQV, saquinavir; TDF, tenofovir; TPV, tipranavir.

○ Si no pueden usarse TDF, TAF o ABC, se sugieren regímenes de dos fármacos, como DRV reforzado con ritonavir (DVRr) más RAL o lopinavir reforzado con ritonavir (LPVr) más lamivudina (3TC).
• Futuras opciones de TAR
  ○ Es probable que ocurran cambios en los regímenes recomendados y alternativos debido al advenimiento de nuevas opciones de TARc.
  ○ Dada la potencia aumentada de algunos de los antirretrovirales más nuevos, pueden ser viables los regímenes de dos fármacos, de costo y toxicidad reducidos.

TABLA 12-9 · OTRAS CLASES DE ANTIRRETROVIRALES

	Dosis	Restricciones alimentarias	Efectos adversos	Observaciones
Inhibidor de la fusión				
T-20	90 mg en inyección s.c. cada 12 h	Ninguna	Reacciones dolorosas en el sitio de inyección	Usar dispositivos de inyección para reducir el dolor
Antagonista del receptor CCR5				
MVC	300 mg cada 12 h	Ninguna	Bien tolerado en general; hepatotoxicidad	Antes de iniciarlo son necesarias pruebas de tropismo basales Activo de forma exclusiva frente al virus R5
	150 mg cada 12 h con IP (excepto TPV/r)			
	600 mg cada 12 h con EFV o ETR			
	150 mg cada 12 h con EFV o ETR e IP			

EFV, efavirenz; ETR, etravirina; IP, inhibidor de la proteasa; MVC, maraviroc; T-20, enfuvirtida; TPV, tipranavir.

TABLA 12-10 · TAR COFORMULADA COMÚNMENTE DISPONIBLE

Fumarato de disoproxilo de tenofovir/emtricitabina	300/200 mg
Alafenamida de tenofovir/emtricitabina	25/200 mg
Abacavir/lamivudina	600/300 mg
Zidovudina/lamivudina	300/150 mg
Efivarenz/fumarato de disoproxilo de tenofovir/emtricitabina	600/300/200 mg
Rilpirivina/fumarato de disoproxilo de tenofovir/emtricitabina	25/300/200 mg
Rilpirivina/alafenamida de tenofovir/emtricitabina	25/25/200 mg
Elvitegravir/cobicistat/fumarato de disoproxilo de tenofovir/emtricitabina	150/150/300/200 mg
Elvitegravir/cobicistat/alafenamida de tenofovir/emtricitabina	150/150/10/200 mg
Dolutegravir/abacavir/lamivudina	50/600/300 mg
Bictegravir/emtricitabina/alafenamida de tenofovir	50/200/25 mg
Atazanavir/cobicistat	300/150 mg
Darunavir/cobicistat	800/150 mg

○ Bictegravir es un potente ITHI, con un perfil de efectos adversos similares a los ITHI existentes, coformulado con TAF/FTC en un solo comprimido.

○ El primer régimen de tabla única de dos fármacos que consiste en ITINN RPV e ITHI dolutegravir será una posible opción para quienes requieran un régimen sin ITIN.

○ Los ITHI e ITINN inyectables de acción prolongada ofrecerán una ruta alternativa para la administración de TARc.

Interacciones farmacológicas

• Muchos antirretrovirales utilizan la vía del citocromo P450, sobre todo ITINN e IP. El uso de potenciadores farmacológicos, ritonavit y cobicistat puede afectar las vías del CYP.

○ Estos fármacos pueden inhibir e inducir las isoenzimas CYP. Por tanto, las interacciones farmacológicas son frecuentes con otras clases de fármacos, como rifampicinas, macrólidos, estatinas, antimicóticos y antiepilépticos.

○ Dada la complejidad de las interacciones farmacológicas y la necesidad de ajustar la dosis, es mejor consultar una base de datos sobre interacciones farmacológicas o a un farmacéutico especializado. En la tabla 12-11[6] se resumen algunas interacciones farmacológicas importantes de los fármacos antirretrovirales.

• Los ITIN no sufren una transformación hepática mediada por la vía metabólica de CYP. Los ITHI se metabolizan mediante glucuronidación, mediada por las enzimas UDP-glucuroniltransferasa (UGT1A1). Los inductores potentes de las enzimas UGT1A1 (como rifampicina) pueden reducir la concentración de ITHI. Otros inductores de UGT1A1, como EFV, tipranavir (TPV) reforzado o rifabutina, pueden reducir la concentración de ITHI.

• El antagonista de CCR5 MVC es un sustrato de las enzimas CYP3A y P-glucoproteína. El MVC no es inductor ni inhibidor del sistema CYP3A, pero su concentración puede aumentar con los inhibidores de CYP3A, como el RTV y otros IP. En ese caso sería preciso ajustar la dosis de MVC.

TABLA 12-11	IMPORTANTES INTERACCIONES FARMACOLÓGICAS CON LOS ANTIRRETROVIRALES
Estatinas: no coadministrar IP con **simvastatina**, **lovastatina**; las concentraciones de estatinas aumentan de forma significativa y provocan miopatía y rabdomiólisis. Rosuvastatina, atorvastatina y pravastatina pueden administrarse en la mínima dosis posible bajo estrecho seguimiento.	
Atorvastatina	Comenzar con la menor dosis posible
Pravastatina	Evitar usarla con DRV/r o comenzar con la menor dosis de estatina posible; no es preciso ajustar la dosis de otros IP
Rosuvastatina	La coadministración con FPV/r no obliga a ajustar la dosis. En los otros IP, comenzar con la menor dosis de estatina posible
Antiácidos: ATV y RPV necesitan un ambiente ácido (la solubilidad depende del pH gástrico), de forma que cualquier elemento que influya sobre el pH gástrico se debe evitar o controlar.	
IBP	No se recomiendan IBP en los pacientes tratados con ATV o RPV. No coadministrar NFV e IBP. DRV/r y TPV/r pueden reducir las concentraciones de los IBP
Antagonistas del receptor H_2	Cada dosis individual de antagonistas del receptor de H_2 no debe superar la equivalente a 20 mg de famotidina diarios o una dosis diaria total equivalente a 20 mg de famotidina cada 12 h en los pacientes neófitos al tratamiento con IP. Cuando se utilizan con ATV/r o RPV, administrar > 10 h después del antagonista del receptor H_2

(Continúa)

TABLA 12-11	IMPORTANTES INTERACCIONES FARMACOLÓGICAS CON LOS ANTIRRETROVIRALES (CONTINÚA)

Benzodiacepinas: los IP aumentan la concentración de benzodiacepinas; utilizar con cuidado. No emplear midazolam ni triazolam con IP.

Antidepresivos: la respuesta a los antidepresivos debe vigilarse y ajustarse en función de la valoración clínica.

Antiepilépticos

Fenitoína	Las concentraciones de fenitoína disminuyen con la mayoría de los IP. Considerar otro antiepiléptico, por lo regular lamotrigina. No coadministrar con ETR
Carbamazepina	La coadministración con IP reforzados aumenta la concentración de carbamazepina y disminuye la de los IP. No coadministrar con ETR
Fenobarbital	Las concentraciones de IP se reducen de forma notable; plantear alternativas. No coadministrar con ETR
Lamotrigina	La concentración de lamotrigina disminuye cuando se coadministra con IP. Ajustar la dosis de lamotrigina según el efecto
VPA	Las concentraciones de VPA disminuyen con LPV/r y, por el contrario, las de LPV/r aumentan con VPA. Controlar las concentraciones y la respuesta a VPA

Antimicóticos (azoles): los azoles tienen importantes interacciones con los IP y los ITINN.

Itraconazol	Coadministrar itraconazol con IP puede aumentar las concentraciones de uno u otro fármaco. Se deben monitorizar las concentraciones de itraconazol para ajustar las dosis
Posaconazol	Aumenta las concentraciones de ATV, vigilar efectos adversos
Voriconazol	Su concentración disminuye cuando se usa RTV de forma concomitante. No administrar voriconazol concomitante con EFV en las dosis convencionales. Si fuera precisa la coadministración, ajustar la dosis de voriconazol a 400 mg cada 12 h y la de EFV a 300 mg cada 24 h

Esteroides inhalados

El uso concurrente de RTV determina un aumento significativo de la concentración de fluticasona (se emplea en inhaladores como fluticasona/salmeterol o aerosol intranasal), que produce efectos adversos sistémicos de los corticosteroides. Evitar fluticasona, o administrarla con cautela. Se han observado efectos adversos similares con budesonida inhalada.

Antimicrobianos

No coadministrar rifampicina e IP. La dosis de rifabutina debe ajustarse. Consultar en el capítulo 13 más detalles sobre la dosificación. Las concentraciones de claritromicina pueden aumentar al administrar IP concurrentes; vigilar los efectos adversos. La concentración de claritromicina disminuye al administrar de forma concurrente ITINN; vigilar la eficacia.

Anticonceptivos hormonales

Los IP reforzados reducen en gran medida las concentraciones de etinilestradiol, de forma que deben buscarse alternativas o métodos adicionales de anticoncepción. ATV/r puede emplearse cuando el anticonceptivo oral contiene al menos 35 µg de etinilestradiol. NVP reduce las concentraciones de etinilestradiol, por lo que se debe buscar un método alternativo o adicional de anticoncepción. EFV puede reducir la concentración de etinilestradiol. La elección más frecuente para la anticoncepción hormonal es el acetato de depomedroxiprogesterona.

Inhibidores de la fosfodiesterasa tipo 5: el uso concurrente de IP aumenta las concentraciones de los fármacos de esta clase; comenzar con dosis más bajas y vigilar los efectos secundarios.

TABLA 12-11	IMPORTANTES INTERACCIONES FARMACOLÓGICAS CON LOS ANTIRRETROVIRALES (CONTINÚA)

Metadona: los ITINN reducen las concentraciones de metadona; ajustar las dosis para evitar el síndrome de privación de opiáceos. Es mejor evitar usarlos con metadona.

Hierbas medicinales: la hierba de San Juan reduce las concentraciones de IP y no se debe coadministrar.

Adaptado de Panel on Antiretroviral Guidelines for Adults and Adolescents. *Guidelines for the use of antiretroviral agents in HIV-1-infected adults and adolescents.* Department of Health and Human Services; 2017. http://www.aidsinfo.nih.gov/ContentFiles/AdultandAdolescentGL.pdf.

ATV, atazanavir; DRV, darunavir; EFV, efavirenz; ETR, etravirina; FPV, fosamprenavir; IBP, inhibidores de la bomba de protones; IP, inhibidores de la proteasa; ITINN, inhibidores de la transcriptasa inversa no nucleósidos; LPV, lopinavir; NFV, nelfinavir; NVP, nevirapina; RTV, ritonavir; TPV, tipranavir; VPA, ácido valproico.

CONSIDERACIONES ESPECIALES

- **Tratamiento de los pacientes infectados por el VIH en la unidad de cuidados intensivos**
  - Las causas habituales de ingreso en UCI de los pacientes con el VIH incluyen insuficiencia respiratoria secundaria a neumonía bacteriana, neumonía por *Pneumocystis*, enfermedad pulmonar obstructiva crónica y exacerbación del asma.[7] El síndrome inflamatorio por reconstitución inmunitaria se debe plantear siempre en pacientes que comenzaron con TARc hace poco tiempo.
  - En los pacientes que ya reciben TARc se debe seguir el tratamiento, salvo que se considere que el propio TARc está causando daño. Entre los retos frecuentes en este contexto se encuentran el modo de administración y la absorción del TARc, el mayor riesgo de interacciones farmacológicas y la necesidad de ajuste hepático o renal.
  - Si el paciente se diagnostica con infección por VIH durante la hospitalización que motivó la estancia en UCI, consultar con un especialista en VIH para comentar la indicación y el momento de administración del TARc.
  - Si el paciente cursa con una IO, con excepción de enfermedad criptocócica o TB, debe considerarse el inicio de TARc, de preferencia dentro de las siguientes 2 semanas. Debe retrasarse el TARc 2-10 semanas después de la meningitis criptocócica, debido a las altas tasas de mortalidad asociadas con el inicio temprano de TARc. El inicio en caso de infección TB debe individualizarse tras consultar con un especialista en VIH.
- **Tratamiento antirretroviral en situaciones específicas**
  - **Nefropatías crónicas.** La mayor parte de los ITIN (salvo el ABC) necesita un ajuste de la dosis renal. El TDF se asocia con una lesión en el túbulo renal proximal y se debe emplear con cuidado en pacientes con nefropatía crónica (NC). En general, IP, ITINN e ITHI no precisan ajuste renal y pueden usarse en la NC.
  - **Infección crónica por el VHB.** Un TARc completamente activo debe construirse para incluir al menos dos fármacos activos frente al VHB. Esto suele incluir TDF o TAF y FTC o 3TC. Nótese que los pacientes en TARc con actividad VHB pueden experimentar destellos de VHB si el TARc se suspende o se cambia a un régimen sin actividad con VHB.
  - **Infección crónica por el VHC.** Iniciar el TARc en todos los pacientes coinfectados por el VHC, sin importar el recuento de CD4. Si el VHC se está tratando debe haber vigilancia minuciosa de las interacciones entre TARc y la terapia antiviral de acción directa para VHC, debido a que existen múltiples interacciones potenciales.
- **Tratamiento de las mujeres gestantes**
  - **Para prevenir la transmisión madre a hijo, todas las gestantes infectadas por el VIH deben recibir TARc durante el embarazo, sin considerar el recuento de CD4 o la concentración de ARN del VIH.** El tratamiento se debe iniciar tan pronto como sea posible. Es esencial un seguimiento estrecho. El objetivo es conseguir una carga viral indetectable antes del parto.[8]

○ La mayoría de los regímenes TARc en uso es segura en el embarazo. En el pasado se evitaba EFV en esta etapa debido a las preocupaciones respecto a la posible teratogenicidad que surgió a partir de estudios en animales; sin embargo, los datos actuales disponibles no han demostrado aumentos en las tasas de defectos del tubo neural en infantes nacidos de mujeres que recibieron EFV en el primer trimestre.

○ Las mujeres que se presentan para cuidado prenatal y que están en un régimen TARc completamente supresor que es bien tolerado deben continuar con él.

○ En pacientes embarazadas *naive* al tratamiento con TARc, los regímenes preferidos incluyen un ITIN de base con TDF/FTC o ABC/3TC, combinado con ARVr, DRVr o RAL.

○ Se recomienda la administración i.v. intraparto de AZT en todas las gestantes infectadas por el VIH que tengan un ARN VIH > 1 000 copias/mL o desconocido al acercarse la fecha del parto. La infusión i.v. continua de AZT se administra con una dosis de carga de 2 mg/kg en 1 hora, seguida de 1 (mg/kg)/h hasta el parto.

○ La cesárea programada se debe realizar a las 38 semanas de gestación si el ARN del VIH-1 plasmático es > 1 000 copias/mL al aproximarse el momento del parto. Cuando esté programada una cesárea, se debe iniciar la administración de AZT i.v. al menos 3 h antes.

○ Iniciar la administración de AZT a los lactantes lo antes posible tras el parto. La dosis de AZT para los lactantes ≥ 35 semanas de edad gestacional es 2 mg/kg v.o. a las 6-12 horas del nacimiento y luego cada 6 horas durante 6 semanas.

○ En los países desarrollados con acceso a agua limpia y leches artificiales se debe evitar la lactancia materna.

• **Vacunación de los pacientes infectados por el VIH:** la tabla 12-12 resume las recomendaciones de vacunación para los pacientes con infección por el VIH. **Las vacunas inactivadas son aceptables en general, mientras que las vacunas vivas están contraindicadas en pacientes con inmunodepresión grave** (recuento de CD4 < 200 células/μL).

COMPLICACIONES

Efectos adversos de los antirretrovirales

• **Acidosis láctica.** El cuadro clínico puede ir desde una hiperlactatemia asintomática hasta una acidosis láctica grave con hepatomegalia y esteatosis. Se han descrito frecuencias aumentadas de acidosis láctica con la administración de estavudina y didanosina. Se deben suspender los fármacos sospechosos y aportar una asistencia de soporte. La incidencia de acidosis láctica ha disminuido con el uso de los ITIN actuales.

• **Reacción de hipersensibilidad frente al ABC.** Los síntomas de hipersensibilidad son fiebre, exantema cutáneo, fatiga; síntomas digestivos, como náusea, vómito, diarrea o dolor abdominal, y síntomas respiratorios, como faringitis, disnea o tos. El ABC puede producir reacciones de hipersensibilidad mortales cuando hay una reexposición. Para evitar estas reacciones, se recomienda la detección rutinaria del alelo HLA-B*5701, cuya presencia indica un elevado riesgo de tales reacciones, y no utilizar ABC.

• **Hepatotoxicidad causada por la NVP.** La NVP puede ocasionar una hepatotoxicidad grave, que puede ser mortal. Las mujeres con recuentos de CD4 > 250 células/μL o los hombres con > 400 células/μL muestran un mayor riesgo de sufrir hepatotoxicidad. Si se utiliza, la administración de NVP debe empezar con dosis bajas y monitoreo estrecho de la función hepática.

• **Nefrotoxicidad causada por el TDF.** TDF se asocia con nefrotoxicidad, sobre todo en casos poco frecuentes de toxicidad tubular proximal (síndrome de Fanconi), lo que obliga a vigilar con frecuencia la función renal en los casos de NC.

• **Redistribución de la grasa.** La lipodistrofia y la lipohipertrofia son alteraciones en la distribución de grasa corporal, como acumulación de grasa visceral en el abdomen, el cuello (joroba de búfalo) y la región pélvica y/o depleción de grasa subcutánea que provoca adelgazamiento facial o periférico. Los IP y los ITIN (estavudina, didanosina y, en menor medida, AZT) se asocian con estos cambios, aunque otros factores también pueden participar.

TABLA 12-12	VACUNACIÓN DE LOS PACIENTES INFECTADOS POR EL VIH

Vacunación	Consideraciones especiales
Vacunas inactivadas	
Vacuna para el neumococo: vacuna conjugada 13-valente (PCV13) y vacuna 23 polisacáridos de neumococo polivalente (PPV23). Algunos expertos recomiendan retrasar esta vacuna hasta que los recuentos de CD4 sean > 200 células/µL para obtener una mejor respuesta	Los pacientes infectados con VIH sin vacunación neumocócica deben recibir una sola dosis de PCV13 sin importar el recuento CD4. PPV23 debe administrarse al menos 8 semanas después si los conteos de linfocitos T CD4 son ≥ 200 células/µL. Debe repetirse una sola dosis de PPV23 5 años más tarde
Vacuna de la hepatitis A: recomendada para hombres homosexuales, ADVP, hepatópatas crónicos y los coinfectados con el VHB y/o VHC. Los pacientes con un recuento de CD4 > 200 células/µL o ARN del VIH no detectable tienen más probabilidades de responder a la vacuna	Dos dosis administradas en los meses 0 y 6-12 en el caso de Havrix®, y 0 y 6-18 meses en el caso de VAQTA®
Vacuna de la hepatitis B: recomendada en los pacientes sin evidencia de infección antigua o actual por el VHB. Se puede emplear la dosis convencional de 20 µg; sin embargo, los autores recomiendan una dosis más alta (40 µg), dado que la convencional tuvo peores resultados que la dosis alta para conseguir respuesta a la vacuna. Los pacientes con recuentos de CD4 > 200 células/µL y virus suprimido tienen una mayor probabilidad de conseguir una respuesta adecuada a la vacuna	Tres dosis administradas en los meses 0, 1 y 6. La dosis es de 40 µg. En los pacientes vacunados se debe medir la respuesta del anticuerpo HBs tras la tercera dosis. Considerar repetir la serie si no se obtiene respuesta o administrar un refuerzo si la respuesta es escasa
Vacuna de la influenza: la vacuna inactivada de la influenza se recomienda en todos los pacientes con infección por el VIH. No se recomienda administrar la vacuna de virus vivos atenuados intranasal	Vacunación anual
Toxoide tetánico: los principios son los mismos que en los pacientes VIH-negativos. En el momento del refuerzo, sustituir la vacuna Tdap de una dosis	Cada 10 años
Vacuna del virus del papiloma humano: debe administrarse a los pacientes de 9 a 26 años; pero también puede considerarse en otros grupos	Tres dosis administradas en los 0, 2 y 6 meses
Vacuna para el meningococo: opcional. La vacuna conjugada para meningococo se debe administrar a personas con asplenia, que se exponen durante los viajes, universitarios o que viven en casas de huéspedes o dormitorios	Dosis única, repetir cada 5 años si existe un alto riesgo
Vacuna para la polio: opcional. Está contraindicada la OPV de virus vivos. Vacunar con IPV en pacientes de alto riesgo seleccionados	La IPV se administra en tres dosis en las 0, 4-8 semanas y los 6-12 meses

(Continúa)

TABLA 12-12	VACUNACIÓN DE LOS PACIENTES INFECTADOS POR EL VIH (CONTINÚA)
Vacunación	**Consideraciones especiales**
Vacuna para* Haemophilus influenzae *tipo b: opcional. La incidencia de infección Hib entre los adultos infectados por el VIH es baja. Sin embargo, los pacientes asplénicos y aquéllos con antecedentes de infecciones de repetición por este organismo se deben considerar para vacunación	Dosis única
Vacunas vivas	
Vacuna de la varicela (Varivax): la vacuna de la varicela se debe administrar a los pacientes infectados por el VIH con recuentos de CD4 > 200 células/µL si no existe evidencia de inmunidad a la varicela	Dos dosis en las 0 y 4-8 semanas
Vacuna frente a zóster (Zostavax): la vacuna está elaborada con virus de la varicela atenuado en una concentración al menos 14 veces superior a la existente en la vacuna de la varicela	Dosis única en pacientes con antecedentes de varicela
Vacuna MMR: debe administrarse a pacientes con infección por el VIH con recuentos de CD4 > 200 células/µL	Una o dos dosis (si son dos, el intervalo mínimo entre ambas es de 28 días)

ADVP, adictos a drogas por vía parenteral; Hib, *Haemophilus influenzae* tipo b; IPV, vacuna de la polio inactivada; OPV, vacuna de la polio oral; VHB, virus de la hepatitis B; VHC, virus de la hepatitis C.

- **Neuropatía periférica**
  - La neuropatía asociada con VIH es una complicación neurológica frecuente de la infección por el VIH y su tratamiento. El diagnóstico es clínico y se basa en descartar otras causas de neuropatía periférica.
  - La neuropatía asociada con VIH es frecuente en la infección avanzada cuando el recuento de CD4 es bajo y el ARN del VIH está alto. Los ITIN, como d4T, ddI y AZT, se relacionan con este proceso.
  - Cuando la aparición de la neuropatía es reciente, la optimización del TARc podría mejorar en cierta medida los síntomas.
  - El tratamiento es básicamente sintomático y consiste en lamotrigina, gabapentina y antidepresivos (amitriptilina, duloxetina y venlafaxina).
- **Enfermedad cardiovascular** asociada con infección por el VIH y TARc
  - Algunos estudios observacionales han demostrado una frecuencia más elevada de enfermedad cardiovascular en los pacientes con infección por el VIH.
  - Algunos antirretrovirales, como los IP y el ITIN ABC, se asocian con un mayor riesgo cardiovascular en estudios observacionales.
- **Dislipidemia** se asocia con la infección por el VIH y el TARc. Es frecuente encontrar alteraciones lipídicas en pacientes con el VIH de modo independiente del TARc. Los ITIN e IP antiguos se asociaban con dislipidemia; sin embargo, muchos de los agentes más nuevos en esas clases, así como los ITHI, tienen perfiles de lípidos más favorables.

Complicaciones asociadas con el VIH

- **Nefropatía asociada con el VIH** (NAVIH)
  - ○ La NAVIH se caracteriza por una disfunción renal rápidamente progresiva con proteinuria masiva (1-3 g/día o más). En la biopsia renal se aprecia una glomeruloesclerosis focal y segmentaria. Los factores de riesgo son origen africano, diabetes, hipertensión, infección por hepatitis C, recuento de CD4 < 200 células/μL, y una concentración de ARN del VIH > 4 000 copias/mL.
  - ○ El TARc puede detener la progresión cuando se inicia de forma precoz; los inhibidores de la enzima de conversión de la angiotensina pueden ser eficaces, aunque no se han realizado ensayos clínicos aleatorizados controlados prospectivos.
- **Trastornos neurocognitivos asociados con el VIH** (TCAVIH)
  - ○ El uso generalizado del TARc ha reducido la prevalencia de demencia asociada con el VIH, pero han aumentado los trastornos neurocognitivos menos graves, dado que los pacientes viven más tiempo.
  - ○ Los pacientes con formas leves de TCAVIH pueden referir dificultades leves para concentrarse, mantener la atención y alteraciones de memoria, aunque la exploración neurológica no revela alteraciones. No está claro si el TCAVIH mejorará al introducir un TARc que penetre mejor en el sistema nervioso central.
- **Trombocitopenia asociada con el VIH.** Ésta puede ser la manifestación inicial de la infección en 10% de los casos. Se parece a la púrpura trombocitopénica idiopática. El inicio oportuno del TARc revierte la trombocitopenia asociada con el VIH.

OBSERVACIÓN/SEGUIMIENTO

- Se debe vigilar de cerca la concentración de ARN del VIH, de preferencia a las 4 semanas de iniciar el TARc y, de forma rutinaria 3-4 veces anuales. El objetivo del tratamiento prolongado es suprimir el VIH por debajo del nivel de detección y reconstituir el recuento de CD4.
- Cuando los pacientes están en TARc, el recuento CD4 puede vigilarse cada 6 meses; sin embargo, debe valorarse con más frecuencia si los pacientes no están suprimidos viralmente o su último recuento medido fue < 200 células/μL.
- Fracaso del tratamiento. Éste se define como una respuesta subóptima al TARc. Los motivos de este fracaso incluyen un mal cumplimiento, la tolerabilidad de los fármacos y las interacciones farmacológicas.
- **Fracaso virológico.** Se define como la incapacidad para conseguir o mantener unas concentraciones de ARN del VIH por debajo del límite de detección (< 20 copias/mL).
  - ○ Respuesta virológica incompleta: dos determinaciones consecutivas de ARN del VIH en plasma > 200 copias/mL tras administrar 24 semanas de TARc.
  - ○ Rebote virológico: detección de ARN del VIH tras una supresión virológica completa.
  - ○ Se deben revisar los regímenes virológicos y realizar pruebas de genotipos de resistencia mientras el paciente sigue con el régimen al que no está respondiendo.
- **Recuperación inmunitaria inadecuada.** Se define como la incapacidad de conseguir y mantener una respuesta adecuada de los linfocitos CD4 a pesar de la supresión virológica, pero resulta complicado establecer un punto de corte concreto. No existe consenso sobre cómo manejar la inmunodeficiencia persistente; sin embargo, estudios han demostrado que ajustar o intensificar un régimen de TARc existente no marca alguna diferencia. El riesgo de IO parece ser bajo si se logra la supresión viral.

RESULTADO/PRONÓSTICO

- La mortalidad continúa su disminución con el uso generalizado del potente TARc, que consigue una supresión virológica duradera y la reconstitución del sistema inmunitario. **La esperanza de vida tras la infección por el VIH cuando se trata de forma adecuada con TARc es ahora comparable a la de personas no infectadas.**

- Un porcentaje cada vez mayor de las muertes de los pacientes infectados por el VIH se atribuye a otras causas, como tumores malignos, insuficiencia renal secundaria a la hepatitis viral y enfermedad cardiovascular.

RECURSOS ADICIONALES

- Guía de tratamiento del VIH disponible en http://aidsinfo.nih.gov/
- Base de conocimientos sobre el VIH y base de datos sobre interacciones farmacológicas: http://hivinsite.ucsf.edu/; algoritmo de interpretación de las resistencias en el VIH: http://hivdb.stanford.edu/
- Algoritmo de interpretación del genotipo y recomendaciones terapéuticas en IAS-USA: http://www.iasusa.org/
- Diagramas de interacción farmacológica: http://www.hiv-druginteractions.org/
- Recomendaciones para la asistencia primaria del VIH: http://www.hivma.org/
- Recursos útiles para los pacientes: www.thebody.com, www.aidsmed.com, www.avert.org/

REFERENCIAS

1. May MT, Gompels M, Delpech V, et al. Impact on life expectancy of HIV-1 positive individuals of CD4+ cell count and viral load response to antiretroviral therapy. *AIDS*. 2014;28(8):1193-1202.
2. Cohen MS, Chen YQ, McCauley M, et al. Antiretroviral therapy for the prevention of HIV-1 transmission. *N Engl J Med*. 2016;375(9):830-839.
3. Centers for Disease Control. HIV Risk Behaviors. Disponible en https://www.cdc.gov/hiv/risk/estimates/riskbehaviors.html. (último acceso 6/8/2018).
4. Group ISS, Lundgren JD, Babiker AG, et al. Initiation of antiretroviral therapy in early asymptomatic HIV infection. *N Engl J Med*. 2015;373(9):795-807.
5. Strategies for Management of Antiretroviral Therapy Study Group, El-Sadr WM, Lundgren J, Neaton JD, et al. CD4+ count-guided interruption of antiretroviral treatment. *N Engl J Med*. 2006;355(22):2283-2296.
6. Panel on Antiretroviral Guidelines for Adults and Adolescents. *Guidelines for the Use of Antiretroviral Agents in HIV-1-Infected Adults and Adolescents*: Department of Health and Human Services; 2017. http://www.aidsinfo.nih.gov/ContentFiles/AdultandAdolescentGL.pdf.
7. Huang L, Quartin A, Jones D, Havlir DV. Intensive care of patients with HIV infection. *N Engl J Med*. 2006;355(2):173-181.
8. Panel on Treatment of HIV-Infected Pregnant Women and Prevention of Perinatal Transmission. *Recommendations for Use of Antiretroviral Drugs in Pregnant HIV-1-Infected Women for Maternal Health and Interventions to Reduce Perinatal HIV Transmission in the United States*; 2017. Disponible en http://aidsinfo.nih.gov/contentfiles/lvguidelines/PerinatalGL.pdf.

Infecciones oportunistas asociadas con el VIH

13

Jane O'Halloran y Gerome Escota

INTRODUCCIÓN

- En enfermedad progresiva por el VIH hay inmunodepresión, manifestada como reducción del recuento de linfocitos T CD4+ y aumento del riesgo de infecciones oportunistas (IO).
- Con el uso más frecuente del potente tratamiento antirretroviral combinado (TARc), la incidencia de IO ha disminuido, lo que ha redundado en una mejoría notable de la supervivencia.
- Las IO aún se observan en pacientes con sida avanzado no diagnosticado y en los que no cumplen la reconstitución con TARc.
- La profilaxis frente a las IO incluye:
  - Profilaxis primaria instituida antes de la IO. El inicio depende del nivel de inmunodepresión (tabla 13-1).
  - La profilaxis secundaria inicia tras el tratamiento de un episodio infeccioso.
- **El síndrome inflamatorio por reconstitución inmunitaria** (SIRI) alude a los hallazgos clínicos asociados con la reconstitución inmunitaria en los pacientes con una enfermedad por el VIH evolucionada, que sufren empeoramiento paradójico de una IO conocida, o desenmascaramiento de una IO oculta tras el inicio de TARc. Si se produce un SIRI, debe mantenerse

TABLA 13-1	PROFILAXIS PRIMARIA DE LAS INFECCIONES OPORTUNISTAS FRECUENTES		
Infección oportunista	**Indicación de profilaxis**	**Fármacos**	**Suspensión de la profilaxis**
Neumonía por *Pneumocystis*	CD4+ < 200 células/µL o candidiasis orofaríngea o CD4+ < 14%	TMP-SMX DS v.o. cada 24 h o tres veces a la semana Alternativas: dapsona, 100 mg v.o. cada 24 h Atovacuona, 1 500 mg v.o. cada 24 h	CD4+ > 200 células/µL durante > 3 meses
Toxoplasmosis	CD4+ < 100 células/µL y anticuerpos IgG frente a *Toxoplasma* positivos	TMP-SMX DS v.o. cada 24 h Alternativas: dapsona, 200 mg v.o. una vez a la semana, + pirimetamina, 50 mg v.o. una vez a la semana, + leucovorina, 25 mg v.o. una vez a la semana Atovacuona, 1 500 mg v.o. una vez al día +/– (pirimetamina, 25 mg v.o. una vez al día, + leucovorina, 10 mg v.o. una vez al día)	CD4+ > 200 células/µL durante > 3 meses

(Continúa)

TABLA 13-1	PROFILAXIS PRIMARIA DE LAS INFECCIONES OPORTUNISTAS FRECUENTES (CONTINÚA)		
Infección oportunista	**Indicación de profilaxis**	**Fármacos**	**Suspensión de la profilaxis**
MAC	CD4+ < 50 células/μL tras descartar infección activa por MAC	Azitromicina, 1 200 mg v.o. una vez a la semana Alternativas: claritromicina, rifabutina (descartar TB activa)	CD4+ > 100 células/μL durante > 3 meses

MAC, complejo *Mycobacterium avium*; TMP-SMX, trimetoprim-sulfametoxazol.

el TAR, salvo en circunstancias extraordinarias (p. ej. elevación de la presión intracraneal). El manejo de los síntomas puede ser de apoyo (es decir, uso de fármacos antiinflamatorios no esteroideos y antipiréticos). Puede considerarse la adición de dosis bajas de corticosteroides, aunque los datos que la sustentan son limitados.

- **En la mayoría de los casos, el TARc puede iniciarse al establecer una IO activa.** Un estudio aleatorizado controlado de pacientes con IO distintas a la TB, demostró una incidencia de progresión del sida o muerte mucho más baja en sujetos que iniciaron TARc en forma temprana (una mediana de 12 días), comparados con los de inicio tardío (mediana de 45 días).[1] También se han demostrado beneficios en la supervivencia cuando los pacientes se trataron de modo temprano (contra tardío) para TB.[2,3] Por lo tanto, se recomienda que en la mayoría de los casos los pacientes con IO inicie el TARc tan pronto como sea posible (dentro de las primeras 2 semanas). La excepción es la meningitis criptocócica, donde el inicio temprano de TARc se ha asociado con aumento en la mortalidad, y por lo tanto las actuales directrices recomiendan comenzar el TARc entre 2 y 10 semanas después de iniciar la terapia criptocócica.

Infecciones micóticas

Neumonía por *Pneumocystis*

PRINCIPIOS GENERALES

- La neumonía por *Pneumocystis* (NP) es una infección micótica causada por *Pneumocystis jirovecii* (antes *Pneumocystis carinii*).
- Antes de que se empleara el TARc y la profilaxis primaria para NP, se produjo esta enfermedad en 70-80% de los pacientes con sida. La incidencia de NP se ha reducido de forma notable, aunque aún es una de las IO más frecuentes en la enfermedad por el VIH avanzada.
- Los factores de riesgo son un recuento de CD4+ < 200 células/μL, antecedentes de candidiasis orofaríngea o NP previa.

DIAGNÓSTICO

Presentación clínica

- Presentación subaguda. Los síntomas suelen presentarse durante semanas con fatiga progresiva, disnea de esfuerzo, tos no productiva, fiebre, dolor torácico de tipo pleurítico e hipoxemia.
- La exploración pulmonar suele ser normal, aunque se pueden auscultar estertores bibasales finos. Se puede observar una reducción de la saturación de oxígeno con el esfuerzo.

Pruebas diagnósticas

* Las **radiografías de tórax** al inicio son normales hasta en 25% de los pacientes. Las alteraciones más frecuentes son infiltrados difusos, bilaterales, intersticiales o alveolares que progresan desde la región perihiliar a la periférica. Los neumatoceles se asocian con enfermedad indolente prolongada y predisponen al neumotórax. En los pacientes con riesgo alto de NP y radiografía de tórax normal, la **TC de alta resolución torácica** puede mostrar opacidades en vidrio esmerilado.
* Aunque la exploración física y las imágenes del tórax pueden ayudar al diagnóstico de NP, no son patognomónicos. El diagnóstico definitivo depende de la identificación histopatológica o citopatológica de los organismos en el esputo inducido, el fluido del lavado broncoalveolar (LBA) o el tejido.
  * Se suele intentar la inducción del esputo, seguida de broncoscopia con LBA, con o sin biopsias transbronquiales.
  * La sensibilidad del esputo inducido depende de la calidad de la muestra y experiencia del laboratorio, por lo que el **LBA se convierte en la prueba diagnóstica de elección** para obtener muestras adecuadas.
  * Las muestras se pueden teñir con plata metenamina, azul de toluidina o Giemsa, pero la técnica empleada con más frecuencia es **la tinción directa con anticuerpos fluorescentes**.

TRATAMIENTO

* La duración del tratamiento es de 21 días, pero la respuesta clínica es gradual y suele ocurrir entre los días 4 y 8 de tratamiento.
* Se recomienda trimetoprim-sulfametoxazol (TMP-SMX) como primera línea en la NP (tabla 13-2).
* Es necesario descartar una deficiencia de glucosa-6-fosfato deshidrogenasa antes de iniciar el tratamiento con dapsona o primaquina para evitar una anemia hemolítica grave.
* TMP-SMX aún es el fármaco de elección en las gestantes.
* Se administra prednisona cuando PaO_2 < 70 mm Hg o el gradiente alveoloarterial de oxígeno > 35 mm Hg (tabla 13-2).

Candidiasis mucocutánea

PRINCIPIOS GENERALES

* **La candidiasis orofaríngea es la IO más frecuente en pacientes infectados por el VIH.** Se suele encontrar en pacientes con recuentos de CD4+ < 200 células/µL.
* *Candida albicans* es el patógeno más frecuente, aunque se han descrito casos por *Candida tropicalis, Candida krusei* y *Candida dubliniensis*.
* Las infecciones por *Candida glabrata* y *Candida parapsilosis* suelen afectar a pacientes con exposición previa a antimicóticos.

DIAGNÓSTICO

* **Candidiasis orofaríngea.** Los pacientes refieren dolor urente en la boca y alteración de la sensibilidad gustativa. El muguet es una placa blanca cremosa, que se puede desprender, localizada en cualquier superficie de la mucosa oral. Estas placas tienen una base eritematosa al rasparlas.
* **Candidiasis esofágica.** Los pacientes pueden referir disfagia u odinofagia, con o sin lesiones orofaríngeas. El diagnóstico se establece mediante visualización directa del esófago en endoscopia. **Se trata de un trastorno que define al sida.**
* **Candidiasis vulvovaginal.** Las pacientes consultan por picor, eritema vaginal con leucorrea con aspecto de "queso cottage", dispareunia, disuria y eritema de los labios y la vulva.

TABLA 13-2	TRATAMIENTO DE LA NEUMONÍA POR *PNEUMOCYSTIS*

Enfermedad no aguda III (el paciente puede tomar fármacos orales, PaO$_2$ > 70 mm Hg)

- TMP-SMX, dos comprimidos DS v.o. cada 8 h

Enfermedad aguda III (el paciente no puede tomar fármacos orales, PaO$_2$ < 70 mm Hg)

- TMP-SMX (5 mg/kg de componente de TMP diario) intravenoso cada 6-8 h
- Se administra prednisona en dosis decrecientes cuando PaO$_2$ < 70 mm Hg o gradiente alveoloarterial de oxígeno > 35 mm Hg. Se administra prednisona, 40 mg v.o. cada 12 h durante 5 días, luego 40 mg v.o. cada 24 h durante otros 5 días y 20 mg v.o. cada 24 h durante 11 días. (Si no es posible administrar fármacos orales, se puede emplear metilprednisolona i.v. a una dosis 75% de la descrita para prednisona.)

Regímenes alternativos

- Clindamicina, 600 mg i.v. cada 8 h (o 300-450 mg v.o. cada 6 h), más primaquina, 30 mg v.o. cada 24 h
- Atovacuona, 750 mg v.o. cada 12 h. Sólo para casos de NP de gravedad leve a moderada
- Pentamidina, 4 (mg/kg)/día i.v. cada 24 h. Las reacciones adversas pueden amenazar la vida e incluir pancreatitis, hipotensión, hipoglucemia, insuficiencia renal, arritmias cardiacas (como *torsades de pointes*)

Profilaxis secundaria

- Se debe administrar cuando se complete el tratamiento de la NP. El régimen es el mismo empleado como profilaxis primaria
- La profilaxis secundaria se puede suspender cuando el recuento de CD4+ > 200 células/μL durante más de 3 meses

NP, neumonía por *Pneumocystis*; TMP-SMX, trimetoprim-sulfametoxazol.

TRATAMIENTO

- **Candidiasis orofaríngea.** Fluconazol oral en dosis de 100 mg es el tratamiento de elección para el manejo de candidiasis orofaríngea, excepto en el embarazo. Los tratamientos alternativos incluyen **tratamientos antimicóticos tópicos** como caramelos de clotrimazol oral (10 mg cinco veces al día) o la suspensión de nistatina oral (500 000 unidades/5 mL cuatro veces diarias).
- **Candidiasis esofágica.** Se recomienda **fluconazol** (dosis de carga de 400 mg seguidos de 200-400 mg v.o. o i.v. cada 24 horas por 14-21 días) en la candidiasis esofágica. Quienes no respondan a este fármaco en 1 semana pueden cambiarse a voriconazol o posaconazol (tratamiento oral) o equinocandinas (p. ej., caspofungina) si se necesita tratamiento i.v. Otra opción es la anfotericina B, pero su toxicidad limita el uso. Las gestantes deben recibir este último fármaco, dado que los azoles son teratógenos; no se dispone de datos de seguridad sobre las equinocandinas. Otros patógenos, como el citomegalovirus (CMV) y el virus del herpes simple, pueden causar esofagitis, así que se puede requerir un diagnóstico endoscópico si el paciente no responde a un ciclo de tratamiento.
- **Candidiasis vulvovaginal.** Se usa el **tratamiento con antimicóticos tópicos**, como clotrimazol, miconazol, butoconazol o tioconazol en crema. El **fluconazol oral** en dosis única de 150 mg también es eficaz. Los casos complicados pueden necesitar tratamiento prolongado con fármacos tópicos durante > 7 días o dos dosis de 150 mg de fluconazol separadas entre sí 72 horas.

Criptococosis

PRINCIPIOS GENERALES

- La infección por criptococos es la infección micótica sistémica más frecuente en pacientes infectados por el VIH.
- Aunque la enfermedad por criptococos puede producirse con cualquier recuento de CD4+, más de 75% de las meningitis criptocócicas afecta a pacientes con recuentos de CD4+ < 50 células/µL.

DIAGNÓSTICO

Presentación clínica

- *Cryptococcus* puede afectar casi cualquier parte del cuerpo, incluidos el sistema nervioso central (SNC), los pulmones, la próstata, la piel, los huesos y las articulaciones, y causar también infecciones oculares dada su propensión a diseminarse.
- La **meningitis criptocócica** sigue una evolución indolente y en general es una manifestación de la enfermedad diseminada. Los síntomas son cefalea, malestar y fiebre prolongada. La irritación meníngea es rara. La cefalea suele empeorar al estornudar o toser, debido a un aumento en la presión intracraneal.
- La **infección criptocócica pulmonar** puede presentarse con una variedad de manifestaciones clínicas, como infecciones granulomatosas subclínicas del tracto respiratorio con un nódulo pulmonar aislado en las imágenes de la infección respiratoria aguda.

Pruebas diagnósticas

- Un cultivo positivo de líquido cefaloraquídeo (LCR) para *C. neoformans* es el estándar de oro.
- Las concentraciones de glucosa en el LCR pueden estar disminuidas, y las de proteína LCR se presentan aumentadas, con un recuento de glóbulos blancos elevado con predominancia leucocitaria. Es de notar que el LCR puede parecer normal. En particular, un recuento normal de leucocitos en el LCR no descarta la meningitis criptocócica y, de hecho, se le asocia con un mal pronóstico.
- La prueba de aglutinación con látex para el **antígeno de polisacáridos del criptococo** es muy sensible y específica tanto en suero como en LCR.
- Si el antígeno de criptococo sérico es positivo en un caso sospechoso, aún debe realizarse la punción lumbar. Se debe medir siempre la **presión de apertura**, que tiene importancia pronóstica. El aumento de la presión intracraneal puede obligar a repetir el drenaje del LCR.

TRATAMIENTO

- El tratamiento convencional es **anfotericina B**, 0.7-1 mg/kg/día i.v. más **flucitosina** (5-FC), 100 mg/kg/día v.o. dividido en cuatro dosis durante 2 semanas (tratamiento de inducción), seguido de **fluconazol**, 400 mg v.o. cada 24 horas durante 8 semanas (tratamiento de consolidación). **Sin embargo, se prefiere la anfotericina liposomal a 4-6 mg/kg/g i.v., porque el desoxicolato de anfotericina B es muy tóxico.**
- Se debe monitorear la concentración de flucitosina para evitar la toxicidad; la concentración máxima a las 2 horas de recibir la dosis no debe superar 75 µg/mL.
- Se necesita un estrecho seguimiento para descartar cualquier signo clínico de hipertensión o cuando la presión intracraneal sea > 25 cm H_2O. La presión de apertura debe reducirse en 50% si es muy alta, o bien a una presión normal < 20 cm H_2O.
- En los pacientes que no toleran la anfotericina se puede emplear fluconazol, 800 a 1 200 mg diarios (v.o. o i.v.), más flucitosina, 100 mg/kg/día v.o. divididos en cuatro dosis durante 6 semanas.
- Tras completar el tratamiento, administrar **profilaxis secundaria** con fluconazol, 200 mg v.o. cada 24 horas. Se puede suspender cuando el recuento de CD4+ ≥ 100 células/µL con

una concentración de ARN VIH indetectable por ≥ 3 meses, y la recepción de TARc por un mínimo de 12 meses. Considerar el reinicio del tratamiento profiláctico si el recuento CD4+ disminuye a < 100 células/µL.

CONSIDERACIONES ESPECIALES

- El momento óptimo de TARc en los pacientes infectados con VIH que presentan meningitis criptocócica ha cambiado en los últimos tiempos. El ACTG A5164 demostró beneficios para la supervivencia al comenzar el tratamiento temprano con TARc (en 2 semanas). Sin embargo, en fechas recientes el ensayo *Criptococcal Optimal ART Timing* (COAT) reportó un aumento en la supervivencia en pacientes cuyo inicio de TARc se difirió por 5 semanas tras comenzar el tratamiento para la meningitis criptocócica.[4]
- En los pacientes asintomáticos con un antígeno de criptococo positivo en suero se deben solicitar hemocultivos y realizar una punción lumbar. Si el LCR es positivo, el paciente debe recibir tratamiento para su meningitis. Si es negativo, el paciente debe recibir 400 mg de fluconazol oral cada 24 horas hasta un recuento de CD4+ > 100 células/µL durante 3 meses.

Histoplasmosis

PRINCIPIOS GENERALES

- La histoplasmosis es causada por *Histoplasma capsulatum*, un hongo dimórfico endémico a los valles de los ríos Ohio y Mississippi y a Latinoamérica.
- En la época previa al TARc, la histoplasmosis afectaba a 5% de los pacientes infectados por el VIH en las regiones endémicas, con casi todos los casos diseminados en el momento del diagnóstico.
- La incidencia ha declinado mucho con el uso de TARc, pero los pacientes de regiones endémicas con recuentos de CD4+ < 150 células/µL muestran un aumento del riesgo de histoplasmosis.

DIAGNÓSTICO

Presentación clínica

- Las manifestaciones clínicas de la histoplasmosis diseminada progresiva en pacientes infectados con VIH incluyen fiebre, fatiga, pérdida de peso y hepatoesplenomegalia. Puede haber úlceras bucales y lesiones cutáneas.
- La mitad de los pacientes cursa con tos, dolor torácico y disnea.
- Se describe enfermedad neurológica en 10% de las histoplasmosis diseminadas que debutan como meningitis subaguda o lesiones cerebrales focales.
- La enfermedad diseminada puede producir un síndrome parecido a una sepsis y un síndrome de dificultad respiratoria aguda. También puede provocar una insuficiencia suprarrenal.

Pruebas diagnósticas

- La radiografía de tórax al momento de presentación muestra infiltrados, aunque en 50% de los casos será normal.
- El diagnóstico se establece al aislar *H. capsulatum* en sangre, médula ósea, tejido pulmonar o ganglios linfáticos.
- La sensibilidad de pruebas serológicas puede disminuir con la inmunosupresión profunda. Es posible diagnóstico rápido de histoplasmosis diseminada con el antígeno polisacárido en la orina (sensibilidad 90%) y la sangre (sensibilidad 75%); hay reactividad cruzada con antígenos de *Talaromyces marneffei* (*Penicillium marneffei*), *Paracoccidioides brasiliensis* y *Blastomyces dermatitidis*. La vigilancia de concentraciones de antígeno permite detectar la recaída precoz.

TRATAMIENTO

- Anfotericina B liposomal (3 mg/kg/día) por al menos 2 semanas o hasta que haya mejora clínica es el tratamiento de elección para pacientes con histoplasmosis moderada a grave. A continuación se administra itraconazol oral por una duración total de tratamiento de al menos 1 año.
- En la enfermedad leve, el tratamiento oral con itraconazol puede ser suficiente.
- Se deben monitorear las concentraciones de itraconazol para conseguir un tratamiento óptimo. La concentración sérica de itraconazol + hidroxiitraconazol debe ser > 1 μg/mL.
- Es posible suspender la profilaxis secundaria en pacientes con > 12 meses de tratamiento con itraconazol, 6 meses o más con TARc, y recuento de CD4+ > 150 células/μL. Los individuos también deben presentar hemocultivos negativos y antígeno de *Histoplasma* en suero < 2 unidades. La profilaxis secundaria debe reiniciarse si el recuento de CD4+ disminuye a < 150 células/μL.

Coccidioidomicosis

PRINCIPIOS GENERALES

- *Coccidioides immitis* y *Coccidioides posadasii* son hongos dimorfos que viven en el suelo.
- La mayor parte de los casos de pacientes VIH-positivos ocurre en áreas endémicas (parte suroccidental de Estados Unidos, norte de México y áreas de América Central y de América del Sur).

DIAGNÓSTICO

Presentación clínica

- Los principales síndromes clínicos son neumonía, alteraciones cutáneas, meningitis y afectación ósea, ganglionar o hepática.
- Los pacientes pueden estar asintomáticos y tener una serología para coccidioides positiva.
- Puede aparecer una neumonía focal en pacientes con recuentos de CD4+ > 250 células/μL, mientras que otras manifestaciones sólo se describen cuando el recuento de CD4+ es menor.

Pruebas diagnósticas

- El diagnóstico se confirma al cultivar el microorganismo o demostrar la típica esférula en el estudio histológico del tejido afectado. Los cultivos de LCR en la meningitis por coccidioides son positivos en menos de una tercera parte de los pacientes.
- Las pruebas serológicas son específicas y tienden a reflejar una enfermedad activa, aunque son positivas con menor frecuencia en pacientes con recuentos de CD4+ bajos.
- El anticuerpo IgG con fijación de complemento se detecta a menudo en LCR de meningitis por coccidioides.

TRATAMIENTO

- Anfotericina B (liposomal) es el tratamiento de elección para pacientes gravemente enfermos con padecimiento extrapulmonar diseminado o quienes cursan con enfermedad pulmonar difusa. El fármaco puede cambiarse a fluconazol tras la mejoría clínica.
- Fluconazol se usa para el tratamiento de la enfermedad leve, como neumonía focal.
- El tratamiento recomendado para la meningitis por coccidioides es fluconazol v.o. o i.v.
- Los pacientes VIH-positivos que tienen serologías positivas para coccidioides, pero que son asintomáticos, deben tratarse con fluconazol.
- Es posible interrumpir la profilaxis secundaria en la infección leve si el tratamiento ha durado > 12 meses, los recuentos de CD4+ son > 250 células/μL y el paciente recibe TARc.
- A diferencia de la histoplasmosis o la criptococosis, la profilaxis secundaria de la infección grave y la meningitis se debe mantener de forma indefinida sin importar el recuento de CD4+.

Infecciones bacterianas

Complejo *Mycobacterium avium*

PRINCIPIOS GENERALES

- Los organismos del complejo *Mycobacterium avium* (CMA) son ubicuos en el ambiente, y se piensa que la transmisión se produce por inhalación, ingesta o inoculación.
- La infección diseminada por CMA es una IO importante en pacientes con infección avanzada por el VIH (recuentos de CD4+ < 50 células/µL).
- Se puede producir una infección localizada por CMA con recuentos más altos de CD4+, en especial en pacientes con SIRI.

DIAGNÓSTICO

Presentación clínica

- Los síntomas de infección diseminada por CMA son inespecíficos; destacan la fiebre y el malestar frecuentes. Otros hallazgos son sudoración nocturna, dolor abdominal, diarrea y pérdida de peso. En la exploración puede apreciarse linfadenopatía y hepatosplenomegalia.
- Se puede desarrollar linfadenopatía inflamatoria focal poco después de iniciar el TARc.

Pruebas diagnósticas

- Trastornos analíticos más frecuentes: anemia, neutropenia y aumento de la fosfatasa alcalina.
- El diagnóstico se establece al cultivar el microorganismo de sangre, médula ósea o tejido proveniente de otros sitios corporales estériles, aunque en ocasiones el bacilo tarda semanas en crecer.
- Mediante sondas de ADN específicas para CMA se puede diferenciar a CMA de otras micobacterias en pocas horas si hay suficiente crecimiento de micobacterias en caldo o agar.
- Cuando hay una elevada sospecha de infección diseminada por el CMA, pero los hemocultivos son negativos, la biopsia de médula, hígado o ganglio puede mostrar bacilos acidorresistentes o granulomas.

TRATAMIENTO

- Es necesario un tratamiento combinado para reducir el riesgo de resistencias bacterianas (tabla 13-3).
- La mejoría de los síntomas ocurre de modo gradual, por lo general 2-4 semanas después de iniciar el tratamiento.
- Los fármacos recomendados son **claritromicina**, 500 mg v.o. cada 12 horas (o su fórmula de liberación prolongada con 1 000 mg v.o. en una dosis diaria), y **etambutol,** 15 mg/kg v.o. cada 24 horas.
- Puede ser beneficioso añadir **rifabutina**, 300 mg v.o. en una dosis diaria, aunque los médicos deben evaluar posibles interacciones farmacológicas. La administración simultánea de rifabutina y claritromicina puede aumentar las concentraciones de la primera y reducir las de la segunda. Esta combinación puede causar uveítis.
- Si los pacientes no toleran la claritromicina se pueden emplear 500-600 mg de azitromicina v.o. cada 24 horas. Sin embargo, algunos estudios indican que azitromicina es inferior a claritromicina.[5] Añadir un tercer o cuarto fármaco se puede valorar en los casos graves; sin embargo, al establecerse el TARc, estos agentes pueden no ser necesarios.
- Sin una reconstitución inmunitaria, el tratamiento será de por vida. Tras la reconstitución inmunitaria, se sugiere administrar al menos 12 meses de tratamiento para el CMA y 6 meses de reconstitución inmunitaria (CD4+ > 100 células/µL).

TABLA 13-3	TRATAMIENTO DE LA TUBERCULOSIS

Tratamiento de la TB activa susceptible a fármacos

Fase inicial (2 meses) INH + (RIF o RFB) + PZA + EMB (si la susceptibilidad a fármacos muestra sensibilidad a INH y RIF y PZA, se podría suspender EMB antes de completar los 2 meses de tratamiento)	TB pulmonar	6 meses
	TB pulmonar con lesiones cavitadas pulmonares y cultivo positivo tras 2 meses de tratamiento de TB	9 meses
Fase de continuación (4 meses más) INH + (RIF o RFB) una vez al día o tres veces a la semana o dos veces a la semana (si el recuento de CD4+ > 100 células/µL)	TB extrapulmonar con infección del SNC, huesos o articulaciones	9-12 meses
	TB extrapulmonar a otros niveles	6-9 meses
TB RMF o ERF Se debe individualizar el tratamiento según el patrón de resistencia		

EMB, etambutol; ERF, extensamente resistente a fármacos; FQ, fluoroquinolonas; INH, isoniazida; PZA, pirazinamida; RFB, rifabutina; RIF, rifampicina; RMF, resistente a múltiples fármacos; SNC, sistema nervioso central; TB, tuberculosis.

Mycobacterium tuberculosis

PRINCIPIOS GENERALES

- Los pacientes con VIH tienen un mayor riesgo de desarrollar TB sin importar el recuento de CD4+.
- Tras la seroconversión del VIH se produce una rápida depleción de los linfocitos T colaboradores específicos para TB.
- El riesgo anual de reactivación con enfermedad TB en la infección por VIH no tratada es de 3-16% por año, una tasa anual similar al riesgo de por vida de las personas VIH-negativas con infección por TB latente (ITBL).
- **TB es la principal causa de muertes relacionadas con sida en el mundo,** sobre todo en África subsahariana. Su aparición resistente a fármacos ha aumentado la mortalidad.

DIAGNÓSTICO

Presentación clínica

- La presentación clínica depende del grado de inmunodepresión. Los pacientes con recuentos más altos de CD4+ (> 200-300 células/µL) tendrán la TB clásica con lesiones pulmonares cavitadas apicales, síntomas respiratorios, fiebre, sudoración nocturna y pérdida de peso.
- Cuando la inmunidad desaparece, son más frecuentes los rasgos atípicos en la RT y la TB extrapulmonar.
- La afectación extrapulmonar más frecuente se localiza en la sangre y los ganglios extratorácicos, seguidos de la médula ósea, el aparato genitourinario y el SNC.

Pruebas diagnósticas

- Se pueden realizar frotis de bacilos acidorresistentes (BAR) en el esputo; sin embargo, pueden ser negativos en la infección por VIH.
- Los cultivos de *Mycobacterium tuberculosis* (MTB) a partir de muestras adecuadas aún son el estándar de oro para el diagnóstico.
- Nuevos métodos de cultivo en líquido permiten rápida detección de crecimiento; pero, como MTB es organismo de crecimiento lento, puede tomar semanas a meses.

- Las pruebas de amplificación de los ácidos nucleicos (NAA) se utilizan para la detección rápida de TB. Estas pruebas son más sensibles que el frotis BAR y resultan positivas 50 a 80% del tiempo en muestras negativas para el frotis, positivas para el cultivo. Esto se eleva a 90% cuando se realiza NAA en tres especímenes separados.
- Los estudios de sensibilidad al fármaco ayudan a guiar el tratamiento y reducen la transmisión de la TB resistente. Existen ensayos NAA para detectar genes de resistencia. Hoy en día, la prueba NAA más usada es un ensayo combinado que detecta tanto el MTB como las mutaciones asociadas con la resistencia a rifampicina.
- Se deben obtener radiografías de tórax; la afectación de los campos superiores de los pulmones y la cavitación pulmonar son datos sugestivos de TB.
- Tomar las precauciones adecuadas para BAR en los pacientes hasta que se descarte la TB.

TRATAMIENTO

- **Tuberculosis primaria**
  - Ver los detalles sobre el tratamiento de la TB en el apartado "Tuberculosis" del capítulo 5. Aún se discute cuál es el momento óptimo para comenzar el TARc en pacientes con una infección activa por TB, aunque algunos datos sugieren que se obtienen beneficios para la supervivencia al comenzar el TARc poco después de iniciar el tratamiento de la TB, y los lineamientos actuales recomiendan TARc en todos los pacientes con VIH y TB. En pacientes con recuentos CD4+ < 50 neófitos a TARc, éste debe iniciarse dentro de las 2 semanas siguientes al comienzo del tratamiento para TB. Quienes presentan recuentos CD4+ más altos deben comenzar dentro de las 8 semanas siguientes al inicio del tratamiento TB.[6]
  - Existen importantes interacciones farmacológicas que se deben considerar en el régimen con TARc y TB. En particular, rifamipicina es un potente inductor del citocromo P450 CYP3A, que reduce la concentración de inhibidores de la proteasa, inhibidores de la transcriptasa inversa de tipo no nucleósido e inhibidores de la transferencia de la hélice integrasa.
  - Se recomienda el tratamiento bajo observación directa de todos los pacientes con el VIH tratados por una TB activa.
- **Tuberculosis latente**
  - Todos los pacientes infectados por el VIH se deben valorar para descartar una ITBL cuando se diagnostica el VIH y después una vez al año.
  - El diagnóstico de ITBL se establece con la prueba de tuberculina cutánea (PPD): **una induración > 5 mm se considera positiva**.
  - La prueba de liberación con interferón-γ es otro estudio con mejor especificidad que PPD.[7]
  - En paciente infectado por el VIH, tratar la ITBL tras descartar una TB activa.
  - Isoniazida (INH), 300 mg v.o. diarios, con piridoxina durante 9 meses es el tratamiento preferido para ITBL en la infección por VIH.
  - Si la INH no se tolera, administrar rifampicina, 600 mg v.o. cada 24 horas, o rifabutina (dosis ajustada en función del TAR concomitante; tabla 13-4) durante 4 meses.
- Consultar con autoridades de salud pública en casos de exposición a TB resistente a fármacos.

Bartonelosis

PRINCIPIOS GENERALES

- *Bartonella* spp. pueden producir una amplia gama de infecciones, como la enfermedad por arañazo de gato, la endocarditis, la angiomatosis bacilar (AB) y la peliosis hepática bacilar (PB). Estas dos últimas sólo ocurren en pacientes inmunodeprimidos.

TABLA 13-4	AJUSTE DE LA DOSIS CON RIFABUTINA/RIFAMPICINA Y TAR CONCURRENTE
TAR	**Ajuste de la dosis relacionada con rifabutina**
Inhibidores de proteasa reforzados	Reducir rifabutina a 150 mg v.o. tres veces a la semana o 150 mg v.o. días alternos
EFV	Aumentar rifabutina a 450-600 mg v.o. una vez al día
NVP y ETR	No es necesario ajustar la dosis de rifabutina
ETR coadministrado con inhibidores de la proteasa reforzados	No utilizar rifabutina
RAL y MVC	En estudio
TAR	**Ajuste de la dosis relacionada con rifampicina**
Inhibidores de proteasa reforzados	No utilizar rifampicina
EFV	Aumentar el EFV a 800 mg v.o. cada 24 h

EFV, efavirenz; ETR, etravirina; MVC, maraviroc; NVP, nevirapina; RAL, raltegravir; TAR, tratamiento antirretroviral.

- La AB es una lesión proliferativa vascular única ocasionada por *Bartonella quintana* o *Bartonella henselae* y suele afectar a pacientes con una infección avanzada por el VIH con recuento de CD4+ < 50 células/µL. Estas lesiones se pueden formar en distintos órganos, como piel, médula ósea, encéfalo, ganglios, hueso y aparatos respiratorio y digestivo.
- La PB es una respuesta proliferativa vascular típica histológica que se puede encontrar en el hígado y el bazo.

DIAGNÓSTICO

- El diagnóstico se confirma mediante el estudio histológico de una biopsia de tejido.
- **En la inspección visual, la AB no se puede diferenciar del sarcoma de Kaposi** (SK); por ello, se debe biopsiar toda lesión vascular reciente.
- Las lesiones de la AB muestran una proliferación vascular característica, y una técnica de plata modificada (p. ej., tinción de Warthin-Starry) revelará, en general, numerosos bacilos. Las tinciones de Gram y Ziehl-Neelsen son negativas.
- Es posible medir los anticuerpos frente a *B. henselae* con inmunofluorescencia indirecta, pero un reciente inmunoensayo enzimático es más sensible.
- La reacción en cadena de la polimerasa para medir el ADN de *Bartonella* es una técnica sensible, pero no está disponible de forma generalizada.

TRATAMIENTO

- Se recomienda administrar **eritromicina**, 500 mg v.o. cada 6 horas, o **doxiciclina**, 100 mg v.o. cada 12 horas. Claritromicina y azitromicina son alternativas cuando eritromicina no se tolera bien. Algunos expertos recomiendan doxiciclina mejor que eritromicina.
- Si se sospecha afectación del SNC, administrar doxiciclina con una rifampicina. El tratamiento debe prolongarse al menos por 3 meses.
- Son posibles las recaídas tras el tratamiento primario. Si se produce una recaída, dar tratamiento supresor a largo plazo con doxiciclina o un macrólido.
- Es posible suspender la supresión a largo plazo cuando el paciente haya recibido 3-4 meses de tratamiento y si el recuento de CD4+ es > 200 células/µL por más de 6 meses.

Infecciones por protozoos

Toxoplasma gondii

PRINCIPIOS GENERALES

- La toxoplasmosis se produce por la reactivación del parásito protozoo intracelular *Toxoplasma gondii*, en general cuando el recuento de CD4+ es < 100 células/μL.
- Realizar una detección selectiva de los anticuerpos frente a *T. gondii* en todos los pacientes con infección por el VIH al momento del diagnóstico.
- Quienes viven con VIH/sida y son seronegativos a *T. gondii* deben asesorarse para evitar ingesta de carne poco cocinada o cruda, lavarse las manos después de manejar carne cruda, lavar bien las verduras y evitar cambiar el arenero de gatos. No es necesario sacar a los gatos de casa.

DIAGNÓSTICO

Presentación clínica

- La encefalitis por toxoplasma (ET) es la forma más frecuente de presentación. Los pacientes consultan por cefalea, debilidad, confusión, convulsiones y coma, según la localización de la lesión.
- La toxoplasmosis diseminada, que afecta corazón, pulmón, colon, músculo esquelético y otros órganos, es poco frecuente.

Diagnóstico diferencial

- El linfoma del SNC y la ET pueden debutar como lesiones cerebrales en anillo que refuerzan con el contraste. Es difícil distinguir entre ambas lesiones sólo con técnicas de imagen.
- Tras obtener las pruebas diagnósticas adecuadas, se podrá comenzar el tratamiento empírico frente a la ET y valorar la respuesta.
- Otras opciones diagnósticas son TB, infecciones micóticas, nocardiosis, sífilis, SK, chagoma y otros tumores cerebrales.

Pruebas diagnósticas

- La presencia de **anticuerpos específicos de *T. gondii* de tipo IgG** es un marcador del posible desarrollo de toxoplasmosis, dado que la mayoría de las infecciones se debe a una reactivación. Por tanto, es poco probable que un paciente con IgG de *T. gondii* negativa sufra una ET (aunque una serología negativa no descarta por completo el diagnóstico).
- La concentración de anticuerpos no predice la reactivación ni la gravedad del cuadro.
- Son típicas **múltiples lesiones cerebrales en anillo que refuerzan con el contraste** y asociadas con edema. La RM es más sensible que la TC para identificar las lesiones cerebrales. El linfoma primario del SNC no se puede distinguir de la ET sólo con los datos de imagen. En este diagnóstico diferencial pueden ayudar la tomografía computarizada con emisión de fotón único con talio y la tomografía por emisión de positrones con fluorodesoxiglucosa, aunque no se ha determinado por completo su utilidad en pacientes infectados por el VIH.
- El diagnóstico definitivo se establece al identificar numerosos taquizoítos o quistes de *T. gondii* en una **biopsia cerebral**. En el tejido cerebral se debe solicitar también la reacción en cadena de la polimerasa para el ADN de *T. gondii*. Si es imposible obtener una biopsia, puede ser útil medir la respuesta al tratamiento empírico, y es el abordaje que toman muchos médicos ante una presentación clínica consistente con ET.
- El LCR podría mostrar una leve pleocitosis mononuclear y aumento de proteínas. La tinción con Wright-Giemsa de las muestras de LCR centrifugadas puede mostrar taquizoítos. La reacción en cadena de la polimerasa permite determinar el ADN de *T. gondii*. La sensibilidad de la reacción en cadena de la polimerasa del LCR para el estudio de *T. gondii* es de 50-98%, y la especificidad casi se acerca a 100%.[8]

TABLA 13-5	TRATAMIENTO DE LA TOXOPLASMOSIS

Regímenes convencionales

- Dosis de carga de pirimetamina, 200 mg v.o. seguidos de 50 mg (< 60 kg) o 75 mg (> 60 kg) cada 24 h, *más* leucovorina (ácido folínico), 10-25 mg v.o. cada 24 h, *más* sulfadiazina, 1 000 mg (< 60 kg) o 1 500 mg (> 60 kg) v.o. cada 6 h
  - Si el paciente no tolera sulfadiazina, utilizar clindamicina, 600 mg i.v. o v.o. cada 6 h

Regímenes alternativos

- Pirimetamina *más* leucovorina *más* uno de los siguientes:
  - Atovacuona, 750 mg v.o. cada 6 h o 1 500 mg v.o. cada 12 h
  - Azitromicina, 1 200-1 500 mg cada 24 h
- TMP-SMX (5 mg/kg de TMP y 25 mg/kg de SMX) i.v. o v.o. cada 12 h

Otras consideraciones

Los corticosteroides se emplean si existe edema significativo y/o efecto de masa

Duración del tratamiento

Al menos 6 semanas de régimen terapéutico seguido de mantenimiento crónico (profilaxis secundaria)

Profilaxis secundaria

- Pirimetamina, 25-50 mg v.o. cada 24 h, *más* sulfadiazina, 2 000-4 000 mg v.o. cada 24 h (en dos a cuatro dosis divididas), *más* leucovorina, 10-25 mg v.o. cada 24 h
- Alternativas:
  - Clindamicina, 600 mg v.o. cada 8 h, *más* pirimetamina, 25-50 mg v.o. cada 24 h, *más* leucovorina, 10-25 mg v.o. cada 24 h
  - Atovacuona, 750 mg v.o. cada 6-12 h, y/o ([pirimetamina, 25 mg v.o. cada 24 h, *más* leucovorina, 10 mg v.o. cada 24 h] *o* sulfadiazina, 2 000-4 000 mg v.o. cada 24 h)

TMP-SMX, trimetoprim-sulfametoxazol.

TRATAMIENTO

El tratamiento de la toxoplasmosis se resume en la tabla 13-5.

- **Los regímenes alternativos son claramente inferiores** y se deben reservar para pacientes que no toleran el régimen convencional.

Diarrea causada por infecciones por protozoos

- La diarrea es uno de los síntomas más frecuentes en pacientes con infección por el VIH.
- La diarrea aguda se puede deber a bacterias (*Campylobacter jejuni*, *Clostridium difficile*, *Salmonella*, *Shigella*, etc.) o virus entéricos.
- Los pacientes con recuentos de CD4+ < 200 células/µL pueden presentar diarrea crónica por *Cryptosporidium, Cyclospora, Cystoisospora, Microspora,* CMV o CMA. *Giardia* y *Entamoeba histolytica* pueden producir diarrea persistente sin importar el recuento de CD4+.
- La profilaxis con TMP-SMX ha reducido la incidencia de diarrea en pacientes con infección por el VIH.

Criptosporidiosis

PRINCIPIOS GENERALES

- Se trata de un parásito muy infeccioso (diámetro 4-6 µm), que puede resultar mortal en pacientes infectados por el VIH.
- La transmisión se produce sobre todo vía oral-fecal.
- Numerosos brotes transmitidos por agua en Estados Unidos han dañado a personas no infectadas por el VIH.

DIAGNÓSTICO

- Los síntomas son diarrea, náusea y vómito, dolor abdominal y pérdida de peso.
- Se puede encontrar una enfermedad extraintestinal fulminante en pacientes con recuentos de CD4+ < 50 células/µL. La infección de la vía biliar produce colangitis esclerosante y colecistitis alitiásica.
- Las pruebas analíticas revelan un aumento de la fosfatasa alcalina.
- La ecografía muestra engrosamiento de la pared vesicular con dilatación de los conductos biliares.
- Se emplean tinciones acidorresistentes modificadas y ensayos inmunoenzimáticos de las heces u otras muestras de tejido.

TRATAMIENTO

- **No existe ningún tratamiento fiable para la criptosporidiosis.** La reconstitución del sistema inmunitario con TARc es clave para el tratamiento.
- Se ha aprobado la nitazoxanida en niños < 11 años, pero se duda su eficacia en inmunodeprimidos. La paromomicina tiene un efecto transitorio o nulo.

Microsporidiosis

PRINCIPIOS GENERALES

- Antes se consideraba a los microsporidios como protozoos o protistas, pero ahora se sabe que son hongos.
- Dos especies tienen importancia en pacientes infectados por el VIH.
  - *Enterocytozoon*: provoca 90% de las microsporidiosis intestinales. *Enterocytozoon bieneusi* se asocia también con colangitis y colecistitis.
- *Encephalitozoon: Encephalitozoon hellem* y *Encephalitozoon cuniculi* pueden diseminarse a pulmones y riñones; con frecuencia respetan el intestino. *E. hellem* causa queratoconjuntivitis punteada. *Encephalitozoon intestinalis* provoca diarrea y es responsable de 10% de los casos de diarrea por microsporidios.

DIAGNÓSTICO

- El estudio microscópico de las muestras de heces, tejido o raspado corneal con técnicas tricrómicas modificadas puede establecer el diagnóstico.
- El microscopio electrónico de transmisión es la prueba de referencia, pero tarda mucho tiempo.

TRATAMIENTO

La clave del tratamiento es la reconstitución inmunitaria con el uso de TARc. Albendazol y fumagilina pueden tener alguna actividad.

CISTOISOSPORIASIS

- *Cystoisospora belli* (antes *Isospora belli*) es un protozoo coccidio acidorresistente (20-30 μm) que produce una **diarrea indistinguible de la provocada por criptosporidiosis.**
- Pueden aparecer casos de enfermedad diseminada.
- La prevalencia es más alta en los países en vías de desarrollo.
- El tratamiento es **TMP-SMX** DS, un comprimido v.o. cada 6 horas durante 10 días, seguido de la misma dosis cada 12 horas durante 3 semanas. La frecuencia de recaídas es elevada, por lo que se recomienda tratamiento de mantenimiento a largo plazo (TMP-SMX, un comprimido DS tres veces por semana) hasta obtener la reconstitución inmunitaria (recuento de CD4+ > 200 células/μL durante > 6 meses).
- Otra alternativa es: pirimetamina, 75 mg v.o. cada 24 horas más leucovorina, 10 mg v.o. cada 24 horas, en aquellos que no toleran TMP-SMX. El tratamiento crónico de mantenimiento es con 25 mg de pirimetamina v.o. cada 24 horas más 5 mg de leucovorina v.o. cada 24 horas.

CICLOSPORIASIS

- *Cyclospora cayetanensis*, un coccidio acidorresistente (8-10 μm), se transmite por vía fecal-oral o por agua o alimento contaminados. Produce diarrea en pacientes con infección por VIH avanzada.
- El tratamiento es un comprimido de **TMP-SMX** DS cada 6 horas durante 10 días, seguido de un comprimido DS tres veces por semana de forma indefinida.
- Es posible administrar ciprofloxacino en pacientes que no toleran TMP-SMX, pero es inferior.

Infecciones virales

Citomegalovirus

PRINCIPIOS GENERALES

- El uso generalizado del TARc ha condicionado un importante descenso de la enfermedad por CMV, aunque los pacientes con recuentos de CD4+ < 50 células/μL siguen en riesgo.
- El riesgo de desarrollar la enfermedad y de muerte en pacientes con infección avanzada por VIH se correlaciona con la cantidad de ADN del CMV medida por reacción en cadena de la polimerasa.

DIAGNÓSTICO

- **Coriorretinitis**
  - La enfermedad ocular aparece en pacientes con infección avanzada por el VIH.
  - La coriorretinitis por CMV se debe a la reactivación y puede no asociarse con viremia.
  - Los síntomas son reducción de la agudeza visual, presencia de "moscas flotantes" o pérdida unilateral del campo visual.
  - El diagnóstico se establece mediante exploración oftalmológica, que muestra áreas granulares extensas de color crema o blanco amarillento con exudados y hemorragias perivasculares. Las lesiones se localizan en la periferia, pero pueden progresar hasta afectar la mácula y el disco óptico.
- **Enfermedad neurológica por CMV**
  - La infección por CMV puede producir polirradiculopatía, encefalitis, mononeuropatía múltiple y neuropatía dolorosa.
  - La **polirradiculopatía** debuta con lumbalgia baja que se irradia a la región perianal; debilidad progresiva de las extremidades inferiores; hipo- o arreflexia y deficiencias sensitivas variables, con propiocepción y sensibilidad vibratoria conservadas, o disfunción del esfínter vesical/anal con retención urinaria/incontinencia fecal.
  - La **encefalitis** cursa con alteración cognitiva rápidamente progresiva y cambios del estado mental. La RM puede mostrar captación de contraste meníngea o periventricular.

○ La **mononeuritis múltiple** puede producir una deficiencia sensitiva o motora multifocal, parchada y asimétrica. La biopsia del nervio periférico afectado puede confirmar el diagnóstico.
* **Colitis y esofagitis por CMV**
  ○ La colitis por CMV se producía en 5-10% de los pacientes con sida antes de introducir el TARc, pero ahora es rara.
  ○ Aparecen diarrea, pérdida de peso, dolor abdominal, anorexia y fiebre.
  ○ El diagnóstico se establece por colonoscopia o biopsia endoscópica. La endoscopia revela úlceras mucosas y hemorragias submucosas, aunque 10% de los pacientes con evidencia histológica de colitis por CMV puede tener una mucosa normal. La biopsia muestra las típicas inclusiones por CMV (ojo de lechuza) o la presencia de antígeno o ácido nucleico del virus.
* La **neumonitis por CMV** es menos frecuente que en los receptores de trasplantes. Es común aislar CMV de las secreciones pulmonares, pero no está bien establecido el auténtico papel patógeno del CMV en la neumonía. El diagnóstico se establece al identificar los cuerpos de inclusión intranucleares patognomónicos en la biopsia.

TRATAMIENTO

* El tratamiento de la enfermedad neurológica por CMV debe iniciar de inmediato con una combinación de **ganciclovir** i.v. más **foscarnet** i.v.
* En la tabla 13-6 se resume el tratamiento de la coriorretinitis por CMV.

TABLA 13-6	TRATAMIENTO DE LA CORIORRETINITIS POR CITOMEGALOVIRUS

Para las lesiones periféricas pequeñas
* Valganciclovir, 900 mg v.o. cada 12 h durante 14-21 días, y luego 900 mg v.o. cada 24 h

Para las lesiones que amenazan de forma inmediata la vista
* Los implantes de ganciclovir intraoculares ya no están disponibles
* Se puede administrar una dosis de inyecciones de ganciclovir intravítreo (2 mg) o forcarnet (2.4 mg) por 1-4 dosis por un periodo de 7-10 días, *más* valganciclovir, 900 mg v.o. (cada 12 h por 14-21 días, y después cada 24 h)
* Alternativas
  ○ Ganciclovir, 5 mg/kg i.v. cada 12 h durante 14-21 días; luego 5 mg/kg i.v. en una dosis diaria
  ○ Ganciclovir, 5 mg/kg i.v. cada 12 h durante 14-21 días; luego 900 mg de valganciclovir v.o. en una dosis diaria
  ○ Foscarnet, 60 mg/kg i.v. cada 8 h o 90 mg/kg i.v. cada 12 h durante 14-21 días; luego 90-120 mg/kg i.v. una vez al día
  ○ Cidofovir, 5 (mg/kg)/semana i.v. durante 2 semanas; luego 5 mg/kg semanas alternas con hidratación salina antes y después del tratamiento y probenecid, 2 g v.o. 3 h antes de la dosis seguida de 1 g v.o. 2 h después de la misma y 1 g v.o. a las 8 h de la dosis (total 4 g)

Profilaxis secundaria (hasta la reconstitución inmunitaria)
* Valganciclovir, 900 mg v.o. cada 24 h
* Alternativas para la profilaxis secundaria
  ○ Ganciclovir, 5 mg/kg i.v. 5-7 veces a la semana
  ○ Foscarnet, 90-120 mg/kg i.v. cada 24 h
  ○ Cidofovir, 5 mg/kg i.v. semanas alternas con hidratación salina y probenecid

- El tratamiento de colitis y esofagitis por CMV consiste en ganciclovir i.v. o foscarnet i.v. durante al menos 21 días o hasta que se produzca la resolución de signos o síntomas. Se puede emplear valganciclovir oral cuando mejoren los síntomas (y la absorción oral).
- La terapia de mantenimiento con un agente oral anti CMV sólo es necesaria para la retinitis por CMV. No se recomienda en otras enfermedades de órgano objetivo por CMV, salvo con recaída documentada o retinitis concurrente.
- Se debe considerar el tratamiento de la neumonitis por CMV en pacientes con evidencia histológica o cuando el CMV sea el único patógeno identificado en una neumonía con deterioro rápido que no responde a otros tratamientos. Se puede emplear ganciclovir i.v.

Virus de la varicela-zóster

PRINCIPIOS GENERALES

- La reactivación de la infección por el virus de la varicela-zóster (VVZ) es más frecuente en los pacientes infectados por el VIH, comparados con controles de edad apareada no infectados.
- La mayor parte de las complicaciones asociadas con herpes zóster, incluida la enfermedad diseminada, afecta a pacientes con recuentos de CD4+ < 200 células/µL.

DIAGNÓSTICO

- Los pacientes pueden presentar un zóster típico limitado a un dermatoma. En los inmunodeprimidos es más frecuente las afectaciones cutánea diseminada y orgánica.
- La enfermedad neurológica asociada con VVZ incluye vasculitis del SNC, leucoencefalitis multifocal, ventriculitis, mielitis y mielorradiculitis, neuritis óptica, parálisis de pares craneales, así como lesiones focales del tronco del encéfalo y meningitis asépticas.
  - El **zóster oftálmico asociado con VIH** se produce cuando la infección reactivada afecta a la división oftálmica del nervio trigémino, que puede ocasionar queratitis y retinitis.
  - La **necrosis retiniana aguda** (NRA) es una retinopatía necrosante herpética caracterizada por una importante uveítis anterior e intermedia, arteritis retiniana, papilitis del disco óptico y vasculitis oclusiva retiniana y coroidea. Es frecuente el desprendimiento de retina. La NRA se puede producir sin importar el recuento de CD4+. Se describe también en las infecciones por CMV y VHS.
- La **necrosis retiniana externa progresiva (NREP)** se debe de forma casi exclusiva a la infección por el VVZ y se describe en pacientes con una inmunodepresión grave, con recuentos de CD4+ < 50-100 células/µL. La NREP cursa con dolor al mover el ojo en relación con la afectación del nervio óptico. Los hallazgos de la retina corresponden a lesiones necróticas multifocales que coalescen con rapidez. No se encuentra inflamación vítrea o es de poca intensidad. La mayor parte de los pacientes con una NREP se queda ciega en 1 mes por desprendimiento de retina, neuropatía óptica o necrosis extensa de la retina.

TRATAMIENTO

- El tratamiento de la varicela no complicada (infección primaria) es **aciclovir** oral, 20 mg/kg/día (por lo regular 800 mg v.o. cinco veces al día), **valaciclovir**, 1 g v.o. cada 8 horas, o **famciclovir**, 500 mg v.o. cada 8 horas durante 5-7 días.
- En la infección recidivante se recomienda administrar valaciclovir, famciclovir o aciclovir oral durante 5-7 días.
- Si las lesiones cutáneas son extensas o existe una posible afectación visceral, iniciar aciclovir i.v.

- La NRA necesita tratamiento agresivo, con dosis altas de aciclovir i.v. (10 mg/kg cada 8 horas) por 10-14 días seguido de valaciclovir oral prolongado (1 g v.o. cada 8 horas durante 6 semanas); la retinopexia con láser precoz para prevenir que el desprendimiento periférico se extienda puede mantener la vista.
- Se desconoce el tratamiento óptimo para la NREP. Se ha observado cierto éxito con una combinación de ganciclovir y foscarnet i.v. más ganciclovir y/o foscarnet intravítreo. Se recomienda la optimización de TARc.

CONSIDERACIONES ESPECIALES

- **Profilaxis posexposición.** Los pacientes infectados por el VIH susceptibles al VVZ deben recibir inmunoglobulina frente a la varicela-zóster en las 96 horas siguientes a un contacto estrecho con una persona con varicela o herpes zóster activo.
- **Vacunación.** La vacuna de virus de la varicela vivos atenuados se puede administrar con seguridad a pacientes infectados por el VIH con recuentos de CD4+ > 200 células/μL.

Leucoencefalopatía multifocal progresiva (LMP)

PRINCIPIOS GENERALES

- La LMP se caracteriza por cambios en la sustancia blanca profunda debidos a una desmielinización focal causada por una infección de los oligodendrocitos por el virus del polioma JC.
- Antes de la introducción del TARc, la LMP se producía en cerca de 4% de los pacientes con sida y progresaba a la muerte pocos meses tras el diagnóstico.
- A pesar de que la incidencia de LMP se ha reducido con el TARc, la morbilidad y mortalidad asociadas con este proceso aún son elevadas.
- La LMP puede aparecer en pacientes con recuentos de CD4+ altos e incluso con TARc.

DIAGNÓSTICO

Presentación clínica

- La presentación clínica va desde una encefalopatía difusa a deficiencias focales.
- Los síntomas pueden empezar como deficiencias neurológicas parciales y evolucionar a una hemiparesia. Los síntomas suelen progresar en semanas a meses.
- Hasta 20% de los pacientes afectados puede presentar convulsiones.

Pruebas diagnósticas

- El diagnóstico definitivo se establece con una **biopsia cerebral**. Sin embargo, la LMP suele diagnosticarse con una combinación de hallazgos clínicos y neurorradiológicos.
- Las lesiones en **RM** son hiperintensas en las secuencias potenciadas en T2 y en secuencias de recuperación de inversión atenuada de fluido (FLAIR) e hipointensas en las secuencias potenciadas en T1. En la LMP no suele haber realce con el contraste intravenoso.
- La sensibilidad de la detección del virus JC mediante reacción en cadena de la polimerasa en LCR es 72-92%, con especificidad de 92-100% en los pacientes sin TARc.[9] La recuperación inmunitaria reduce la sensibilidad de la prueba.

TRATAMIENTO

- **No existe ningún tratamiento establecido para la LMP.**
- Los pacientes deben iniciar de forma inmediata el TARc. La reconstitución inmunitaria (SIRI) puede ocasionar una respuesta paradójica.
- Se han empleado corticosteroides en este contexto para controlar la inflamación local y reducir el edema cerebral, aunque los datos son limitados.

INFECCIÓN POR EL VIRUS DEL PAPILOMA HUMANO

- El virus del papiloma humano (VPH) es una infección de transmisión sexual frecuente y causa del cáncer de cuello uterino. Otros tipos de lesiones ocasionadas por este virus son las verrugas genitales, orales y anales. Algunos cánceres anales y orofaríngeos se asocian con VPH.
- **Las mujeres infectadas por VIH tienen una tasa siete veces superior de cáncer de cuello uterino.**
- La mayor parte de las infecciones se resuelve o vuelve latente e indetectable; es precisa una infección persistente por virus oncógenos para desarrollar lesiones cancerosas.
- Existen más de 100 serotipos de VPH.
  - Los serotipos más importantes son los 16 y 18, que representan alrededor de 50% y 10-15% de los cánceres de cuello uterino, de modo respectivo.
  - Los VPH de tipos 6 y 11 producen 90% de las verrugas genitales.
- En la actualidad se dispone de varias **vacunas**:
  - Una vacuna tetravalente frente al VPH se dirige contra los virus de tipos 6, 11, 16 y 18.
  - La vacuna bivalente antagoniza los tipos 16 y 18.
  - La vacuna 9-valente antagoniza los VPH tipos 6, 11, 16, 18, 31, 33, 45, 52 y 58.
- La vacuna frente al VPH está indicada para mujeres y hombres menores de 26 años.

Enfermedad por el virus del herpes humano 8

PRINCIPIOS GENERALES

- El virus del herpes humano 8 (VHH-8) se asocia con SK, con **linfoma primario de cavidades** (LPC) y **enfermedad de Castleman multicéntrica** (ECM); puede ocurrir con cualquier recuento CD4+, pero SK y LPC se presentan en aquéllos con recuentos CD4+ < 200 células/μL.
- La seroprevalencia del VHH-8 en la población general de Estados Unidos es de 1-5%; en los hombres homosexuales dicha seroprevalencia aumenta hasta 20-70%.
- La incidencia de SK en los años previos al TARc era de cerca de 20%, pero se ha reducido de forma espectacular.
- El LPC es un linfoma vinculado con el sida poco frecuente que se asocia con el VHH-8 y debuta con un derrame en una cavidad corporal.
- La ECM es un trastorno linfoproliferativo asociado con el VHH-8. Su incidencia ha aumentado con el uso de TARc. Se le ha vinculado a sobreexpresión de interleucina-6 (IL-6).

DIAGNÓSTICO

- El SK es un tumor multicéntrico que suele debutar como nódulos purpúreos en la piel o las mucosas.
  - Los pacientes con recuentos de CD4+ > 300 células/μL pueden desarrollar lesiones cutáneas limitadas.
  - Las lesiones orales son frecuentes en el paladar duro y los márgenes gingivales, y suelen ser asintomáticas.
  - Es frecuente la afectación linfática y visceral a distancia, y 40% de los pacientes tiene afectación digestiva en el momento del diagnóstico. La afectación ganglionar puede causar edema en las piernas y el escroto.
  - Se deberá realizar una biopsia para diferenciar de AB.
- El LPC se origina en superficies serosas, como pleura, pericardio, peritoneo, espacios articulares o meninges, y provoca un derrame seroso sintomático con linfocitos de alto grado, pero sin una masa detectable. El diagnóstico se establece con citología del líquido; la presencia del VHH-8 en los núcleos de las células malignas es diagnóstica. Se usa la tinción inmunohistoquímica para el producto del gen viral latente (antígeno nuclear asociado con la latencia 1 [LANA-1]).

• La ECM se caracteriza por hipergammaglobulinemia policlonal, linfadenopatías generalizadas, hepatoesplenomegalia, síntomas constitucionales (p. ej., fiebre, debilidad y pérdida de peso) y anemia hemolítica autoinmunitaria. También es frecuente encontrar un SK.

TRATAMIENTO

• Todos los pacientes infectados por VIH con un SK deben empezar con TARc, dado que las lesiones pueden regresar debido al tratamiento del VIH. El tratamiento del SK es ante todo paliativo. En casos avanzados de SK o en lesiones que producen dolor, edema de extremidades, infección de tejidos blandos o síntomas digestivos o respiratorios, se recomienda realizar tratamiento.
  ○ Los tratamientos locales son radioterapia, quimioterapia intralesional con vinblastina, crioterapia y gel de alitretinoína.
  ○ Los tratamientos sistémicos son quimioterapia e interferón α. La quimioterapia de primera línea es la doxorrubicina liposomal. Para una mala respuesta o un relapso, se ha demostrado una alta frecuencia de respuestas con paclitaxel.[10] Otros agentes son etopósido y vinorrelbina.
• El pronóstico global del LPC es malo. Todos los pacientes deben recibir TARc. Sólo hay datos limitados sobre la utilidad de la quimioterapia en pacientes que no responden al TARc aislado. Los pacientes pueden tratarse con doxorrubicina liposomal asociada o no con bortezomib y prednisona.
• No se ha establecido por completo el tratamiento de la ECM, aunque se han publicado casos aislados de tratamiento con corticosteroides, quimioterapia (p. ej., rituximab, tocilizumab, vinblastina, etopósido, ciclofosfamida/hidroxidaunorubicina/vincristina/prednisona [CHOP]) y tratamientos antivirales, como ganciclovir, foscarnet y cidofovir.

REFERENCIAS

1. Zolopa A, Andersen J, Powderly W, et al. Early antiretroviral therapy reduces AIDS progression/death in individuals with acute opportunistic infections: a multicenter randomized strategy trial. *PLoS One.* 2009;4(5):e5575.
2. Blanc FX, Sok T, Laureillard D, et al. Earlier versus later start of antiretroviral therapy in HIV-infected adults with tuberculosis. *N Engl J Med.* 2011;365(16):1471-1481.
3. Abdool Karim SS, Naidoo K, Grobler A, et al. Timing of initiation of antiretroviral drugs during tuberculosis therapy. *N Engl J Med.* 2010;362(8):697-706.
4. Boulware DR, Meya DB, Muzoora C, et al. Timing of antiretroviral therapy after diagnosis of cryptococcal meningitis. *N Engl J Med.* 2014;370(26):2487-2498.
5. Ward TT, Rimland D, Kauffman C, Huycke M, Evans TG, Heifets L. Randomized, open-label trial of azithromycin plus ethambutol vs. clarithromycin plus ethambutol as therapy for *Mycobacterium avium* complex bacteremia in patients with human immunodeficiency virus infection. Veterans Affairs HIV Research Consortium. *Clin Infect Dis.* 1998;27(5):1278-1285.
6. Panel on Opportunistic Infections in HIV-Infected Adults and Adolescents. *Guidelines for the Prevention and Treatment of Opportunistic Infections in HIV-infected Adults and Adolescents: Recommendations from the Centers for Disease Control and Prevention, the National Institutes of Health, and the HIV Medicine Association of the Infectious Diseases Society of America*; 2017. Disponible en http://aidsinfo.nih.gov/contentfiles/lvguidelines/adult_oi.pdf.
7. Menzies D, Pai M, Comstock G. Meta-analysis: new tests for the diagnosis of latent tuberculosis infection: areas of uncertainty and recommendations for research. *Ann Intern Med.* 2007;146(5):340-354.
8. Mesquita RT, Ziegler AP, Hiramoto RM, Vidal JE, Pereira-Chioccola VL. Real-time quantitative PCR in cerebral toxoplasmosis diagnosis of Brazilian human immunodeficiency virus-infected patients. *J Med Microbiol.* 2010;59(Pt 6):641-647.
9. Cinque P, Scarpellini P, Vago L, Linde A, Lazzarin A. Diagnosis of central nervous system complications in HIV-infected patients: cerebrospinal fluid analysis by the polymerase chain reaction. *AIDS.* 1997;11(1):1-17.
10. Cianfrocca M, Lee S, Von Roenn J, et al. Randomized trial of paclitaxel versus pegylated liposomal doxorubicin for advanced human immunodeficiency virus-associated Kaposi sarcoma: evidence of symptom palliation from chemotherapy. *Cancer.* 2010;116(16):3969-3977.

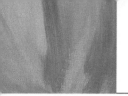

Infecciones en huéspedes inmunodeprimidos sin VIH

14

Anupam Pande e Ige George

Trasplante de células madre hematopoyéticas

PRINCIPIOS GENERALES

- Existen dos **tipos fundamentales** de trasplante de células madre hematopoyéticas (TCMH).
  - **Autólogo:** el paciente sirve como su propio donador de células madre; se usa con frecuencia en enfermedades malignas y mieloma para facilitar la quimioterapia citotóxica.
  - **Alógeno:** la fuente de las células madre es un donante compatible en el antígeno leucocítico común (HLA) con el paciente (p. ej., familiar o donante voluntario no relacionado) o células de sangre de cordón procedentes de un banco. Esta técnica se emplea para tratar las enfermedades mieloides malignas (p. ej., leucemias agudas y crónicas). El TCMH haploidéntico es donde se usa un donante familiar compatible con el haplotipo HLA.
- Los tres **pasos principales** del TCMH son:
  - **Obtener y manipular las células madre.** Las células madre se obtienen directo de la médula ósea, la sangre periférica estimulada por el factor de crecimiento o de la sangre del cordón umbilical. A veces el injerto de células madre se manipula antes del trasplante. Es más común que se realice una depleción de linfocitos T para reducir el riesgo de enfermedad del injerto contra huésped (EICH).
  - **Acondicionamiento.** Antes de la infusión del injerto de células madre se elige un régimen de acondicionamiento según el tipo de injerto de células madre y el motivo del TCMH. Es común que los receptores de TCMH alógeno prospectivo reciban un régimen mieloablativo intensivo con ciclofosfamida, radioterapia corporal total y globulina antitimocito (GAT). Los regímenes no mieloablativos se emplean cada vez más en pacientes que no pueden tolerar regímenes de acondicionamiento intensivos.
- **Infusión del injerto de células madre, prendimiento y cuidados tras el trasplante.** La duración de la neutropenia tras la infusión del injerto de células madre varía según el tipo de TCMH realizado (10-14 días para autólogos, 15-30 días para alógenos con un régimen ablativo y 5-7 días para alógenos con un régimen no ablativo). El fracaso del injerto primario es la ausencia de injerto (recuento absoluto de neutrófilos [ANC] < 500 células/μL) para el día 42 después del trasplante. Se administra un régimen de inmunodepresión, que suele incorporar un inhibidor de calcineurina (ciclosporina o tacrolimús) más micofenolato de mofetil o un ciclo corto de metotrexato a los receptores del TCMH alógeno para prevenir tanto el rechazo del injerto como la EICH. El régimen de inmunodepresión se suele reducir durante 4-6 meses y se interrumpe salvo que aparezca una EICH. **La reconstitución inmunitaria tras el TCMH alógeno puede tardar 1 año o más.** El TCMH autólogo no necesita inmunodepresión tras el trasplante, y por eso la recuperación inmunitaria sólo precisa 3-9 meses. Aunque de momento no existe algún marcador definitivo de laboratorio para valorar la reconstitución inmunitaria, varios estudios han demostrado que los recuentos de linfocitos CD4+ son el marcador más accesible y predictivo de la recuperación de la competencia inmunitaria tras el TCMH.

RIESGO DE INFECCIONES

• El riesgo y tipo de infecciones tras el TCMH es distinto según el tipo de trasplante, el tipo de injerto de células madre, el régimen de acondicionamiento, el régimen de inmunodepresión y el desarrollo de complicaciones tras el trasplante, como la EICH.

• El **TCMH alógeno**, sobre todo el trasplante de **donantes no compatibles** o **no relacionados**, se asocia con reconstitución inmunitaria más lenta y alto riesgo de infección.

• Los **regímenes de acondicionamiento mieloablativos** se relacionan con una neutropenia de rápida aparición y prolongada y más lesiones mucosas que los regímenes no mieloablativos, lo que aumenta el riesgo de infecciones neutropénicas, sobre todo tiflitis.

• La **GAT** deriva en una profunda inmunodeficiencia de linfocitos T; el **metotrexato** retrasa la recuperación de los neutrófilos y se asocia con más lesiones mucosas; estos fármacos aumentan el riesgo de infecciones por hongos invasivos (IHI) e infecciones por virus del herpes.

• Las **vías venosas centrales** rompen la barrera cutánea y predisponen a los pacientes a infecciones bacterianas y por levaduras. Las infecciones asociadas con las vías son la principal causa de infecciones hematógenas en receptores de TCMH, sobre todo durante el periodo previo al prendimiento y en pacientes con una EICH.

• La **mucositis** sirve como portal de entrada para infecciones orales o intestinales y es común con los regímenes que contienen metotrexato.

• La **EICH** aumenta en gran medida el riesgo de infecciones por la administración prolongada e intensiva de fármacos inmunodepresores y la disfunción esplénica.

• La tabla 14-1 resume los tipos de infecciones en diversos momentos tras el TCMH.

TABLA 14-1	FACTORES DE RIESGO Y TIPOS DE INFECCIONES EN LOS RECEPTORES DE TCMH[a]		
Tipo de patógeno	**Temprano preinjerto** (< 2-4 semanas): neutropenia, ruptura de barrera por mucositis y vías venosas centrales	**Posinjerto temprano** (< 3 meses): alteración de la inmunidad celular y humoral, con repertorio de linfocitos T limitado	**Posinjerto tardío** (> 2-3 meses):[b] alteración de la respuesta inmunitaria celular y humoral (recuperación de los linfocitos B y T CD4+, repertorio diversificado)
Bacterias	**Gram positivas:** incluidas SCoN, *Staphylococcus aureus*, *Streptococcus* viridans. Factores de riesgo: mucositis y uso de vías venosas centrales **Gram negativas:** incluidas *Legionella*, *Pseudomonas aeruginosa*, *Enterobacter* y *Stenotrophomonas maltophilia*. Factores de riesgo: mucositis/lesiones cutáneas y neutropenia ***Clostridium difficile:*** factores de riesgo: uso de antibióticos, neutropenia	**Gram positivas:** incluida *Listeria*. Factores de riesgo: uso de vías venosas centrales **Gram negativas:** incluida *Legionella*. Factores de riesgo: afección entérica por EICH y uso de vías venosas centrales **Micobacterias:** raro. Debido a la reactivación de TB o CMA; nueva exposición a micobacterias atípicas	**Bacterias encapsuladas:** incluidas *Streptococcus pneumoniae*, *Haemophilus influenzae*, *Neisseria meningitidis*. Factores de riesgo: deficiencia de inmunoglobulinas, hipoesplenismo, EICH crónica grave (mala opsonización) **Gram positivas:** incluidas *Staphylococcus*, *Nocardia*. **Gram negativas:** incluidas *Pseudomonas*. Factor de riesgo: EICH crónica

TABLA 14-1	FACTORES DE RIESGO Y TIPOS DE INFECCIONES EN LOS RECEPTORES DE TCMHª (CONTINÚA)		
Virus	**VHS:** por reactivación viral **Virus respiratorios:** incluidos VSR, parainfluenza, rinovirus, influenza, metaneumovirus humanos. Sigue los patrones de los brotes en la comunidad	**CMV:** factores de riesgo: EICH aguda, edad avanzada, acondicionamiento con irradiación corporal total, donante compatible no relacionado y alteraciones de la IC. Menor incidencia con profilaxis **VEB:** factores de riesgo: donantes no compatibles e injertos depletados de linfocitos T **Virus BK:** factores de riesgo: EICH, regímenes de acondicionamiento con ciclofosfamida **Virus respiratorios:** incluidos VSR, influenza, parainfluenza, rinovirus, metaneumovirus humano. Siguen los patrones de los brotes en la comunidad **Adenovirus:** por reactivación. Factor de riesgo: EICH aguda **VHH-6:** relacionado con el uso de anticuerpos monoclonales frente a CD3, EICH **Virus entéricos:** incluidos coxsackie, echovirus, rotavirus, norovirus. En general durante los meses de verano/otoño	**CMV:** factores de riesgo: EICH, alteraciones de la IC y latencia viral pretrasplante **VEB:** incluido TLPPT. Factores de riesgo: donantes no compatibles e injertos depletados de linfocitos T **VVZ:** menor incidencia con la profilaxis con aciclovir. Factores de riesgo: latencia viral o infección previa al trasplante, irradiación corporal total, tratamiento con globulina antitimocito, EICH y linfopenia **Virus respiratorios, adenovirus:** por reactivación. Factor de riesgo: EICH **VHB, VHC:** por reactivación **Otros virus:** sarampión, parotiditis, rubéola, parvovirus B19, virus BK/JC, VHH-8. Por pérdida de inmunidad específica por linfocitos B

(Continúa)

TABLA 14-1	FACTORES DE RIESGO Y TIPOS DE INFECCIONES EN LOS RECEPTORES DE TCMH[a] (CONTINÚA)		
Hongos	*Candida:* por mucositis, uso de antibióticos y neutropenia. Menor incidencia con la profilaxis antimicótica, salvo especies resistentes a triazoles (*Candida krusei, Candida glabrata*) **Mohos:** incluidos *Aspergillus, Fusarium,* clase *Zygomicetes,* entre otros. Factores de riesgo en el TCMH alógeno: neutropenia prolongada, edad avanzada, compatibilidad HLA, retraso en el prendimiento	*Aspergillus:* factores de riesgo: EICH, disminución de la IC, edad avanzada, tratamiento con corticosteroides, fracaso del injerto, citopenias, sobrecarga de hierro **Otros mohos:** incluidos *Fusarium,* orden *Mucorales.* Factores de riesgo en el TCMH alógeno: EICH, infección por CMV previa al trasplante *Candida:* menor incidencia con la profilaxis antimicótica *Pneumocystis jirovecii:* relacionado con EICH. Menor incidencia con profilaxis	*Aspergillus, otros mohos:* factores de riesgo: EICH, edad avanzada, tratamiento con corticosteroides, fracaso del injerto, citopenias, sobrecarga de hierro *Pneumocystis jirovecii:* relacionado con EICH. Menor incidencia con profilaxis
Parásitos		*Toxoplasma:* por reactivación. Factores de riesgo: depleción de linfocitos T, inmunodepresión grave, TCMH alógeno	

[a] Basado sobre todo en estudios sobre regímenes mieloablativos. El paradigma para el periodo precoz previo al prendimiento se diferencia bastante de los regímenes no mieloablativos, pero en el periodo posterior a este es similar.

[b] Las infecciones tardías posprendimiento se suelen encontrar sólo en los TCMH alógenos y no autólogos debido a los regímenes inmunodepresores postrasplante y la EICH crónica.

CMA, complejo *Mycobacterium avium*; CMV, citomegalovirus; EICH, enfermedad del injerto contra el huésped; IC, inmunidad celular; NK, citolítico natural (*natural killer*); SCoN, estafilococos coagulasa-negativos; TB, *Mycobacterium tuberculosis*; TCMH, trasplante de células madre hematopoyéticas; TLPPT, trastorno linfoproliferativo postrasplante; VEB, virus de Epstein-Barr; VHB, virus de la hepatitis B; VHC, virus de la hepatitis C; VHH, virus del herpes humano; VHS, virus del herpes simple; VSR, virus sincitial respiratorio; VVZ, virus de la varicela-zóster.

Complicaciones infecciosas frecuentes tras el TCMH

Fiebre neutropénica

PRINCIPIOS GENERALES

- La fiebre en los pacientes con neutropenia (ANC < 500 células/µL) es frecuente y puede indicar infección. Las posibles **fuentes de infección son pulmones, vías venosas centrales, aparato genitourinario, torrente circulatorio, piel e intestino.** En general, no se produce una inflamación franca y se debe mantener un elevado índice de sospecha al buscar el foco infeccioso.
- Los organismos responsables frecuentes incluyen estafilococos coagulasa-negativos, enterococos, estreptococos, varios bacilos Gram negativos y anaerobios. Las infecciones por *Candida*, *Aspergillus* y otros mohos son menos frecuentes, aunque pueden aparecer[1] (tabla 14-2).

DIAGNÓSTICO

- Un estudio exhaustivo debe incluir dos hemocultivos obtenidos en momentos distintos, análisis de orina y urocultivo, radiografía de tórax y estudios de imagen abdominales, según esté indicado.
- Los pacientes con neutropenia profunda (ANC < 100 células/µL) o prolongada (prevista para durar > 7 días) o quienes cursan con comorbilidades médicas significativas, como hipotensión, cambios neurológicos, neumonía o dolor abdominal de nuevo inicio, se consideran de alto riesgo de IHI y deben someterse a una TC del tórax y del abdomen, con una exploración cuidadosa para lesiones que puedan ser biopsiadas.
- Casos selectos requieren TC sinusal, pruebas de reacción en cadena de la polimerasa de citomegalovirus (CMV) y hemocultivos micóticos o micobacterianos.

TRATAMIENTO

- Se deben administrar de forma puntual y correcta antibióticos de amplio espectro, y la selección del tratamiento dependerá del origen más probable de la infección, los organismos responsables y los patrones de susceptibilidad de bacterias del centro de salud.
- Para los pacientes de alto riesgo, esto suele involucrar el uso de un agente β-lactámico antipseudomónico de tercera o cuarta generación, y añadir vancomicina sólo si está indicado (infección de la piel o los tejidos blandos, sospecha de infección relacionada con el catéter, neumonía, inestabilidad hemodinámica, colonización conocida con organismos Gram positivos resistentes, mucositis grave o profilaxis con fluoroquinolonas).
- El cambio al régimen empírico debe guiarse por los datos clínicos y microbiológicos. Considerar la cobertura antimicótica empírica en pacientes de alto riesgo que tienen fiebre persistente si tras 4-7 días de antibacterianos de amplio espectro no hay una fuente de fiebre.
- La duración del tratamiento depende del sitio y el organismo, y debe continuar con los antibióticos apropiados por al menos la duración de la neutropenia.
- **En los pacientes adultos que vayan a estar profundamente neutropénicos (ANC ≤ 100 células/ µL) durante más de 7 días se recomienda iniciar profilaxis antibiótica con una fluoroquinolona.** La profilaxis antimicrobiana suele iniciarse en el momento del TCMH y se mantiene hasta que el paciente se recupera de la neutropenia o se inicia el tratamiento antibacteriano empírico para la fiebre neutropénica.
- Se ha demostrado que los factores de crecimiento, como el factor estimulador de colonias de granulocitos y macrófagos (GM-CSF) y el factor estimulador de colonias de granulocitos (G-CSF), reducen la duración de la neutropenia tras el TCMH, pero no se ha probado que disminuyan la mortalidad.

TABLA 14-2	DIAGNÓSTICO DIFERENCIAL DE LAS MANIFESTACIONES CLÍNICAS DE LA ENFERMEDAD TRAS EL TCMH EN FUNCIÓN DEL PERIODO TEMPORAL		
Enfermedad	**Preinjerto temprano (< 2-4 semanas)**	**Posinjerto temprano (1-3 meses)**	**Postinjerto tardío (> 2-3 meses)**
Infecciones hematógenas	Bacterias SCoN, Estreptococos viridans, *Candida* (sobre todo asociada con vías venosas centrales y pacientes que reciben NPT)	Bacterias (sobre todo SCoN), *Candida*	Organismos encapsulados como *Streptococcus pneumoniae, Neisseria meningitidis*
Supresión medular	Toxicidad farmacológica, CMV, VHH-6, EICH aguda, fracaso del injerto	CMV, VHH-6, EICH aguda, fracaso del injerto, toxicidad farmacológica	Parvovirus, CMV, fracaso del injerto, VHH-6, toxicidad farmacológica, EICH crónica
Enfermedad del SNC	**Focal:** bacterias, mohos, *Candida*, evento vascular cerebral, toxicidad farmacológica **Difusa:** bacterias, VHS, *Candida*, toxicidad farmacológica	**Focal:** bacterias incluida *Listeria*, toxoplasmosis, mohos, recaída tumoral **Difusa:** VHH-6, CMV, criptococos, toxicidad farmacológica	**Focal:** bacterias, mohos, LMP, recaída tumoral, toxicidad farmacológica **Difusa:** VVZ, toxicidad farmacológica
Diarrea/colitis	*Clostridioides difficile, Candida*, virus entéricos, enterocolitis neutropénica (tiflitis), no infecciosa (lesión mucosa por el régimen de acondicionamiento, hemorragia GI, infarto)	*C. difficile*, CMV, virus entéricos, adenovirus, EICH aguda, hemorragia GI, infarto, toxicidad farmacológica	CMV, VEB, adenovirus, *C. difficile*, virus entéricos, toxicidad farmacológica, EICH crónica, hemorragia GI, infarto
Esofagitis	Toxicidad farmacológica, *Candida*, VHS	Toxicidad farmacológica, CMV	Toxicidad farmacológica

Fiebre neutropénica: el riesgo de gravedad se relaciona con la duración y el grado de neutropenia y el grado de daño a las mucosas	En general bacteriana, incluidos *Staphylococcus epidermidis, Streptococcus viridans, Staphylococcus aureus, Enterobacter, Escherichia coli, Klebsiella, Pseudomonas, Stenotrophomonas; Candida, Aspergillus;* VHS; virus respiratorios; fiebre tumoral; fiebre farmacológica, EICH aguda; EP	Bacterias, CMV, adenovirus, NP, *Aspergillus* y otros mohos, candidiasis diseminada crónica, virus respiratorios, EICH aguda, fiebre tumoral	CMV, VVZ, VEB, NP, mohos, bacterias encapsuladas, EICH crónica, fiebre farmacológica
Fiebre no neutropénica	Síndrome del prendimiento, EICH aguda, fiebre farmacológica, bacterias, virus respiratorios	CMV, sinusitis, infección de vía central, infección micótica, fiebre farmacológica	CMV, sinusitis, infección de vía central, infección micótica, fiebre farmacológica
Cistitis hemorrágica	Toxicidad por ciclofosfamida, adenovirus (raro)	CMV, toxicidad por ciclofosfamida, adenovirus	Virus BK
Hepatitis	Bacterias, VHS, candidiasis crónica diseminada, enfermedad venooclusiva (síndrome de obstrucción sinusoidal) por el régimen de acondicionamiento, toxicidad farmacológica, sobrecarga de hierro	EICH aguda, VHS, CMV, VHH-6, NP, candidiasis diseminada crónica, toxicidad farmacológica, sobrecarga de hierro	VHB, VHC, VEB, VVZ (hepatitis fulminante, incluso en pacientes sin exantema), enfermedad venooclusiva, toxicidad farmacológica, EICH crónica, sobrecarga de hierro
Mucositis	VHS, *Candida*, toxicidad farmacológica (régimen de acondicionamiento), EICH aguda, *Streptococcus viridans*	VHS, *Candida*, EICH aguda	
Nefritis	Bacterias	CMV, adenovirus	Virus BK/JC
Enfermedad ocular	*Candida*, mohos	CMV, NP, toxoplasmosis	VVZ

(Continúa)

TABLA 14-2	DIAGNÓSTICO DIFERENCIAL DE LAS MANIFESTACIONES CLÍNICAS DE LA ENFERMEDAD TRAS EL TCMH EN FUNCIÓN DEL PERIODO TEMPORAL (CONTINÚA)		
Enfermedad	**Preinjerto temprano (< 2-4 semanas)**	**Posinjerto temprano (1-3 meses)**	**Posinjerto tardío (> 2-3 meses)**
Neumonia:			
Neumonía: infiltrado focal	Bacterias, *Aspergillus* u otros mohos (signo del halo o lesiones cavitadas), quimioterapia, EP, neumonitis por aspiración	Bacterias, *Aspergillus* u otros mohos, *Legionella*, NP, TB, *Nocardia*, CMA, recaída tumoral	Bacterias, *Aspergillus* u otros mohos, NP, *Legionella*, *Nocardia*, VVZ, linfoma asociado con VEB
Difusa	SDRA por el régimen de acondicionamiento, edema pulmonar por ICC (fármacos cardiotóxicos) o sobrecarga de volumen, EICH aguda, neumonitis por radiación, alveolitis hemorrágica, reacción de hipersensibilidad farmacológica, virus respiratorios, VHS	Virus respiratorios, CMV, NP, adenovirus, *Legionella*, micoplasmas, TB, CMA, criptococos, EICH aguda, neumonitis intersticial idiopática, neumonitis por radiación, alveolitis hemorrágica, enfermedad venooclusiva pulmonar	CMV, virus respiratorios, NP, adenovirus, EICH crónica, bronquiolitis obliterante con neumonía en organización, proteinosis alveolar
Exantema	VHS, *Candida*, bacterias, mohos, toxicidad farmacológica, EICH aguda	EICH aguda, bacterias, *Candida*, mohos, CMV, VHH-6, micobacterias atípicas, toxicidad farmacológica	VVZ, mohos, toxicidad farmacológica, EICH crónica

CMA, complejo *Mycobacterium avium*; CMV, citomegalovirus; EICH, enfermedad del injerto contra el huésped; EP, embolia pulmonar; GI, gastrointestinal; ICC, insuficiencia cardiaca congestiva; LMP, leucoencefalopatía multifocal progresiva; NP, neumonía por *Pneumocystis jirovecii*; NPT, nutrición parenteral total; SCoN, estafilococos coagulasa-negativos; SDRA, síndrome de dificultad respiratoria aguda; SNC, sistema nervioso central; TB, *Mycobacterium tuberculosis*; TCMH, trasplante de células madre hematopoyéticas; VEB, virus de Epstein-Barr; VHB, virus de la hepatitis B; VHC, virus de la hepatitis C; VHH, virus del herpes humano; VHS, virus del herpes simple; VVZ, virus de la varicela-zóster.

FIEBRE NO NEUTROPÉNICA

- La fiebre sin signos localizados tras el injerto suele deberse a una causa infecciosa (tabla 14-2). La batería de pruebas diagnósticas es similar a la de fiebre neutropénica.
- **La fiebre que aparece en el momento del prendimiento suele ser secundaria al síndrome del injerto.**
  - ◦ El síndrome del injerto cursa con fiebre a veces asociada con exantema, neumonitis, hiperbilirrubinemia o diarrea.
  - ◦ Se deben descartar infecciones con un estudio completo de la sepsis.
  - ◦ Si no se reconoce ninguna infección, plantear la administración de un ciclo corto de corticosteroides a dosis altas.

Neumonía

PRINCIPIOS GENERALES

- La neumonía es frecuente en los receptores de un TCMH. Existen múltiples causas infecciosas de neumonía, que varían según el tiempo transcurrido desde el trasplante y el tipo de infiltrado (tabla 14-2). Es común encontrar múltiples patógenos.
- Los **infiltrados focales** se deben a bacterias (p. ej., *Streptococcus pneumoniae, Pseudomonas aeruginosa*), *Nocardia, Aspergillus* y otros mohos. Las causas no infecciosas son aspiración, infarto en cuña por embolia pulmonar y micronódulos inducidos por quimioterapia.
- Los **infiltrados difusos** se suelen deber a virus respiratorios (p. ej., influenza, parainfluenza, adenovirus y virus sincitial respiratorio [VSR]), CMV, neumonía por *Pneumocystis jirovecii* (NP) y *Legionella*. Entre las causas no infecciosas destacan el síndrome de dificultad respiratoria del adulto, el edema pulmonar, la alveolitis hemorrágica difusa y la EICH crónica.

DIAGNÓSTICO

- Se debe realizar una radiografía o una TC de tórax en pacientes con sospecha de neumonía.
- Realizar un cultivo de sangre y esputo, un frotis nasofaríngeo para estudios de virus con inmunofluorescencia y cultivo, cuantificación de CMV en la sangre, antígeno de *Legionella* en la orina y determinación de galactomanano en sangre, según estén indicados.
- La broncoscopia con lavado broncoalveolar (LBA) suele ser útil y se debe valorar, sobre todo en pacientes que no respondan al tratamiento convencional.
- Los nódulos pueden biopsiarse bajo control de TC en ausencia de trombocitopenia intensa.

TRATAMIENTO

- El tratamiento empírico debe cubrir los patógenos más probables.
- La selección de los antibióticos depende de los patrones de susceptibilidad de las bacterias institucionales y del microbioma del propio paciente.
- Si se sospecha una neumonía bacteriana, **es común empezar con la administración de una cefalosporina de tercera o cuarta generación con o sin vancomicina.** Si se sospecha *Legionella*, se puede añadir azitromicina o una quinolona.
- Ante sospecha de neumonía micótica, iniciar tratamiento con un agente antimicótico.
- El tratamiento de virus, NP, micobacterias o *Nocardia* se suele retrasar hasta haber demostrado esta causa, dados los posibles riesgos de la polifarmacia.

Diarrea

PRINCIPIOS GENERALES

- La diarrea es frecuente tras el TCMH y se asocia con múltiples causas (tabla 14-2); se vincula con infección en menos de 20% de los casos.[2]
- En el **periodo previo al transplante**, las causas típicas son las lesiones mucosas debidas a la quimioterapia de acondicionamiento, la enterocolitis por *Clostridioides difficile*, la enteritis viral y la enterocolitis neutropénica (tiflitis).
- En el **periodo posterior al transplante**, las causas más habituales son EICH, CMV, adenovirus, norovirus y enterocolitis por *C. difficile*. Rara vez se deben a bacterias patógenas (p. ej., *Salmonella*, *Shigella*, *Yersinia* y *Campylobacter*) y parásitos (p. ej., *Cryptosporidium* y *Giardia*).

DIAGNÓSTICO

- Obtener una TC abdominal y pélvica en pacientes con diarrea moderada a grave.
- Realizar coprocultivos, determinación de la toxina de *C. difficile* en las heces y estudio de las mismas para descartar huevos y parásitos, según esté indicado.
- Medir las transaminasas y cuantificar CMV en la sangre. Es importante recordar que la enteritis por CMV es una enfermedad sobre todo local y los virus pueden no detectarse en la circulación sistémica.
- La diarrea persistente durante el periodo posterior al transplante obliga a considerar una colonoscopia, dado que la posibilidad de EICH y causas infecciosas, como CMV, es la misma y en ocasiones coexisten.

TRATAMIENTO

- Se debe plantear el tratamiento empírico contra *C. difficile*.
- Si se confirma, el tratamiento de la enterocolitis neutropénica consiste en antibióticos de amplio espectro.
- El tratamiento de otros procesos, como la enterocolitis por CMV o la EICH, se debe retrasar hasta confirmar el diagnóstico definitivo.

Virus del herpes simple

PRINCIPIOS GENERALES

- La incidencia de infección por el virus del herpes simple (VHS) ha disminuido con la profilaxis antiviral. Antes de la administración habitual de esta profilaxis, hasta 80% de los receptores de TCMH sufría una reactivación del VHS.
- La enfermedad por el VHS suele aparecer en receptores de un TCMH con una EICH crónica.
- **Todos los receptores de TCMH positivos para el VHS deben recibir aciclovir o valaciclovir durante los periodos previos al prendimiento y justo posterior al mismo.**[3]
- La profilaxis frente al VHS no está indicada en receptores seronegativos para este virus, aunque el donante sea seropositivo para el VHS.
- La administración de ganciclovir o valganciclovir para profilaxis del CMV también protege de la reactivación del VHS.

DIAGNÓSTICO

- Los pacientes suelen consultar por úlceras orales; sin embargo, éstas pueden progresar a mucositis grave y esofagitis.

- La enfermedad diseminada es rara y en ella se produce la replicación viral en los pulmones, hígado, aparato digestivo y sistema nervioso central (SNC).
- El VHS genital representa sólo un porcentaje pequeño de las reactivaciones del VHS.
- Las pruebas son similares a las de los receptores de trasplante de órgano sólido (TOS) y se discuten más adelante.

TRATAMIENTO

El tratamiento es similar a los receptores de TOS y se expone en la siguiente sección.

Virus de la varicela-zóster

PRINCIPIOS GENERALES

- La incidencia de enfermedad por el virus de la varicela-zóster (VVZ) ha disminuido con la profilaxis antiviral. Sin embargo, aún es frecuente, aparece hasta en 40% de los receptores de TCMH, y en general debuta cuando se interrumpen los antivirales profilácticos.
- La enfermedad por VVZ suele aparecer durante los 12 meses posteriores al prendimiento del injerto o en receptores de un TCMH con EICH crónica.
- **Todos los receptores de TCMH seropositivos para el VVZ deben recibir aciclovir o valaciclovir durante al menos 12 meses tras el prendimiento del injerto.**[3] Los antivirales profilácticos se deben mantener si el paciente tiene una EICH crónica.
- El uso de ganciclovir o valganciclovir para profilaxis de CMV también protege frente a la reactivación del VVZ.
- Los receptores de un TCMH seronegativos para VVZ expuestos a personas con enfermedad activa por el VVZ deben recibir aciclovir con o sin la inmunoglobulina intravenosa frente a varicela-zóster (IGVZ) si es posible durante las primeras 96 horas tras la exposición.

DIAGNÓSTICO

- La reactivación del VVZ suele cursar con infección cutánea y afectación de un dermatoma único, aunque a veces se afectan dermatomas múltiples.
- Es raro que se produzca una infección por VVZ diseminada, con afectación pulmonar, hepática, digestiva y cutánea y meningoencefalitis o mielitis.
- No suele ser preciso hacer pruebas confirmatorias cuando las lesiones cutáneas son compatibles con herpes zóster.
- En los casos con sospecha de diseminación del VVZ o afectación del SNC se debe realizar una detección directa de los ácidos nucleicos del virus en la sangre y el LCR.

TRATAMIENTO

El tratamiento es similar a los receptores de TOS y se expone en la siguiente sección.

Citomegalovirus

PRINCIPIOS GENERALES

- La incidencia de enfermedad por CMV se ha reducido entre los receptores de TCMH con la introducción del **tratamiento preventivo**[3] de la infección asintomática por CMV. Sin esta profilaxis, hasta 35% de los pacientes desarrolla enfermedad por CMV.

- Todos los receptores de TCMH alógeno y autólogo seropositivos a CMV con alto riesgo deben someterse a detección selectiva en sangre de la viremia por CMV con una prueba de ácidos nucleicos o antígeno pp65 de forma semanal. **Dos resultados positivos consecutivos indican tratamiento profiláctico.**
  - La elección es ganciclovir; otras alternativas son valganciclovir, foscarnet y cidofovir. Recién se aprobó letermovir para profilaxis en receptores de TCMH alógeno seropositivos.
  - Se necesitan como mínimo 2 semanas de tratamiento y un resultado negativo en una prueba indicadora para poder suspender el tratamiento antiviral.
- Los **factores de riesgo** de la enfermedad por CMV son:
  - En los receptores de TCMH **alógeno**: seropositividad para CMV del donante o el receptor; uso de dosis altas de corticosteroides; depleción de linfocitos T; EICH aguda o crónica, y uso de donantes no compatibles o no relacionados.
  - En receptores de TCMH **autólogo**: selección de CD34+, uso de corticosteroides en dosis altas, y radioterapia corporal total o fludarabina como parte del régimen de acondicionamiento.
- La **enfermedad por CMV** sucede durante los primeros 100 días tras el prendimiento del injerto. Sin embargo, el uso general del tratamiento preventivo permite un aumento en la incidencia de enfermedad por CMV de aparición tardía (> 100 días tras el prendimiento).
- La enfermedad por CMV puede coexistir con otros trastornos, como EICH, coinfecciones con bacterias, *P. jirovecii* y *Aspergillus*.

DIAGNÓSTICO

- Es frecuente que los receptores de TCMH desarrollen neumonía.
- Los pacientes también pueden sufrir esofagitis, gastritis, enterocolitis y hepatitis.
- Es más rara la aparición de meningoencefalitis y retinitis.
- El diagnóstico depende de demostrar la replicación del virus en presencia de un síndrome clínico compatible con enfermedad invasiva por CMV.
- Si hay sospecha de neumonía por CMV, realizar LBA y mandar muestras para **pruebas de ácidos nucleicos.** Pero se debe tener cuidado al interpretar los resultados, ya que es común que el CMV se descame hacia la vía respiratoria y no se correlaciona con la enfermedad. Sin embargo, si resulta negativo, el diagnóstico de neumonía por CMV será poco probable.
- Realizar una prueba de detección de CMV en sangre, mediante **pruebas de ácidos nucleicos o determinación del antígeno pp65**, ya que es sensible y específica. Las altas cargas virales por reacción en cadena de la polimerasa se asocian con enfermedad tisular invasiva, y las cargas más bajas suelen indicar una infección asintomática. Por lo regular, en neumonía, hepatitis y enfermedad diseminada existe una viremia detectable, mientras que la enfermedad digestiva suele ser local y puede no asociarse con una viremia detectable. Las concentraciones pueden vigilarse para guiar el manejo y cuidar la respuesta al tratamiento, aunque la estandarización varía entre las instituciones.
- La evidencia histopatológica para enfermedad por CMV, como las características inclusiones nucleares tipo "ojo de lechuza", es útil para diagnosticar enfermedad invasiva. La enfermedad GI suele requerir una biopsia para comprobar la enfermedad por CMV.

TRATAMIENTO

- **Ganciclovir** es el tratamiento de primera línea. Valganciclovir suele sustituirse para la enfermedad por CMV leve a moderada. Foscarnet y cidofovir son alternativas, pero por lo regular se reservan para casos resistentes debido a su nefrotoxicidad.
- La administración de inmunoglobulinas intravenosas (IGIV) o inmunoglobulina específica de CMV puede ser añadida al tratamiento de la neumonía por CMV, pero no existe un beneficio significativo comparado con la monoterapia antiviral.
- La falta de reducción de la replicación viral tras cerca de 2 semanas de tratamiento obliga a analizar las mutaciones UL97 y UL54 para determinar el régimen apropiado.

VIRUS DEL HERPES HUMANO 6

- El virus del herpes humano (VHH)-6 es la causa de **roséola**, exantema febril que afecta a casi todos los niños para la edad de 3 años. Como los virus del herpes, **puede establecer latencia**.
- Es frecuente la reactivación del VHH-6 en los receptores de TCMH alógeno durante el periodo precoz tras el trasplante. Se desconoce la importancia clínica de la viremia por el VHH-6, pero se ha asociado con fiebre, exantema, hepatitis, síndrome por neumonía idiopática, supresión medular y retraso en el prendimiento de plaquetas y monocitos.
- La reactivación del VHH-6 en el SNC se asocia con **encefalitis límbica aguda** y se da durante el periodo precoz tras el prendimiento; es más frecuente cuando se emplean sangre del cordón umbilical, anticuerpos monoclonales frente a CD3 o se elige donante no compatible en HLA. Puede provocar gran pérdida de memoria, convulsiones, ligera pleocitosis del LCR y graves alteraciones en el lóbulo temporal medial en la RM.
- El uso de **ganciclovir y foscarnet** se ha administrado con variable éxito en casos aislados.

INFECCIONES POR VIRUS RESPIRATORIOS

- Hay infecciones por virus respiratorios en 20% de los receptores de TCMH; 30-40% de los que debutan con infección de vías respiratorias superiores desarrolla afección de vías respiratorias inferiores. Los riesgos para la progresión a estas vías son edad > 65 años, acondicionamiento mieloablativo, neutropenia o linfopenia grave y diagnóstico subyacente de leucemia.
- La etiología de las infecciones por virus respiratorios debe determinarse mediante frotis nasofaríngeo o LBA para estudio de virus.
- **Las causas virales más frecuentes de enfermedad de vías respiratorias inferiores en los receptores de TCMH son influenza, virus de parainfluenza, VSR y adenovirus.**[4] Cada vez se reconocen más algunos virus emergentes, como metaneumovirus humano, coronavirus, enterovirus y rinovirus.
- Los síntomas de las infecciones respiratorias virales son parecidos; la aparición de disnea puede indicar progresión a enfermedad de las vías respiratorias inferiores o sobreinfección bacteriana.
- Los receptores de TCMH suelen eliminar los virus durante largos periodos y deben someterse a medidas de aislamiento más prolongadas.

Influenza

PRINCIPIOS GENERALES

- **Candidatos a TCMH, receptores, contactos domésticos y profesionales sanitarios deben recibir vacuna trivalente inactivada de influenza anual.** En receptores de TCMH administrar la vacuna 6 meses después del trasplante, por ausencia de respuesta inmunitaria en periodo precoz.
- Se debe valorar la **quimioprofilaxis** para candidatos o receptores de TCMH, contactos domésticos y profesionales sanitarios no vacunados que se exponen a la influenza.
- Las complicaciones de la influenza en los receptores de TCMH son: alta frecuencia de progresión a neumonía, sobreinfecciones micóticas o bacterianas y muerte. Los factores de riesgo son linfopenia absoluta, uso de corticosteroides e infección poco después del trasplante.[4]

DIAGNÓSTICO

Se establece por determinación de ácidos nucleicos, anticuerpos por fluorescencia directa (AFD) o cultivo del virus a partir de frotis nasofaríngeo o líquido de LBA. Los ensayos de detección rápida del antígeno tienen una sensibilidad menor comparados con los ensayos moleculares, y por lo tanto son comunes los resultados falsos negativos durante la actividad típica de la influenza.

TRATAMIENTO

- El tratamiento consiste en los inhibidores de la neuraminidasa **oseltamivir y zanamivir**. Sólo los pacientes que no pueden recibir o tolerar estos agentes deben recibir **peramivir**.
- Cada vez se describen más resistencias frente a los inhibidores de M2 amantadina y rimantadina.
- La selección de los antivirales depende de la susceptibilidad de la cepa responsable anual y de las recomendaciones que emiten los CDC de Estados Unidos.
- Los huéspedes inmunodeprimidos aún se benefician del tratamiento, **incluso si éste se inicia en las 48 horas siguientes al comienzo** de los síntomas.
- Algunos expertos recomiendan prolongar el tratamiento durante 10 días si los pacientes siguen sintomáticos tras 5 días de tratamiento.

PARAINFLUENZA

- Este virus aparece durante todo el año y puede provocar infecciones que van desde asintomáticas a neumonías graves con fracaso respiratorio en receptores de TCMH. Otras manifestaciones son síndrome de Guillain-Barré, encefalomielitis diseminada aguda y parotiditis.
- Son frecuentes las coinfecciones con bacterias y hongos; la enfermedad de las vías respiratorias inferiores sugiere mal pronóstico.
- El diagnóstico se establece mediante AFD o cultivo del virus en material de un frotis nasofaríngeo o líquido de LBA.
- Opciones terapéuticas limitadas; se ha empleado **ribavirina** v.o. e i.v. con resultados variables.

Virus sincitial respiratorio

PRINCIPIOS GENERALES

- Las infecciones por VSR se manifiestan en los receptores de un TCMH con síntomas en las vías respiratorias superiores, aunque también pueden ocasionar graves infecciones en las vías respiratorias inferiores.
- Las infecciones de las vías respiratorias inferiores se asocian con una elevada morbilidad y mortalidad y a menudo se vinculan con copatógenos importantes.
- Los **factores de riesgo** de enfermedad grave son edad avanzada, régimen mieloablativo, EICH, fase previa al prendimiento, linfopenia y enfermedad respiratoria obstructiva preexistente.[4]

DIAGNÓSTICO

El diagnóstico se realiza con AFD o cultivo de virus en frotis nasofaríngeo o líquido de LBA.

TRATAMIENTO

- Opciones terapéuticas: ribavirina en aerosol, IGIV y anticuerpo monoclonal frente a VSR palivizumab. No se han realizado ensayos aleatorizados controlados para definir la mejor opción.
- El fármaco más empleado es la **ribavirina en aerosol**; es preciso administrarlo en una habitación con presión negativa por el riesgo de teratogenicidad. Es probable que sea más útil para prevenir progresión de la infección de las vías respiratorias superiores.
- Se ha propuesto usar ribavirina oral o intravenosa como alternativa; la ribavirina sistémica tiene riesgos potenciales y su eficacia se desconoce.
- Se suele reservar palivizumab para tratar el VSR y para su profilaxis en pacientes pediátricos.

Adenovirus

PRINCIPIOS GENERALES

- Los adenovirus a menudo producen infección de las vías respiratorias superiores o inferiores, pero también son causa posible de conjuntivitis, hepatitis, enteritis y cistitis hemorrágica.
- La infección por adenovirus es un tanto frecuente en los receptores de un TCMH, con una mortalidad elevada por hepatitis fulminante y enfermedad diseminada.
- Los factores de riesgo de enfermedad grave son los injertos deplecionados de linfocitos T, los trasplantes no compatibles en HLA, la EICH, la irradiación corporal total y el uso de fármacos frente a los linfocitos T, como GAT y alemtuzumab.[4]

DIAGNÓSTICO

- Este suele establecerse mediante pruebas PCR; las cargas virales cuantitativas predicen la respuesta clínica y el pronóstico, y los altos títulos se relacionan con aumento en el riesgo de muerte.
- Detectar adenovirus en dos o más sitios predice enfermedad invasiva en receptores de TCMH.

TRATAMIENTO

- Las opciones terapéuticas son cidofovir o el nuevo derivado lipídico conjugado brincidofovir (CMX001) e IGIV.
- **Cidofovir** arroja resultados mixtos; se debe tener cuidado para evitar nefrotoxicidad irreversible.
- Si fuera posible, se debe reducir la inmunodepresión.

Infecciones fúngicas invasivas

- Pueden ser producidas por hongos endémicos u oportunistas y las presentaciones son muy variadas, desde enfermedades respiratorias inespecíficas hasta neumonía fulminante.[5]
- Los pacientes receptores de TCMH son más susceptibles a los hongos oportunistas ubicuos por los regímenes de inmunodepresión.
- **Las infecciones fúngicas invasivas (IFI) más frecuentes en receptores de TCMH se deben a _Aspergillus_ (43%), _Candida_ (28%), _Fusarium_ y _Scedosporium_ (16%) y clase _Zygomicetes_ (8%).**[5]
- Los factores de riesgo incluyen el uso de antibióticos, la colocación de vías centrales, la neutropenia, la EICH y el uso prolongado de corticosteroides.
- Los agentes tópicos pueden reducir la colonización de la boca y la piel, pero no previenen las infecciones invasivas o diseminadas de tipo micótico.
- Pacientes con riesgo alto de IFI (con neutropenia prolongada y los que tienen una EICH que necesita corticosteroides) deben recibir profilaxis con triazoles, de preferencia posaconazol.[6]

Aspergilosis

PRINCIPIOS GENERALES

- La aspergilosis invasiva es la infección micótica más frecuente en los pacientes de TCMH.
- Factores de riesgo de aspergilosis invasiva: receptores de TCMH (máximo riesgo), neutropenia prolongada, uso de corticosteroides, EICH, enfermedad por CMV y edad avanzada. Pacientes con neumopatías crónicas, como EPOC, y los que reciben corticosteroides tienen mayor riesgo de aspergilosis necrosante crónica y aspergilosis pulmonar invasiva.

- En los pacientes con antecedentes de aspergilosis invasiva a pesar de la profilaxis con fluconazol, es posible usar voriconazol como profilaxis secundaria.
- El uso de flujo laminar o la filtración de aire frente a partículas de alta eficiencia en pacientes sometidos a trasplante de médula ósea o aquéllos de alto riesgo evita aspergilosis invasiva.

DIAGNÓSTICO

- La infección por *Aspergillus* se puede manifestar sobre todo como una enfermedad pulmonar, que va desde la hipersensibilidad hasta la angioinvasión y produce cuatro síndromes principales: aspergilosis broncopulmonar alérgica; neumonía necrosante crónica por *Aspergillus*; aspergiloma, y aspergilosis pulmonar invasiva.
- En los pacientes gravemente inmunodeprimidos, *Aspergillus* se puede diseminar por vía hematógena y producir endoftalmitis, endocarditis y abscesos cardiacos, renales, hepáticos, esplénicos, de tejidos blandos y óseos.
- El diagnóstico de infección se establece mediante cultivo y con la prueba del galactomanano en suero o líquido de LBA y se sugiere ante algunas características de imagen.
- La **prueba del galactomanano** es específica y muestra una sensibilidad más alta para detectar *Aspergillus* en los pacientes sometidos a un TCMH que en los receptores de TOS.
  - La sensibilidad del galactomanano es de 70%, pero puede ser menor en pacientes no neutropénicos y con el uso concurrente de antimicóticos.[7]
  - La prueba del galactomanano en líquido de LBA tiene mayor sensibilidad. Los factores de confusión son el momento en que se realiza la broncoscopia en relación con la evolución de la infección y el procesamiento de las muestras de LBA.
- El aspecto típico de la aspergilosis invasiva en la TC consiste en lesiones nodulares con el signo del halo o una cavidad. Sin embargo, el recuento de neutrófilos, la EICH y la inmunodepresión pueden afectar el aspecto en la TC con opacidades de árbol en flor y otras lesiones.

TRATAMIENTO

- El fármaco de elección para tratar la aspergilosis invasiva es el **voriconazol**, debido a la mejor tolerancia y al aumento de la supervivencia en comparación con anfotericina B.[7]
  - Se deben monitorear las concentraciones séricas.
  - Los efectos secundarios son trastornos visuales, exantema y alteraciones en las pruebas de función hepática.
- La **anfotericina B liposomal** es una alternativa en los pacientes que no toleran el voriconazol, y se observa una mejora del pronóstico al comenzar el tratamiento de forma precoz.
- **Isavuconazol** no requiere monitoreo de las concentraciones del fármaco, tiene menos interacciones con otras sustancias y no es inferior a voriconazol para tratar la aspergilosis.
- También se puede emplear **posaconazol** en los pacientes que no toleran el voriconazol como tratamiento primario o de rescate. La absorción requiere una ingesta adecuada de calorías; se deben vigilar las concentraciones séricas. Se ha reportado que la **caspofungina** es un tratamiento primario y de rescate eficaz en receptores de TCMH.
- Se puede plantear el tratamiento doble con voriconazol más caspofungina o anfotericina B liposomal y caspofungina en pacientes con enfermedad refractaria o progresiva. Sin embargo, no hay evidencia de que el tratamiento combinado resulte más eficaz.

CANDIDIASIS

- La candidiasis invasiva suele deberse a diseminación de una *Candida* endógena que coloniza el tubo digestivo.
- Los factores de riesgo son neutropenia, mucositis grave, vías venosas centrales, antibióticos de amplio espectro, EICH digestiva grave y colonización previa por *Candida*.
- A veces, el primer signo de infección diseminada es un exantema maculopapuloso eritematoso.

- La candidiasis hepatoesplénica suele manifestarse con fiebre, molestias abdominales, transaminitis y hallazgos radiológicos típicos con múltiples microabscesos en el hígado y el bazo. Esto ocurre durante la fase de recuperación de la neutropenia.
- La **profilaxis antimicótica con triazoles** ha reducido de modo significativo la morbilidad y la mortalidad de la infección por *Candida* invasiva; la incidencia acumulativa actual durante el primer año después del TCMH es < 5%.
  - Sin embargo, se ha observado un aumento en la incidencia de infecciones por ***Candida* resistente al fluconazol**, incluidas *Candida krusei* y algunas cepas de *Candida glabrata*.
  - Los receptores de TCMH autólogos tienen menos riesgo de candidiasis invasiva y no suelen requerir profilaxis rutinaria para *Candida*.
  - El fármaco de elección para la profilaxis de *Candida* es **fluconazol**, y por lo general el tratamiento se inicia al comenzar los regímenes de acondicionamiento.[8] No parece que el tratamiento con dosis altas de fluconazol aumente el beneficio sobre las dosis habituales de 200 mg/día, pero dosis inferiores a ésta muestran una eficacia variable y no se recomiendan.
  - El tratamiento depende del sitio de infección, el patrón de susceptibilidad de las especies de *Candida* y la inmunosupresión. Las **equinocandinas** (p. ej., caspofungina, micafungina y anidulafungina) son tratamientos de primera línea para la candidemia en receptores de un TCMH.[9] *C. glabrata* puede ser resistente a fluconazol y voriconazol, y *C. krusei* también puede ser bastante resistente a fluconazol, pero es sensible a voriconazol. *Candida parapsilosis* puede tener menor respuesta a las equinocandinas. Los casos refractarios, o los que cursan con endocarditis o enfermedad del SNC, requieren tratamiento con anfotericina B con o sin flucitosina oral.[9]
  - La duración del tratamiento depende del sitio de infección, la resolución de la infección y el estado de inmunosupresión.

Mucormicosis

PRINCIPIOS GENERALES

- **Mucormicosis** alude a infecciones por hongos del orden de los *Mucorales*, dentro del cual los más frecuentes son las especies de *Rhizopus*. La vía de exposición habitual es la inhalación de las esporas.
- La mucormicosis es una emergencia micótica, con una incidencia de 0.1-2% de los receptores de TCMH y ua mortalidad alta (24-49%).[10] Incluso tratada con éxito, la infección puede ser origen de grave desfiguración de los supervivientes.
- Los **tipos de infección** son pulmonar, rinocerebral, cutánea, digestiva y del SNC.
  - Pueden aparecer infecciones diseminadas tras una enfermedad pulmonar o rinocerebral.
  - La **infección pulmonar** suele afectar a diabéticos o inmunodeprimidos, sobre todo los pacientes neutropénicos. **Se trata de la forma más frecuente de infección en receptores de TCMH**, seguida de la enfermedad diseminada. En los receptores de TCMH, la mucormicosis pulmonar suele aparecer tras la resolución de la neutropenia y tras producirse el prendimiento del injerto y se asocia con el tratamiento con corticosteroides para la EICH.
  - La enfermedad rinocerebral es más frecuente en diabéticos y rara en pacientes sometidos a un TCMH.
  - La afectación cutánea se ha descrito en receptores de TCMH y en pacientes con neoplasias hematológicas. También se puede encontrar en el lugar de entrada de una vía venosa central.
  - En general, la mucormicosis del SNC se produce por diseminación a partir de un origen pulmonar o rinocerebral.

DIAGNÓSTICO

Presentación clínica

- Las características clínicas dependen del tipo de infección.
- Los síntomas de la infección pulmonar son fiebre que no se resuelve con antibióticos, disnea, tos y dolor torácico pleurítico. La angioinvasión y la consiguiente necrosis tisular pueden causar hemoptisis y resultar mortales si se afectan los vasos principales.
- La mucormicosis rinocerebral puede presentarse con dolor en la cara, lesiones necróticas negras, secreción nasal y de la mucosa palatina, fiebre, celulitis periorbitaria, proptosis y deficiencias visuales.

Pruebas diagnósticas

- Puede ser difícil establecer el **diagnóstico**, ya que la presentación clínica puede recordar a otras IHI y los *Mucorales* se aíslan en el ambiente y son frecuentes contaminantes/colonos.
- **La prueba de referencia para el diagnóstico es el cultivo positivo o el estudio histopatológico de un lugar estéril,** como un aspirado con aguja, una biopsia de tejido o líquido pleural.[10] El cultivo no es fiable: el procesamiento de los tejidos que incluye molerlos destruye el organismo; la biopsia con histopatología es la pruebas más sensible y específica.
- La posibilidad de una infección se plantea ante un cultivo positivo de un lecho no estéril (p. ej., líquido de LBA) en un paciente con factores de riesgo adecuados y evidencia clínica/de TC consistente con mucormicosis.
- La TC de tórax es la mejor prueba para determinar la extensión de la enfermedad pulmonar. Los hallazgos pulmonares son la cavitación, la consolidación lobular, las masas aisladas, la enfermedad nodular o los infartos en cuña. Más de 10 nódulos pulmonares, el derrame pleural o la asociación con sinusitis invasiva ayudan a distinguir los *Mucorales* de *Aspergillus.*[10]

TRATAMIENTO

- **Es clave el diagnóstico rápido, dado que cualquier retraso en el inicio del tratamiento antimicótico adecuado se asocia con aumento de la mortalidad.**
- El estrecho control de la diabetes y la corrección rápida de una cetoacidosis de base, la reducción de la dosis o la suspensión de los corticosteroides u otros inmunodepresores y la posible administración de G-CSF a pacientes neutropénicos también son medidas importantes.
- El **desbridamiento quirúrgico** del tejido infectado y necrótico es un factor crítico y se debe realizar en la enfermedad rinocerebral; también se puede plantear en otras ubicaciones, como la pulmonar, si es posible. Dada la naturaleza superficial de la enfermedad cutánea, el diagnóstico precoz y el desbridamiento quirúrgico con injertos cutáneos consigue resultados muy favorables.
- No se ha establecido la dosis óptima para tratar estas infecciones, aunque la duración del tratamiento debe oscilar entre 3 y 6 semanas.
- El fármaco de elección para el tratamiento de las infecciones por *Mucorales* son dosis altas de **formulaciones lipídicas de anfotericina B** (anfotericina B liposomal o complejo de anfotericina B lipídica en dosis de 5-7.5 mg/kg/día). Estos fármacos muestran una excelente penetración pulmonar en comparación con la anfotericina B desoxicolato, menos efectos secundarios y una mejora de la supervivencia.[10]
- Posaconazol muestra actividad *in vitro*, pero la suspensión suele lograr concentraciones séricas por debajo de la CIM_{90}. Sin embargo, la formulación de liberación prolongada de posaconazol es más confiable para lograr valores terapéuticos, y constituye una alternativa en pacientes que no toleran la anfotericina B o como tratamiento de rescate. En fechas recientes también se aprobó isavuconazol, que tiene la ventaja de un menor riesgo de prolongar el intervalo QTc y evita la necesidad de monitorear las concentraciones de fármacos.

Fusariosis

PRINCIPIOS GENERALES

- Las especies de *Fusarium* suelen estar en el suelo y las plantas, y la patogenia depende de tres factores: colonización, lesión tisular e inmunodepresión.
- Los riesgos en pacientes con TCMH son gravedad y duración de la neutropenia (sobre todo en el periodo previo al prendimiento precoz), tratamiento corticosteroideo (en especial en el periodo posterior al prendimiento en presencia de EICH crónica), colonización, lesiones tisulares o receptores de injerto de donante incompatible o no relacionado con nivel de HLA.

Diagnóstico

- La presentación clínica incluye fiebre refractaria, lesiones cutáneas, infecciones sinopulmonares y onicomicosis.
- Las lesiones cutáneas pueden ser púrpura, máculas, lesiones en diana y múltiples nódulos subcutáneos dolorosos, pero la lesión cutánea característica en la fusariosis diseminada es similar al "ectima gangrenoso": máculas rojizas o grisáceas con ulceración central o escara negra.
- El diagnóstico se puede establecer al biopsiar una lesión cutánea durante la fusariosis diseminada.
- Las características clínicas y radiológicas de la mucormicosis invasiva y la fusariosis son parecidas e inespecíficas, e imposibles de distinguir.
- A diferencia de otros tipos de mohos invasivos, es frecuente recuperar *Fusarium* en muestras de sangre de pacientes con enfermedad diseminada, tal vez porque puede esporular *in vivo*.[11]

TRATAMIENTO

- *Fusarium* es resistente de forma intrínseca a las equinocandinas y tiene una sensibilidad mediocre a anfotericina B. **Parece que el voriconazol es más eficaz que la anfotericina B liposomal tanto *in vitro* como *in vivo* como tratamiento primario y de rescate en la mayoría de las especies**, y tiene un perfil de efectos secundarios menor.[12]
- Es importante la resección quirúrgica del tejido necrótico infectado junto con el retiro inmediato de las vías venosas centrales y la corrección de la inmunodepresión subyacente.

Complicaciones infecciosas asociadas con el trasplante de órganos sólidos

- La mejora de los regímenes inmunodepresores y las técnicas quirúrgicas ha reducido la incidencia de rechazo del injerto y la supervivencia del paciente. Se ha registrado una declinación paralela en la mortalidad infecciosa con las pruebas pre-trasplante, la profilaxis antimicrobiana y el tratamiento de infecciones. Las infecciones aún están entre las principales causas de morbilidad y mortalidad en receptores de TOS, junto con los accidentes vasculares y el fracaso del injerto. El diagnóstico precoz de infecciones invasivas, junto con tratamiento agresivo rápido son esenciales. La etiología de las infecciones incluye complicaciones quirúrgicas, infecciones ligadas a la atención médica, infecciones oportunistas, reactivación de organismos latentes e infecciones derivadas del donante.
- El diagnóstico se complica con ausencia de signos y síntomas de inflamación o infección, lo que deriva en infecciones avanzadas o diseminadas cuando se presentan en clínica.
  - Además, los trastornos de la anatomía asociados con el trasplante del órgano pueden dificultar el diagnóstico; las causas no infecciosas de fiebre incluyen rechazo del injerto, toxicidad de los fármacos y reacciones autoinmunitarias, que pueden confundirse con procesos infecciosos.

- ○ Las pruebas serológicas no suelen ser útiles para establecer el diagnóstico por el retraso en la seroconversión en estos pacientes inmunodeprimidos. Por suerte, la reciente disponibilidad de pruebas de antígenos o ácidos nucleicos de tipo cuantitativo facilita el diagnóstico precoz; sin embargo, a menudo se necesitan pruebas invasivas, como biopsias tisulares y técnicas de imagen avanzadas, para establecer el diagnóstico.
- Tras confirmar el diagnóstico, la selección de los antibióticos se complica por la frecuencia de interacciones farmacológicas con los medicamentos inmunodepresores.
- El riesgo de infección viene condicionado en especial por dos factores: las exposiciones epidemiológicas y el estado neto de inmunodepresión.
  - ○ Para valorar las **exposiciones epidemiológicas** se debe obtener una historia clínica detallada de los posibles encuentros con patógenos y los factores de riesgo del donante y el receptor, incluido el contacto con los patógenos habituales adquiridos en la comunidad en su región específica.
  - ○ El **estado neto de inmunodepresión** toma en cuenta el tipo, la dosis, la duración y la secuencia de los tratamientos inmunodepresores; las enfermedades o los trastornos comórbidos de base; la existencia de tejidos desvitalizados o acumulaciones de líquido en los órganos trasplantados; los dispositivos invasivos (vías venosas centrales, sondas urinarias, drenajes, etc.); la neutropenia y la hipogammaglobulinemia; los problemas metabólicos (uremia y desnutrición), y la infección por virus inmunomoduladores, como el CMV, el virus de Epstein-Barr (VEB), el VHH-6 y los virus de las hepatitis B (VHB) y C (VHC).
- Además, algunas infecciones asintomáticas pueden quedar desveladas o acelerar su progresión con los fármacos inmunodepresores, incluidas las infecciones por el virus del Nilo Occidental, VHS, VHC y virus de la coriomeningitis linfocítica.
- Es posible dividir los riesgos y las etiologías de las infecciones postrasplante en tres periodos temporales: **precoz tras el trasplante** (primer mes), **periodo intermedio** (1-6 meses) y **periodo tardío** (más de 6 meses) (tabla 14-3). Esta distribución temporal puede variar en los distintos centros de trasplante que usan diferentes regímenes de inmunodepresión, entre los diferentes tipos de trasplante y en las diversas poblaciones de pacientes, pero puede servir como una guía general.

Virus del herpes simple

PRINCIPIOS GENERALES

- La enfermedad de los receptores de TOS es distinta porque **eliminan virus con mayor frecuencia, presentan manifestaciones más comunes y graves por la enfermedad y pueden tener presentaciones atípicas**, lo que retrasa el diagnóstico, con una respuesta más lenta al tratamiento.
- La enfermedad suele deberse a una **reactivación del virus**, aunque se ha descrito enfermedad por una infección primaria o del aloinjerto. Por lo regular, se produce dentro del primer mes postrasplante en ausencia de profilaxis.
- Los factores de riesgo incluyen la seropositividad para el VHS en el receptor, con una incidencia aproximada que oscila entre 35 y 68% sin profilaxis; por tanto, se debe comprobar el estado serológico de todos los receptores de TOS antes del mismo.[13]
- Considerar la prevención con **aciclovir** o **valaciclovir** en todos los receptores de órganos seropositivos que no reciban profilaxis frente a CMV.
  - ○ Mantener la profilaxis durante al menos 1 mes. Si los pacientes aún sufren reactivaciones sintomáticas frecuentes, mantener el tratamiento supresor.
  - ○ Es posible administrar **tratamiento supresor** con seguridad durante varios años, y se asocia con menos resistencia al aciclovir que el tratamiento intermitente.

Periodo precoz postrasplante (< 1 mes)	Periodo intermedio (1-6 meses)	Periodo tardío postrasplante (> 6 meses)
Causadas por infecciones derivadas del donante o receptor; complicaciones infecciosas de la cirugía del trasplante o la hospitalización	Causadas por la activación de infecciones latentes. Máximo riesgo de infecciones oportunistas	Causadas, en general, por infecciones adquiridas en la comunidad debido a menor inmunodepresión; infecciones del órgano trasplantado raras
Infecciones resistentes a antimicrobianos adquiridas durante el ingreso hospitalario, incluidos bacilos entéricos Gram negativos, SARM, ERV, Candida no albicans, Aspergillus resistentes Aspiración Infección de la vía Infección de la herida Fugas anastomóticas e isquemia Colitis por Clostridioides difficile	**Con profilaxis (NP, CMV, VHS, VHC):** infecciones por poliomavirus (BK), nefropatía Diarrea infecciosa: colitis por C. difficile, Cryptosporidium, orden Microsporidia, CMV, rotavirus Infección por el VHC Virus respiratorios, incluidos adenovirus, influenza, VSR, parainfluenza Cryptococcus neoformans Infección latente por enfermedades relacionadas con protozoos, como toxoplasmosis, Leishmania, enfermedad de Chagas Mycobacterium tuberculosis y micobacterias no tuberculosas	**Reducción de la inmunodepresión:** CMV (colitis, retinitis) Hepatitis (VHB, VHC) Encefalitis por VHS Adquiridas en la comunidad (Nilo Occidental) Virus BK (LMP) Cáncer cutáneo Linfoma asociado con VEB, TLPPT Neumonía adquirida en la comunidad: virus respiratorios, neumococos, Legionella, etc. Infecciones urinarias Aspergillus, mohos atípicos, Mucor, Nocardia, Rhodococcus
Infecciones derivadas del donante: enfermedad micótica y bacteriana Infecciones endémicas (histoplasmosis, tuberculosis) (raras) Infecciones asociadas con el injerto como VHS, VCML, rabdovirus, virus del Nilo Occidental, VIH, Trypanosoma cruzi, toxoplasmosis **Infecciones derivadas del receptor** (colonización): Aspergillus, Pseudomonas, Burkholderia	**Sin profilaxis:** NP Virus del herpes (VEB, VHS, VVZ, CMV) Infección por el VHB Infecciones micóticas endémicas, como histoplasmosis, coccidioidomicosis, blastomicosis Listeria, Nocardia, Toxoplasma, Strongyloides Leishmania, T. cruzi	**Mayor inmunodepresión debida a una función inadecuada del injerto:** Infecciones oportunistas: NP, Cryptococcus, nocardiosis, etc. Infecciones adquiridas en la comunidad graves, sobre todo influenza, Listeria

CMV, citomegalovirus; ERV, Enterococcus resistentes a la vancomicina; LMP, leucoencefalopatía multifocal progresiva; NP, neumonía por Pneumocystis jirovecii; SARM, Staphylococcus aureus resistente a la meticilina; TLPPT, trastorno linfoproliferativo postrasplante; VCML, virus de la coriomeningitis linfocítica; VEB, virus de Epstein-Barr; VHB, virus de la hepatitis B; VHC, virus de la hepatitis C; VHS, virus del herpes simple; VIH, virus de la inmunodeficiencia humana; VSR, virus sincitial respiratorio; VVZ, virus de la varicela-zóster.

DIAGNÓSTICO

- La presentación clínica suele consistir en **vesículas o úlceras en las regiones orolabial, genital o perianal.**
- Puede haber afección visceral y diseminada (esofagitis, hepatitis y neumonitis). La presentación habitual con la diseminación incluye fiebre, leucopenia y hepatitis. La neumonitis es frecuente en trasplantados de corazón-pulmón. Puede haber queratitis y otras complicaciones oculares.
- **Éste se establece mediante reacción en cadena de la polimerasa** (más sensible que el cultivo de tejidos), que es la prueba de elección, AFD de las lesiones o de otras muestras y el cultivo.

TRATAMIENTO

- El régimen terapéutico depende de la gravedad y ubicación de la enfermedad y se debe mantener hasta la resolución completa de todas las lesiones.
  - ○ La enfermedad mucocutánea limitada se puede tratar con **aciclovir, valaciclovir o ganciclovir** orales.
  - ○ El tratamiento con **aciclovir i.v.** se debe iniciar con rapidez en pacientes con enfermedad diseminada o visceral o enfermedad cutánea o mucosa extensa.[13]
  - ○ Se debe valorar una reducción de los tratamientos inmunodepresores.
- **Sospechar resistencia si los pacientes no responden a tratamiento adecuado con aciclovir.** En estos casos pedir pruebas complementarias (confirmación analítica de la infección por VHS con estudio de sensibilidad al aciclovir). Si hay resistencias, se podría emplear foscarnet o cidofovir.

Citomegalovirus

PRINCIPIOS GENERALES

- La seroprevalencia del CMV oscila entre 30 y 97% en la población general y es una de las causas de morbilidad en pacientes sometidos a TOS.[14] Sin profilaxis debuta en los 3 primeros meses postrasplante.
- **El CMV tiende a invadir el aloinjerto, se ha implicado en las lesiones agudas y crónicas del mismo y aumenta el riesgo de rechazo del injerto.**
- El máximo factor de riesgo para la enfermedad por CMV es el trasplante de un órgano de un donante seropositivo a un receptor seronegativo (D+R–), seguido de un receptor seropositivo (R+). El TOS de un donante seronegativo a un receptor seronegativo (D–R–) tiene el riesgo más bajo y no requiere profilaxis si los receptores reciben sangre CMV-negativa o derivados sanguíneos con depleción de leucocitos para prevenir una infección primaria por CMV. Otros factores de riesgo son los anticuerpos anti-linfocito, sobre todo durante el tratamiento frente al rechazo y los receptores de trasplantes de intestino delgado, pulmón o páncreas.
- Las estrategias preventivas incluyen profilaxis o tratamiento preventivo. Al momento no existe consenso sobre el mejor método, con considerable variación en las prácticas en los centros.
  - ○ La **profilaxis** consiste en administrar **valganciclovir, ganciclovir i.v. o v.o.** para los pacientes en riesgo (D+R– y R+); comenzar a los 10 días postrasplante y seguir por 3-6 meses (algunos centros usan 12 meses o más para los receptores D+R– de pulmón y corazón-pulmón). En los R+ se puede dar el régimen por 3 meses (6-12 meses para los receptores de pulmón y corazón-pulmón). Los beneficios son prevenir la reactivación de otros virus del herpes, **menor pérdida del injerto y mejora de la supervivencia.**[14] Por desgracia puede ocurrir enfermedad por CMV de aparición tardía si se detiene la profilaxis y se asocia con mortalidad más alta. Para los receptores de trasplante de corazón o pulmón se considera la inmunoglobulina frente a CMV como terapia adjunta. La profilaxis debe darse a pacientes con tratamiento anti-linfocítico o altas dosis de esteroides.

○ El **tratamiento preventivo** es monitorear cada semana la replicación del CMV en pacientes de alto riesgo al definir el antígeno pp65 o PCR e iniciar el tratamiento con valganciclovir o ganciclovir i.v. en quienes presenten signos precoces de replicación del CMV, arriba del umbral fijado para dicha prueba. Los beneficios del tratamiento preventivo son menores costos y menos toxicidad de fármacos; pero esto requiere estrecha vigilancia.

DIAGNÓSTICO

• El tipo más común de enfermedad por CMV es un síndrome de mononucleosis con fiebre, malestar general, leucopenia y trombocitopenia. La enfermedad tisular invasiva se manifiesta como hepatitis, neumonitis con tos sin expectoración, retinitis, colitis, suprarrenalitis con insuficiencia suprarrenal o meningoencefalitis.
• Las pruebas diagnósticas son similares a las de los receptores de TCMH.

TRATAMIENTO

El tratamiento es similar al de los receptores de TCMH.

Virus de Epstein-Barr y trastorno linfoproliferativo postrasplante

PRINCIPIOS GENERALES

• En los receptores de TOS, **el VEB se transmite a través del injerto de un donante seropositivo, cuando se usan hemoderivados sin reducción de leucocitos o, menos común, por exposición a fluidos corporales, como la saliva.** Por tanto, antes del trasplante se debe determinar la serología del VEB para estratificar el riesgo de enfermedades relacionadas con éste.[15]
• **El VEB se asocia con la mayoría de los casos de trastorno linfoproliferativo postrasplante (TLPPT),** y la incidencia de éste está en aumento entre los receptores de trasplantes de órganos.
  ○ La máxima frecuencia de TLPPT en el TOS es durante el primer año postrasplante. La mayoría de los casos se origina en el receptor (infección primaria después del TOS), excepto por la TLPPT muy temprana limitada al aloinjerto.
  ○ Se halla genoma del VEB en la mayoría de los TLPPT de linfocitos B recetados en el 1er. año tras el TOS, si bien una cuarta parte a un tercio de casos de TLPPT tardíos son negativos para VEB en linfocitos B. Es probable que el TLPPT negativo para VEB suceda más de 1 año tras el TOS.
  ○ Los **factores de riesgo** para TLPPT precoz son infección primaria por VEB, edad joven, incompatible con CMV o enfermedad por CMV, receptores seronegativos (neófitos inmunitarios) con órganos de donantes seropositivos y anticuerpos antilinfocito policlonales, y para la enfermedad tardía son duración de la inmunodepresión y edad avanzada del receptor.
  ○ El tipo de órgano trasplantado modifica la estratificación del riesgo para el TLPPT temprano y tardío, de forma que los receptores de trasplantes de intestino delgado tienen el máximo riesgo (hasta 32%) y los de trasplante renal el menor (1-2 %).[15]
• Además de limitar la inmunodepresión cuando sea posible, **no hay ninguna profilaxis aceptada para TLPPT.**

DIAGNÓSTICO

Presentación clínica

El TLPPT puede asemejarse a un síndrome de mononucleosis con fiebre, involucramiento del nódulo periférico o amigdalino, o una infiltración de células B polimórfica difusa en los órganos viscerales, precedida por un episodio parecido a la mononucleosis. El tercer tipo de presentación es con linfomas de células B extranodulares que contienen el genoma de VEB.

Pruebas diagnósticas

- El diagnóstico de TLPPT se establece con el estudio del tejido para analizar los ácidos nucleicos específicos de VEB mediante **hibridación de ARN e inmunotinción para antígenos latentes específicos de VEB**.
- No está clara la utilidad de la determinación de la carga del VEB por su reducido valor predictivo.
- En los receptores de trasplantes de corazón-pulmón, determinar la carga del VEB en líquido de LBA puede ser un buen predictor del TLPPT.[15]
- La TC corporal total puede considerarse como prueba en la evaluación inicial del TLPPT y más tarde la tomografía por emisión de positrones (PET).

TRATAMIENTO

- **El tratamiento suele iniciar con reducciones en la inmunodepresión, que puede lograr la regresión de TLPPT en 45% de los pacientes.**[15]
- La resección quirúrgica y la radioterapia local se han empleado como tratamientos adyuvantes.
- El tratamiento antiviral (ganciclovir/valganciclovir) no es eficaz: aunque en teoría estos agentes son benéficos, no afectan la proliferación de células de VEB inmortalizadas.
- Cada vez hay más evidencia que apoya el uso de **rituximab, con o sin quimioterapia**, que es el anticuerpo monoclonal humanizado quimérico frente a CD20, como tratamiento del TLPPT refractario positivo al marcador CD20.[15]
- En los pacientes con una alta carga viral en el diagnóstico será posible medir la respuesta al tratamiento al seguir la reducción y eliminación del VEB. Este descenso suele corresponder a la regresión clínica e histológica, salvo en los pacientes que reciben rituximab.

Virus de la varicela-zóster

PRINCIPIOS GENERALES

- La varicela es rara en los receptores de TOS, pero puede ser devastadora, con enfermedad cutánea y visceral grave y coagulación intravascular diseminada. El zóster es frecuente en receptores de TOS, con una incidencia aproximada de 10% en los primeros 4 años postrasplante.[11]
- Los pacientes considerados para TOS deben pasar pruebas serológicas y documentar una exposición previa a VVZ. La prevención a corto plazo se realiza con aciclovir oral u otro régimen para profilaxis del CMV o VHS. Faltan datos para realizar supresión a largo plazo.
- **Antes del trasplante se debe vacunar a los pacientes neófitos al tratamiento para el VVZ con la vacuna de la varicela** (si no presentan contraindicaciones) al menos 2-4 semanas antes del trasplante y 4-6 semanas en la enfermedad terminal de los órganos por la menor frecuencia de seroconversión. La vacuna frente al zóster puede considerarse antes del trasplante si el paciente cumple con los criterios para recibirla, pero está contraindicada después del trasplante.
- Se debe administrar la **profilaxis posexposición** a los receptores de un TOS neófitos que tengan una exposición significativa a un individuo infectado (contacto doméstico, contacto cara a cara significativo o compañero de habitación en el hospital).[11]
  - VariZIG puede ser benéfica, pero debe darse dentro de las 96 horas tras la exposición. No previene la enfermedad, pero reduce su gravedad.
  - No se ha evaluado el tratamiento antiviral como profilaxis posexposición en pacientes de TOS, pero es una alternativa cuando VariZIG no está disponible, y comprende un ciclo de 7-10 días de valaciclovir o aciclovir.

DIAGNÓSTICO

- La presencia de varicela y zóster es similar a la de otros pacientes, pero es más grave. La diseminación es rara, pero puede aparecer. La neuralgia posherpética es común en receptores de TOS.

- En los casos típicos el diagnóstico se establece por la clínica o con reacción en cadena de la polimerasa o estudio de fluorescencia en casos atípicos o con sospecha de enfermedad diseminada.

TRATAMIENTO

- **El tratamiento con aciclovir i.v. se debe iniciar temprano en los pacientes con un TOS que tienen varicela primaria, porque existe riesgo de enfermedad grave.**[15] Considerar la reducción de la inmunodepresión, al dejar igual o aumentar la dosis de corticosteroides para una posible respuesta de estrés. No se han demostrado beneficios significativos con IGIV o IGVZ.
- Es posible tratar un zóster limitado a dermatoma con valaciclovir o famciclovir oral ambulatorio, bajo estrecha vigilancia. Sin embargo, la reactivación del VVZ en el ganglio trigémino (herpes zóster oftálmico) o en el ganglio geniculado (síndrome de Ramsay-Hunt) requiere aciclovir i.v., porque puede producir ceguera, parálisis facial o hipoacusia.
- La enfermedad diseminada debe tratarse con aciclovir i.v. Se pueden usar foscarnet o cidofovir en casos resistentes al aciclovir.

Infecciones por poliomavirus

PRINCIPIOS GENERALES

- Se pueden detectar infecciones por poliomavirus en casi 60% de los receptores de trasplantes renales, y son una **causa significativa de fracaso del injerto**. Puede aparecer una nefropatía infecciosa en 1-10% de los casos.[16]
- Aunque los virus JC y SV40 pueden ocasionar nefropatía en esta población, **la causa más frecuente es el virus BK**.
- La infección por virus BK se asocia con dos **complicaciones mayores en los receptores de trasplantes**: nefropatía, en general en receptores de trasplante renal, con incidencia de 1-10%; y cistitis hemorrágica, que aparece en receptores de un TCMH alógeno, con incidencia de 5-15%.[16]
  - Se asocia con menos frecuencia con neumonitis, retinitis y encefalitis.
  - En los receptores de aloinjertos renales puede ocasionar cistitis hemorrágica, viruria asintomática, nefritis intersticial y obstrucción ureteral.
- La infección primaria por virus BK suele ser asintomática y aparece durante la primera década de la vida. Después se establece una infección latente en la vía renoureteral.
- La viruria asintomática por BK ocurre de forma intermitente en huéspedes inmunocompetentes, pero en altas concentraciones en los inmunodeprimidos, sobre todo tras un TOS o TCMH.
- Un tercio de los receptores de trasplante renal con una viruria por BK de alta intensidad progresa a viremia y nefropatía.[16]
- El virus produce una pérdida directa de las células epiteliales del túbulo renal (células señuelo en la citología urinaria), y la inflamación secundaria a la necrosis y a la denudación de la membrana basal tubular condiciona la infiltración por linfocitos, atrofia tubular y fibrosis.
- La frecuencia de pérdida del injerto por nefropatía es < 10%.
- Para prevenir la nefropatía, los receptores de trasplante renal deben examinarse al menos cada 3 meses en los primeros 2 años, y después de forma anual por los siguientes 3 años para replicación del virus BK (por viruria/viremia o células señuelo en citología urinaria) para identificar a los individuos de riesgo antes de que el aloinjerto sufra daños significativos.

DIAGNÓSTICO

- El primer signo clínico de nefropatía asociada con virus BK suele ser un aumento gradual de la creatinina sérica, que indica una lesión tubular extensa con inflamación.
- El diagnóstico definitivo se establece mediante el estudio histológico del tejido con identificación de los cambios citopáticos secundarios a este virus. Dada la naturaleza focal de la destrucción, se deben tomar dos biopsias como mínimo.

TRATAMIENTO

- El tratamiento de la nefropatía por BK en trasplantados renales sin signos de rechazo agudo del injerto es **reducir la inmunodepresión**.[16] El principal objetivo es controlar la replicación del virus BK y mantener la función del aloinjerto renal, que puede monitorearse mediante creatinina sérica, carga viral de BK y estudio histológico del aloinjerto.
- La recuperación inmunitaria específica frente al virus BK tarda 1-2 meses. En pacientes con carga de virus BK plasmática de alto nivel, a pesar de reducir la inmunodepresión, se podría plantear el tratamiento antiviral con cidofovir, que mejora la supervivencia del injerto pese a que no hay cambios en la tasa de eliminación del virus BK, pero tiene toxicidades significativas.[16] Se han usado leflunomida, IGIV y fluoroquinolonas sin beneficio consistente.

Virus de la hepatitis C

PRINCIPIOS GENERALES

- La hepatitis C se estudia en el capítulo 6. Éste es un campo en rápida evolución con varios fármacos nuevos disponibles. Hay ciertos aspectos clave a considerar para el TOS.
- De manera ideal, pacientes con hepatitis C y enfermedad hepática avanzada deben completar el tratamiento antes del trasplante de hígado, con los regímenes mencionados en el capítulo 6. Sin embargo, los candidatos a trasplante de hígado con una enfermedad hepática descompensada podrían beneficiarse más con el trasplante que con los antivirales de acción directa (AAD) por dos razones: pueden recibir un hígado de un donante VHC+, lo que requerirá tratamiento, y su morbilidad proviene de la enfermedad hepática descompensada, que los AAD no revierten. El tratamiento con AAD postrasplante mejora la supervivencia del injerto y el paciente.[17]
- En los pacientes infectados con VHC, la infección del aloinjerto es una ocurrencia universal en quienes cursan con viremia en el momento del trasplante de hígado.

TRATAMIENTO

- Después del trasplante de hígado están aprobadas las combinaciones de glecaprevir y pibrentasvir o ledipasvir y sofosbuvir por 12 semanas si el aloinjerto no está cirrótico. Si lo está, sólo se aprueba la última combinación, y se añade ribavirina si la cirrosis está descompensada.
- También pueden usarse regímenes de glecaprevir y pibrentasvir (todos los genotipos de VHC) o ledispavir y sofosbuvir (sólo genotipos 1 y 4) por 12 semanas en pacientes de trasplante renal con o sin cirrosis compensada.[17]
- Consultar con el especialista en los casos que puedan requerir regímenes alternativos.
- Se requiere una vigilancia estrecha de los niveles de tacrolimús debido a sus interacciones con varios AAD.

Neumonía por *Pneumocystis*

PRINCIPIOS GENERALES

- Cada vez se reconoce más a la neumonía por *Pneumocystis* causada por *P. jirovecii* como una enfermedad oportunista entre los pacientes inmunodeprimidos sin VIH.
- Igual que con los pacientes VIH positivos, ésta suele manifestarse como disnea, hipoxemia, tos, fiebre e infiltrados bilaterales en la mayoría de los pacientes infectados. Sin embargo, la presentación clínica en pacientes VIH negativos se caracteriza por un curso más fulminante, menor duración de los síntomas y una tasa más elevada de mortalidad.[18]

DIAGNÓSTICO

La carga parasitaria de la infección en pacientes VIH negativos es menor, lo cual tiene importantes implicaciones para las estrategias diagnósticas. El examen de AFD realizado en una biopsia de tejido pulmonar tiene la mayor sensibilidad (> 95%) comparada con el LBA (80-95%) o el esputo inducido (30-55%).

TRATAMIENTO

- El agente de primera línea para el tratamiento de cualquier forma o gravedad de NP es trimetoprim-sulfametoxazol i.v. o v.o. En el capítulo 13 se mencionan las dosis y los fármacos alternativos.
- No existen ensayos controlados aleatorizados en pacientes VIH negativos con NP que demuestren de forma clara que agregar corticosteroides en la enfermedad moderada a grave acelere la mejora sintomática y fisiológica y prolongue la supervivencia. Algunos pequeños estudios retrospectivos no han mostrado diferencia significativa en la mortalidad, la insuficiencia respiratoria o la coinfección pulmonar con el uso de corticosteroides coadyuvantes.[19]
- Aunque se prescribe en gran medida, no hay datos sobre la profilaxis secundaria en esta población.

Nocardiosis

PRINCIPIOS GENERALES

- Las especies de *Nocardia* son bacterias Gram positivas saprófagas ubicuas del grupo "actinomicetos aerobios", que causan infecciones en 0.7 a 3.5% de los receptores de TOS, en especial de corazón, riñón e hígado. Las especies más comunes causantes de infección en estos pacientes son *N. nova, N. brasiliensis, N. farcinica* y *N. cyriacigeorgica*.[20]
- Altas dosis de esteroides, infección por CMV en los 6 meses previos y GAT son los factores de riesgo para nocardiosis. Además hay implicación de altos niveles de inhibidor de calcineurina, rituximab, hipogammaglobulinemia, antagonistas del factor de necrosis tumoral (TNF) y alemtuzumab.

DIAGNÓSTICO

- La nocardiosis debuta como una neumonía focal o nodular indolente que puede cavitar. Se ha apreciado diseminación local al tórax y a las estructuras contiguas.
- Puede haber nódulos cutáneos y subcutáneos como infección primaria por inoculación directa o diseminación hematógena. Otras formas cutáneas de nocardiosis son enfermedad linfocutánea (lesiones esporotricoides) y micetoma. La nocardiosis diseminada puede llevar a piomiositis, absceso óseo o infección en muchos otros sitios.
- El absceso cerebral es la complicación más común y temida; se debe descartar incluso en pacientes sin síntomas neurológicos.
- El diagnóstico depende de la biopsia y el cultivo del sitio afectado.

TRATAMIENTO

- El tratamiento antibiótico depende del sitio y la gravedad de la enfermedad, las interacciones entre fármacos y la especie de *Nocardia*, y debe guiarse por pruebas de sensibilidad.
- Los antimicrobianos primarios recomendados incluyen trimetoprim-sulfametoxazol, linezolid, imipenem, amikacina, amixocilina-clavulanato y minociclina. Se recomienda el tratamiento de combinación para los pacientes inmunodeprimidos.
- Puede requerirse cirugía para drenar los abscesos, en especial para abscesos cerebrales que no responden al tratamiento médico.
- La duración del tratamiento va de 8 semanas a 12 meses (para el absceso cerebral).[20]

Infecciones por hongos invasivos

- Los factores de riesgo para la aspergilosis invasiva incluyen retrasplante, tratamiento de remplazo renal en el periodo postrasplante inmediato, operación repetida (hígado y corazón), colonización por *Aspergillus* antes o después de 1 año del trasplante, inducción con alemtuzumab o timoglobulina. Otros factores específicos al trasplante de pulmón son trasplante de un solo pulmón, rechazo con inmunosupresión aumentada, hipogammaglobulinemia, isquemia temprana de vías respiratorias. Para los trasplantes de corazón se han apreciado aspergilosis invasiva previa y enfermedad por CMV como factores de riesgo.[21] Puede aplicarse profilaxis con equinocandina o anfotericina B liposomal i.v. (preferida en los receptores de trasplante hepático), anfotericina B inhalada (en receptores de trasplante de pulmón) y azoles (en receptores de trasplante de corazón) por periodos que varían de semanas a meses. La terapia de la aspergilosis invasiva es similar en pacientes con TCMH.
- El TOS, en especial de hígado y pulmón, es un factor de riesgo para criptococosis. La presentación clínica suele ser menos típica (infecciones de piel y tejidos blandos), con un diagnóstico retrasado y un peor pronóstico comparados con los pacientes infectados con VIH.[22] El diagnóstico y el tratamiento inicial son similares a los de la meningitis criptocócica (capítulo 13). El régimen de mantenimiento suele prolongarse a 6-12 meses debido a una inmunosupresión continua.
- El TOS es un factor de riesgo para las micosis endémicas, más comunes en receptores de áreas endémicas, y tienen presentaciones graves. Se han reportado infecciones de donantes en las micosis endémicas, salvo blastomicosis.[23] El diagnóstico y manejo son similares a los de pacientes inmunocompetentes (capítulo 15). Para la coccidiodomicosis se recomienda profilaxis de por vida con fluconazol para todos los receptores de trasplantes tras infección activa. Está indicada la profilaxis por 12 meses para pacientes sometidos a TOS con coccidiodomicosis previa. Otras micosis endémicas no requieren medidas similares, pero se tratan por periodos prolongados (por lo común 6-12 meses, aunque puede ser más largo en ciertos casos).
- Las interacciones medicamentosas con azoles son una consideración importante en los receptores de trasplante con alguna IHI.

Candidiasis

PRINCIPIOS GENERALES

- **Las infecciones por *Candida* son la IFI más frecuente en pacientes con TOS**; representan más de la mitad de los casos, y la frecuencia global de candidiasis invasiva ha aumentado un poco con el tiempo.[24]
- La candidiasis invasiva suele aparecer durante los 3 primeros meses posteriores al trasplante, más pronto que otras micosis invasivas.
- Con base en datos prospectivos y metaanálisis, debe darse profilaxis a los **pacientes de trasplante hepático** durante 4 semanas en quienes presenten al menos dos de los siguientes factores de riesgo: retrasplante, cirugía prolongada o repetida, insuficiencia renal, elevadas necesidades transfusionales (> 40 unidades de hemoderivados), coledocoyeyunostomía y colonización preoperatoria por *Candida*.[24] El tratamiento de elección es el **fluconazol**, salvo que exista riesgo de *Aspergillus*, en cuyo caso se debe buscar un antimicótico activo frente a ambos hongos. Es importante notar que se ha demostrado que la profilaxis con fluconazol aumenta la frecuencia de infecciones por especies de *Candida* distintas de *albicans*.
- Fluconazol profiláctico se usa en los receptores de trasplante pancreático, en presencia de drenaje entérico, trombosis vascular o pancreatitis posperfusión.
- La elevada frecuencia de infecciones por *Candida* (hasta 28%) condiciona el uso rutinario de la profilaxis antimicótica con fluconazol o, ante la sospecha de especies de *Candida* distintas de *albicans*, de formulaciones lipídicas de anfotericina B.[24] Se recomienda administrar profilaxis durante al menos 4 semanas o hasta que la anastomosis se cure por completo.

- Para receptores de trasplante de pulmón se usan los agentes con actividad contra *Aspergillus*; la duración varía según los factores de riesgo y el centro de trasplantes.
- Los receptores de trasplantes renales y cardiacos son de bajo riesgo y no requieren profilaxis.

DIAGNÓSTICO

- El diagnóstico se establece al recuperar *Candida* de un lugar corporal o líquido estériles.
- Los cultivos sólo son sensibles para el aislamiento de *Candida* en alrededor de 50% de los casos.[9]
- El aislamiento de *Candida* del tracto respiratorio rara vez indica una infección invasiva y no requiere tratamiento, a menos que sea un paciente de trasplante de pulmón y haya preocupaciones de traqueobronquitis anastomósica.[24] El diagnóstico de traqueobronquitis por *Candida* se basa en la inspección visual y la confirmación histológica.
- La prueba del $(1,3)$-β-D-glucano tiene una sensibilidad de 75 a 80%, con una especificidad de 80%.[9]

TRATAMIENTO

Las recomendaciones de tratamiento son similares a las de los receptores de TCMH.

Infecciones parasitarias

- Las infecciones parasitarias aún son las menos reconocidas de todas las infecciones en los trasplantes de órganos y los estudios son limitados, por lo que la mayor parte de las recomendaciones terapéuticas se basa de forma exclusiva en la opinión de expertos.
- La enfermedad parasitaria puede deberse a la reactivación de una infección latente en el receptor, una nueva infección o la transmisión a través del órgano donante.
- La coinfección es frecuente. Se ha relacionado al CMV con un aumento del riesgo de infecciones parasitarias invasivas, pero las bacterianas diseminadas también son frecuentes.
- Cabe esperar que aumente la incidencia de infecciones parasitarias, en parte por un menor uso de regímenes inmunodepresores basados en la ciclosporina a favor de otros que no incluyen el efecto antiparasitario de este fármaco.[25]
- La toxoplasmosis se estudia en los capítulos 13 y 17, y el manejo es similar al de los huéspedes infectados con VIH.

Strongyloides

PRINCIPIOS GENERALES

- La epidemiología, fisiopatología, presentación clínica, el diagnóstico y tratamiento de la estrongiloidosis se exponen en el capítulo 18.
- La estrongiloidosis se ha descrito en receptores de trasplantes con activación de una infección latente o por un donante infectado.
- Los factores de riesgo para **el síndrome de hiperinfección y la enfermedad diseminada** son la inmunodepresión grave y el uso de corticosteroides, que son más probables durante los primeros meses tras el trasplante porque el nivel de inmunodepresión es máximo. Los tratamientos que reducen la dosis de ciclosporina, como los regímenes de depleción de los linfocitos T, también se han implicado.
- La mortalidad del síndrome por hiperinfección casi alcanza 50%, y en la enfermedad diseminada es de 70%.[25]
- Los donantes de órganos y los receptores de órganos en alto riesgo de las áreas endémicas con una historia apropiada de exposición deben someterse a pruebas serológicas.

DIAGNÓSTICO

- Los síndromes clínicos son la infección aguda o crónica, el síndrome por hiperinfección y la enfermedad diseminada.
- La infección aguda o crónica incluye afectación pulmonar, exantema cutáneo, sepsis bacteriana o meningitis bacteriana por exposición de flora intestinal a lesiones causadas por larvas; o enfermedad abdominal aguda grave con diarrea sanguinolenta, íleo, obstrucción intestinal o hemorragia.
- El diagnóstico definitivo se realiza al identificar larvas en las muestras clínicas, aunque la prueba de ELISA y la aglutinación indirecta en partículas de gelatina son muy sensibles y específicas.
- Es posible encontrar eosinofilia durante la infección aguda, pero no estar presente en la enfermedad crónica o grave.

TRATAMIENTO

- El fármaco de elección es **ivermectina**, y la duración del tratamiento dependerá de la gravedad.[25]
- Una opción terapéutica alternativa es albendazol.

Complicaciones infecciosas asociadas con los fármacos biológicos inmunomoduladores

PRINCIPIOS GENERALES

- Muchos nuevos fármacos biológicos pueden modular el sistema inmunitario. Aunque estos agentes plantean menos riesgos infecciosos que la inmunosupresión no dirigida tradicional con corticosteroides o azatioprina, **la sensibilidad a la infección aún es elevada**, y los médicos deben seguir alerta. En términos generales, los agentes biológicos pueden clasificarse en dos categorías principales.
  - Los **tratamientos antilinfocitos** son los siguientes:
    - Fármacos que deplecionan los linfocitos T, GAT y alemtuzumab.
    - Tratamientos de bloqueo coestimuladores no deplecionadores, como los antagonistas del receptor de la interleucina 2 (IL), basiliximab y daclizumab, y los antagonistas del antígeno de los linfocitos T citotóxicos (CTLA)-4, belatacept y abatacept.
    - Fármacos que deplecionan los linfocitos B, como rituximab.
  - Los **inhibidores del factor de necrosis tumoral (TNF)-α** permiten tratar procesos inflamatorios crónicos, como artritis reumatoide, enfermedad de Crohn, sarcoidosis, psoriasis y espondilitis anquilosante. Este grupo comprende anticuerpos monoclonales, como infliximab, adalimumab y certolizumab pegol, y el receptor de TNF-α soluble, etanercept. En la siguiente sección se presentan más detalles (tabla 14-4).[26-28]
- La profunda y prolongada inmunosupresión asociada con GAT y alemtuzumab requiere una profilaxis antiinfecciosa. Deben usarse trimetoprim-sulfametoxazol, dapsona o atovacuona para la profilaxis de *Pneumocystis*. Determinar la seropositividad a los virus del herpes, e instituir las medidas antivirales preventivas relevantes.[26] La profilaxis antimicótica es controvertida, porque la administración universal de azoles puede crear resistencia; se requieren estudios definitivos.
- Los datos clínicos sugieren que las complicaciones infecciosas asociadas con los antagonistas del receptor de interleucina (IL)-2 basiliximab y daclizumab son reducidas en comparación con otros tratamientos de inducción.
- Deben hacerse **pruebas para hepatitis B** antes de comenzar con **rituximab**, así como el monitoreo periódico para la reactivación o la administración de antivirales como tenofovir, entecavir o lamivudina en los pacientes infectados.

- **Es necesario hacer pruebas para detectar infección latente por TB** entre los **recipientes prospectivos de anti-TNF-α**, y el tratamiento debe instituirse si se justifica. El bloqueo concurrente de TNF-α no interfiere con el tratamiento de la TB latente.
- El tratamiento de bloqueo de TNF debe suspenderse en los pacientes que desarrollan TB mientras están en la terapia anti-TNF-α hasta observar respuesta a los antiinfecciosos. Sin embargo, la suspensión de la terapia anti-TNF-α puede causar una reacción paradójica donde la inflamación empeora debido a la reconstitución inmunitaria. Esto suele ocurrir con la enfermedad diseminada o extrapulmonar y se resuelve al reanudar el bloqueo TNF.

TABLA 14-4	INFECCIONES EN RECEPTORES DE AGENTES BIOLÓGICOS		
Fármaco	**Mecanismo de inmunomodulación**	**Indicaciones**	**Riesgo de infección, observaciones**
Fármacos que deplecionan los linfocitos T[26,27]			
Globulina antitimocito	Anticuerpos policlonales de conejo/caballo a timocitos humanos o linfocitos T Induce la depleción de linfocitos T y B e interfiere con las células dendríticas y la función celular NK. Los efectos persisten > 1 año	Tratamiento o prevención del rechazo del injerto o EICH	Bacterias: infecciones de vías urinarias, neumonía, infecciones hematógenas, del sitio quirúrgico, micobacterianas Virus: CMV, VEB (incluido TLPPT), BK Hongos: *Pneumocystis*, *Candida*, *Aspergillus*, otros mohos, *Criptococcus* y micosis endémicas
Alemtuzumab	Anticuerpo monoclonal humanizado dirigido contra CD52, una glucoproteína membranaria de las células T y B, monocitos y macrófagos y células NK. Los efectos persisten por al menos 9 meses	Tratamiento o prevención de rechazo del injerto; algunos linfomas	Bacterias: infecciones hematógenas, neumonía, meningitis, infecciones micobacterianas Virus: reactivación de VHS, VVZ y CMV, infecciones respiratorias virales (como influenza y parainfluenza, VRS y adenovirus) pueden progresar del tracto superior a enfermedad del tracto inferior; LMP, VHH-6, BK, parvovirus Hongos: *Pneumocystis*, *Candida*, *Aspergillus*, otros mohos, *Cryptococcus* y micosis endémicas Parásitos: *Toxoplasma*

(Continúa)

TABLA 14-4	INFECCIONES EN RECEPTORES DE AGENTES BIOLÓGICOS (CONTINÚA)		
Fármaco	Mecanismo de inmunomodulación	Indicaciones	Riesgo de infección, observaciones
Muromonab	Anticuerpo monoclonal murino frente a CD3 en linfocitos T maduros, que los remueve de la circulación	Rechazo de trasplante de órgano sólido	Bacterias: incluidas *Listeria*, *Nocardia*, micobacterias no TB Hongos: *Candida*, mohos, *Pneumocystis* dermatofitos Virus: todos los virus del herpes, adenovirus, VSR, virus de parainfluenza, enterovirus

Antagonistas del receptor de interleucina 2[26-27]

Basiliximab	Anticuerpo monoclonal murino humano quimérico frente a CD25, parte del receptor de IL-2 (se expresa en la superficie de los linfocitos B y T progenitores y maduros activados). Los efectos duran 4-6 sem tras la inducción; no afecta a los linfocitos en reposo	Tratamiento de inducción y mantenimiento para prevenir el rechazo del injerto (riesgo más alto de infección con TCMH que con TOS)	Bacteriana, nocardiosis por CMV, VHS, *Candida*, *Aspergillus*, otros mohos
Daclizumab	Anticuerpo monoclonal humanizado frente al receptor IL-2. Los efectos duran 3 meses después de la inducción; no afecta a los linfocitos en reposo	Tratamiento de inducción y mantenimiento para la prevención del rechazo del injerto (riesgo más alto de infección con TCMH que con TOS)	Bacterias: incluidas legionelosis, nocardiosis, micobacterias Virus: CMV, VHS, VSR, influenza, BK Hongos: *Candida*, *Aspergillus*, otros mohos

TABLA 14-4	INFECCIONES EN RECEPTORES DE AGENTES BIOLÓGICOS (CONTINÚA)		
Fármaco	Mecanismo de inmunomodulación	Indicaciones	Riesgo de infección, observaciones
Antagonistas del antígeno 4 de los linfocitos T citotóxicos[26]			
Abatacept, belatacept	Proteínas de fusión constituidas por los fragmentos Fc de IgG1 humana conectados con el dominio extracelular de CTLA-4, que bloquean la coestimulación por los linfocitos T, lo que inhibe su activación	AR, prevención del rechazo del injerto	Riesgo de infección menos claro cuando se usa como monoterapia; se reportan infecciones cuando se combina con otros inmunosupresores para la artritis reumatoide. Se reporta TLPPT con belatacept
Agentes depletores de los linfocitos B[28]			
Rituximab	Anticuerpo monoclonal murino humano quimérico frente a CD20, una proteína transmembrana en los linfocitos B maduros y premaduros, pero no en las células plasmáticas. Los efectos duran 6-9 meses	Diversas neoplasias hematológicas, terapia de inducción y tratamiento de EICH, AR, citopenias mediadas por el sistema inmunitario, citopenias, lupus, nefritis, TLPPT, GPA	Con la monoterapia, las principales preocupaciones son la reactivación del VHB y LMP. La neumocistitis es una preocupación cuando se usa como R-CHOP. Otras infecciones (bacterianas graves, VHS, VVZ, CMV, parvovirus, VHC) ocurren cuando se usa en pacientes con neoplasia hematológica con citopenias prolongadas y/o hipogammaglobulinemia o receptores de TOS junto con otros inmunosupresores
90Y-ibritumomab	Anticuerpo monoclonal murino radioconjugado frente a CD20	LNH	Varias infecciones bacterianas y virales debido a citopenias prolongadas y graves

(Continúa)

TABLA 14-4	INFECCIONES EN RECEPTORES DE AGENTES BIOLÓGICOS (CONTINÚA)		
Fármaco	**Mecanismo de inmunomodulación**	**Indicaciones**	**Riesgo de infección, observaciones**
Inhibidores del factor de necrosis tumoral (TNF)-α[27]			
Adalimumab	Anticuerpo monoclonal humano frente a TNF-α; previene la diferenciación de los monocitos en macrófagos, la activación macrófaga y el reclutamiento de neutrófilos y macrófagos para la formación de granuloma	AR, EA, EII, psoriasis en placas, uveítis, hidradenitis supurativa, pioderma gangrenosa	Infecciones granulomatosas (riesgo de TB, en especial de enfermedad diseminada y extrapulmonar 2-12 veces más que el placebo, histoplasmosis, coccidioidomicosis) Otras: neumonía bacteriana, *Candida*, *Toxoplasma*, *Nocardia*, CMV, VVZ
Infliximab	Anticuerpo monoclonal murino quimérico humano frente a TNF-α, compuesto de IgG1 humana de región constante, fusionada a la región murina variable	RA, EA, EII, psoriasis en placas	Infecciones granulomatosas, (riesgo de TB, en especial enfermedad diseminada y extrapulmonar 2-12 veces más que el placebo, otras micobacterias, histoplasmosis, coccidioidomicosis, criptococosis) Virus: reactivación de CMV, VVZ y VHB Otros: sepsis bacteriana, *Listeria*, *Toxoplasma*, *Brucella*, *Bartonella*, *Leishmania*, *Candida*, mohos
Etarnecept	Receptor del TNF-α soluble compuesto de dos dominios extracelulares del receptor 2 de TNF fusionado al fragmento Fc de la IgG1 humana; se liga tanto con TNF como con citoquinas relacionadas	AR, EZ, psoriasis en placa, EICH aguda	Menor riesgo de infecciones granulomatosas que otros inhibidores de TNF-α; tiempo más largo al inicio de TB y menor riesgo de enfermedad diseminada y extrapulmonar. Ocurren otras infecciones cuando se usa en combinación (p. ej., con anakinra, el antagonista del receptor de IL-1)

TABLA 14-4	INFECCIONES EN RECEPTORES DE AGENTES BIOLÓGICOS (CONTINÚA)		
Fármaco	Mecanismo de inmunomodulación	Indicaciones	Riesgo de infección, observaciones
Certolixumab pegol	Fragmento Fab humanizado pegilado contra TNF-α	AR, EA, EII, artritis psoriásica	Tuberculosis (riesgo 8.5-12.2 veces que con placebo); otras infecciones micóticas y virales como para otros agentes en este grupo; infecciones por otros mohos; también se han reportado *Legionella* y *Pneumocystis*
Antagonistas de las integrinas			
Natalizumab	Anticuerpo monoclonal contra la subunidad de integrina α4; limita la adhesión y transmigración de los leucocitos	Esclerosis múltiple, EII	LMP, VHS, VVZ
Vedolizumab	Anticuerpo monoclonal contra la integrina α4β7; bloquea la migración de los linfocitos T de memoria a través del endotelio y al interior del tejido parenquimal	EII	Infecciones respiratorias y GI; absceso anal, septicemia, TB, *Listeria*, *Giardia*, CMV; LMP

AR, artritis reumatoide; CMV, citomegalovirus; CTLA, antígeno contra el linfocito T citotóxico; EA, espondilitis anquilosante; EICH, enfermedad injerto contra huésped; EII, enfermedad intestinal inflamatoria; GPA, granulomatosis con poliangitis; IL, interleucina; LMP, leucoencefalopatía multifocal progresiva; LNH, linfoma no Hodgkin; NK, asesinas naturales; R-CHOP, rituximab, ciclofosfamida, hidroxidaunorubicina, oncrovin (vincristina) y prednisona; TB, tuberculosis; TCMH, trasplante de células madre hematopoyéticas; TLPPT, trastorno linfoproliferativo postrasplante; TNF, factor de necrosis tumoral; TOS, trasplante de órgano sólido; VEB, virus del Epstein-Barr; VHB, virus de la hepatitis B; VHH-6M virus del herpes humano-6; VHS, virus del herpes simple; VSR, virus sincitial respiratorio; VVZ virus de la varicela-zóster.

REFERENCIAS

1. Freifeld AG, Bow EJ, Sepkowitz KA, et al. Clinical practice guideline for the use of antimicrobial agents in neutropenic patients with cancer : 2010 update by the Infectious Diseases Society of America. *Clin Infect Dis.* 2011;52(4):e56-e93.
2. van Kraaij MGJ, Dekker AW, Verdonck LF, et al. Infectious gastro-enteritis: an uncommon cause of diarrhoea in adult allogeneic and autologous stem cell transplant recipients. *Bone Marrow Transplant.* 2000;26(3):299-303.
3. Tomblyn M, Chiller T, Einsele H, et al. Guidelines for preventing infectious complications among hematopoietic cell transplantation recipients: a global perspective. *Biol Blood Marrow Transplant.* 2009;15(10):1143-1238.

4. Shah DP, Ghantoji SS, Mulanovich VE, Ariza-Heredia EJ, Chemaly RF. Management of respiratory viral infections in hematopoietic cell transplant recipients. *Am J Blood Res.* 2012;2(4):203-218.

5. Kontoyiannis DP, Marr KA, Park BJ, et al. Prospective surveillance for invasive fungal infections in hematopoietic stem cell transplant recipients, 2001–2006: overview of the Transplant-Associated Infection Surveillance Network (TRANSNET) Database. *Clin Infect Dis.* 2010;50(8):1091-1100.

6. Fleming S, Yannakou CK, Haeusler GM, et al. Consensus guidelines for antifungal prophylaxis in haematological malignancy and haemopoietic stem cell transplantation, 2014. *Intern Med J.* 2014;44(12):1283-1297.

7. Patterson TF, Thompson GR, Denning DW, et al. Practice guidelines for the diagnosis and management of aspergillosis: 2016 update by the Infectious Diseases Society of America. *Clin Infect Dis.* 2016;63(4):e1-e60.

8. Tacke D, Buchheidt D, Karthaus M, et al. Primary prophylaxis of invasive fungal infections in patients with haematologic malignancies. 2014 Update of the recommendations of the Infectious Diseases Working Party of the German Society for Haematology and Oncology. *Ann Hematol.* 2014;93(9):1449-1456.

9. Pappas PG, Kauffman CA, Andes DR, et al. Clinical practice guideline for the management of candidiasis: 2016 update by the Infectious Diseases Society of America. *Clin Infect Dis.* 2016;62(4):e1-e50.

10. Cornely OA, Arikan-Akdagli S, Dannaoui E, et al. ESCMID and ECMM joint clinical guidelines for the diagnosis and management of mucormycosis 2013. *Clin Microbiol Infect.* 2014;20(S3):5-26.

11. Pergam SA, Limaye AP. Varicella zoster virus in solid organ transplantation. *Am J Transplant.* 2013;13(suppl 4):138-143.

12. Tortorano AM, Richardson M, Roilides E, et al. ESCMID and ECMM joint guidelines on diagnosis and management of hyalohyphomycosis: Fusarium spp., Scedosporium spp. and others. *Clin Microbiol Infect.* 2014;20(S3):27-46.

13. Wilck MB, Zuckerman RA. Herpes simplex virus in solid organ transplantation. *Am J Transplant.* 2013;13(suppl 4):121-127.

14. Razonable RR, Humar A. Cytomegalovirus in solid organ transplantation. *Am J Transplant.* 2013;13(suppl 4):93-106.

15. Allen UD, Preiksaitis JK. Epstein-barr virus and posttransplant lymphoproliferative disorder in solid organ transplantation. *Am J Transplant.* 2013;13(suppl 4):107-120.

16. Hirsch HH, Randhawa P. BK polyomavirus in solid organ transplantation. *Am J Transplant.* 2013;13(suppl 4):179-188.

17. Chung RT, Ghany MG, Kim AY, et al. Hepatitis C guidance 2018 update: AASLD-IDSA recommendations for testing, managing, and treating hepatitis C virus infection. *Clin Infect Dis.* 2018;67(10):1477-1492.

18. Sepkowitz KA. Opportunistic infections in patients with and patients without Acquired Immunodeficiency Syndrome. *Clin Infect Dis.* 2002;34(8):1098-1107.

19. Moon SM, Kim T, Sung H, et al. Outcomes of moderate-to-severe Pneumocystis pneumonia treated with adjunctive steroid in non-HIV-infected patients. *Antimicrob Agents Chemother.* 2011;55(10):4613-4618.

20. Clark NM, Reid GE. Nocardia infections in solid organ transplantation. *Am J Transplant.* 2013;13(suppl 4):83-92.

21. Singh NM, Husain S. Aspergillosis in solid organ transplantation. *Am J Transplant.* 2013;13(suppl 4):228-241.

22. Baddley JW, Forrest GN. Cryptococcosis in solid organ transplantation. *Am J Transplant.* 2013;13(suppl 4):242-249.

23. Miller R, Assi M. Endemic fungal infections in solid organ transplantation. *Am J Transplant.* 2013;13(suppl 4):250-261.

24. Silveira FP, Kusne S. Candida infections in solid organ transplantation. *Am J Transplant.* 2013;13(suppl 4):220-227.

25. Schwartz BS, Mawhorter SD. Parasitic infections in solid organ transplantation. *Am J Transplant.* 2013;13(suppl 4):280-303.

26. Issa NC, Fishman JA. Infectious complications of antilymphocyte therapies in solid organ transplantation. *Clin Infect Dis.* 2009;48(6):772-786.

27. Salvana EMT, Salata RA. Infectious complications associated with monoclonal antibodies and related small molecules. *Clin Microbiol Rev.* 2009;22(2):274-290.

28. Gea-Banacloche JC. Rituximab-associated infections. *Semin Hematol.* 2010;47(2):187-198.

Micosis dimórficas

15

Krunal Raval y Andrej Spec

INTRODUCCIÓN

- Los hongos dimórficos pertenecen a un grupo que crece en forma de moho a temperatura ambiente y de levadura (o esférulas en la coccidioidomicosis) a temperatura corporal.
- La coccidioidomicosis no es un verdadero hongo dimórfico, porque forma esférulas, no levadura, a temperatura corporal; sin embargo, debido a similitudes abrumadoras, a menudo se discute en el contexto y se trata como una micosis endémica.
- La mayoría de las micosis dimórficas también es endémica (*Blastomyces dermatitidis, Coccidioides* spp., *Histoplasma capsulatum, Paracoccidioides brasiliensis* y *Talaromyces marneffei*) debido a un nicho ambiental específico que limita su distribución.
- Aunque las micosis endémicas pueden causar enfermedad en individuos sanos, los pacientes inmunodeprimidos son los que tienen un mayor riesgo de desarrollar enfermedad grave o diseminada.
- Estas infecciones se caracterizan por largos periodos de latencia. La enfermedad clínica puede presentarse hasta 30 años después de la exposición. Por lo tanto, la enfermedad puede identificarse en pacientes que se han alejado de una región endémica.
- El diagnóstico final de infección por micosis endémica se realiza al cultivar el organismo. Como no hay un factor comensal en el ciclo de vida de las micosis endémicas, los cultivos representan una infección. Sin embargo, la sensibilidad de los cultivos es baja y las tasas de crecimiento son lentas. Pruebas antígenas y de serologías específicas se han creado para mejorar el diagnóstico.
- Los patógenos específicos que se tratan en este capítulo son *B. dermatitidis, Coccidioides* spp., *H. capsulatum, P. brasiliensis* y *Sporothrix schenckii, Emmonsia crescens, T. marneffei.*
- Las infecciones producidas por *Candida* spp., *Aspergillus* spp., *Cryptococcus* spp., dermatofitos y mohos invasivos se analizan en los capítulos 13 y 14.

Blastomicosis

PRINCIPIOS GENERALES

- *B. dermatitidis* es un hongo dimorfo endémico a Norteamérica. Incluye los estados del sureste, oeste medio y sur central de E.U. que bordean las cuencas de los ríos Ohio y Mississippi, y las provincias canadienses que rodean los Grandes Lagos, así como los ríos St. Lawrence y Nelson.
- Se cree que su principal hábitat es la tierra y madera en descomposición; la evidencia es débil.
- La vía de entrada habitual es la inhalación de los conidios en forma de moho. Con menor frecuencia, puede inocularse de manera directa mediante punción de la piel. Tras inhalarse, el organismo cambia a la forma de levadura y se multiplica mediante gemación. Después, la infección se disemina por vía hematógena y afecta a otros órganos y tejidos.
- La infección por *B. dermatitidis* no parece ser mucho más frecuente en inmunodeprimidos que en personas inmunocompetentes; sin embargo, tiende a ser más grave y casi siempre se disemina y afecta al sistema nervioso central (SNC) en los primeros. La mortalidad también parece ser más alta.
- Al pensar en blastomicosis, recordar gemación de base amplia, aliento (neumonía), cerebro, hueso, cubierta corporal (piel).

DIAGNÓSTICO

Presentación clínica

- *B. dermatitidis* **suele producir neumonía.** La infección inicial va desde un cuadro asintomático a neumonía autolimitada (aguda o crónica), a infección grave con posible diseminación de la enfermedad o, bien, como un síndrome de insuficiencia respiratoria aguda (SIRA). La radiografía de tórax puede revelar un infiltrado lobular y a menudo presenta una lesión similar a una masa o lesión cavitaria. Las presentaciones atípicas suelen confundirse con cáncer pulmonar, tuberculosis u otras infecciones por hongos.
- La blastomicosis se puede presentar como un SIRA adquirido en la comunidad, que suele ocurrir cuando un nódulo linfático peritraqueal asintomático se erosiona en las vías aéreas y drena hacia los pulmones, lo que provoca una abrumadora respuesta inmunitaria.
- Las **lesiones cutáneas** son la segunda manifestación más frecuente de la blastomicosis. Las lesiones cutáneas típicas son pápulas o nódulos indoloros bien delimitados, pero su aspecto puede variar. En general, se producen después de la infección pulmonar subclínica con diseminación hematógena. En raras ocasiones la infección aparece como consecuencia de la inoculación directa a través de roturas en la piel.
- La osteomielitis es la tercera manifestación más común de la blastomicosis. Puede desarrollarse una artritis séptica por extensión directa de la osteomielitis.
- La cuarta manifestación más común es el compromiso del SNC, incluido el absceso cerebral, y puede ser devastadora.
- Otras manifestaciones incluyen prostatitis y epidídimo-orquitis en los hombres. Las infecciones ocular, oral o laríngea pueden ocurrir, pero son raras.

Pruebas diagnósticas[1]

- **Los cultivos microbiológicos pueden tardar varias semanas en crecer.**
- Es posible un diagnóstico rápido al **visualizar el organismo en una muestra de tejido o clínica.** Los organismos se pueden identificar a partir de muestras de esputo o pus con un frotis húmedo teñido con KOH, seguido de una tinción con plata metenamina de Gomori (PMG) o una con ácido peryódico de Schiff (PAS).
- A menudo se identifica a *B. dermatitidis* por su morfología clásica, descrita como una **levadura en gemación con una base amplia**.
- La blastomicosis es la causa más común de hiperplasia seudoepiteliomatosa en patología, y a menudo se confunde con un carcinoma de células escamosas. En estos casos, las tinciones PMG y PAS por lo común son positivas.
- Existen pruebas serológicas para medir anticuerpos; sin embargo, no son sensibles ni específicas y se producen reactividades cruzadas con otros hongos.
- Los inmunoensayos enzimáticos que miden el anticuerpo frente al antígeno A de *B. dermatitis* son un tanto específicos, pero su sensibilidad es de sólo 28 a 64% y más baja en individuos inmunodeprimidos.
- La prueba antigénica es más sensible que las serológicas disponibles, pero se producen reacciones cruzadas con otros hongos, sobre todo *H. capsulatum*. Debido a la distribución geográfica superpuesta, y la presentación y tratamiento similares, el antígeno para *Histoplasma* en orina suele usarse para las pruebas para infección por *B. dermatitis* y *H. capsulatum*.

TRATAMIENTO[1]

- Para neumonía de gravedad moderada a intensa, enfermedad diseminada grave, afectación del SNC o afectación de inmunodeprimidos, el tratamiento inicial es una **formulación liposomal de anfotericina B,** 5 mg/kg i.v. diarios (tabla 51).[1] Tras observar mejoría clínica, cambiar por itraconazol oral.

TABLA 15-1 TRATAMIENTO DE LA BLASTOMICOSIS			
Manifestación	**Tratamiento**	**Duración**	**Observaciones**
Enfermedad no meníngea; enfermedad leve a moderada; inmunocompetentes	Itraconazol, 200 mg cada 8 h × 3 días, seguidos de itraconazol, 200-400 mg/día v.o.	6-12 meses	Se deben controlar las concentraciones de itraconazol
Meningitis; diseminación aguda; enfermedad grave; inmunodeprimidos	Formulación liposomal de anfotericina B, 3-5 (mg/kg)/día i.v. hasta mejoría clínica. Después, itraconazol, 200 mg cada 8 h × 3 días, seguidos de una o dos dosis diarias	6-12 meses	Se debe valorar la supresión de por vida en inmunodeprimidos

Adaptado de Chapman SW, Dismukes WE, Proia LA, et al. Clinical practice guidelines for the management of blastomycosis: 2008 update by the Infectious Diseases Society of America. *Clin Infect Dis.* 2008;46:1801-1812.

- Las infecciones menos graves pueden tratarse con suspensión de **itraconazol** oral, 200 mg cada 8 horas durante 3 días, seguida de una o dos dosis diarias por 6-12 meses.
- Los comprimidos de itraconazol pueden sustituir a la suspensión; se toleran mejor, porque la suspensión se asocia con mal sabor y una tasa aumentada de diarrea, pero la absorción es menos confiable.
- Dada la absorción inconstante de ambas formulaciones, se deben vigilar las concentraciones de itraconazol. La suspensión se prefiere para pacientes con enfermedad grave, antecedentes de mala absorción de medicamentos orales o que toman antiácidos.
- Puede estar indicada la supresión de por vida en pacientes inmunodeprimidos si no es posible revertir, o al menos reducir, la inmunosupresión.
- Los nuevos antimicóticos tipo azol, posaconazol y voriconazol, tienen actividad tanto *in vitro* como *in vivo* frente a *B. dermatitidis*, aunque existe menos experiencia clínica de uso. Deben emplearse sólo en casos de intolerancia al itraconazol; es preciso realizar más estudios sobre este aspecto.
- Las equinocandinas (p. ej., caspofungina, anidulafungina y micafungina) muestran una actividad variable y no se deben emplear en las infecciones por *B. dermatitidis*.

Coccidioidomicosis

PRINCIPIOS GENERALES

Epidemiología

- Las *Coccidioides* spp. son hongos dimorfos endémicos de la arena de los desiertos del suroeste de Estados Unidos, el norte de México y partes de Latinoamérica. Sin embargo, hay una creciente evidencia de diseminación a nuevas áreas debido al calentamiento global.
- Se han identificado dos especies, *Coccidioides immitis* y *Coccidioides posadasii*. Son los agentes causales de la "**fiebre del valle**".

- *Coccidioides* spp. existe en forma de micelios o como esférulas únicas. La infección se produce por inhalación de los artroconidios de la forma micelial. A nivel pulmonar, los artroconidios se transforman en esférulas, que forman las endosporas internas. Cuando se rompen, se produce la liberación de cientos de endosporas, y cada una puede madurar a hongos viables.
- La época de mayor incidencia de la infección es después de la estación de lluvias, durante la cual las especies de *Coccidioides* proliferan y aumentan su biomasa de forma significativa. Cuando el suelo se seca crece la producción de artroconidios, y las tormentas de arena y polvo los recogen y propician la diseminación.
- La incidencia de infección ha aumentado en últimas décadas por el incremento de la población en las ciudades del suroeste americano. Se han reportado brotes asociados con la movilización del terreno, como sucede en excavaciones, terremotos o tormentas de arena.
- La enfermedad extrapulmonar se produce por diseminación hematógena. Se han reportado algunos casos de inoculación cutánea, aunque son bastante raros; las infecciones cutáneas casi siempre representan una enfermedad diseminada.

DIAGNÓSTICO[2]

Manifestaciones clínicas

- La mayoría de las exposiciones a *Coccidioides* cursa de modo subclínico. Algunos pacientes desarrollan una infección pulmonar, que no se distingue de una neumonía adquirida en la comunidad. Esto puede asociarse con fiebres, eritema nudoso, cefalea y poliartralgias migratorias. Esto no representa una verdadera diseminación de la enfermedad y se relaciona con una deposición del complejo inmunitario. Por lo general, la neumonía difusa afecta a pacientes inmunodeprimidos o cuando el inóculo infeccioso es grande. La neumonía difusa suele indicar presencia de fungemia.
- Alrededor de 4% de las infecciones pulmonares secundarias a *Coccidioides* se vincula con la formación de nódulos o cavidades pulmonares. Con frecuencia no se asocian con síntomas, pero pueden resultar indistinguibles de los cánceres de pulmón y otras infecciones, como tuberculosis. Las cavidades se pueden romper y ocasionar un hidroneumotórax. Estos nódulos pueden persistir aun después del tratamiento, y no representan un fracaso del mismo, a menos que comiencen a aumentar de tamaño, sean positivos en los cultivos o presenten títulos serológicos crecientes.
- La neumonía fibrocavitaria crónica se caracteriza por cavitación pulmonar y fibrosis intersticial. Es más frecuente en diabéticos y pacientes con una neumopatía de base.
- La enfermedad extrapulmonar o diseminada es rara, pero se ve con mayor frecuencia en determinado grupos étnicos. Las personas de origen filipino o africano parecen tener un riesgo de enfermedad diseminada que es varias veces más alto que en la población caucásica. Por lo regular, la enfermedad extrapulmonar no se asocia con ningún síntoma pulmonar y la radiografía de tórax puede ser normal. Las ubicaciones más frecuentes de la enfermedad extrapulmonar son la piel, los huesos y las articulaciones.
- La manifestación más grave de la coccidioidomicosis es la meningitis, que casi siempre es mortal sin tratamiento. Las complicaciones de la meningitis por *Coccidioides* son las vasculitis del SNC y la hidrocefalia.

Pruebas diagnósticas

- Los cultivos suelen crecer a los 5-7 días de incubación en condiciones anaerobias. Cuando el crecimiento resulte evidente, las muestras sólo deben manejarse en una cabina de contención biológica adecuada, dado que la forma micelial es muy contagiosa.
- *Coccidioides* spp. también se puede identificar con **visualización directa de los organismos en muestras clínicas**. No se han reportado casos de transmisión entre personas fuera de la donación de órganos, y es posible manejar las muestras sin precauciones específicas. Secreciones respiratorias y esputo se pueden teñir con KOH o blanco calcoflúor. Los organismos se pueden identificar en el tejido teñido con hematoxilina y eosina (H&E), PMG o PAS.

- A diferencia de la blastomicosis, las **pruebas serológicas para** *Coccidioides* **spp. son sensibles y específicas**. Las pruebas de aglutinación con látex y la fijación de complemento son pruebas de detección útiles. Títulos de fijación de complemento superiores a 1:16 pueden indicar enfermedad diseminada.
- Los hallazgos del líquido cefalorraquídeo (LCR) en la meningitis por *Coccidioides* son parecidos a los de la meningitis bacteriana, pero pueden exhibir predominancia linfocítica y altas concentraciones de proteína (> 1 g). Los cultivos del LCR suelen ser negativos para *Coccidioides,* así que se debe mantener un elevado índice de sospecha y confirmarlo con pruebas serológicas.

TRATAMIENTO[2]

- El tratamiento de la infección pulmonar aguda resulta controvertido. Algunos expertos defienden tratar a todos los pacientes sintomáticos, mientras que otros abogan por la vigilancia expectante en quienes sigan sanos. Los pacientes inmunodeprimidos, las gestantes, aquéllos muy enfermos y los que tienen diabetes, cardiopatía o neumopatía deben recibir tratamiento. El tratamiento de elección inicial es una **formulación liposomal de anfotericina B** (tabla 15-2). Tras éste se puede continuar el tratamiento con un antimicótico tipo azol oral por al menos 12 meses. Los antimicóticos azoles de uso más común para la infección por *Coccidioides* son fluconazol e itraconazol.
- Los nódulos o cavidades pulmonares asintomáticos tal vez no necesiten tratamiento con antimicóticos. Los pacientes con síntomas como dolor, sobreinfección y hemoptisis pueden beneficiarse con el tratamiento, aunque pueden recaer cuando éste se interrumpe.
- Cuando los síntomas son graves o se produce la rotura de una cavidad, podría necesitarse la valoración quirúrgica con toracotomía, lobulectomía y decorticación.
- La neumonía fibrocavitaria crónica necesita tratamiento con un azol oral durante al menos 1 año. Si el paciente no mejora con azoles, el tratamiento alternativo es anfotericina B.

TABLA 15-2	TRATAMIENTO DE LA COCCIDIOIDOMICOSIS		
Manifestación	**Tratamiento**	**Duración**	**Observaciones**
Enfermedad no meníngea	Itraconazol, 200 mg v.o. cada 12 h, o fluconazol, 400 mg v.o. diarios	12 meses Supresión de por vida si diseminada	Controlar los títulos séricos tras el tratamiento; su aumento sugiere recaída
Meningitis	Fluconazol, 400-800 mg i.v./v.o. cada 24 h. Se puede añadir anfotericina B intratecal, 0.1-1.5 mg diarios a semanales en casos de afectación meníngea grave	Se recomienda supresión de por vida	Para los nódulos pulmonares y la enfermedad cavitada asintomática no está indicado tratamiento. Plantear cirugía si la enfermedad cavitada persiste > 2 años, progresa > 1 año o se localiza cerca de la pleura
Neumonía cavitada crónica	Fluconazol, 400 mg v.o. diarios, o itraconazol, 200 mg v.o. cada 12 h	12 meses	La anfotericina B es una alternativa El objetivo es una concentración de itraconazol sérico > 1 µg/mL

- La meningitis por *Coccidioides* se trata con fluconazol en dosis ≥ 400 mg. Algunos expertos proponen combinarlo con anfotericina B intratecal como tratamiento inicial en casos graves. La anfotericina liposomal se ha usado con éxito para tratamiento de rescate, a pesar de que la formulación de desoxicolato es inferior a fluconazol. El fluconazol se debe mantener de por vida, si se tolera, ya que la tasa de recaída es de 78% tras suspenderlo. La hidrocefalia casi siempre necesita una derivación para descompresión, que a su vez requiere múltiples revisiones.
- Los nuevos antimicóticos isavuconazol, voriconazol y posaconazol y las equinocandinas prometen como tratamiento de la infección por *Coccidioides*, aunque se necesitan más estudios.

Histoplasmosis

PRINCIPIOS GENERALES

- *H. capsulatum* es un hongo dimorfo que crece en el suelo. Es endémico en varias regiones de América del Norte y América del Sur, además de otras de Asia y África. En Estados Unidos se encuentra sobre todo en los valles de los ríos Mississippi y Ohio. *Histoplasma* es más abundante en terrenos contaminados por excrementos de palomas o murciélagos, dado que éstos aceleran la esporulación.
- La entrada al cuerpo es por inhalación de los microconidios. En los alveolos, éstos son fagocitados por los macrófagos y neutrófilos, a través de los que se disemina, en primer lugar, a los ganglios mediastínicos e hiliares y luego al sistema reticuloendotelial.
- **La infección es bastante común en regiones endémicas y la mayoría de los habitantes de éstas se ha expuesto al organismo cuando llega a la edad adulta.** Puede aparecer enfermedad en cualquier persona, pero los inmunodeprimidos tienen un riesgo mucho más elevado de sufrir formas diseminadas o graves de la enfermedad.

DIAGNÓSTICO[3]

Manifestaciones clínicas

- La **neumonía es la manifestación más frecuente** de infección por *H. capsulatum*. Los pacientes suelen estar asintomáticos o sufren una infección leve subclínica. Aquellos que se exponen a un inóculo masivo de *H. capsulatum* o están inmunodeprimidos pueden presentar una neumonía grave o con riesgo de muerte.
- Las complicaciones de la histoplasmosis pulmonar son pericarditis, linfadenitis mediastínica, granulomas mediastínicos, fibrosis mediastínica, artralgias, eritema nudoso y eritema multiforme.
- También existen histoplasmosis crónica y cavitada pulmonar, sobre todo en ancianos y personas con una bronconeumopatía crónica de base, como el enfisema.
- La **histoplasmosis diseminada progresiva** (HDP) puede afectar a cualquier persona, pero es más común en inmunodeprimidos, como aquéllos con sida o algún tumor hematológico, receptores de trasplantes de órganos y los tratados con fármacos frente al factor de necrosis tumoral α.
- La enfermedad diseminada deriva de la siembra hematógena de los organismos y puede afectar casi cualquier órgano, pero es más común en sistema GI, piel, cerebro, glándulas suprarrenales y huesos.
- Los signos y síntomas son fiebre, escalofríos, pérdida de peso, disnea, dolor abdominal, diarrea, hipotensión, SIRA, anemia, trombocitopenia, hepatoesplenomegalia, aumento de las enzimas hepáticas, coagulación intravascular diseminada, crisis addisonianas o meningitis.
- Se describen formas agudas, subagudas y crónicas de la HDP, que se diferencian en función de la gravedad decreciente y la progresiva duración de los síntomas.
- Las pruebas de laboratorio que pueden sugerir una histoplasmosis diseminada incluyen elevación en las concentraciones de LDH, ferritina, fosfatasa alcalina y una razón alta AST a ALT.

Pruebas diagnósticas

- Los cultivos pueden tardar varias semanas en crecer. En la enfermedad diseminada es frecuente cultivar el organismo a partir de muestras de sangre o médula ósea. *H. capsulatum* es la micosis endémica de crecimiento más lento.
- Es posible el diagnóstico rápido al **visualizar el organismo en una muestra de tejido o clínica**. Los organismos se pueden identificar en las muestras de tejido teñidas con PMG o PAS para hongos. A diferencia de *Blastomyces*, los organismos, en general, no se identifican con estudio directo de una muestra de esputo o líquido de LBA. Es posible detectar los organismos en un frotis de sangre periférica teñida con Wright-Giemsa hasta el 40% de los casos de HDP.
- La detección de antígenos es una herramienta útil para diagnosticar la histoplasmosis. El antígeno se concentra en la orina y **su detección en la orina** resulta más sensible que en el suero. El antígeno urinario se detecta en más de 90% de los casos de HDP, pero no es tan sensible para la enfermedad pulmonar. Los títulos de antígeno de *Histoplasma* en orina permiten vigilar el tratamiento.
- Se dispone de pruebas serológicas para detectar anticuerpos frente a *H. capsulatum*. Un incremento al cuádruple de los títulos de anticuerpos determinados por fijación de complemento en la fase aguda y la convalecencia resulta útil para el diagnóstico retrospectivo de la histoplasmosis pulmonar aguda. La serología no es tan útil para diagnosticar la enfermedad crónica o diseminada.

TRATAMIENTO[4]

- La inmensa mayoría de pacientes con **histoplasmosis pulmonar aguda** leve a moderada no necesita tratamiento. En las infecciones persistentes (síntomas > 1 mes de duración) se puede administrar **itraconazol** oral, 200 mg cada 8 horas por 3 días, seguido de la misma dosis cada 12 horas durante 6-12 semanas. Una alternativa son las **formulaciones de anfotericina B liposomal** intravenosas para la enfermedad más grave, como aquella con hipoxia. La tabla 15-3 resume las recomendaciones terapéuticas.
- En general no está indicado el tratamiento antimicótico para la linfadenitis hiliar o mediastínica asintomática, los granulomas, los histoplasmomas, la pericarditis o las artralgias asociadas con la infección aguda. Si existen síntomas, el tratamiento será el mismo que para la histoplasmosis pulmonar aguda. Puede estar indicada la cirugía si las linfadenopatías, los granulomas o histoplasmomas provocan síntomas compresivos sobre las estructuras contiguas.
- La fibrosis mediastínica es una respuesta inmunitaria a una infección pasada, y por tanto no es probable que responda al tratamiento antimicótico. Puede ser necesaria una endoprótesis intravascular si se comprimen los vasos pulmonares. La cirugía debe abordarse con mucha precaución, porque existe una alta mortalidad perioperatoria. El pronóstico general es malo.
- La histoplasmosis pulmonar crónica o cavitada debe tratarse con itraconazol, 200 mg cada 8 horas por 3 días, seguido de una o dos dosis diarias durante al menos 1 año.
- La **HDP** se debe tratar al inicio con una **formulación de anfotericina B liposomal** intravenosa 35 (mg/kg)/día durante 2 semanas o hasta conseguir mejoría clínica, seguida de itraconazol, 200 mg cada 8 horas por 3 días, y luego cada 12 horas por 12 meses. En los pacientes con VIH/sida se debe mantener el itraconazol hasta un recuento de CD4 > 200 células/μL por al menos 6 meses. Plantear un tratamiento más prolongado o de por vida en pacientes inmunodeprimidos en quienes no se puede revertir o reducir la inmunosupresión.
- La **histoplasmosis del SNC** se debe tratar con **anfotericina B liposomal**, 5 (mg/kg)/día durante 46 semanas, seguida de itraconazol, 200 mg v.o. cada 12 horas por un mínimo de 6 meses. No obstante, la mortalidad es alta.
- Cuando se usa itraconazol es importante verificar las concentraciones de itraconazol sérico a fin de mantenerlas > 1 μg/mL para asegurar la absorción.
- Las artralgias, la pericarditis y el eritema nodoso se deben tratar con antiinflamatorios, como los antiinflamatorios no esteroideos o los corticosteroides.

TABLA 15-3	TRATAMIENTO DE LA HISTOPLASMOSIS		
Manifestación	**Tratamiento principal**	**Duración**	**Observaciones**
Enfermedad pulmonar aguda	Si los síntomas < 4 sem, no dar tratamiento		
	Si los síntomas persisten > 1 mes tratar con itraconazol, 200 mg cada 8 h durante 3 días y luego cada 12 h	6-12 semanas	La meta es una concentración de itraconazol sérico > 1 µg/mL
	En enfermedad grave, anfotericina B liposomal, 3-5 mg/kg/día, seguida por 2 sem con itraconazol	12-24 sem	
Diseminación aguda; enfermedad grave; inmunodeprimidos	Anfotericina B liposomal, 3-5 (mg/kg)/día durante 2 sem o hasta mejoría clínica, seguida de itraconazol, 200 mg v.o. cada 12 h	12 meses seguidos de supresión de por vida en inmunodeprimidos; si hay VIH/sida hasta recuento de CD4 > 200 células/µL por 6 meses	La meta es una concentración de itraconazol sérico > 1 µg/mL
Histoplasmosis del SNC	Anfotericina B liposomal, 5 (mg/kg)/día durante 4-6 semanas, seguida de itraconazol, 200 mg v.o. 2-3 día	Mínimo 6 meses seguidos de supresión de por vida en inmunodeprimidos	La meta es una concentración de itraconazol sérico > 1 µg/mL
Histoplasmosis pulmonar crónica o cavitada	Itraconazol, 200 mg v.o. una o dos veces diarias	Mínimo 12 meses	La meta es una concentración de itraconazol sérico > 1 µg/mL
Fibrosis mediastínica	Es probable que el tratamiento antimicótico no aporte beneficio		

Adaptado de Wheat LJ, Freifeld AG, Kleiman MB, et al. Clinical practice guidelines for the management of patients with histoplasmosis: 2007 update by the Infectious Diseases Society of America. *Clin Infect Dis.* 2007;45:807-825.
SNC, sistema nervioso central.

Paracoccidioidomicosis

PRINCIPIOS GENERALES

• *P. brasiliensis* es un hongo dimorfo por temperatura que se limita a Latinoamérica, desde México hasta América Central y América del Sur. La máxima incidencia se encuentra en Brasil, Venezuela y Colombia.

- *P. brasiliensis* **afecta de forma desproporcionada a hombres mayores de 30 años**, con una relación hombre:mujer de 15:1. Es más prevalente entre los trabajadores rurales agrícolas. Se ha registrado un descenso de la incidencia de la enfermedad a medida que las técnicas agrícolas se han industrializado.

DIAGNÓSTICO

Presentación clínica

- La enfermedad se produce por inhalación de los microconidios a los pulmones. Sólo una minoría de pacientes (< 5%) desarrolla de forma eventual la enfermedad clínica.
- La paracoccidioidomicosis aguda/subaguda (paracoccidioidomicosis juvenil) casi siempre se observa en niños, adolescentes y adultos menores de 30 años, y representa menos de 10% de los casos. Tras un periodo de latencia, debuta con diseminación de la infección en el sistema reticuloendotelial, lo que deriva en linfadenopatía, hepatoesplenomegalia y/o disfunción de la médula ósea.
- La paracoccidioidomicosis crónica representa una reactivación de la infección primaria y es mucho más frecuente en hombres adultos, con predominancia pulmonar.
- La neumonía asociada con paracoccidioidomicosis se suele diagnosticar hasta que la enfermedad ha progresado a neumopatía crónica grave con fibrosis y cambios enfisematosos.

Pruebas diagnósticas

- Los cultivos tienen baja sensibilidad y pueden tardar hasta 1 mes en crecer.
- Es posible una identificación rápida al **visualizar el organismo en una muestra clínica**, como esputo, pus o tejido. Un sencillo frotis con KOH muestra un rendimiento bastante alto. Es posible teñir los tejidos con PMG para identificar los organismos. En las muestras clínicas se describen las levaduras como pequeñas, con paredes gruesas y múltiples gemaciones, semejantes al timón de un barco.
- Las pruebas serológicas son el estudio más confiable y usado. Es 97% sensible y 100% específico. La prueba cutánea no es útil debido a su baja sensibilidad.

TRATAMIENTO[5,6]

- El tratamiento de elección para la paracoccidioidomicosis leve a moderada es itraconazol. También se puede optar por trimetoprim/sulfametoxazol (TMP/SMX). El tratamiento suele durar 6-12 meses.
- Para la enfermedad grave (shock o falla respiratoria) o infección del SNC, se recomienda la terapia inicial con anfotericina B (de preferencia liposomal si está disponible), seguida de itraconazol o TMP/SMX durante un periodo prolongado.
- Realizar pruebas serológicas antes de iniciar el tratamiento, a los 3 meses y cada 6 meses de ahí en adelante hasta completarlo.

Talaromicosis (antes denominada peniciliosis)

PRINCIPIOS GENERALES

- *T. marneffei* es un hongo dimorfo por temperatura que se encuentra en el sudeste asiático, asociado a menudo con la exposición a la rata del bambú. La enfermedad por este organismo era muy rara antes de la aparición de la epidemia del VIH/sida.
- La enfermedad por *T. marneffei* **se debe considerar en individuos inmunodeprimidos que viven o visitan una región endémica del sudeste asiático**.

- La talaromicosis suele desarrollarse en individuos inmunodeprimidos, en especial con infección por VIH (CD4 < 100 células/µL) y en otros déficits inmunitarios celulares adquiridos.
- La infección por *T. marneffei* se produce tras la inhalación de los microconidios hacia los pulmones.

DIAGNÓSTICO

Presentación clínica

- Las manifestaciones clínicas de la talaromicosis son secundarias a la diseminación hematógena. La presentación va de lesiones mucosas/cutáneas aisladas a falla respiratoria y colapso circulatorio.
- También se han asociado con la talaromicosis la afectación GI, artritis, osteomielitis y manifestaciones neurológicas, que se presentan como fiebres y estado mental alterado.
- En individuos infectados por VIH, las lesiones cutáneas pueden ser umbilicadas y confundirse con el molusco contagioso.

Pruebas diagnósticas

- *T. marneffei* tiene una apariencia muy característica en los cultivos debido a un pigmento de color rojo vivo.
- El organismo también puede identificarse en frotis o estudio histológico.
- Las pruebas serológicas no se usan mucho debido a que hay datos limitados respecto a la precisión del diagnóstico y a una disponibilidad restringida.
- La prueba del galactomanano, que se usa ante todo para detectar aspergilosis, tiene una reactividad cruzada significativa con *T. marneffei*.

TRATAMIENTO[7]

- Debido a la alta mortalidad (97%) asociada con la talaromicosis no tratada, se recomienda en gran medida un pronto tratamiento.
- Para las infecciones del SNC, el tratamiento inicial debe consistir en anfotericina B liposomal por 4-6 semanas, seguida por itraconazol por 10 semanas.
- Para las infecciones distintas a las del SNC moderadas a graves, la duración de la inducción con anfotericina B liposomal es de 2 semanas, seguida de itraconazol.
- Para los casos ligeros se recomiendan 10 semanas con itraconazol. También puede considerarse el voriconazol.
- Se recomienda la terapia de mantenimiento diaria con itraconazol en el huésped inmunodeprimido hasta la restauración de la inmunidad celular. En pacientes con VIH, la terapia de mantenimiento debe continuar hasta CD4 > 100 células/µL por al menos 6 meses.

Esporotricosis

PRINCIPIOS GENERALES

- *S. schenckii* es un hongo dimorfo que existe en forma de hifa en el ambiente y de levadura ovalada o con forma de puro a temperatura corporal. *S. schenckii* vive en el suelo y se ha aislado en todo el mundo, aunque es más frecuente en regiones tropicales o subtropicales del continente americano.
- A diferencia de otras micosis endémicas, la infección por esporotricosis suele introducirse por **inoculación directa en la piel o los tejidos blandos**. En general, esto sucede tras un traumatismo menor y contacto con la tierra o con restos vegetales en descomposición.
- La esporotricosis pulmonar es rara, pero puede producirse tras la inhalación de los microconidios. La infección pulmonar es más frecuente en pacientes con una neumopatía de base y alcohólicos.

DIAGNÓSTICO

Presentación clínica

- La esporotricosis linfocutánea es sobre todo una enfermedad cutánea. Tras la inoculación, el organismo se disemina a través de los canales linfáticos.
- La lesión primaria se produce en el lugar de inoculación. Al inicio aparece una pápula, que después se ulcera. La úlcera puede ser dolorosa o no. Tras la diseminación linfática se pueden formar nódulos, que luego se ulceran y siguen una distribución linfática.
- La **neumonía** por *S. schenckii* cursa con fiebre, sudoración nocturna, pérdida de peso, fatiga y tos. En las radiografías de tórax pueden encontrarse lesiones nodulares y cavitadas. La presentación puede recordar a una tuberculosis reactivada.
- **La osteomielitis y la artritis séptica son manifestaciones poco comunes, que suelen deberse a diseminación hematógena, y ocurren más a menudo en alcohólicos.**
- Se han descrito casos de afectación extracutánea multifocal y meningitis, pero son muy raros. La enfermedad diseminada puede ser más frecuente en los pacientes con una inmunodepresión grave, como los que sufren un sida avanzado.

Pruebas diagnósticas

- El material para cultivo puede obtenerse por la aspiración de una lesión o una biopsia de tejido. El organismo suele crecer en 1 semana a temperatura ambiente.
- El estudio histopatológico es menos confiable y tiene un rendimiento menor. El organismo se puede identificar como levaduras pequeñas ovaladas o con forma de puro con múltiples gemaciones.
- No se dispone de pruebas serológicas para la esporotricosis.

TRATAMIENTO[8]

- El tratamiento de esporotricosis cutánea o linfocutánea es con **itraconazol**, 200 mg diarios por 24 semanas después de que todas las lesiones se hayan resuelto, por lo regular 36 meses en total.
- El tratamiento de la esporotricosis osteoarticular es itraconazol, 200 mg cada 12 horas durante 12 meses. Una alternativa es emplear anfotericina B como tratamiento inicial y luego seguir con itraconazol oral.
- El tratamiento inicial de la esporotricosis pulmonar, meníngea y diseminada debe ser **anfotericina B** i.v. seguida de itraconazol por al menos 12 meses. Los pacientes con sida u otros inmunodeprimidos graves deben mantener itraconazol profiláctico hasta la recuperación inmunitaria.

Emansiosis

PRINCIPIOS GENERALES

- La emansiosis se debe a infecciones causadas por el género *Emmonsia*, un patógeno oportunista micótico dimórfico a temperatura. Consiste en tres especies, asociadas con enfermedades humanas: *E. pasteuriana*, *E. crescens* y *E. parva*.
- En Sudáfrica existen reportes de que *Emmonsia* causa infección diseminada en pacientes infectados por el VIH con bajos recuentos CD4 (por lo regular < 100 células/µL).

DIAGNÓSTICO

Manifestaciones clínicas[9]

- La emansiosis suele iniciar con fiebre, sudores nocturnos, pérdida de peso y linfadenopatía. Los hallazgos en la radiografía de tórax pueden imitar a la tuberculosis.

- Se aprecian manifestaciones dermatológicas en casi todos los casos en los individuos inmuno-deprimidos. La presentación va de pápulas eritematosas, a placas, a úlceras.
- En pacientes con VIH, las lesiones pueden ser mal diagnosticadas como sarcoma de Kaposi.

Pruebas diagnósticas

- El material para cultivo puede obtenerse por la aspiración de una lesión o una biopsia de tejido. El organismo suele crecer en 1 semana a temperatura ambiente.
- El examen histopatológico es confiable y tiene buen rendimiento. El organismo puede apreciarse como hifas hialinas septadas, de 1 a 1.2 μm de diámetro, con numerosas conidias de paredes suaves que son ovales a subglobosas.
- No se dispone de pruebas serológicas.

TRATAMIENTO

- En un estudio reciente, la mayoría de los pacientes tuvo respuestas dramáticas y rápidas al desoxicolato de anfotericina B, a una dosis de 1 mg/kg de peso corporal por día durante 14 días, seguida de una terapia de mantenimiento con itraconazol.
- En los pacientes con sida debe iniciarse la terapia antirretroviral.

REFERENCIAS

1. Chapman SW, Dismukes WE, Proia LA, et al. Clinical practice guidelines for the management of blastomycosis: 2008 update by the Infectious Diseases Society of America. *Clin Infect Dis.* 2008;46:1801-1812.
2. Galgiani JN, Ampel NM, Blair JE, et al. Coccidioidomycosis. *Clin Infect Dis.* 2005;41:1217-1223.
3. Hage CA, Ribes JA, Wengenack NL, et al. A multicenter evaluation of tests for diagnosis of histoplasmosis. *Clin Infect Dis.* 2011;53:448-454.
4. Wheat LJ, Freifeld AG, Kleiman MB, et al. Clinical practice guidelines for the management of patients with histoplasmosis: 2007 update by the Infectious Diseases Society of America. *Clin Infect Dis.* 2007;45:807-825.
5. Queiroz-Telles F, Goldani LZ, Schlamm HT, et al. An open-label comparative pilot study of oral voriconazole and itraconazole for long-term treatment of paracoccidioidomycosis. *Clin Infect Dis.* 2007;45:1462-1469.
6. Shikanai-Yasuda MA, Benard G, Higaki Y, et al. Randomized trial with itraconazole, ketoconazole and sulfadiazine in paracoccidioidomycosis. *Med Mycol.* 2002;40:411-417.
7. Kaplan JE, Benson C, Holmes KH, et al. Guidelines for prevention and treatment of opportunistic infections in HIV-infected adults and adolescents: recommendations from CDC, the National Institutes of Health, and the HIV Medicine Association of the Infectious Diseases Society of America. *MMWR Recomm Rep.* 2009;58(RR-4):1-207.
8. Kauffman CA, Bustamante B, Chapman SW, Pappas PG. Clinical practice guidelines for the management of sporotrichosis: 2007 update by the Infectious Diseases Society of America. *Clin Infect Dis.* 2007;45:1255-1265.
9. Kenyon C, Bonorchis K, Corcoran C, et al. A dimorphic fungus causing disseminated infection in South Africa. *New Engl J Med.* 2013;369(15):1416-1424.

Infecciones zoonóticas y ectoparásitos

Abigail L. Carlson y Steven J. Lawrence

16

INTRODUCCIÓN

- Las zoonosis son un grupo de más de 200 enfermedades adquiridas a partir de reservorios animales no humanos. La enfermedad humana puede ser parte ocasional del ciclo vital del patógeno responsable, o representar el episodio terminal del mismo.
- Los ectoparásitos son artrópodos que infestan la superficie exterior del huésped (p. ej., la piel o el pelo). Se alimentan de sangre y tejidos de los huéspedes a los que parasitan, lo que induce enfermedades por necrosis tisular o hipersensibilidad a las sustancias inyectadas como parte del proceso de alimentación.
- Las enfermedades zoonóticas comprenden la mayoría de las infecciones derivadas de la intersección de hábitats humanos y animales y los de los artrópodos vectores. Ello puede deberse a fenómenos naturales, el cambio climático y/o factores relacionados con el comportamiento humano, como las migraciones, la rápida urbanización y actividades recreativas u ocupacionales. Esta interacción entre humanos, animales y ambiente forma la base del modelo de enfermedad *One Health* ["Una sola salud"], que es esencial para entender estas infecciones.
- Las infecciones en humanos se producen por una diversidad de vías: contacto directo a través de roturas de la piel o mordeduras de animales, ingestión de alimentos o aguas contaminadas, inhalación o vectores artrópodos. La transmisión de humano a humano es posible para ciertas infecciones en circunstancias inusuales, como la transfusión sanguínea.
- Un elevado índice de sospecha y la conciencia sobre los factores de riesgo son importantes en el diagnóstico, ya que las pruebas de laboratorio son a menudo complejas y, en muchos casos, requieren sueros pareados. Una anamnesis idónea presta atención a viajes y lugar de residencia, ocupación y aficiones, exposición a mascotas y otros animales, exposición a artrópodos y pautas de alimentación. Las ocupaciones y actividades de alto riesgo incluyen las de trabajadores de mataderos, agricultores, veterinarios, trabajadores de tiendas de animales y cazadores.
- En esta categoría se incluyen varios microorganismos, en potencia mortales y fáciles de producir, que pueden utilizarse como agentes de bioterrorismo y causar enfermedades sustanciales en grandes poblaciones, por vías de exposición como la diseminación por aerosol.
- Los brotes relacionados con bioterrorismo deben considerarse cuando un número elevado inusual de pacientes presenta de forma simultánea síntomas respiratorios, digestivo o síndrome exantemático febril; numerosos pacientes, por lo demás sanos, presentan cuadros patológicos graves inusuales, o cuando se aísla un patógeno poco común en la región.

Heridas por mordeduras de animales y humanas

PRINCIPIOS GENERALES

- Las heridas por mordeduras son frecuentes, y la mayoría no requiere tratamiento. En Estados Unidos, los casos tratados generan, cada año, 300 000 visitas a los servicios de urgencias (SU), 10 000 hospitalizaciones (1% del total de ingresos que se originan en los SU) y unas 20 muertes.[1]
- La infección es la complicación más común de las mordeduras.
- Las **mordeduras de perro** son las de animal más frecuentes, ya que comprenden 80-90% de los casos. La mitad de las personas son mordidas en la mano. Las **mordeduras de gato** representan 5-15% del total de heridas por mordedura, y cerca de dos tercios se producen en la extremidad superior.

- La celulitis que se desarrolla en las 24 horas siguientes a una mordedura de perro o gato es **tal vez inducida por _Pasteurella multocida_**, un bacilo Gram negativo anaerobio facultativo que origina infecciones graves en tejidos blandos, huesos y articulaciones.[1]
- Las siguientes bacterias que con mayor frecuencia causan infección asociada con mordedura de perros o gatos son _Streptococcus, Staphylococcus_ (incluido SARM), _Moraxella, Corynebacterium_ y _Neisseria_. Las especies de _Capnocytophaga_ son organismos anaerobios facultativos que forman parte de la flora normal de la saliva del gato y el perro y que provocan sepsis fulminante en pacientes inmunodeprimidos o asplénicos.[1,2] Se han encontrado otros organismos causantes de infección por mordeduras de animales, y la infección polimicrobiana es frecuente.
- **Las mordeduras humanas son la tercer causa de herida por mordedura.** La microbiología de las infecciones por mordedura humana es compleja. **Ésta causa infección más a menudo que las de animales.** La mayoría es polimicrobiana e implica a anaerobios que producen β-lactamasa y son resistentes a la penicilina. _S. viridans_ es el patógeno más reportado. _S. aureus_ se refiere en hasta 40% de las heridas, y se relaciona con los intentos del paciente por autodesbridar la herida.
- La mayoría de las infecciones por **mordedura de serpiente** es causada por organismos que colonizan el tejido desvitalizado derivado del envenenamiento local. Al evaluar a un paciente con infección secundaria a mordedura de serpiente, es necesario también considerar la implicación de Gram negativos intestinales, ya que las presas de las serpientes suelen defecan en su boca mientras son ingeridas.

DIAGNÓSTICO

Presentación clínica

- Al evaluar una herida por mordedura, la anamnesis meticulosa incluye la valoración de la fuente de la mordida, el estado de vacunación antirrábica del animal, y cualquier evidencia de comportamiento rabioso, así como la historia de vacunación del paciente, con atención a la vacuna contra la rabia y el estado de inmunidad contra tétanos. Considerar la posibilidad de una herida por mordedura humana o lesión por puño cerrado al examinar una herida en las articulaciones metacarpofalángicas (MCF), porque los pacientes a menudo minimizan estas lesiones.
- Justo después de una mordedura, examinar el área en busca de hemorragia, traumatismo a estructuras vitales o lesión por aplastamiento. En ciertas heridas, la exploración cuidadosa bajo anestesia local debe evaluar el daño a vainas tendinosas, fascias, cápsula articular o hueso. Una vez estabilizada la herida, abordar las preocupaciones sobre complicaciones infecciosas.
- Las complicaciones incluyen **celulitis, tenosinovitis, formación de absceso local, artritis séptica, osteomielitis y, en ocasiones, sepsis, endocarditis, meningitis y absceso cerebral.** Los síntomas más problemáticos son fiebre, linfangitis, linfadenopatía y reducción de la amplitud de movimiento o dolor a la palpación en articulaciones, tendones y músculos próximos a la mordedura.
- Las heridas punzantes profundas, como las provocadas por las mordeduras de gato, presentan mayor probabilidad de causar abscesos anaerobios. En este tipo de mordedura puede haber una inoculación oculta de estructuras profundas, como tendones y huesos, ya que la mordedura puede ser más profunda de lo que aparenta en la lesión superficial.
- **Las mordeduras humanas** se dividen en dos categorías.
  ○ Las **heridas por mordedura oclusiva** son las que se producen cuando los dientes se cierran de modo violento y rompen la piel. La ubicación anatómica afectada varía por género: en hombres, las mordeduras humanas se suelen producir en manos, brazos y hombros, mientras que en mujeres son más frecuentes en mamas, genitales, piernas y brazos. En las mordeduras oclusivas, las complicaciones son más comunes en las manos que en cualquier otro sitio.
  ○ Las **lesiones de puño cerrado** representan el resto de las heridas por mordedura humana; éstas se producen cuando una persona golpea a otra en la boca, lo que causa una herida en la piel de la tercera articulación MCF. Se trata del tipo más grave de infección por mordedura humana, ya que la cápsula articular metacarpiana suele perforarse, y con frecuencia desarrolla artritis séptica. La celulitis, la tendinitis y, en ocasiones, la laceración nerviosa o la fractura ósea son otras posibles complicaciones de las lesiones de puño cerrado.

Pruebas diagnósticas

- Cuando los pacientes se presentan con una herida por mordedura infectada o cualquier complicación infecciosa asociada, los datos obtenidos de hemocultivos o cultivos de la herida se emplean para orientar la elección de los antimicrobianos.
- Deben obtenerse radiografías simples a fin de evaluar la retención de un cuerpo extraño o la afectación ósea/articular, en especial en mordeduras de gato u otras heridas punzantes profundas.

TRATAMIENTO

- El régimen por mordedura se centra en una intensiva limpieza, irrigación a presión con solución salina estéril, desbridamiento del tejido desvitalizado y uso antibiótico, si procede. La anestesia local ayuda a lograr una limpieza más profunda del tejido afectado.
- **El cierre de heridas abiertas ha de valorarse con detenimiento.** En general, las heridas por mordedura, sobre todo las de gato o humanas, se someten a cierre por segunda intención, a no ser que existan dudas significativas sobre el resultado estético. Las heridas por mordedura no se cierran, salvo que no presenten infección clínica, se hayan producido hace menos de 12 horas (24 horas en la cara) o se sitúen en un área estéticamente sensible. Las heridas en manos y pies no se cierran por primera intención.
- Es necesario administrar antibióticos profilácticos a todos los pacientes que presentan una mordedura que penetra la piel de mano, cara o genitales, o que se halla próxima a hueso, tendón o músculo. **Todas las lesiones de puño cerrado deben tratarse con profilaxis. En general, sucede lo mismo con las mordeduras de gato,** dado su mayor riesgo de infección por las heridas punzantes que provocan. El tratamiento profiláctico suele prolongarse por 7 días. Evaluar la necesidad de aplicar profilaxis antitetánica o antirrábica posterior a la exposición.[1]
- El **tratamiento empírico con amoxicilina más clavulanato oral** o ampicilina más sulbactam i.v. suele indicarse en heridas por mordedura infectadas. Estos fármacos son también de elección para tratamiento profiláctico. En pacientes alérgicos a la penicilina se consideran como alternativas el moxifloxacino o la doxiciclina.
- El tratamiento definitivo debe establecerse en función de los datos microbiológicos.
- También está indicada la vacuna de refuerzo contra el tétanos.
  - Si la historia de vacunación se desconoce, o el paciente ha recibido < 3 dosis de vacuna antitetánica que contiene toxoides en su vida, debe proveerse Tdap y una batería completa de vacunación. Si la herida es grande o está sucia, también se debe administrar inmunoglobulina tetánica.
  - Si el paciente ha recibido tres o más dosis de vacuna antitetánica que contiene toxoides en su vida, y han pasado > 5 años desde la última dosis (o > 10 años en heridas menores y limpias), debe dársele una dosis de refuerzo de Td o Tdap.
- La profilaxis de la **rabia** posexposición se trata en el siguiente apartado.

Rabia

PRINCIPIOS GENERALES

- Los virus de la rabia pertenecen a la familia *Rhabdoviridae*, género *Lyssavirus*, todos los cuales causan la enfermedad.[3]
- En Estados Unidos la rabia es rara, y en la mayoría de los casos reportados recientes no hubo antecedentes claros de mordedura animal o exposiciones de alto riesgo.
- **Es probable que la fuente de infección más común en Estados Unidos sean las mordeduras inadvertidas de murciélago.**[3,4]
- **La rabia es más común en los países en desarrollo, donde las mordeduras de perro son la fuente principal.**

DIAGNÓSTICO

- Tras un periodo de incubación muy variable, de días a meses (o incluso años), los pacientes presentan un pródromo de fiebre, cefalea, malestar y alteraciones de la personalidad durante cerca de 1 semana. A esta fase le sigue otra con delirio agitado, hidrofobia y convulsiones ("rabia furiosa", 80%) o síndrome meningítico con parálisis ascendente ("rabia paralítica", 20%). La evolución a coma y muerte es rápida.
- El líquido cefalorraquídeo (LCR) puede presentar pleocitosis linfocítica.
- El diagnóstico se precisa, de preferencia, mediante tinción directa con anticuerpos fluorescentes de una muestra de biopsia cutánea tomada de la nuca, por encima de la línea del pelo, por reacción en cadena de la polimerasa de tejido o saliva, o por pruebas serológicas. La sensibilidad de todas las pruebas aumenta con el tiempo tras el inicio de los síntomas.

TRATAMIENTO

- La **profilaxis de la rabia previa a la exposición** está indicada en personas de alto riesgo, como las que viajan a áreas endémicas, espeleólogos o aquellas que manipulan animales.[3] La vacunación consta de tres dosis de 1 mL administradas por vía i.m. o intradérmica en los días 0, 7 y 21 o 28. Se recomiendan dosis de refuerzo en personas que están en alguna categoría de alto riesgo.
- La **profilaxis de la rabia posterior a la exposición** debe administrarse de inmediato a cualquier persona que refiera mordedura de perro no doméstico o mordedura, arañazo o contacto con membranas mucosas de mofetas o mapaches. La profilaxis también está justificada en cualquiera que haya estado en contacto con murciélagos y no pueda descartar una mordedura. Ello incluye situaciones como encontrar un murciélago en la habitación de un bebé o en la que haya una persona dormida o incapacitada. La profilaxis no está indicada si se consigue capturar al murciélago y las pruebas para detección de rabia son negativas. A veces es necesario consultar con las autoridades de salud locales para determinar el riesgo de exposición.
  - Las mordeduras de zorros y de la mayoría de carnívoros silvestres también justifican profilaxis. Las mordeduras de roedores, liebres y ganado se consideran según cada caso, y se consulta con las autoridades de salud locales si hay preocupación sobre la posible profilaxis.
  - **En Estados Unidos no es necesario aplicar profilaxis inmediata contra la rabia, a no ser que el perro o gato muestre un comportamiento inusual o signos de hidrofobia.** Sí se recomienda establecer contacto inmediato con las autoridades sanitarias locales; el animal se someterá a observación durante unos 10 días para identificar el desarrollo de signos de rabia.[3,5]
  - La irrigación de la herida con solución jabonosa y povidona yodada disminuye el riesgo de rabia en 90%, mientras que la sutura temprana de la herida puede aumentarlo.
  - Si el paciente **no se ha vacunado contra la rabia en los últimos 3 años**, se administra inmunoglobulina contra la rabia (IGR) en dosis de 20 UI/kg; se inyecta la mayor cantidad posible en torno a la localización de la herida y el resto se administra i.m. La vacuna de la rabia se administra en el deltoides o el muslo (lejos del punto de inyección de la IGR) los días 0, 3, 7 y 14. Los pacientes inmunodeprimidos reciben una dosis adicional el día 28.
  - Si el paciente se ha vacunado contra la rabia, se administra una dosis de recuerdo sólo los días 0 y 3, sin inyección de IGR.
  - La supervivencia tras el desarrollo de la enfermedad es en extremo rara, con sólo 15 casos publicados en la literatura.[6,7] Casi todos cursaron con graves secuelas neurológicas.

ENFERMEDADES TRANSMITIDAS POR GARRAPATAS

- Diversas enfermedades humanas son transmitidas o causadas por garrapatas. Las dos familias de especies de garrapatas que pueden transmitir enfermedades humanas son *Ixodidae* (garrapatas duras) y *Argasidae* (garrapatas blandas). Todas las especies de garrapatas presentan ciclos vitales complejos, que implican progresión desde los huevos hasta el estado de larvas (también conocidas como semillas de garrapata), ninfas y adultos. Para pasar de un estado al otro, la garrapata necesita ingerir sangre. Larvas, ninfas y adultos pueden actuar como vectores de la infección mientras se alimentan sobre los mamíferos a los que parasitan, incluidos los humanos. Las garrapatas blandas sobreviven durante años en forma adulta sin alimentarse de sangre.

- El diagnóstico puede ser complejo, dado que < 50% de los pacientes diagnosticados de enfermedades transmitidas por garrapatas recuerda haber sido mordido por alguna. Así pues, es necesario mantener un elevado grado de sospecha en pacientes que viven o han viajado a áreas donde las garrapatas son endémicas y presentan síntomas compatibles durante los meses cálidos. En la mayoría de los casos, las pruebas serológicas se realizan en el contexto adecuado, en función de la presentación clínica y la información epidemiológica. Es posible la **coinfección con más de una patología inducida por garrapatas** y puede confundir la presentación clínica.
- **La intervención profiláctica más importante es prevenir las mordeduras de garrapata.** Ello comprende vestir prendas de colores claros y manga larga, recoger el extremo de los pantalones dentro de los calcetines, aplicar DEET sobre la piel y permetrina a la ropa, y efectuar una minuciosa exploración de todo el cuerpo tras exponerse a áreas infestadas de garrapatas.

Enfermedad de Lyme

PRINCIPIOS GENERALES

- En Estados Unidos, la enfermedad de Lyme es la patología transmitida por vectores más reportada, con 20 000 casos al año. La mayoría de ellos se registra entre mayo y octubre.
- Es causada por la espiroqueta *B. burgdorferi*, endémica en > 15 estados de Estados Unidos, aunque se concentra en tres focos: el nordeste, el norte del Medio Oeste (Wisconsin y Minnesota) y el oeste (California y Oregón); también es endémica en Eurasia.
- En el nordeste y norte del Medio Oeste de Estados Unidos, el principal vector es la garrapata del ciervo, *Ixodes scapularis*; en las regiones occidentales, el más habitual es la de patas negras, *Ixodes pacificus*. La infección se suele transmitir en la fase de ninfa, en la que el parásito es muy pequeño y pasa inadvertido. En la mayoría de los casos es necesaria una fijación prolongada (> 36 h) para que ocurra la transmisión de la infección. En áreas de alta prevalencia, el riesgo global de contraer la enfermedad de Lyme por mordedura de garrapata del ciervo es de 3.2%.[8,9]

Diagnóstico

PRESENTACIÓN CLÍNICA

- La enfermedad de Lyme tiene tres etapas diferentes:
  - En la **etapa localizada temprana**, la enfermedad se manifiesta con exantema (eritema migratorio, EM) en el sitio de la mordedura en 70-80% de pacientes.[10] Los sitios más comunes son muslos, ingles y axilas. El tamaño y forma finales del exantema varían mucho, aunque es característica la aparición de una mácula o pápula rojiza indolora a la palpación, que de modo gradual se expande hasta una mediana de diámetro de 15 cm. En las lesiones mayores se produce un aclaramiento central, que da lugar al característico aspecto de "ojo de buey". El exantema a menudo se acompaña de síntomas de tipo gripal y linfadenopatía regional. En ocasiones se registran cefalea y meningismo. El EM desaparece de forma espontánea en un plazo medio de 3-4 semanas (intervalo de 1-14 meses).
  - Semanas o meses tras la inoculación, múltiples lesiones cutáneas anulares similares a las del EM pueden preceder a la **infección diseminada temprana**, asociada con fiebre y síntomas sistémicos más significativos. También se observan exantema maxilar, conjuntivitis, hepatitis leve y artralgia migratoria sin artritis. Los órganos más afectados son los del sistema nervioso central (SNC) y el sistema cardiovascular.
    - La **neuroborreliosis** se da en 10-15% de pacientes no tratados con enfermedad diseminada temprana.[11] Este cuadro incluye neuritis craneal (con parálisis unilateral o bilateral de los

nervios faciales), meningitis linfocítica, mononeuritis múltiple, radiculopatía motora y sensitiva, miositis y ataxia cerebelosa. Estos síntomas presentan diversas combinaciones, son fluctuantes y se acompañan de anomalías del LCR (pleocitosis linfocítica y aumento de proteínas). Suelen mejorar en un plazo de semanas a meses, incluso en pacientes no tratados.

- La **afectación cardiaca** ocurre en 4-10% de los pacientes no tratados con enfermedad diseminada temprana.[12] La anomalía más común es el bloqueo auriculoventricular (de primer grado, de Wenckebach o cardiaco completo transitorio). En pocos casos hay afectación miocárdica difusa, congruente con miopericarditis.

- La **infección persistente tardía** afecta sobre todo articulaciones y SNC. Las manifestaciones cutáneas crónicas de la enfermedad de Lyme tardía se observan en Europa, pero no en Estados Unidos, excepto en inmigrantes. Los síntomas persistentes tardíos se desarrollan meses o años tras la enfermedad primaria no tratada y se relacionan en gran medida con la respuesta inmunitaria a las proteínas de superficie de *Borrelia*. Debido a ello, la respuesta a antibióticos varía, y a veces los síntomas persisten tras la erradicación satisfactoria del organismo con antibióticos.

  - La **artritis de Lyme** se presenta en ~ 60% de los pacientes no tratados, meses tras el inicio de la enfermedad, en un contexto de intensas respuestas inmunitarias celulares y humorales a *B. burgdorferi*.[13] Pueden experimentar ataques intermitentes de inflamación oligoarticular, con afectación de rodilla. Estos episodios duran semanas a meses, con periodos de remisión entre éstos. El recuento de leucocitos en líquido sinovial oscila de 50 000 a 110 000, con predominio de polimorfonucleares. La reacción en cadena de la polimerasa para *B. burgdorferi* es positiva en líquido o tejido sinovial. La artritis de Lyme crónica suele curarse de forma espontánea en varios años. La lesión articular permanente es rara. Debido al mimetismo molecular con las proteínas del tejido sinovial, una minoría de pacientes presenta artritis crónica persistente (≥ 1 año de inflamación articular continua), aun al aplicar un ciclo de tratamiento antibiótico y obtener una eliminación del organismo adecuados.

  - Los pacientes no tratados pueden evolucionar a **neuroborreliosis crónica**, que da lugar a polineuropatía axónica crónica, con dolor radicular vertebral o parestesias a distancia. La encefalopatía de Lyme se manifiesta con sutiles alteraciones cognitivas y trastornos en el estado de ánimo, memoria o sueño. No suele haber inflamación del LCR. A diferencia de la artritis de Lyme, la enfermedad de Lyme neurológica crónica persiste > 10 años si no es tratada.

- Un reducido subgrupo de pacientes continúa con síntomas subjetivos –con predominio de dolor musculoesquelético, fatiga y dificultades cognitivas– que definen el denominado **"síndrome pos-Lyme"**. Estos síntomas no responden a tratamiento antibiótico adicional o prolongado.

Pruebas diagnósticas

- El diagnóstico de la enfermedad de Lyme es complejo y se basa en la evaluación de una combinación de presentación clínica, epidemiología y estudios serológicos. **Aunque la patología nunca se diagnostica con base en los síntomas subjetivos, el hallazgo físico del EM en un contexto geográfico idóneo es patognomónico de enfermedad de Lyme temprana.** Pueden detectarse organismos de *Borrelia* mediante reacción en cadena de la polimerasa a partir de biopsia de tejido del EM. Los cultivos de sangre, líquido articular y LCR son poco sensibles, y no deben utilizarse.

- **Los casos sospechosos de enfermedad tardía deben corroborarse con pruebas serológicas**, ya que los hallazgos clínicos a menudo son inespecíficos. El enzimoinmunoanálisis de adsorción (ELISA) se emplea para detectar los anticuerpos IgG e IgM, seguido de confirmación por inmunotransferencia. La probabilidad previa a la prueba basada en el síndrome clínico, las consideraciones epidemiológicas y los hallazgos físicos es una consideración importante.

  - La IgM comienza a elevarse 2 semanas después de la infección y se reduce después de 2 meses. Sin embargo, la IgM no debe usarse para diagnosticar la enfermedad más allá de 1 mes de presentar síntomas, debido a una inaceptable alta tasa de falsos positivos.

  - La IgG se eleva 6-8 semanas tras la infección y se mantiene de por vida. Un título negativo de IgG descarta enfermedad tardía. El tratamiento antibiótico temprano bloquea la elevación de los títulos de anticuerpos.

- La neuroborreliosis puede confirmarse específicamente por laboratorios de referencia al constatar un cociente de anticuerpo de Lyme en LCR a anticuerpo en suero > 1. En la artritis de Lyme, la reacción en cadena de la polimerasa del líquido sinovial a menudo es positiva. No se recomienda repetir ésta como prueba de curación, ya que se puede detectar ADN de *Borrelia* incluso tras un tratamiento satisfactorio.

TRATAMIENTO

- Los pasos más importantes de la prevención son evitar la exposición a garrapatas y retirar las fijadas en la piel en un plazo de 36 horas.
- La profilaxis posexposición con una dosis única de doxiciclina, 200 mg v.o., tiene una eficacia de 87% para prevenir la enfermedad de Lyme si se da dentro de las 72 horas que siguen a la mordedura de garrapata en áreas hiperendémicas.
- El régimen oral preferido para tratar la mayoría de las etapas de la enfermedad en adultos –excluidas embarazadas– es **doxiciclina** en dosis de 100 mg v.o. cada 12 horas, en parte porque también sirve para tratar otras infecciones de potencial cotransmisión (p. ej., ehrlichiosis, anaplasmosis o fiebre maculosa de las Montañas Rocosas [FMMR]). Las alternativas son azitromicina, 500 mg v.o. al día, amoxicilina, 500 mg v.o. cada 8 horas, o cefuroxima, 500 mg v.o. cada 12 horas.
- Los regímenes parenterales preferidos son ceftriaxona, 2 g i.v. al día, o penicilina G, 3 a 4 millones de unidades cada 4 horas.
- La ruta y duración del tratamiento varían según el síndrome clínico.
  ○ **Enfermedad temprana** con EM: régimen oral durante 14 días.
  ○ **Parálisis aislada de pares craneales** sin anomalía en LCR: régimen oral por 14 días.
  ○ **Neuroborreliosis o bloqueo auriculoventricular de alto grado:** régimen parenteral durante un periodo de 14-28 días.
  ○ **Artritis tardía:** régimen oral durante 28 días. Es posible repetir una vez el régimen oral o parenteral tras completar el tratamiento en caso de artritis recidivante. La artritis crónica después del tratamiento puede requerir antiinflamatorios o sinovectomía quirúrgica.
- Tras un tratamiento antibiótico apropiado, los síntomas subjetivos crónicos del Síndrome pos-Lyme **no responden a más antibioticoterapia** en comparación con placebo. Estos pacientes deben recibir tratamiento sintomático en vez de ciclos prolongados de antibiótico.

CONSIDERACIONES ESPECIALES

- El síndrome de enfermedad de exantema asociado con garrapatas del sur (STARI, por sus siglas en inglés) se asemeja a la enfermedad de Lyme temprana y se ha relacionado con la mordedura de la garrapata estrella solitaria (*Amblyomma americanum*). En este sentido, no se ha identificado un agente causal.
- El exantema se asemeja al EM, si bien el aclaramiento central es más extenso y el síntoma más significativo es la fatiga.
- Las garrapatas estrella solitaria se distribuyen por el sur y este de Estados Unidos. Los pacientes con un síndrome compatible y exposición epidemiológica pueden tratarse con las recomendaciones formuladas para la enfermedad de Lyme, aunque su eficacia es incierta.

Fiebre maculosa de las Montañas Rocosas

PRINCIPIOS GENERALES

- La FMMR es la enfermedad causada por *rickettsias* más común en Estados Unidos. Es producida por la bacteria Gram negativa intracelular obligada *Rickettsia rickettsii*.
- La enfermedad suele manifestarse como vasculitis difusa y, sin tratarse, puede ser fulminante y mortal.

- Las áreas endémicas se sitúan al este de las Montañas Rocosas, sobre todo en Carolina del Norte y del Sur, Maryland, Oklahoma y Virginia. Los principales vectores son la garrapata de perro *(Dermacentor variabilis)* en el este, y la garrapata de madera *(Dermacentor andersoni)* en el oeste. En Estados Unidos se registran alrededor 600-1 200 casos al año, con un máximo de incidencia entre abril y septiembre, aunque en estados meridionales también se producen casos en invierno.

DIAGNÓSTICO

Presentación clínica

- La presentación puede ser inespecífica y es fácil confundirla con un síndrome viral, alergia a fármacos o meningococemia. Cerca de 60% de casos refiere antecedentes de mordedura de garrapata.[14]
- Tras una incubación de 2-14 días aparecen síntomas agudos como fiebre, malestar, mialgia, cefalea, náusea, diarrea y dolor abdominal.
- Alrededor de 2-7 días de iniciar los síntomas, comienza el exantema clásico en forma de máculas rojas que, al principio, tienen distribución centrípeta en las extremidades, incluidas palmas de las manos y plantas de los pies. A continuación, el exantema se disemina de modo central y las máculas pueden fusionarse para formar petequias o púrpura. Alrededor de 10% de los casos se presenta sin exantema clásico, en especial entre afroamericanos y ancianos.[15,16]
- Conforme la enfermedad progresa, la conjuntivitis, linfadenopatía y hepatoesplenomegalia son hallazgos comunes en la exploración física. La enfermedad grave puede incluir meningitis aséptica, insuficiencia renal, miocarditis, síndrome de dificultad respiratoria aguda e isquemia digital. Los principales grupos de riesgo para estas complicaciones son hombres, ancianos, alcohólicos y pacientes con deficiencia de glucosa-6-fosfato deshidrogenasa.

Pruebas diagnósticas

- El diagnóstico se puede establecer de forma anatomopatológica por tinción de inmunofluorescencia o reacción de cadena de la polimerasa de biopsias cutáneas.
- El diagnóstico serológico retrospectivo de FMMR requiere constatar un aumento en cuatro veces en el suero de convalecencia de los anticuerpos contra las *rickettsias*, determinado por aglutinación de látex o inmunofluorescencia.
- Los datos de laboratorio de rutina, diversos e inespecíficos, comprenden hiponatriemia, creatinina, transaminasas y bilirrubina elevadas, anemia, trombocitopenia y coagulopatía. El número de leucocitos periféricos varía mucho.

TRATAMIENTO

- En áreas altamente endémicas, considerar un umbral bajo para la instauración del tratamiento empírico, debido al elevado potencial de mortalidad rápida. La mortalidad es de 22% sin tratamiento y de 6% con un tratamiento apropiado.[17]
- **El fármaco de elección para todas las edades es doxiciclina,** 100 mg v.o. cada 12 horas por 7 días, o hasta 3 días tras la resolución de la fiebre. Doxiciclina i.v. se reserva para casos graves.[17] Este fármaco tiene la ventaja de cubrir coinfecciones transmitidas por garrapatas no reconocidas, como ehrlichiosis, anaplasmosis y enfermedad de Lyme. Cloranfenicol es una opción de segunda línea.
- Los casos pediátricos se tratan con doxiciclina, considerando el potencial de mortalidad rápida y la baja probabilidad de pigmentación de dientes con un ciclo de 7 días de este antibiótico.
- Las tetraciclinas suelen estar contraindicadas en el embarazo, aunque pueden considerarse en la FMMR grave. Otra opción para casos graves es cloranfenicol i.v. (50-100 mg/kg/día fraccionados en cuatro dosis), si bien éste se asocia con el síndrome del recién nacido gris cuando se administra en el tercer trimestre de gestación. Cloranfenicol oral (500 mg cada 6 horas) no está disponible en Estados Unidos.
- No se dispone de vacuna y no hay consenso en lo que respecta a la profilaxis posexposición de la FMMR tras una mordedura de garrapata.

Ehrlichiosis humana y anaplasmosis

PRINCIPIOS GENERALES

- La ehrlichiosis humana es una enfermedad multisistémica grave causada por bacilos Gram negativos intracelulares pequeños. La **ehrlichiosis monocítica humana (EMH)** es producida por infección de monocitos por *Ehrlichia chaffeensis*, y la **anaplasmosis granulocítica humana (AGH)** por infección de granulocitos por *Anaplasma phagocytophilum*. *Ehrlichia ewingii* es una causa inusual de ehrlichiosis, por lo general limitado a inmunodeprimidos.
- Mamíferos pequeños son los reservorios naturales de estos organismos. La distribución geográfica de las enfermedades se corresponde a la de los vectores de garrapatas. *E. chaffeensis* es transmitido por *A. americanum*, aunque también por otros vectores como *D. variabilis* (garrapata del perro). *A. phagocytophilum* es transmitido por los mismos vectores que la enfermedad de Lyme: en la costa este de Estados Unidos, *I. scapularis*, y en la costa oeste, *I. pacificus*.

DIAGNÓSTICO

Presentación clínica

- El diagnóstico definitivo es complejo y en ocasiones supone un significativo retraso. Reconocer un síndrome clínico compatible en un paciente de una región endémica durante la primavera o el verano sirve de base para instaurar el tratamiento empírico, mientras se espera la confirmación del laboratorio.
- **La EMH y la AGH son casi idénticas en su presentación clínica.** Los síntomas iniciales característicos son fiebre, cefalea grave y mialgias. A menudo se registran náusea y vómito; el dolor abdominal es raro. La tos y las artralgias también son comunes.
- La enfermedad grave, que se desarrolla sobre todo en pacientes con deterioro inmunitario, se manifiesta con alteraciones del estado mental, insuficiencia renal, respiratoria o cardiaca y/o coagulación intravascular diseminada (CID).
- En cerca de 30% de los casos de EMH se observa un exantema maculopapuloso tenue que, en cambio, es muy inusual en la AGH. Las petequias son raras, salvo que se deban a trombocitopenia o CID. El exantema es mucho más común en niños, en los que se presenta en dos tercios de las infecciones.[17]
- La hepatomegalia y la linfadenopatía son hallazgos físicos poco frecuentes.

Pruebas diagnósticas

- Es característico que el diagnóstico se establezca por reacción en cadena de la polimerasa de sangre o pruebas serológicas (un único título de anticuerpos fluorescentes indirectos > 1:256 o un aumento en cuatro veces en el suero de convalecencia tras 13 días desde el inicio de los síntomas).
- El examen de la capa leucocítica permite la observación directa de mórulas en el citoplasma de los monocitos, en EMH, o en los granulocitos, en AGH; en ambos es diagnóstica. **La observación directa de mórulas es frecuente en la AGH, no así en la EMH.** El cultivo presenta un rendimiento muy bajo.
- Los datos de laboratorio de rutina son inespecíficos y similares a los de otras enfermedades transmitidas por garrapatas. No obstante, los hallazgos característicos incluyen la leucopenia y la trombocitopenia sin anemia y las transaminasas algo elevadas; esto sugiere infección cuando los pacientes cursan con enfermedad compatible en áreas endémicas durante el verano.
- Cuando se aprecian hallazgos compatibles en la clínica y la epidemiología es adecuada, considerar la posible coinfección con otras enfermedades transmitidas por garrapatas y realizar las pruebas pertinentes.

TRATAMIENTO

- **Doxiciclina**, 100 mg v.o. o i.v. cada 12 horas, es el fármaco de elección para AGH y EMH, incluso en niños.[8,17,18] Este régimen también sirve para tratar la FMMR, que tiene una presentación similar y puede cotransmitirse por la garrapata del perro. El tratamiento debe mantenerse por 10 días o al menos 3 días después de la defervescencia, lo que sea más prolongado.
- Rifampicina y cloranfenicol son agentes de segunda línea en pacientes que no pueden recibir doxiciclina. En el embarazo, la rifampicina se usa en casos leves de ehrlichiosis; sin embargo, como en la FMMR, la doxiciclina debe considerarse de modo predominante para tratar las infecciones en potencia mortales.

Babesiosis

PRINCIPIOS GENERALES

- Infección por protozoos del género *Babesia* (sobre todo *B. microti* en Estados Unidos y *B. divergens* en Europa) que se transmite durante los meses de verano y otoño. Se trata de una infección intraeritrocítica que causa un síndrome febril similar al del paludismo con hemólisis.
- Los principales vectores son garrapatas de la familia de ixódidos. En consecuencia, la coinfección con enfermedad de Lyme o AGH es posible y ha de considerarse al evaluar a un paciente con presentación atípica en un contexto epidemiológico adecuado.

DIAGNÓSTICO

Presentación clínica

- La presentación clínica de *B. microti* puede ir desde el cuadro asintomático hasta la enfermedad grave y de riesgo vital, con elevada parasitemia. La incubación suele durar 1-6 semanas desde la inoculación por acción de una garrapata cuando se alimenta. *B. divergens* tiende a presentar un cuadro fulminante en potencia mortal.
- La **enfermedad leve** se caracteriza por inicio gradual, con fiebre alta, fatiga y malestar. Otros síntomas son cefalea, mialgia, artralgia, tos, rigidez de cuello, náusea, vómito o diarrea.
- La **enfermedad grave** suele afectar a pacientes ancianos, esplenectomizados o inmunodeprimidos, y a coinfectados por *B. burgdorferi*. Las complicaciones potenciales de enfermedad grave comprenden CID, síndrome de insuficiencia respiratoria aguda (SIRA), insuficiencia renal e infarto esplénico.
- En la exploración física de la mayoría de los pacientes se observa fiebre alta, intermitente o constante. A veces hay hepatoesplenomegalia. Otros hallazgos, como ictericia y hemorragias en astilla, son raros, excepto en casos graves. El exantema es poco habitual y plantea considerar la coinfección con enfermedad de Lyme.

Pruebas diagnósticas

- Las pruebas diagnósticas incluyen análisis bioquímico de la sangre de rutina, hemograma y examen de frotis periférico. El análisis de orina de rutina a veces revela hemoglobinuria. Es característico que las enzimas estén elevadas.
- Los hallazgos hematológicos habituales incluyen leucocitos variables, trombocitopenia y evidencia de anemia hemolítica, con hematocrito bajo, haptoglobina baja, bilirrubina total elevada y reticulocitosis. En pacientes asplénicos, el frotis periférico revela una parasitemia que alcanza 80%. Las manifestaciones de enfermedad grave se correlacionan con anemia grave (< 10 mg/dL) y parasitemia elevada (> 10%), si bien el nivel de parasitemia no predice la gravedad de la anemia.

- La confirmación de laboratorio se hace por detección de parasitemia basada en reacción en cadena de la polimerasa o mediante observación microscópica a cargo de personal experimentado de frotis sanguíneos finos teñidos con Wright o Giemsa. Algunas formas de *Babesia,* en especial las anulares de *B. microti,* pueden presentar un aspecto similar al de *Plasmodium falciparum.* Prestar atención al diferenciar rasgos como ausencia de esquizontes y gametocitos. El característico aspecto en "cruz de Malta" de las tétradas de merozoítos ayuda a confirmar *Babesia.* Las pruebas serológicas con inmunofluorescencia indirecta, con un título ≥ 1:64, a veces son útiles para confirmar el diagnóstico tras la eliminación de la parasitemia. Se han de considerar, asimismo, las pruebas simultáneas para enfermedad de Lyme o AGH, si el contexto epidemiológico es apropiado.

TRATAMIENTO

- El tratamiento está indicado para pacientes con parasitemia detectada por reacción en cadena de la polimerasa o microscopia directa, y no debe administrarse sólo por la seropositividad.
- El tratamiento de *B. microti* requiere combinación de **atovacuona**, 750 mg v.o. cada 12 horas, más **azitromicina**, 250 mg v.o. cada día, después 500 mg-1 g como dosis de carga oral el día 1 (enfermedad leve), o quinina, 650 mg v.o. cada 6-8 horas más clindamicina 300-600 mg i.v. cada 6 horas o 600 mg v.o. cada 8 horas (enfermedad leve o grave). Los pacientes inmunodeprimidos con enfermedad leve deben recibir atovacuona y azitromicina en dosis altas de 500 mg a 1 g/día i.v. o v.o.
- *B. divergens* se trata según la pauta para enfermedad grave.[8]
- La enfermedad leve se trata por 7-10 días. La grave, durante 2 semanas tras la eliminación de parasitemia. La patología resistente o recidivante y la que afecta a pacientes inmunodeprimidos se trata durante al menos 6 semanas, incluidas 2 semanas tras eliminar la parasitemia.
- Mientras se trata la enfermedad grave, realizar un seguimiento diario del hematocrito y preparar un frotis periférico diario, para controlar la respuesta al tratamiento.
- La enfermedad grave con parasitemia de alto grado (> 10 %), anemia grave (< 10 g/dL) o evidencia de insuficiencia orgánica se abordan mediante transfusión de intercambio parcial o completo.
- Los síntomas que persisten 3 meses tras terminar el tratamiento deben evaluarse por repetición de la reacción en cadena de la polimerasa y examen del frotis fino, para descartar la infección recidivante o persistente, típica de pacientes asplénicos o inmunodeprimidos.

Otras enfermedades transmitidas por garrapatas

- La **fiebre recurrente transmitida por garrapatas** es causada por diversas especies de la espiroqueta del género *Borrelia,* transmitida en áreas remotas de Estados Unidos.
  - Una escara de 2-3 mm se desarrolla en el sitio de la mordedura de garrapata, con fiebre alta tras un periodo de incubación de alrededor de 1 semana. El periodo febril dura 3-6 días, seguido de una rápida defervescencia.
  - A medida que la fiebre remite, se desarrolla exantema en hasta la mitad de los casos.
  - Si no son tratados, los pacientes experimentan recidiva tras un periodo afebril de unos 8 días, con una media de 3-5 recidivas.
  - El diagnóstico se establece por hemocultivo o frotis sanguíneos grueso y fino teñidos con Giemsa o Wright.
  - El tratamiento de casos leves consiste en 10 días de tetraciclina o eritromicina. Los síntomas del SNC se tratan con penicilina o ceftriaxona parenteral por 14-28 días.
- La **parálisis por garrapatas** es una parálisis ascendente de progresión rápida, no infecciosa, causada por una neurotoxina que afecta la transmisión de acetilcolina en la unión neuromuscular y que es secretada al torrente circulatorio por una garrapata *Dermacentor* hinchada que se nutre de manera activa.
  - La enfermedad inicia rápido, en unas horas desde la primera exposición a la garrapata.
  - Los síntomas adicionales son ataxia, pérdida de reflejos tendinosos y afectación de los pares craneales, así como debilidad muscular, en las etapas tardías.

- ○ La mortalidad es de cerca de 10%, y afecta con mayor frecuencia y gravedad a los niños.
- ○ La parálisis por garrapatas se confunde a veces con el síndrome de Guillain-Barré. Sin embargo, la rápida evolución de la parálisis y la ataxia concurrente la diferencian de este síndrome y otras enfermedades paralíticas agudas.
- ○ La patología, en potencia mortal, puede curarse por completo al extirpar la garrapata causante del proceso.
- ○ Una variante australiana, causada por *Ixodes holocyclus*, debe tratarse con antitoxina antes de retirar el parásito, para evitar el transitorio empeoramiento de síntomas tras la extirpación.

Otras infecciones zoonóticas

Bartonelosis

PRINCIPIOS GENERALES

- La bartonelosis es causada por seis especies de *Bartonella*, un pequeño bacilo Gram negativo intracelular de difícil cultivo. *Bartonella henselae* y *Bartonella quintana* son los principales causantes de enfermedad humana en Estados Unidos.
- Los niños son el principal grupo de riesgo de la **enfermedad por arañazo de gato** (EAG). Poblaciones de riesgo son las personas indigentes, que pueden desarrollar la **"fiebre de las trincheras urbana"**, transmitida por piojos, y los pacientes con infección avanzada por VIH, que desarrollan complicaciones como **angiomatosis bacilar y peliosis hepática**.
- Los gatos son los principales reservorios de *B. henselae.*
- *B. quintana* es transmitida por el piojo del cuerpo. Los humanos son el principal reservorio de este patógeno, que afecta de forma desproporcionada a poblaciones socialmente vulnerables, como los indigentes urbanos.
- La transmisión se produce por arañazos (en especial de cachorros de gato) y mordeduras, además de picaduras y mordeduras de pulgas, moscas y garrapatas.

DIAGNÓSTICO

Presentación clínica

- *B. henselae* es el principal patógeno de EAG. Comienza con una o pocas lesiones vesiculares, papulosas o pustulosas, que aparecen 3-10 días tras mordedura o arañazo de gato. Después se producen linfadenitis regional dolorosa (por lo regular en un ganglio cervical o axilar fluctuante) y síntomas inespecíficos leves, como fiebre. En pacientes con afectación sistémica o fiebre prolongada, la linfadenopatía es menos usual. A veces hay hepatoesplenomegalia.
- En niños, la EAG es causa frecuente de **fiebre de origen desconocido** (FOD) persistente.
- *B. quintana* produce la "fiebre de las trincheras urbana", cuadro febril no diferenciado que cursa con cefalea, dolor corporal e hiperemia conjuntival. Puede manifestarse en un episodio aislado o, más común, como enfermedad recidivante debilitante, con episodios que duran unos 5 días cada uno.
- En 5-10% de los casos se registran manifestaciones inusuales de la infección por *Bartonella*, como endocarditis "de cultivo negativo", infecciones oculoglandulares (en especial uveítis), artritis y síndromes neurológicos.
- La endocarditis y la bacteriemia se pueden asociar con hiperemia conjuntival, exantema maculopapuloso, linfadenopatía o hepatoesplenomegalia. A veces hay leucocitosis y trombocitopenia. A menudo las válvulas nativas se ven afectadas.
- Las deficiencias neurológicas son poco habituales, aunque pueden derivar en significativa morbilidad. La encefalopatía se manifiesta con cefalea, alteraciones del estado mental, convulsiones y deficiencias neurológicas focales, como hemiplejía o ataxia. Otras secuelas inusuales son la neuritis retiniana y la mielitis transversa.

- Los pacientes con infección por VIH avanzada pueden desarrollar formas inusuales de bartonelosis diseminada. La **angiomatosis bacilar** se caracteriza por nódulos vasculares subcutáneos de color violáceo oscuro, en ocasiones numerosos. **Es fácil confundirlos con las lesiones propias del sarcoma de Kaposi.** En la angiomatosis bacilar también se observa afectación visceral, neurológica y ósea. La **peliosis hepática** es una manifestación visceral de la bartonelosis diseminada que se presenta con vómito, diarrea, hepatoesplenomegalia y fiebre.

Pruebas diagnósticas

- La **reacción en cadena de la polimerasa** de tejido es muy sensible y específica. Se emplea en especial en tejido de válvulas cardiacas para diagnosticar la endocarditis de cultivo negativo inducida por especies de *Bartonella*, ya que no se ve afectada por el uso previo de antibióticos.
- Las **pruebas serológicas** pueden ser muy útiles para diagnosticar la EAG. La IgM positiva (≥ 1:16) o el título de IgG elevado (> 1:256) indican infección por *Bartonella* en curso. La disminución del título de anticuerpos se produce tras un ciclo de 10-14 días de tratamiento antibiótico. Un título de IgG > 1:800 indica infección crónica.
- Existe reactividad cruzada entre especies de *Bartonella*, *Chlamydia* y *Coxiella*. Esto genera confusión entre presentaciones similares de enfermedades de varios organismos, como la EAG inguinal y el linfogranuloma venéreo.
- En pacientes inmunodeprimidos es posible que se registren falsos negativos.
- El cultivo, complejo y de bajo rendimiento, requiere medios y condiciones de crecimiento especiales y necesita 2-6 semanas. Por consiguiente, no es útil en el diagnóstico de rutina de la EAG. No obstante, sí puede considerarse en el diagnóstico de otras manifestaciones clínicas, como FOD, encefalitis, endocarditis, peliosis o angiomatosis bacilar. Los tubos de lisis-centrifugación (sistema Isolator) aumentan el rendimiento de los hemocultivos. La sensibilidad antibiótica *in vitro* no se correlaciona bien con la respuesta clínica.
- La biopsia tisular puede ser útil. En la biopsia de ganglios linfáticos se pueden observar granulomas con necrosis estrellada, y el organismo se visualiza con tinciones de plata. La angiomatosis bacilar y la peliosis hepática presentan patrones característicos de proliferación de vasos sanguíneos en el examen anatomopatológico.

TRATAMIENTO

- La EAG es casi siempre de resolución espontánea, aunque los síntomas pueden durar semanas. El tratamiento con antibióticos se reserva para pacientes con linfadenopatía extensa o dolorosa. El fármaco de elección para la EAG limitada es **azitromicina**, 500 mg v.o. el día 1 seguida de 4 días de 250 mg v.o. diarios. Otros fármacos alternativos son eritromicina, doxiciclina, trimetoprim-sulfametoxazol (TMP-SMX) o una fluoroquinolona.[19]
- La EAG diseminada o la fiebre de las trincheras requieren al menos 4 semanas de tratamiento, en tanto que la peliosis hepática y la angiomatosis bacilar precisan 3-4 meses. La retinitis se trata por 4-6 semanas con una combinación de rifampicina y doxiciclina o azitromicina.[19]
- La endocarditis se trata con ceftriaxona y gentamicina y/o doxiciclina durante 6 semanas. A menudo es necesario proceder a sustitución valvular.[19]

Brucelosis

PRINCIPIOS GENERALES

- La brucelosis humana es causada por un grupo de pequeños cocobacilos Gram negativos intracelulares, no formadores de esporas, no móviles y aerobios, pertenecientes al género *Brucella*. Los principales reservorios animales son rumiantes, como el ganado vacuno o las cabras.
- La transmisión se produce por exposición a animales infectados (en especial a tejido placentario y secreciones vaginales) o consumo de productos lácteos contaminados.

- En Estados Unidos la enfermedad humana se suele diagnosticar en trabajadores inmigrantes latinoamericanos o personas que consumen **queso y productos lácteos no pasteurizados**. **Los trabajadores de mataderos, granjeros y veterinarios** también presentan un mayor riesgo.
- La enfermedad endémica se localiza en regiones de la cuenca mediterránea, Oriente Medio y Latinoamérica.

DIAGNÓSTICO

Presentación clínica

- Las manifestaciones clínicas pueden variar de forma significativa, desde un proceso febril ondulante no diferenciado hasta afectación con complicaciones focales en las grandes articulaciones o los sistemas genitourinario, neurológico, cardiaco y hepatoesplénico.
- La infección subaguda y crónica no tratada puede presentarse de meses a > 1 año tras la inoculación.
- Las manifestaciones se observan en cualquier sistema orgánico. No obstante, la mayoría de los pacientes con enfermedad aguda refiere inicio repentino o gradual de malestar, fiebre alta, escalofríos, fatiga, debilidad, artralgias y mialgias. Otros síntomas asociados son fatiga, sudor maloliente y depresión, en ocasiones graves y que a veces persisten después de un tratamiento exitoso.
- En la exploración física se aprecia esplenomegalia y linfadenopatía (por lo regular axilar, cervical y supraclavicular). Los síntomas osteoarticulares son frecuentes, y son características la sacroilitis o la artritis de grandes articulaciones que soportan peso. En hombres infectados se dan casos de orquitis.

Pruebas diagnósticas

- Los datos de laboratorio no son específicos y comprenden anemia, trombocitopenia y enzimas hepáticas elevadas. El recuento de leucocitos puede variar mucho.
- **El cultivo es el método de referencia, si bien resulta complejo** y su rendimiento disminuye durante la infección. Los cultivos se someten a observación durante ≥ 4 semanas, aunque la mayoría será positiva en 16 días con técnicas modernas.[20] El cultivo de aspirado de médula ósea y el uso de tubos de lisis-centrifugación a veces mejoran el rendimiento. Es necesario tomar precauciones especiales en el laboratorio, para evitar la infección por aerosol del personal.
- Las **pruebas serológicas** son un método de detección poco sensible. Un título de aglutinación > 1:160 o la cuadruplicación de dicho valor indican infección. La prueba de ELISA es más sensible, pero ha de confirmarse por análisis de aglutinación. La recidiva puede detectarse al constatar la elevación del título de aglutinación.

TRATAMIENTO

- El tratamiento requiere una combinación de antibióticos que permita conseguir una buena penetración intracelular. Los mejores resultados clínicos se obtienen con **doxiciclina**, 100 mg v.o. cada 12 horas, **más rifampicina**, 600-900 mg/día v.o. por 6 semanas, **más gentamicina**, 5 mg/kg/día durante 7 días.[21,22]
- TMP-SMX más un aminoglucósido es la opción preferida para niños < 8 años. Las embarazadas se han tratado con éxito con rifampicina, 900 mg v.o. al día, como monoterapia.

Tularemia

PRINCIPIOS GENERALES

- En Estados Unidos, el pequeño cocobacilo Gram negativo *Francisella tularensis* es enzoótico en conejos y otros reservorios, como pequeños roedores.

- Puede transmitirse a humanos de diferentes formas: contacto con tejidos de animales infectados (p. ej., al despellejar conejos), inhalación de partículas de aerosol, contacto con alimentos o aguas contaminados y mordeduras o picaduras de garrapatas, mamíferos, mosquitos o moscas del ciervo.
- Alrededor de 50% de los casos se atribuye a mordedura de las garrapatas *A. americanum, D. andersoni* y *D. variabilis.*
- La incidencia de la enfermedad está en disminución en Estados Unidos, donde la mayor parte de los casos se reporta en el Medio Oeste, en particular en Oklahoma, Missouri y Arkansas.
- En el entorno del laboratorio de microbiología es posible la diseminación inadvertida del patógeno. La transmisión de persona a persona no se produce.

DIAGNÓSTICO

Presentación clínica

- Las manifestaciones clínicas de tularemia dependen de la vía de inoculación.
  - **Ulceroglandular.** En el sitio de inoculación se desarrollan linfadenopatía regional y úlceras eritematosas, dolorosas y necróticas.
  - **Glandular.** Linfadenopatía dolorosa a la palpación, localizada y sin afectación de piel o mucosas.
  - **Oculoglandular.** Conjuntivitis dolorosa con linfadenopatía preauricular, submandibular o cervical, secundaria a inoculación conjuntival por dedos contaminados, salpicaduras o aerosoles. La pérdida de visión es rara.
  - **Tifoidea/sistémica.** Afección febril más grave que se manifiesta con escalofríos, cefalea, mialgias, dolor de garganta, anorexia, náusea, vómito, diarrea, dolor abdominal y tos. La afectación pulmonar es frecuente. Los casos más graves pueden evolucionar a hiponatriemia, rabdomiólisis, insuficiencia renal y sepsis. No hay linfadenopatía ni afectación cutánea.
  - **Faríngea.** Dolor de garganta, linfadenopatía cervical o retrofaríngea y, en raras ocasiones, faringitis seudomembranosa leve, consecuencia del contacto faríngeo directo con alimentos, aguas o gotas contaminados.
  - **GI.** Diarrea fulminante y persistente, debida a consumo de alimentos o aguas contaminados; puede ser mortal.
  - **Neumónica.** Neumonía lobular o difusa tras inhalación del organismo (muy rara) o diseminación hematológica de una de las formas anteriores, en especial ulceroglandular o tifoidea.
- En general, las manifestaciones sistémicas iniciales comprenden fiebre, escalofríos y lumbago. Es característica la disociación de temperatura y pulso. A menudo se dan múltiples complejos de síntomas de manera simultánea.

Pruebas diagnósticas

- El diagnóstico se establece mediante pruebas serológicas, con cualquier título > 1:160 o con aumento de cuatro veces en los títulos de la fase de convalecencia.
- *F. tularensis* puede obtenerse a partir de numerosos tipos de muestras, aunque es de difícil cultivo y rara vez se observa en la tinción de Gram. Por otra parte, se debe advertir al laboratorio cuando se sospecha tularemia, ya que el organismo puede transmitirse al personal de laboratorio, por aerosol, a partir de los cultivos en crecimiento activo.

TRATAMIENTO

- **El tratamiento de elección es estreptomicina**, 15 mg/kg i.m. cada 12 horas durante 10 días. Gentamicina, 5 mg/kg/día i.v., es casi igual de eficaz. Otros aminoglucósidos son también excelentes opciones terapéuticas.[23]
- Las **fluoroquinolonas** están ganando aceptación como un buen tratamiento alternativo.
- Las recidivas son más frecuentes tras el tratamiento con tetraciclinas y cloranfenicol. Las cefalosporinas no son eficaces.
- La meningitis por tularemia debe tratarse con un aminoglucósido más cloranfenicol i.v.

Leptospirosis

PRINCIPIOS GENERALES

- **Se cree que la leptospirosis es la zoonosis de mayor ubicuidad a nivel mundial.** La mayoría de los casos se registra en países tropicales en desarrollo, sobre todo en América y Asia.
- Los reservorios animales con infección, en especial ratas, ganado y perros, son infectados por espiroquetas del género *Leptospira* y vierten el organismo por la orina, en la que está muy concentrado. El contacto directo con animales, aguas o suelos sucios induce la infección humana.
- La enfermedad es endémica en granjeros de subsistencia rurales, y se pueden ver epidemias estacionales en áreas urbanas pobres, como consecuencia de inundaciones y poca salubridad. En los países desarrollados, los grupos de riesgo son granjeros, trabajadores de mataderos y veterinarios. Además, la exposición recreativa a aguas contaminadas produce casos esporádicos o concentrados. En Estados Unidos se han referido casos esporádicos en barrios marginales urbanos.
- En Estados Unidos, la mayoría de los casos se registra en Hawaii.

DIAGNÓSTICO

Presentación clínica

- La presentación clínica, tras un periodo de incubación de 5-14 días, varía de una afectación febril subclínica o no diferenciada a una enfermedad de riesgo vital con insuficiencia multiorgánica. Esta enfermedad es sobre todo bifásica, con una fase febril inespecífica inicial seguida, en una minoría de los pacientes, de progresión a manifestaciones tardías graves.
- Los síntomas de la **fase inicial** suelen comenzar con una brusca aparición de fiebre alta, mialgias intensas y cefalea frontal. Otros síntomas asociados son dolor abdominal, náusea, vómito, diarrea o tos.
- La **fase tardía** de la enfermedad ocurre en 5-15% de los pacientes e incluye complicaciones en potencia mortales, como shock, hemorragia grave, insuficiencia respiratoria, miocarditis e insuficiencia renal no oligúrica grave asociada con pérdida de electrolitos.
  - La **enfermedad de Weil** es una forma grave de la patología de fase tardía que se caracteriza por una tríada constituida por ictericia, insuficiencia renal aguda y hemorragia.
  - El síndrome de insuficiencia respiratoria aguda y el síndrome de hemorragia pulmonar por leptospirosis, caracterizado por hemorragia pulmonar masiva e insuficiencia respiratoria, son complicaciones identificadas con creciente frecuencia.
  - La enfermedad de fase tardía anictérica, más leve y que tiende a remitir de forma espontánea, suele caracterizarse por fiebre súbita, mialgias y cefalea intensa, con o sin meningitis aséptica.
- La exploración física revela hepatoesplenomegalia o linfadenopatía en una minoría de pacientes. La **sufusión conjuntival** (es decir, hiperemia de la conjuntiva con quemosis) es un hallazgo patognomónico que se detecta en 30% de los casos.[24] La ictericia es un indicador de mal pronóstico y requiere observación ante el posible desarrollo de insuficiencia renal aguda y hemorragia.

Pruebas diagnósticas

- Las pruebas diagnósticas de rutina en la fase inicial de la enfermedad no son específicas.
- En la fase tardía, las pruebas analíticas pueden identificar trombocitopenia grave y anemia, con estudios de coagulación mínimamente anómalos, aun en caso de hemorragia grave. Los leucocitos son variables. Los estudios bioquímicos pueden revelar insuficiencia renal grave, así como hipopotasiemia y otras alteraciones electrolíticas. La bilirrubina total suele estar elevada de manera desproporcionada con respecto a las transaminasas y fosfatasa alcalina séricas.
- La confirmación de laboratorio resulta compleja, dado que requiere un aumento en cuatro veces de los títulos de **anticuerpos registrados en pruebas de microaglutinación** (PMA) **o cultivo del organismo**, a partir de sangre, orina o LCR. Ambos métodos aportan sólo una confirmación retrospectiva, ya que el cultivo es difícil y requiere varias semanas.

- Un único título de PMA de la fase aguda > 1:100 indica infección. Sin embargo, puede reflejar una infección previa en entornos endémicos.
- La detección de IgM por ELISA o por pruebas de inmunofluorescencia también proporciona evidencias que avalan la infección aguda.
- La reacción en cadena de la polimerasa es muy sensible, en especial durante la infección inicial, aunque no siempre está disponible.

TRATAMIENTO

- El abordaje terapéutico incluye un agresivo tratamiento sintomático y vigilancia ante las posibles complicaciones graves. Éstas requieren hospitalización, y la leptospirosis ictérica precisa tratamiento en una UCI, con monitoreo cardiaco. La diálisis diaria o continua es un importante componente del tratamiento en caso de insuficiencia renal.
- La leptospirosis leve puede tratarse con **doxiciclina** oral, 100 mg cada 12 horas, o amoxicilina oral, 500 mg cada 8 horas.[25]
- La leptospirosis grave se trata con **penicilina** i.v., 1.5 millones de unidades cada 6 horas, o **ceftriaxona**, 1 g diario.[26] A veces se produce la reacción de Jarisch-Herxheimer, aunque suele ser leve.
- La quimioprofilaxis con doxiciclina constituye una estrategia de prevención alternativa para personas con exposición a áreas de alto riesgo de enfermedad endémica.[27]

Peste

PRINCIPIOS GENERALES

- La peste es producida por el bacilo Gram negativo *Yersinia pestis*.
- En Estados Unidos, la peste adquirida de forma natural se registra, muy raras veces, en las regiones sudoccidentales del país, tras exposición a animales infectados.

DIAGNÓSTICO

- La peste adopta una de las tres formas siguientes:
  - **Bubónica.** Linfadenitis dolorosa local (bubón) y fiebre (cociente de mortalidad 15%).
  - Enfermedad **septicémica.** Puede producir necrosis periférica y CID (la llamada "peste negra"). Suele ser la progresión de la forma bubónica (cociente de mortalidad 30-50%).
  - **Neumónica.** Neumonía grave con hemoptisis precedida de una enfermedad inicial similar a la gripe (cociente de mortalidad 50%, que se aproxima a 100% si el tratamiento se retrasa). La forma neumónica se transmite de persona a persona, y es previsible tras la inhalación de *Y. pestis* en aerosol.
- El diagnóstico se confirma por aislamiento de *Y. pestis* por muestras de sangre, esputo o LCR. La infección local se comunica a los responsables de control sanitario de inmediato.

TRATAMIENTO

- El tratamiento debe instaurarse en cuanto se perciba la primera sospecha de peste, ya que el rápido inicio de antibióticos mejora la supervivencia.
- Los fármacos de elección son **gentamicina**, 5 mg/kg/día i.v./i.m. o una dosis de carga de 2 mg/kg, seguida de 1.7 mg/kg i.v./i.m. cada 8 horas, con control adecuado de las concentraciones farmacológicas; **ciprofloxacino**, 400 mg i.v. cada 8 a 12 horas; **levofloxacino**, 500 mg/día i.v., o **monofloxacino**, 400 mg/día i.v.[28]
- Otras alternativas son estreptomicina, doxiciclina y cloranfenicol.
- El tratamiento oral inicia tras la mejora clínica, con un ciclo total de 10-14 días o hasta 2 días después de que la fiebre remita, lo que sea más prolongado.

- Se recomienda la **profilaxis posexposición** en el caso de contactos cercanos con pacientes con peste neumónica o personas en contacto directo con fluidos corporales o tejidos infectados. Los regímenes preferentes son doxiciclina, 100 mg v.o. dos veces al día, o ciprofloxacino, 500 mg v.o. dos veces al día, durante 7 días tras la exposición.[28]

Ántrax (carbunco)

PRINCIPIOS GENERALES

- Las esporas del Gram positivo *Bacillus anthracis* germinan en el sitio de entrada al cuerpo, lo que causa carbunco, que puede ser por inhalación, cutáneo o digestivo.
- La transmisión natural se produce al sacrificar animales infectados o comer su carne, lo que suele derivar en enfermedad cutánea ("enfermedad de los cardadores de lana") y digestiva.

DIAGNÓSTICO

- El carbunco por inhalación (mortalidad 45%) presenta patología similar a la gripe, síntomas digestivos, o ambos, tras dificultad respiratoria fulminante e insuficiencia multiorgánica.
- El carbunco cutáneo se caracteriza por presentar escara negra indolora con edema circundante.
- El diagnóstico de la enfermedad por inhalación se hace al identificar un mediastino ensanchado sin infiltrados en la radiografía de tórax, y es confirmado por hemocultivo. La enfermedad cutánea y digestiva también se diagnostica por cultivo de sangre o tejido. Los casos confirmados deben comunicarse de inmediato a las autoridades responsables de control sanitario y salud pública.

TRATAMIENTO

- El inicio inmediato de la antibioticoterapia ante las primeras sospechas de carbunco por inhalación reduce la mortalidad.
- El tratamiento empírico consiste en **ciprofloxacino**, 400 mg i.v. cada 12 h, o **doxiciclina**, 100 mg i.v. cada 12 horas, **más otros dos antibióticos activos contra *B. anthracis*** (p. ej., penicilina, clindamicina y/o vancomicina).[29]
- El tratamiento oral con ciprofloxacino, 500 mg v.o. dos veces al día, o doxiciclina, 100 mg v.o. dos veces al día, y otro fármaco activo se inicia después de la mejora, y se mantiene durante 60 días, a fin de reducir el riesgo de germinación de esporas retardada.
- El carbunco cutáneo no complicado puede tratarse con ciprofloxacino oral, 500 mg dos veces al día, o doxiciclina, 100 mg dos veces al día, por la misma duración.
- La **profilaxis posexposición** se recomienda para cualquier persona expuesta al ántrax. El tratamiento doble con ciprofloxacino oral, 500 mg cada 12 horas, y doxiciclina, 100 mg cada 12 horas, se recomienda durante 60 días tras la exposición. Clindamicina, penicilina VK o amoxicilina son una alternativa si la cepa se muestra sensible.[30]

Fiebre Q

PRINCIPIOS GENERALES

- La fiebre Q es causada por *Coxiella burnetii*, un bacilo Gram negativo intracelular obligado presente en heces y fluidos corporales de animales infectados, por lo general rumiantes. El tejido placentario presenta concentraciones en especial elevadas del organismo.
- La infección, poco habitual en Estados Unidos, se halla extendida por todo el mundo.
- La infección se produce por inhalación de material infectado, como polvo por fluidos o tejidos infectados. Grupos de riesgo incluyen granjeros, veterinarios y trabajadores de mataderos.

DIAGNÓSTICO

Presentación clínica

- La **fiebre Q aguda** se caracteriza por inicio súbito con fiebre alta, cefalea intensa y síntomas gripales. También se observan dolor torácico y molestias digestivas. Las anomalías de la función hepática y la neumonía son secuelas comunes de la fiebre Q aguda. **La mayoría de las infecciones agudas se resuelve de modo espontáneo.**
- La **fiebre Q crónica** se puede presentar mucho después de la infección inicial, incluso años más tarde. La endocarditis por *C. burnetii* es **de cultivo negativo** y suele afectar a pacientes con válvulas cardiacas protésicas o, en cualquier caso, anómalas, o inmunodeprimidos. Otras formas de fiebre Q crónica comprenden neumonía, fatiga crónica y hepatitis. **La fiebre Q crónica conlleva morbilidad y mortalidad elevadas.**

Pruebas diagnósticas

- El diagnóstico se hace con **pruebas serológicas** para detectar una de dos fases antigénicas. Los anticuerpos dirigidos contra antígenos de fase II aparecen rápido y las concentraciones elevadas de anticuerpos indican fiebre Q aguda. Los anticuerpos de fase I indican exposición continua a antígenos de *C. burnetii* y su nivel es más alto en la fiebre Q crónica. Los anticuerpos de ambas fases persisten mucho después de la infección inicial.
- Los casos confirmados deben comunicarse a los responsables de control sanitario y salud pública.

TRATAMIENTO

- El tratamiento de la fiebre Q aguda con **doxiciclina**, 100 mg v.o. cada 12 horas por 2 o 3 semanas, es el más eficaz si se inicia en los primeros días de la enfermedad. Ciprofloxacino y un macrólido, con o sin rifampicina, son alternativas. Reiniciar el tratamiento si los síntomas recidivan.[31]
- La fiebre Q crónica requiere tratamiento prolongado con **doxiciclina, 100 mg cada 12 horas e hidroxicloroquina**, 200 mg v.o. cada 8 horas por al menos 18 meses, hasta que las IgG de fase I se reduzcan por debajo de 1:200. Esto puede requerir 3 años de tratamiento o más.[32]

Ectoparásitos

Escabiosis (sarna)

PRINCIPIOS GENERALES

- La sarna es causada por el ácaro humano *Sarcoptes scabiei*.
- Los síntomas se deben a hipersensibilidad del huésped a los huevos y excreciones de las hembras grávidas, que forman surcos lineales en la piel.
- La transmisión de la sarna deriva del contacto estrecho de persona a persona. El ácaro no sobrevive > 24 h sin un huésped. Por consiguiente, la transmisión al compartir prendas de vestir o ropa de cama contaminada puede producirse, aunque no es eficiente.
- La sarna es común en personas que viven en estado de hacinamiento, y no se limita a estas poblaciones. Los brotes se producen también en hogares, hospitales, residencias de ancianos y guarderías.

DIAGNÓSTICO

- La presentación clínica se caracteriza por **exantema pruriginoso intenso**. Es común hallar lesiones papulosas excoriadas en pliegues interdigitales, muñecas y codos y a lo largo de los pliegues cutáneos. **Los surcos se perciben, sobre todo en los pliegues interdigitales.** Es característico que el prurito se intensifique durante la noche o tras una ducha o un baño calientes. En inmunodeprimidos se produce una forma grave llamada "sarna noruega".

- El diagnóstico requiere identificar los organismos o sus huevos y materia fecal. Para ello se sitúa una gota de aceite mineral sobre una lesión, se raspa con un bisturí y se examina la muestra al microscopio. Los surcos se pueden identificar al aplicar tinta oscura con un rotulador o pluma estilográfica. Tras limpiar la superficie con un paño embebido en alcohol, la tinta queda retenida de forma parcial en los surcos.

TRATAMIENTO

- El tratamiento de elección para todos los pacientes de más de 2 meses de edad es la **permetrina en crema a 5%**, que se aplica desde el mentón hasta los dedos de los pies, y se lava a las 8 horas. La aplicación se repite después de 1 o 2 semanas del primer tratamiento.[33]
- El lavado con agua caliente de la ropa de cama y prendas que puedan estar infectadas previene la reinfección.
- Una sola dosis de **ivermectina**, 200 μg/kg v.o., también es eficaz y ayuda en las infestaciones resistentes o que afectan a pacientes inmunodeprimidos con manifestaciones graves. Puede repetirse una segunda dosis a los 10 días.[33]

Pediculosis (piojos)

PRINCIPIOS GENERALES

- Pediculosis es el término que se aplica a la infestación por piojos de los géneros *Pediculus* o *Phthirus*. En dichos géneros hay tres especies de particular importancia: *Pediculus humanus corporis* (piojo corporal), *P. humanus capitis* (piojo de la cabeza) y *Phthirus pubis* (piojo del pubis).
- Los piojos son insectos sin alas con tres pares de patas, cada una que termina en una uña curvada. Los piojos se fijan a ropas o pelo de sus huéspedes, y obtienen sangre para nutrirse. La mordedura es indolora; los síntomas se deben a hipersensibilidad a la saliva del insecto. La sensibilización y el desarrollo de síntomas se produce alrededor de 1 mes tras la infestación inicial.
- La transmisión de piojos también ocurre por contacto estrecho de persona a persona; ciertas poblaciones se ven más afectadas por estos organismos (p. ej., piojos corporales en sujetos con mala higiene, piojos de la cabeza en niños en edad escolar o piojos del pubis en personas sexualmente activas).

DIAGNÓSTICO

- La presentación clínica depende de la ubicación de la infestación. En la cabeza se caracteriza por prurito localizado y lesiones con costra. Los piojos corporales y púbicos producen, por su parte, áreas aisladas de exantema maculopapuloso, eritematoso o azulado.
- El diagnóstico de pediculosis se establece por detección de los huevos o "liendres" en los sitios de las lesiones. El uso de una lupa ayuda a distinguir las liendres de otras partículas similares, como caspa, laca seca o cilindros grasos procedentes de folículos pilosos.

TRATAMIENTO

- El tratamiento de elección de la pediculosis es **permetrina en crema a 1%** aplicada sobre las áreas afectadas. Otras alternativas son el malatión a 0.5% y el lindano a 1%, si bien se trata de sustancias menos eficaces y más tóxicas.[33]
- La **ivermectina** oral también se usa para casos graves o resistentes, como en la sarna (ver antes).[33]
- Los peines y cepillos se esterilizan con agua caliente (65 °C) durante 5-15 min. Las prendas de vestir y la ropa de cama también se esterilizan, con lavado y secado en caliente (54 °C), durante 30-45 min.

REFERENCIAS

1. Goldstein EJC. Bite wounds and infection. *Clin Infect Dis.* 1992;14:633-638.
2. Abrahamian FM, Goldstein EJ. Microbiology of animal bite wound infections. *Clin Microbiol Rev.* 2011;24:231-246.
3. Manning SE, Rupprecht CE, Fishbein D, et al. Human rabies prevention—United States, 2008: recommendations of the Advisory Committee on Immunization Practices. *MMWR Recomm Rep.* 2008;57(RR-3):1-28.
4. Noah DL, Drenzek CL, Smith JS, et al. Epidemiology of human rabies in the United States, 1980 to 1996. *Ann Intern Med.* 1998;128:922-930.
5. Rupprecht CE, Briggs D, Brown CM, et al. Use of a reduced (4-dose) vaccine schedule for postexposure prophylaxis to prevent human rabies: recommendations of the Advisory Committee on Immunization Practices. *MMWR Recomm Rep.* 2010;59(RR-2):1-9.
6. Willoughby RE, Tieves KS, Hoffman GM, et al. Survival after treatment of rabies with induction of coma. *N Engl J Med.* 2005;352:2508-2514.
7. Jackson AC. Treatment of rabies. In: Hirsch MS, Morven SE, Mitty J, eds. *UpToDate.* Waltham, MA: UpToDate Inc; 2017. http://www.uptodate.com. Acceso octubre 17, 2017.
8. Wormser GP, Dattwyler RJ, Shapiro ED, et al. The clinical assessment, treatment, and prevention of Lyme disease, human granulocytic anaplasmosis, and babesiosis: clinical practice guidelines by the Infectious Diseases Society of America. *Clin Infect Dis.* 2006;43:1089-1134.
9. Nadelman RB, Nowakowski J, Fish D, et al. Prophylaxis with single-dose doxycycline for the prevention of Lyme disease after an *Ixodes scapularis* tick bite. *N Engl J Med.* 2001;345:79-84.
10. Steere AC, Sikand VK. The presenting manifestations of Lyme disease and outcomes of treatment. *N Engl J Med.* 2003;348:2472-2474.
11. Halperin JJ. Nervous system Lyme disease. *Infect Dis Clin North Am.* 2008;22:261-274.
12. Fish AE, Pride YB, Pinto DS. Lyme carditis. *Infect Dis Clin North Am.* 2008;22:275-288.
13. Steere AC, Schoen RT, Taylor E. The clinical evolution of Lyme arthritis. *Ann Intern Med.* 1987;107:725-731.
14. Dalton MJ, Clarke MJ, Holman RC, et al. National surveillance for Rocky Mountain spotted fever, 1981–1992: epidemiologic summary and evaluation of risk factors for fatal outcome. *Am J Trop Med Hyg.* 1995;52:405-413.
15. Helmick CG, Bernard KW, D'Angelo LJ. Rocky Mountain spotted fever: clinical, laboratory, and epidemiological features of 262 cases. *J Infect Dis.* 1984;150:480-488.
16. Sexton DJ, Corey GR. Rocky Mountain "spotless" and "almost spotless" fever: a wolf in sheep's clothing. *Clin Infect Dis.* 1992;15:439-448.
17. Biggs HM, Behravesh CB, Bradley KK, et al. Diagnosis and management of tickborne rickettsial diseases: Rocky mountain spotted fever, ehrlichiosis, and anaplasmosis—United States: a practical guide for physicians and other health-care and public health professionals. *MMWR Recomm Rep.* 2016;65(2):1-44.
18. Thomas RJ, Dumler JS, Carlyon JA. Current management of human granulocytic anaplasmosis, human monocytic ehrlichiosis and *Ehrlichia ewingii* ehrlichiosis. *Expert Rev Anti Infect Ther.* 2009;7:709-722.
19. Rolain JM, Brouqui P, Koehler JE, et al. Recommendations for treatment of human infections caused by *Bartonella* species. *Antimicrob Agents Chemother.* 2004;48:1921-1933.
20. Mangalgi S, Sajjan A. Comparison of three blood culture techniques in the diagnosis of human brucellosis. *J Lab Physicians.* 2014;6(1):14-17
21. Franco MP, Mulder M, Gilman RH, Smits HL. Human brucellosis. *Lancet Infect Dis.* 2007;7:775-786.
22. Skalsky K, Yahav D, Bishara J, et al. Treatment of human brucellosis: systematic review and meta-analysis of randomised controlled trials. *BMJ.* 2008;336:701-704.
23. Nigrovic LE, Wingerter SL. Tularemia. *Infect Dis Clin North Am.* 2008;22:489-504.
24. Katz AR, Ansdell VE, Effler PV, et al. Assessment of the clinical presentation and treatment of 353 cases of laboratory-confirmed leptospirosis in Hawaii, 1974–1998. *Clin Infect Dis.* 2001;33:1834-1841.
25. McClain JB, Ballou WR, Harrison SM, Steinweg DL. Doxycycline therapy for leptospirosis. *Ann Intern Med.* 1984;100:696-698.
26. Suputtamongkol Y, Niwattayakul K, Suttinont C, et al. An open, randomized, controlled trial of penicillin, doxycycline, and cefotaxime for patients with severe leptospirosis. *Clin Infect Dis.* 2004;39:1417-1424.

27. Sehgal SC, Sugunan AP, Murhekar MV, et al. Randomized controlled trial of doxycycline prophylaxis against leptospirosis in an endemic area. *Int J Antimicrob Agents*. 2000;13:249-255.

28. Centers for Disease Control and Prevention. *Plague: Resources for Clinicians*. Atlanta: Centers for Disease Control and Prevention; 2015. https://www.cdc.gov/plague/healthcare/clinicians.html. Acceso enero 18, 2018.

29. Inglesby TV, Henderson DA, Bartlett JG, et al. Anthrax as a biological weapon: medical and public health management. *JAMA*. 1999;281:1735-1745.

30. Hendricks KA, Wright ME, Shadomy SV, et al. Centers for Disease Control and Prevention expert panel meetings on prevention and treatment of anthrax in adults. *Emerg Infect Dis*. February 2014. http://dx.doi.org/10.3201/eid2002.130687. Accessed January 18, 2018.

31. Gikas A, Kokkini S, Tsioutis C. Q fever: clinical manifestations and treatment. *Expert Rev Anti Infect Ther*. 2010;8:529-539.

32. Karakousis PC, Trucksis M, Dumler JS. Chronic Q fever in the United States. *J Clin Microbiol*. 2006;44:2283-2287.

33. Diaz JH. The epidemiology, diagnosis, management, and prevention of ectoparasitic diseases in travelers. *J Travel Med*. 2006;13:100-111.

Infecciones protozoarias

17

Derek Yee y F. Matthew Kuhlmann

INTRODUCCIÓN

- Los protozoos son organismos unicelulares que infectan a billones de personas en todo el mundo. La mayoría de los casos se presenta en países en vías de desarrollo, aunque los viajes y movimientos migratorios producen casos casi en cualquier lugar del mundo.
- La tabla 17-1 ofrece una breve descripción de las infecciones protozoarias más relevantes.

TABLA 17-1	RESUMEN DE LAS INFECCIONES POR PROTOZOOS		
Protozoo (enfermedad)	**Manifestaciones clínicas**	**Diagnóstico**	**Tratamiento**
Protozoos transmitidos por vectores			
Plasmodium spp. (paludismo)	Fiebre, postración, anemia	Gota gruesa o prueba de antígeno rápido	Muchas opciones según la especie y la resistencia local
Toxoplasma gondii (toxoplasmosis)	Fiebre, linfadenopatía, manifestaciones graves en pacientes inmunocomprometidos o gestantes	Detección directa del parásito, pruebas serológicas o reacción en cadena de polimerasa	Pirimetamina, sulfadiacina con ácido folínico
Babesia spp. (babesiosis)	Fiebre, anemia, malestar	Detección directa del parásito en frotis sanguíneo o reacción en cadena de polimerasa	Atovacuona más azitromicina O quinina más clindamicina
Leishmania spp. (leishmaniosis cutánea o mucocutánea)	Úlcera con borde elevado	Detección directa del parásito en biopsia cutánea	Variable, según la especie y la geografía
Leishmania spp. (leishmaniosis visceral)	Fiebre, hepatoesplenomegalia	Detección directa del parásito o pruebas serológicas	Variable, según la especie y la geografía
Trypanosoma cruzi (enfermedad de Chagas)	Celulitis aguda seguida de cardiomegalia, megacolon o megaesófago años después	Detección directa de parásitos en las fases agudas, pruebas serológicas en fases crónicas	Benznidazol o nifurtimox

(Continúa)

TABLA 17-1	RESUMEN DE LAS INFECCIONES POR PROTOZOOS (CONTINUACIÓN)		
Protozoo (enfermedad)	**Manifestaciones clínicas**	**Diagnóstico**	**Tratamiento**
Trypanosoma brucei rhodesiense (enfermedad del sueño africana oriental)	Fiebre de inicio agudo, linfadenopatía y alteraciones del estado mental	Detección directa de parásitos en sangre o LCR	Suramina para enfermedad aguda Melarsoprol para enfermedad del SNC
Trypanosoma brucei gambiense (enfermedad del sueño africana occidental)	Fiebre, linfadenopatía y prurito en la fase aguda Alteraciones del estado mental progresivas durante meses o años (fase crónica)	Detección directa de parásitos en sangre o LCR	Pentamidina para enfermedad aguda Eflornitina o nifurtimox para fase tardía
Amebas de vida libre			
Acanthamoeba spp.	Encefalitis amebiana granulomatosa, queratitis	Biopsia y/o cultivo	Propamidina y desbridamiento quirúrgico (queratitis)
Balamuthia mandrillaris	Meningoencefalitis	Biopsia o necropsia	Anfotericina
Naegleria fowleri	Meningoencefalitis	Análisis de LCR para detectar trofozoítos	Anfotericina, rifampicina y azoles
Protozoos intestinales			
Entamoeba spp. (amebiasis)	Diarrea sanguinolenta, dolor abdominal, absceso hepático	Examen microscópico de heces Detección de anticuerpos por EIA	Metronidazol seguido de paromomicina (Estados Unidos) para erradicación de quistes
Endolimax nana	No patógeno	Microscopia de heces	Ninguno
Iodamoeba bütschlii	Protozoo no patógeno del cerdo	Microscopia de heces	Ninguno
Blastocystis hominis	Patógeno de acción controvertida Puede causar distensión abdominal, diarrea y dolor abdominal	Examen microscópico de heces	Objeto de controversia, se puede intentar con metronidazol o TMP-SMX
Giardia lamblia (sinónimo de *Giardia intestinalis*) (giardiasis)	Distensión abdominal, diarrea, dolor abdominal, malabsorción, náusea	Examen microscópico de heces Inmunoanálisis fecales	Metronidazol

TABLA 17-1	RESUMEN DE LAS INFECCIONES POR PROTOZOOS (CONTINUACIÓN)		
Protozoo (enfermedad)	**Manifestaciones clínicas**	**Diagnóstico**	**Tratamiento**
Dientamoeba fragilis	Diarrea, dolor abdominal	Microscopia de heces	Metronidazol o paromomicina
Cryptosporidium spp. (criptosporidiosis)	Diarrea líquida y dolor abdominal, en especial en inmunodeprimidos (p. ej., sida)	Examen microscópico de heces con tinción acidorresistente, menor; DFA; enzimoinmunoanálisis para detectar antígenos en heces	De resolución espontánea; nitazoxanida en casos de sida
Cyclospora cayetanensis	Diarrea crónica, dolor y distensión abdominal	Microscopia de heces con tinción acidorresistente, mayor	TMP-SMX
Isospora belli	Diarrea líquida y dolor abdominal (en potencia mortal en casos de sida)	Microscopia de heces con tinción acidorresistente, ovoide	TMP-SMX
Enterocytozoon bieneusi	Diarrea líquida y dolor abdominal crónicos, en especial en infección por VIH	Examen microscópico de heces, microscopia electrónica de biopsia de intestino delgado	Albendazol
Encephalitozoon spp.	Causa rara de diarrea persistente	Microscopia de heces	Albendazol

DFA, anticuerpos fluorescentes directos; EIA, enzimoinmunoanálisis; LCR, líquido cefalorraquídeo; SNC, sistema nervioso central; TMP-SMX, trimetoprim-sulfametoxazol.

Paludismo

PRINCIPIOS GENERALES

Epidemiología

- Se estima que, en 2015, se produjeron en el mundo 148-304 millones de infecciones de paludismo, que dieron lugar a 235 000-639 000 muertes.[1] La mayor parte de los decesos se registró en niños del África subsahariana.
- Cada especie habita regiones geográficas distintas con características clínicas y tratamientos únicos.
- Un detallado mapa de las regiones con paludismo puede consultarse en la página web de los CDC (www.cdc.gov/travel) o en su referencia para viajes, el Yellow Book de los CDC.

Etiología

Las especies que pueden causar paludismo en humanos son cinco:
* *Plasmodium falciparum:* de distribución mundial y elevada mortalidad.
* *Plasmodium vivax:* más frecuente en Asia, Centroamérica, Sudamérica y Oceanía.
* *Plasmodium ovale:* presente sobre todo en África occidental.
* *Plasmodium malariae:* poco causante de la enfermedad, presente en África y el sudeste asiático.
* *Plasmodium knowlesi:* paludismo de los simios, rara vez crea infecciones en el sudeste asiático.

Fisiopatología

* La transmisión se produce por picadura de las hembras del mosquito *Anopheles*. Otros medios de transmisión menos comunes son transfusión sanguínea, trasplante, uso compartido de agujas o transmisión congénita.
* Ciclos vitales:
  ○ Las fases sexuales (esporogonia) se producen en el mosquito.
  ○ Las fases asexuales (esquizogonia) se desarrollan en el huésped mamífero, según se describe a continuación:
    ▪ Los esporozoítos son inyectados por el mosquito e infectan los hepatocitos. Tras 1-3 semanas, éstos se lisan, lo que libera al torrente circulatorio merozoítos que invaden los eritrocitos. En infecciones por *P. ovale* y *P. vivax* se crean fases hepáticas latentes (hipnozoítos).
    ▪ Las formas anulares intraeritrocíticas se replican, por lo que liberan merozoítos adicionales y producen lisis de los eritrocitos.
    ▪ Los merozoítos infectan nuevos eritrocitos o se diferencian en gametocitos, que son captados por picadura de los mosquitos, con lo que se completa el ciclo vital.
* Consecuencias para el huésped:
  ○ La lisis de los eritrocitos deriva en numerosos síntomas.
  ○ Las citocinas, inducidas por los glucolípidos liberados, generan múltiples síntomas, entre ellos fiebre.
  ○ La lisis de los eritrocitos es cíclica, lo que da lugar a las descripciones clásicas de fiebre cotidiana (diaria, como en el caso de *P. falciparum*) o a fiebre terciana (cada 2 días, como en la infección por *P. vivax* y *P. ovale*).
  ○ Lisis de eritrocitos y disminución de la producción de éstos deriva en anemia pronunciada.
  ○ El secuestro microvascular induce insuficiencia renal, hipoxia de los tejidos y afectación del sistema nervioso central (SNC).
  ○ La gravedad de los síntomas depende en parte del tipo de eritrocitos infectado.
    ▪ *P. falciparum:* infecta a todos los eritrocitos y produce infección grave.
    ▪ *P. vivax:* infecta sólo a reticulocitos y es de menor gravedad.
    ▪ *P. malariae:* infecta a eritrocitos maduros y causa infección crónica leve.

Factores de riesgo

* Los pacientes nativos expuestos a riesgo de paludismo grave incluyen embarazadas y niños no inmunes; la drepanocitosis o la talasemia pueden ser factores protectores.
* Los viajeros expuestos a riesgo de contraer paludismo grave son las embarazadas, los mayores de 50 años o las personas nativas que regresan a su país.

Prevención

* La prevención del paludismo depende de los tipos de exposición y el riesgo de contraer la enfermedad.
* Para pacientes que residen en áreas endémicas:
  ○ Las mosquiteras impregnadas de insecticida previenen el paludismo y otras enfermedades por vectores.
  ○ El tratamiento intermitente en el embarazo reduce el riesgo de enfermedad placentaria.

- Para personas que viajan a regiones endémicas:
  - Está indicada la quimioprofilaxis ajustada al riesgo.
  - Se debe usar ropa que proteja (camisas de manga larga y pantalones).
  - Uso de mosquiteras para dormir cuando el alojamiento implique riesgo.
  - Repelentes de insectos proporcionan protección adicional contra picaduras de mosquitos.

DIAGNÓSTICO

Presentación clínica

Historia clínica
- El paludismo se presenta con síntomas inespecíficos, como fiebre y postración.
- Cualquier paciente que regrese de o resida en una zona endémica debe valorarse por paludismo.
- El tipo de profilaxis y la adherencia al régimen profiláctico ayudan a determinar el riesgo de paludismo.
- La enfermedad se suele presentar 1 o 2 semanas tras la exposición; pueden registrarse periodos más largos de incubación o reaparición de los síntomas (*P. vivax* o *P. ovale*).
- Los factores indicativos de paludismo grave incluyen alteraciones del estado mental, cambios en el color de la orina o palpitaciones.

Exploración física
- Síntomas como palidez, ictericia, taquicardia, soplos sistólicos o disnea son posibles indicadores de anemia hemolítica.
- Los signos de paludismo grave incluyen orina oscura, estertores pulmonares, desorientación, alteración del estado mental, deficiencias neurológicas focales o papiledema.

Criterios diagnósticos

El paludismo grave o complicado se asocia con cualquiera de los siguientes criterios:
- Paludismo cerebral con coma, encefalopatía, convulsiones, deficiencias neurológicas focales o estado de consciencia alterado.
- Insuficiencia renal aguda con necrosis tubular aguda o hemoglobinuria macroscópica (fiebre de las aguas negras).
- Edema pulmonar agudo con síndrome de insuficiencia respiratoria aguda (SIRA), que en ocasiones se presenta 2-3 días tras comenzar el tratamiento.
- Hipoglucemia.
- Anemia grave (hemoglobina < 5 g/dL).
- Hemorragia espontánea, trombocitopenia (< 100 000/µL).
- Acidosis metabólica.
- Shock.
- Hiperparasitemia (> 5%).

Diagnóstico diferencial

El diagnóstico diferencial es bastante extenso; otras enfermedades habituales son dengue, leptospirosis, sepsis menigocócica o fiebre tifoidea.

Pruebas diagnósticas
- Obtener hemogramas completos y pruebas metabólicas completas.
- **Es estándar de oro es la gota gruesa;** obtener múltiples muestras, en especial durante la fiebre. La presencia de **formas anulares o esquizontes intraeritrocíticos** confirma el diagnóstico y permite identificar las especies de *Plasmodium.*
- Las pruebas de diagnóstico rápido que identifican antígenos plasmódicos son una buena alternativa cuando no existe una microscopia experta.

- ○ Una prueba de resultado positivo es altamente específica y permite identificar *P. falciparum*.
- ○ Con la parasitemia baja se puede producir un falso negativo y ser necesario repetir la prueba.
- La reacción en cadena de polimerasa todavía no se utiliza de rutina en el diagnóstico clínico.
- A veces es necesaria una punción lumbar para descartar menigoencefalitis. El líquido cefalorraquídeo en el paludismo cerebral es benigno, por lo general con proteínas elevadas.

TRATAMIENTO

- El tratamiento debe iniciar lo antes posible.
- Considerar consulta con el especialista en enfermedades infecciosas en el paludismo grave.
  - ○ Tratamiento de **paludismo no complicado debido a** *P. falciparum*.[2,3]
  - ○ Para áreas sensibles a cloroquina: 600 g de cloroquina base v.o. seguidos de 300 mg de base a las 6, 24 y 48 horas.
  - ○ Para áreas resistentes a la cloroquina (tratamiento oral):
    - ■ Arteméter-lumefantrina (arteméter 20 mg, lumefantrina 120 mg); para peso ≥ 35 kg, cuatro comprimidos a las 0 y 8 horas, seguidos de cuatro comprimidos dos veces al día durante 2 días.
    - ■ La terapia de combinación basada en artemisinina se considera tratamiento de primera línea fuera de Estados Unidos.
    - ■ Atovacuona-proguanil (atovacuona 250 mg/proguanil 100 mg), cuatro comprimidos diarios durante 3 días.
    - ■ Quinina (542 mg de base) cada 8 horas 3-7 días MÁS una de estas opciones:
      - ☐ Tetraciclina, 250 mg cada 6 horas durante 7 días.
      - ☐ Doxiciclina, 100 mg cada 12 horas durante 7 días.
      - ☐ Clindamicina, 20 mg de base/kg/día fraccionadas en tres dosis diarias 7 días, sulfadoxina-pirimetamina (25/1.25 mg de base/kg) en una dosis.
      - ☐ Los efectos secundarios de la quinina son acúfenos, pérdida de audición, confusión, otros efectos relacionados con el SNC, trombocitopenia, hipotensión y cardiotoxicidad.
  - ○ Como fármaco de tercera línea puede emplearse mefloquina en combinación con artesunato o doxiciclina.
- **Paludismo debido a** *P. vivax* **o** *P. ovale:*
  - ○ Cloroquina o atovacuona-proguanil MÁS primaquina, 30 mg de base diarios, por 14 días en pacientes con glucosa-6-fosfato deshidrogenasa normal (detección antes de tratar).
  - ○ Si se adquirió en Papúa Nueva Guinea, o Indonesia, tratar con atovacuona-proguanil, sulfato de quinina más doxiciclina o mefloquina.
- **Paludismo complicado:**
  - ○ Gluconato de quinidina, 6.25 mg de base/kg como dosis de carga i.v. durante 1 o 2 h, seguido de 0.0125 mg de base/kg/min en infusión continua durante al menos 24 horas, MÁS doxiciclina, tetraciclina o clindamicina, como se indicó antes. Obtener un ECG de base antes de iniciar tratamiento.
  - ○ Artesunato (2.4 mg/kg a las 0, 12 y 24 horas, seguido de tratamiento diario) puede obtenerse como fármaco experimental a través de los CDC, debido a la intolerancia a la quinidina o a no estar disponible.

Profilaxis

Profilaxis para viajeros: la quimioprofilaxis del paludismo depende de la presencia de resistencia a la cloroquina (se puede acceder a más información en la página web de los CDC). En general, los fármacos empleados como profilácticos son los siguientes:
- Atovacuona-proguanil, iniciar 1 o 2 días antes del viaje y hasta 7 días después del regreso. Son raros los efectos secundarios, como molestias digestivas leves. Este régimen está contraindicado en mujeres embarazadas o en fase de lactancia de un niño < 5 kg de peso.
- Cloroquina, 300 mg una vez a la semana, comenzar 1 semana antes del viaje y continuar 4 semanas tras el regreso. Se usa en la gestación, pero sólo en el paludismo sensible a cloroquina.

- Doxiciclina, 100 mg v.o. al día, que comienza 1 día antes del viaje y continúa 4 semanas tras el regreso. La fotosensibilidad y las molestias GI pueden limitar su uso. No aplicar a embarazadas o niños menores de 8 años.
- Mefloquina, 250 mg v.o. a la semana, que comienza 2 semanas antes del viaje y continúa 4 semanas después del regreso. Aplicar con precaución en personas con trastornos psiquiátricos y convulsivos, debido a los efectos neuropsiquiátricos adversos.

CONSULTAS

El servicio de información sobre paludismo de los CDC está disponible en el teléfono (770) 488-7788 y en http://www.cdc.gov/MALARIA/.

Babesiosis

PRINCIPIOS GENERALES

Epidemiología

- Infección zoonótica transmitida por garrapatas producida por *Babesia* spp., que infectan eritrocitos.
- Se registra en Europa y Norteamérica; las infecciones europeas tienden a ser más graves.
- Infecciones norteamericanas:
  - Causadas por *Babesia microti*, a menudo asintomáticas.
  - Comparten el vector de garrapatas *Ixodes* con *Borrelia burgdorferi*, lo que hace comunes las coinfecciones.
- *Babesia divergens* suele encontrarse en Europa.

Fisiopatología

- La transmisión ocurre por la mordedura de garrapata *Ixodes* o, más rara, por transfusión sanguínea o transmisión congénita.
- La lisis masiva de eritrocitos provoca anemia hemolítica que deriva en hiperbilirrubinemia, hemoglobinuria y necrosis tubular aguda.
- En ocasiones también se observan trombocitopenia, edema pulmonar y SIRA.
- Los casos graves afectan a pacientes ancianos, inmunodeprimidos o asplénicos.
- El único medio de prevención eficaz es evitar el contacto con garrapatas mediante repelentes de insectos y al cubrir las áreas expuestas de la piel.

DIAGNÓSTICO

Presentación clínica

Historia clínica
- Entre 1-3 semanas después de la exposición se registran fiebre, escalofríos, sudores, cefalea, dolores corporales, pérdida de apetito, náusea o fatiga.
- Los antecedentes de mordedura de garrapata en una región endémica es útil, pero no necesaria.
- Los antecedentes de esplenectomía o inmunodeficiencia indican potencial infección grave.

Exploración física
- Los posibles hallazgos incluyen fiebre, hepatomegalia, esplenomegalia y signos de anemia.
- En casos graves se presentan dificultad respiratoria o afección cardiaca congestiva.

Diagnóstico diferencial

- Paludismo, leptospirosis, hepatitis viral, y otras enfermedades transmitidas por garrapatas.
- Los organismos intraeritrocíticos de *Babesia* se confunden a menudo con *P. falciparum*.

Pruebas diagnósticas

- El hemograma completo puede revelar anemia leve a grave, trombocitopenia, linfocitos atípicos, leucopenia o leucocitosis.
- La haptoglobina y el recuento de reticulocitos a veces están disminuidos.
- Pueden registrarse transaminitis e hiperbilirrubinemia indirecta.
- También se observan hemoglobinuria o proteinuria.
- La detección microscópica en frotis sanguíneo se suele usar para el diagnóstico:
  ○ La parasitemia porcentual puede ser de hasta 80% en pacientes esplenectomizados, si bien este dato puede no correlacionarse con la gravedad de la enfermedad.
  ○ Es característica la identificación de formas en "cruz de Malta", aunque no siempre se observan al microscopio.
- Hay varias pruebas diagnósticas basadas en reacción en cadena de polimerasa que se aceptan cada vez más como alternativa a la microscopia.

TRATAMIENTO

- Las infecciones por *B. microti* tienden a ser subclínicas y el tratamiento puede no indicarse.
- En casos con síntomas prolongados se pueden administrar **atovacuona** (750 mg v.o. cada 12 horas durante 7-10 días) **MÁS azitromicina** (500 mg v.o. el día 1 seguidos de 250 mg diarios durante 6 días) O **quinina** (650 mg v.o. cada 8 horas durante 7 días) **MÁS clindamicina** (600 mg v.o. cada 8 horas durante 7 días) para la enfermedad más grave.[4]
- En casos graves puede indicarse la exanguinotransfusión.

Toxoplasmosis

PRINCIPIOS GENERALES

- *Toxoplasma gondii* es el causante de la toxoplasmosis.
- Enfermedad de resolución espontánea que se reactiva o disemina en pacientes VIH-positivos u otros inmunodeprimidos como los receptores de trasplantes de órganos.
- La infección primaria en madres no inmunes causa una patología congénita grave en el feto.
- La toxoplasmosis ocular es otra presentación común, causada por reactivación de la enfermedad.

Epidemiología

- La toxoplasmosis presenta distribución mundial, con especial incidencia en zonas donde se consumen carnes crudas o poco cocinadas.
- En Estados Unidos, cerca de 1% de los gatos domésticos propaga quistes de *Toxoplasma*, en tanto que 11-31% de las personas es seropositiva.

Fisiopatología

- La transmisión se produce por ingestión de quistes en carne poco cocida, ingestión de alimentos contaminados por esporoquistes, de forma congénita o por trasplante.
- Ciclo vital:
  ○ Los esporoquistes se diseminan por heces de gato.
  ○ Taquizoítos: parásitos que se replican de forma activa y producen quistes en tejidos del huésped.
  ○ Los organismos en fase latente se designan como bradizoítos.

Prevención

- Cocción de los alimentos a temperaturas adecuadas.
- Lavado de frutas y verduras antes de comerlas.
- Congelación de la carne varios días antes de cocinarla.

- No alimentar a los gatos con carne cruda o poco cocinada.
- Usar guantes durante los trabajos de jardinería o el contacto con tierra.
- Las embarazadas deben evitar cambiar las cajas de arena de los gatos y la convivencia con cachorros de gato.

DIAGNÓSTICO

Presentación clínica

Historia clínica
- La infección primaria en pacientes inmunocompetentes suele ser asintomática. Algunos pacientes experimentan fiebre, fatiga o linfadenopatía. Los síntomas de esta infección primaria son similares a los de mononucleosis infecciosa.[5]
- La reactivación en pacientes con sida se presenta con fiebre, cefalea, deterioro del estado mental y deficiencias neurológicas focales en pacientes con CD4 < 100 células/mL. A medida que la enfermedad progresa, pueden afectarse otros sistemas orgánicos.
- La toxoplasmosis ocular se presenta con visión borrosa repentina.
- El riesgo de infección congénita aumenta con la edad gestacional. En < 10% de infecciones maternas se registran manifestaciones graves como hidrocefalia, retraso mental e incluso muerte del neonato. Los lactantes infectados pueden desarrollar enfermedad ocular más tarde en la vida.

Exploración física
- Los pacientes inmunocompetentes suelen presentar linfadenopatía cervical no dolorosa, bilateral y simétrica.
- Por lo regular, la revisión oftalmológica de la toxoplasmosis ocular aguda incluye hallazgos de iritis, vitritis y coriorretinitis.

Diagnóstico diferencial

La reactivación en el SNC se confunde con absceso cerebral, metástasis, linfoma y tuberculosis.

Pruebas diagnósticas

En la infección aguda la detección de anticuerpos de IgM o el aislamiento de *T. gondii* a partir de fluidos corporales confirman el diagnóstico.

- En tejidos de personas con infección crónica puede haber quistes.
- La reactivación en el VIH se diagnostica en función de los siguientes factores:
  ○ Un síndrome clínico compatible con lesiones que concuerden con las referencias radiográficas y la respuesta al tratamiento empírico, o
  ○ Detección del parásito mediante biopsia o reacción en cadena de polimerasa en LCR.
- El riesgo de infección congénita se determina mediante prueba de IgM materna positiva o reacción en cadena de polimerasa de líquido amniótico positiva.

TRATAMIENTO

- El tratamiento estándar consiste en 2-4 semanas de **pirimetamina (primera dosis de 200 mg v.o., después 100 mg diarios), sulfadiazina (1 g cada 6 horas) o clindamicina y suplementos de ácido fólico** (10-25 mg v.o.) para evitar la toxicidad en la médula ósea inducida por pirimetamina. En huéspedes inmunocompetentes, el tratamiento no altera el desenlace.
- Las embarazadas deben tratarse con espiramicina (3 g/día) durante la gestación. Si se detecta infección fetal, está indicado el tratamiento adicional con sulfadiazina y pirimetamina.
- En pacientes con sida, el tratamiento es semejante al estándar para pacientes inmunocompetentes, pero se continúa por 6 semanas, seguido de tratamiento crónico de mantenimiento.
- La enfermedad ocular requiere consulta con un oftalmólogo.

Leishmaniosis

PRINCIPIOS GENERALES

- Los tres tipos principales de enfermedad son los siguientes:
  - ○ Leishmaniosis cutánea (la forma más común), que produce lesiones cutáneas ulcerosas.
  - ○ Leishmaniosis visceral, que causa enfermedad grave en el sistema reticuloendotelial.
  - ○ Leishmaniosis mucocutánea, en la que se desarrollan lesiones ulcerosas graves de las mucosas.
- Vivir en o viajar a una región endémica es el factor de riesgo esencial.
- La ropa protectora y los repelentes de insectos son los únicos medios de prevención.

Epidemiología

- Leishmaniosis cutánea:
  - ○ Se registra en Oriente Medio, África, Centro y Sudamérica; se produce por diversas especies de *Leishmania*.
  - ○ Se desarrolla en viajeros a regiones endémicas y personal militar.
- Leishmaniosis visceral:
  - ○ A menudo causada por *Leishmania donovani* o *Leishmania infantum/tropica*.
  - ○ Una enfermedad sintomática no tratada con frecuencia es mortal y una importante causa de muerte, en especial en niños.
  - ○ Se localiza en India, Bangladesh, Sudán, Brasil y la costa mediterránea.
- Leishmaniosis mucocutánea: se localiza sobre todo en Sudamérica; suele producirse por *L. brasiliensis*.
- Varios mamíferos (p. ej., perros o roedores) son reservorios animales de la mayor parte de *Leishmania* spp.

Fisiopatología

- La transmisión tiene lugar ante todo por picaduras de flebótomos hembra y, en ocasiones, por transfusión sanguínea o al compartir jeringuillas.
- Ciclo vital: los flebótomos inyectan promastigotos metacíclicos infecciosos que se diferencian al formar amastigotos intracelulares, que residen en los macrófagos del huésped.
- Consecuencias para el huésped:
  - ○ Se produce una respuesta inmunitaria central al desarrollo de la patología en el huésped mamífero.
    - ■ Las respuestas Th2 suelen causar enfermedad sintomática o lesiones que no cicatrizan.
    - ■ Las respuestas Th1 determinan una curación espontánea.
  - ○ La resolución de la enfermedad induce inmunidad permanente, aunque se puede registrar una reactivación en un contexto de inmunodepresión.
  - ○ Las infecciones bacterianas secundarias son causa frecuente de muerte en leishmaniosis visceral.

DIAGNÓSTICO

Presentación clínica

Historia clínica

- Enfermedad cutánea: el paciente percibe una pápula, que aparece semanas o meses después de la picadura y que, en última instancia, se ulcera. Puede haber diseminación en pacientes inmunodeprimidos.
- Enfermedad mucocutánea:
  - ○ Los pacientes presentan una lesión cutánea que sana de modo espontáneo.
  - ○ Las lesiones mucosas se desarrollan semanas a años después de la exposición.

- Enfermedad visceral:
  - Los pacientes presentan fiebre, pérdida de peso, hepatoesplenomegalia masiva y pancitopenia.
  - Puede haber hiperpigmentación de la piel, lo que lleva al término *kala-azar* o "fiebre negra".

Exploración física
- Enfermedad cutánea:
  - En extremidades expuestas o cara aparecen úlceras poco profundas indoloras con borde elevado.
  - La evaluación de las mucosas es importante en pacientes de Centro y Sudamérica.
  - También se producen lesiones satélite y linfadenopatía.
- Enfermedad visceral: la hepatoesplenomegalia es un rasgo distintivo.

Diagnóstico diferencial

- Enfermedad cutánea: pueden considerarse diversos trastornos micóticos, bacterianos o malignos.
- Enfermedad visceral: los posibles diagnósticos diferenciales son fiebre tifoidea, tuberculosis miliar, brucelosis, paludismo y esquistosomiasis aguda.

Pruebas diagnósticas

- La enfermedad visceral se asocia a veces con hipergammaglobulinemia, leucopenia, anemia, trombocitopenia y/o hipoalbuminemia.
- El patrón de referencia para el diagnóstico es el **cultivo de parásitos** a partir de las úlceras (cutánea o mucocutánea) o de aspirados de médula ósea/bazo (enfermedad visceral).
- Las pruebas de reacción en cadena de polimerasa o la detección de parásitos en las pruebas histopatológicas son medios complementarios para confirmar el diagnóstico.
- Inmunodiagnóstico:
  - Enfermedad cutánea: no recomendadas.
  - Enfermedad visceral: si otros enfoques son negativos, usar la detección de anticuerpos mediante enzimoinmunoanálisis de adsorción (ELISA), IFAT o tira reactiva de antígeno de la cinesina recombinante (rK39).[6]

TRATAMIENTO

- Enfermedad cutánea:
  - Dado que la resolución espontánea de las úlceras cutáneas es frecuente, el tratamiento puede no necesitarse.
  - En todos los casos, es preciso tratar las lesiones que afectan a la funcionalidad o la estética (p. ej., en la cara) para evitar una posible desfiguración.
- Enfermedad visceral y mucocutánea: el tratamiento está indicado en todos los pacientes sintomáticos.
- Opciones terapéuticas:[7]
  - Antimoniales: los antimoniales pentavalentes han sido la base del tratamiento durante muchos años. Su uso es limitado, debido a múltiples toxicidades y la generalización de resistencias. En Estados Unidos, el **estibogluconato sódico** (Pentostam) es proporcionado por los CDC.
  - Miltefosina: es el único agente oral para tratar la enfermedad visceral. Es en particular efectiva en India y las regiones adyacentes de Asia del sur, donde hay presencia de resistencia a los antimoniales pentavalentes.
  - Anfotericina B: **anfotericina B liposomal** es el tratamiento de elección para la leishmaniosis visceral.
- No existe un tratamiento de elección universal para las variantes cutánea o mucocutánea. El tratamiento puede ser complejo y se indica la consulta con un especialista en leishmaniosis.
- En pacientes con VIH u otra inmunodepresión ocurren fracasos del tratamiento.
- La leishmaniosis mucocutánea es difícil de tratar y son frecuentes las recidivas.

Tripanosomiasis americana

PRINCIPIOS GENERALES

- La tripanosomiasis americana (o enfermedad de Chagas) es una infección protozoaria producida por *Trypanosoma cruzi*.
- En la enfermedad se diferencian dos fases principales:
  - Enfermedad aguda, en la que predominan las manifestaciones cutáneas, con mínima mortalidad.
  - Enfermedad crónica, en la que se desarrollan síntomas de insuficiencia orgánica terminal, con tasas de mortalidad elevadas.

Epidemiología

- La enfermedad de Chagas afecta ~ 6 millones de personas, sobre todo en Centro y Sudamérica.[8]
- En general, las poblaciones inmigrantes suelen ser las más infectadas por *T. cruzi*.
- En E.U. se registraron más de 2 000 casos confirmados a través de pruebas de sangre donada.

Fisiopatología

- Transmisión:
  - Los principales vectores de la enfermedad son insectos redúvidos, también llamados **chinches besuconas (*Triatoma* spp.).**
  - La transmisión también ocurre por donaciones de sangre, trasplantes y de forma congénita.
  - La transmisión oral por alimentos contaminados con heces triatómicas se reconoce cada vez más.
  - Diversos mamíferos, entre ellos perros y roedores, sirven como reservorios de la infección.
- Ciclo vital:
  - Los triatominos depositan tripomastigotos infecciosos en las heces en proximidad de una fuente de sangre ingerida.
  - El rascado u otras acciones ayudan a los tripomastigotos a penetrar en el huésped a través de roturas en la piel o las membranas mucosas.
  - Los tripomastigotos se diferencian en amastigotos intracelulares en diversos tejidos del huésped, sobre todo en los miocitos cardiacos y las células musculares lisas GI.
- Consecuencias para el huésped:
  - La infección aguda se produce días o semanas tras la exposición. La inflamación local, similar a celulitis, es sucedida por malestar, fiebre y anorexia.
  - La infección crónica aparece años después, tras la fase latente.
  - **La respuesta inmunitaria a tejidos infectados de forma crónica da lugar, tal vez, a enfermedades de órganos diana** como cardiomegalia, megaesófago y megacolon. Ello sucede en 20-30% de pacientes infectados.

Prevención

- Las campañas que utilizan insecticidas en hogares y dependencias han sido muy eficaces.
- Las mosquiteras previenen la picadura de insectos, que en su mayoría ocurre durante la noche.

DIAGNÓSTICO

Presentación clínica

Historia clínica

- Es necesario un elevado grado de sospecha basado en los factores de riesgo epidemiológicos.
- En regiones endémicas, la infección aguda afecta a la población infantil.
- En fases crónicas, los adultos pueden referir síntomas de insuficiencia cardiaca, palpitaciones, estreñimiento intenso, vómito tras las comidas, disfagia u odinofagia.

Exploración física

- Fase aguda: inflamaciones cutáneas conocidas como chagomas se forman en el lugar de penetración inicial del parásito. **La inflamación facial, con edema periorbital y conjuntivitis, es una manifestación específica de la enfermedad de Chagas aguda**, también conocida como signo de Romaña. También pueden observarse linfadenopatía o hepatoesplenomegalia.
- Infección crónica: los hallazgos de la exploración física dependen de los órganos específicos afectados.
  - La enfermedad cardiaca puede manifestarse con signos de insuficiencia cardiaca o arritmias.
  - La enfermedad digestiva puede causar dolor a la palpación o distensión abdominales.
  - La reactivación de la enfermedad crónica se registra en pacientes inmunodeprimidos y se manifiesta en forma de meningoencefalitis con alteración del estado mental.

Diagnóstico diferencial

- Infección aguda: mononucleosis infecciosa, VIH agudo, celulitis periorbital, reacción alérgica a las picaduras de triatominos.
- Infección crónica: miocardiopatía dilatada por otras causas, acalasia, aganglionosis congénita (enfermedad de Hirschsprung), hipotiroidismo o esofagitis grave.

Pruebas diagnósticas

- Infección aguda: los parásitos pueden visualizarse de forma directa en frotis sanguíneos gruesos. La reacción en cadena de polimerasa en sangre se halla en fase de investigación.
- Infección crónica:
  - Pruebas serológicas: se necesitan al menos dos pruebas serológicas diferentes para diagnosticar enfermedad de Chagas en un contexto clínico apropiado.
  - La reacción en cadena de polimerasa en tejidos infectados se halla en fase experimental.
  - La visualización directa en la biopsia de tejidos infectados es poco sensible pero muy específica.
- El ECG y la ecocardiografía pueden estar indicados para evaluar la afectación cardiaca.
- Las anomalías del tubo digestivo pueden identificarse mediante esofagografía/enema opaco.

Tratamiento

- El tratamiento con **benznidazol** es bastante eficaz en las fases agudas y puede evitar complicaciones propias de la enfermedad de Chagas crónica.[9]
- En todos los casos de enfermedad de Chagas confirmados por medios serológicos se ha de ofrecer tratamiento, a menos que haya contraindicaciones o enfermedad terminal.
- El benznidazol es el tratamiento de primera línea (5-7 mg/kg/día en dos dosis fraccionadas durante 60 días); el exantema y la dermatitis son efectos secundarios frecuentes.
- El nifurtimox (8-10 mg/kg/día en tres o cuatro dosis fraccionadas durante 90-120 días) presenta numerosos efectos secundarios, como trastornos psicológicos y molestias digestivas.
- Benznidazol y nifurtimox están contraindicados en el embarazo.
- Las secuelas de la enfermedad de Chagas crónica se tratan mediante abordajes médicos o quirúrgicos.
  - Enfermedad cardiaca: administrar antiarrítmicos, previa consulta con cardiología.
  - Enfermedad digestiva: los abordajes conservadores y el uso de laxantes pueden proporcionar alivio sintomático; los abordajes quirúrgicos pueden estar indicados.

COMPLICACIONES

Entre las complicaciones de la enfermedad crónica se cuentan las siguientes:

- Cardiacas: arritmias ventriculares, bloqueo cardiaco, insuficiencia cardiaca grave y muerte por cardiopatía.
- Digestivas: estreñimiento, aspiración e incapacidad para comer.

VIGILANCIA/SEGUIMIENTO

La reversión serológica que ocurre en el plazo de 1 año desde la enfermedad aguda, o de varios años en caso de afectación crónica, indica curación.

Amebiasis

PRINCIPIOS GENERALES

Epidemiología

- *Entamoeba histolytica* es la causante de la amebiasis intestinal, manifestada con disentería amebiana o desarrollo de un absceso hepático.
- *E. histolytica* ocurre en países tropicales o áreas con malas condiciones sanitarias en el mundo.
- Afecta a 500 millones en todo mundo, con mortalidad anual de 40 000-100 000 personas.[10] Los cálculos varían por colonización de *Entamoeba dispar,* que no es patógena pero sí de morfología indistinta.
- En Estados Unidos, la prevalencia es de 1-2%.
- Los principales grupos de riesgo son viajeros, inmigrantes, hombres que tienen sexo con hombres y personas ingresadas en centros asistenciales.
- El tratamiento y saneamiento de aguas reduce de forma drástica la incidencia de la enfermedad.

Fisiopatología

- Transmisión: *E. histolytica* se disemina por vía fecal-oral cuando se ingieren los quistes.
- Ciclo vital:
  - Los quistes ingeridos resisten el medio ácido del estómago.
  - En el intestino delgado se liberan trofozoítos, que maduran y forman nuevos quistes.
- Consecuencias para el huésped:
  - Cuando los trofozoítos invaden la mucosa intestinal, liberan enzimas inductoras de lisis tisular. Los síntomas se desarrollan 2-6 semanas después de la ingestión de los quistes.
  - Las lesiones submucosas aumentan de tamaño y forman úlceras "en gota".
  - La diseminación se produce tras la entrada en la circulación portal.
  - El sitio más frecuente de enfermedad sistémica es el hígado, donde se forma un absceso.

DIAGNÓSTICO

Presentación clínica

Historia clínica

- La mayor parte de la enfermedad es asintomática. Los pacientes se convierten en portadores, aunque la condición de portador es más clara en un periodo de 1 año.
- Infección aguda: cólicos, flatulencia, tenesmo y diarrea sanguinolenta o mucoide.
- Manifestaciones extraintestinales:
  - Absceso hepático:
    - La infección extraintestinal más común ocurre con mayor frecuencia en adultos.
    - El absceso amebiano en el hígado se caracteriza por dolor de inicio brusco en el cuadrante superior derecho, pérdida de peso y fiebre alta.
  - En raras ocasiones, *E. histolytica* infecta otros tejidos como los pulmones, cerebro, peritoneo o espacio pericárdico.

Exploración física

- En el absceso amebiano se aprecia un hígado crecido y doloroso al tacto.
- Algunos pacientes pueden desarrollar un ameboma, una masa submucosa palpable y dolorosa al tacto de tejido de granulación, que a menudo se confunde con una neoplasia maligna.

Diagnóstico diferencial

- Las causas de disentería incluyen *Shigella, Escherichia coli, Salmonella, Campylobacter* y algunas especies de *Vibrio*.
- El absceso hepático debe diferenciarse del absceso hepático piógeno, el carcinoma o de la equinococosis.

Pruebas diagnósticas

- El principal método diagnóstico es la detección de trofozoítos o quistes de *E. histolytica* en las heces. Es importante notar que *E. histolytica* es indiferenciable de *E. dispar* en las heces y se deben realizar pruebas confirmatorias.
- La detección de antígeno y la reacción en cadena de polimerasa pueden ayudar a diagnosticar y diferenciar *E. dispar*.
- Las pruebas serológicas pueden ser negativas en pacientes con enfermedad aguda; en estos casos, conviene repetirlas en un plazo de 5-7 días.
- Los abscesos hepáticos pueden detectarse mediante ecografía o TC. Es posible que la aspiración proporcione material con aspecto de pasta de anchoas.

TRATAMIENTO

Fármacos

- **Yodoquinol o paromomicina** (en Estados Unidos) erradican los **quistes** en aquellos portadores asintomáticos.
- **Metronidazol**, 500-750 mg v.o. cada 8 horas durante 10-14 días, seguido de yodoquinol o paromicina para erradicar los quistes en pacientes con **colitis** o **absceso hepático**.

Tratamiento quirúrgico

- Los abscesos se drenan de modo quirúrgico o por intervención percutánea.
- El absceso roto o la sobreinfección bacteriana se tratan de forma quirúrgica.

Giardiasis

PRINCIPIOS GENERALES

Epidemiología

- *Giardia duodenalis* (también conocida como *Giardia intestinalis* y *Giardia lamblia*) es la causa de giardiasis.
- Ocurre a nivel mundial e infecta sobre todo a humanos, pero también a otros mamíferos.
- Son frecuentes los brotes en las guarderías.
- Escaladores en las Montañas Rocosas (Estados Unidos) también están en riesgo.

Fisiopatología

- La transmisión se produce por vía fecal-oral.
- Ciclo vital:
  - Los quistes, ingeridos en alimentos o aguas contaminados, liberan trofozoítos al duodeno.
  - A continuación, el trofozoíto se fija a la pared GI, lo que causa manifestaciones de la enfermedad.
- Consecuencias para el huésped:
  - La inflamación de la mucosa duodenal induce malabsorción de proteínas y grasas.
  - Se cree que la inmunidad humoral es importante. Los pacientes con hipogammaglobulinemia desarrollan infecciones graves prolongadas que responden mal al tratamiento.

Prevención

- Los quistes persisten durante meses en el entorno.
- La cloración no causa la muerte de los quistes, pero sí pueden eliminarse por filtración.

DIAGNÓSTICO

Presentación clínica

- La mayoría de los pacientes es portadora asintomática.
- Los síntomas ocurren tras un periodo de incubación de 1-3 semanas. En general, los pacientes refieren distensión y dolor abdominal, náusea, flatulencia, vómito y diarrea. Los síntomas suelen resolverse de forma espontánea.
- Los niños con infección crónica en ocasiones padecen retraso del crecimiento y el desarrollo.

Diagnóstico diferencial

El diagnóstico diferencial incluye otras causas de diarrea crónica de origen parasitario, como estrongiloidosis, criptosporidiosis, ciclosporiasis o microsporidiosis.

Pruebas diagnósticas

- El patrón de referencia para el diagnóstico es la **detección directa de parásitos en las heces**.
- La detección de antígenos basada en ELISA casi ha remplazado a la microscopia en la mayoría de los laboratorios, por su desempeño equivalente y facilidad de uso.

TRATAMIENTO

Metronidazol es el tratamiento de elección. Se dispone de numerosos fármacos alternativos, aunque en general son difíciles de encontrar en Estados Unidos.

REFERENCIAS

1. WHO Global Malaria Programme. *World Malaria Report: 2016*. Geneva: World Health Organization; 2016. http://apps.who.int/iris/bitstream/10665/252038/1/9789241511711-eng.pdf?ua=1. Acceso 01 noviembre 2017.
2. WHO. *Guidelines for the Treatment of Malaria*. 3rd ed. Geneva: World Health Organization; 2015. http://www.who.int/malaria/publications/atoz/9789241549127/en/. Acceso 12 diciembre 2017.
3. Centers for Disease Control and Prevention. *CDC Yellow Book 2018: Health Information for International Travel*. New York: Oxford University Press; 2017.
4. Vannier E, Krause PJ. Human babesiosis. *N Engl J Med*. 2012;366:2397-2407.
5. Dubey JP, Jones JL. *Toxoplasma gondii* infection in humans and animals in the United States. *Int J Parasitol*. 2008;38:1257-1278.
6. Mandal J, Khurana S, Dubey ML, et al. Evaluation of direct agglutination test, rk39 Test, and ELISA for the diagnosis of visceral leishmaniasis. *Am J Trop Med Hyg*. 2008;79:76-78.
7. Aronson N, Herwaldt BL, Libman M, et al. Diagnosis and treatment of leishmaniasis: clinical practice guidelines by the Infectious Diseases Society of America (IDSA) and the American Society of Tropical Medicine and Hygiene (ASTMH). *Clin Infect Dis*. 2016;63:1539.
8. Chagas disease in Latin America: an epidemiological update based on 2010 estimates. *Wkly Epidemiol Rec*. 2015, 90(6);33-44.
9. Bern C, Montgomery SP, Herwaldt BL, et al. Evaluation and treatment of Chagas disease in the United States: a systematic review. *JAMA*. 2007;298:2171-2181.
10. Stanley SL. Amoebiasis. *Lancet*. 2003;361:1025-1034.

Infecciones por helmintos

Carlos Mejia-Chew y Philip Budge

18

INTRODUCCIÓN

- Los helmintos (del griego *helminthos*, "gusanos") son frecuentes en las regiones más pobres de los países tropicales y subtropicales en desarrollo; los helmintos transmitidos por el suelo (áscaris, uncinaria y anquilostoma) contribuyen a la mayor parte de la carga de enfermedad.[1]
- Viajes e inmigración hacen que se registren casos en áreas no endémicas, como Norteamérica y Europa.[2] Además, algunos helmintos aún son endémicos en países de clima templado.
- En general, la gravedad de la enfermedad depende del grado de exposición, dado que los helmintos no se replican en el interior del huésped, con excepción de *Strongyloides*. La eosinofilia en general se relaciona con incremento del número de helmintos y la invasión de tejidos (que pueden no observarse con helmintos que sólo habitan en la luz GI o los contenidos en estructuras quísticas).
- Los helmintos se clasifican en los grupos siguientes:
  - **Nematodos** (gusanos redondos):
    - Gusanos intestinales: *Ascaris lumbricoides, Trichuris trichiura* (uncinaria), *Ancylostoma duodenale* (anquilostoma), *Necator americanus* (anquilostoma), *Strongyloides stercoralis* y *Enterobius vermicularis* (oxiuro) son algunos ejemplos.
    - Gusanos tisulares y sanguíneos: *Trichinella spiralis*, nematodos filarias (p. ej., *Onchocerca volvulus* y *Wuchereria bancrofti*) y *Toxocara* spp., entre otros.
  - **Trematodos** (duelas):
    - Intestinales: *Fasciolopsis buski, Echinostoma ilocanum.*
    - Sangre y tejidos: *Schistosoma* spp., *Clonorchis sinensis, Opisthorchis viverrini, Fasciola* spp., *Paragonimus* spp.
  - **Cestodos** (tenias):
    - Intestinales: *Taenia* spp. y *Diphyllobothrium latum.*
    - Tejido (larvarias): *Taenia solium* (tenia del cerdo) y *Echinococcus* spp.
- A continuación se analizan las infecciones por helmintos habituales en adultos en Estados Unidos. Helmintos adicionales se describen de manera breve en la tabla 18-1.

Cisticercosis

PRINCIPIOS GENERALES

- El cestodo *T. solium* es la única infección por helmintos en la cual el ser humano es huésped tanto de las propias tenias como de los quistes larvarios[3] (ver "Transmisión", más adelante).
- Las infecciones por gusanos adultos (teniasis) están limitadas a los intestinos.
- Las **infecciones larvarias (cisticercosis)** pueden conducir a enfermedad grave en el sistema nervioso central (**neurocisticercosis**), o calcificaciones en el tejido muscular.

Epidemiología

- Las áreas de alta prevalencia de *T. solium* comprenden Centro y Sudamérica y el sudeste asiático. La inspección de la carne para consumo y la mejora de las condiciones sanitarias han erradicado la enfermedad en numerosos países desarrollados.
- En Estados Unidos, se registran casos **sobre todo en inmigrantes procedentes de Centro y Sudamérica**.

TABLA 18-1 RESUMEN DE LAS INFECCIONES CLÍNICAMENTE IMPORTANTES CAUSADAS POR HELMINTOS

Clasificación	Enfermedad de helmintos	Manifestaciones clínicas	Diagnóstico	Tratamiento
Nematodos intestinales	Ascaris lumbricoides	Las infecciones asintomáticas son frecuentes. Los síntomas son dolor abdominal y obstrucción intestinal (el mayor nematodo intestinal). Los síntomas pulmonares se producen durante la migración larvaria, que da lugar a síntomas de tipo asmático (síndrome de Löffler). La eosinofilia está presente durante la migración larvaria a través de los tejidos del huésped	Identificación de huevos en heces por microscopia. Los pacientes pueden ver a los gusanos adultos en sus heces	Albendazol, dosis única de 400 mg
	Trichuris trichiura (tricocéfalo)	Va de cuadro asintomático a dolor abdominal, disentería y prolapso rectal (en los niños). La eosinofilia sugiere coinfecciones	Identificación de huevos en heces por microscopia	Mebendazol, 100 mg c/12 h por 3 días
	Ancylostoma duodenale y Necator americanus (anquilostoma)	Va de cuadro asintomático a grave. Puede haber síntomas pulmonares y eosinofilia (síndrome de Löffler). Las infecciones graves pueden causar anemia ferropénica	Identificación de huevos o larvas en heces por microscopia	Albendazol, dosis única de 400 mg
	Strongyloides stercoralis	Los síntomas son dolor abdominal, trastornos pulmonares u otras enfermedades en potencia mortales en síndromes de hiperinfección (ver texto)	Identificación de gusanos en heces o esputo. Las pruebas serológicas pueden ayudar	Ivermectina, 200 µg/kg/d por 2 días
	Enterobius vermicularis (oxiuro)	Prurito perianal en niños tras la deposición de huevos al exterior	Identificación de huevos y heces o helmintos perianales usando la prueba de Graham	Tratamiento de toda la familia con albendazol. Puede ser necesario repetir el tratamiento en 2-3 semanas

Nematodos-filarias	*Wuchereria bancrofti* *Brugia malayi* (filariasis linfática)	Inflamación linfática extrema, con elefantiasis de extremidades inferiores e hidrocele	Frotis de sangre gruesos nocturnos para identificar las microfilarias; pruebas serológicas	Albendazol más ivermectina o DEC;[a] descartar infección concurrente por *Loa loa* antes del tratamiento. O doxiciclina, 100 mg c/12 h por 6 sem (para matar la *Wolbachia* endosimbiótica)
	Loa loa	Las tumefacciones de Calabar (inflamación cutánea transitoria, por lo común cerca de las articulaciones o en los brazos) son rasgos distintivos de la infección. Los gusanos pueden migrar a través de la conjuntiva	Frotis sanguíneo matutino	Extracción quirúrgica si el gusano está en el ojo. El tratamiento depende de la carga de la infección
	Onchocerca volvulus (oncocercosis o ceguera de los ríos)	Nódulos subcutáneos, prurito, en ocasiones con manchas en piel de leopardo. Ceguera de los ríos (queratitis, uveítis anterior y/o coriorretinitis)	Identificación de gusanos en cortes de piel	Ivermectina (si no hay coinfección con *Loa loa*) o doxiciclina
Otros nematodos	*Toxocara canis* (larva migratoria visceral)	Dolor abdominal y hepatomegalia; más detalles en el texto	Historia clínica y serología compatibles	Albendazol, 400 mg c/12 h por 5 días
	Ancylostoma braziliense (larva migratoria cutánea)	Exantema serpiginoso y pruriginoso, por lo general en las extremidades inferiores	Basado en la sospecha clínica	Albendazol, 400 mg diarios x 3-7 días, o Ivermectina, 200 µg/kg, una dosis
	Trichinella spiralis (triquinosis)	Clásicamente descritas como mialgias, edema periorbitario y eosinofilia. CK elevada por la miositis. Cargas de enfermedad más fuertes asociadas con caquexia y afectación del SNC	Detección de larvas en tejido muscular o pruebas serológicas	Albendazol, 400 mg c/12 h x 14 días más esteroides

(Continúa)

TABLA 18-1 RESUMEN DE LAS INFECCIONES CLÍNICAMENTE IMPORTANTES CAUSADAS POR HELMINTOS (CONTINÚA)

Clasificación	Enfermedad de helmintos	Manifestaciones clínicas	Diagnóstico	Tratamiento
	Dracunculus medinensis (gusano de Guinea)	Ampollas que se forman tras exposición a aguas, seguidas del afloramiento del gusano en la herida	Identificación de gusanos en las ampollas o úlceras	Extracción lenta del gusano (puede tomar días a semanas)
	Anisakis y *Pseudoterranova* spp. (anisakiasis)	Dolor abdominal intenso tras ingerir pescado poco cocinado. La eosinofilia es rara	Identificación de gusanos en la endoscopia; las pruebas serológicas son útiles en casos crónicos	Observación y extracción de los gusanos por endoscopia o albendazol
Trematodos (duelas)	*Schistosoma* spp. (esquistosomiasis)	*Schistosoma haematobium*: hematuria, cáncer de vejiga Otras *Schistosoma* spp.: hepatomegalia, fibrosis, insuficiencia hepática	Identificación de huevos en heces u orina Pruebas serológicas	Ver texto
	Opisthorchis viverrini y *Clonorchis sinensis* (duelas hepáticas)	En general asintomáticas; riesgo aumentado de colangiocarcinoma y hepatomegalia	Identificación de huevos en heces por microscopia	Prazicuantel, 25 mg/kg c/8 h por 2 días
	Paragonimus spp. (duelas pulmonares) *P. kellicotti* es endémica de Norteamérica	Neumonía subaguda que imita a tuberculosis; migraciones cutáneas transitorias	Detección directa de huevos en esputo, heces o fluido pleural. Pruebas serológicas	Prazincuantel, 25 mg/kg c/8 h por 2 días
	Fasciola hepatica y *Fasciola gigantica* Fascioliosis (duelas hepáticas)	Los síntomas varían de infecciones asintomáticas a diarrea, tos, hepatomegalia y dolor en el cuadrante superior derecho con eosinofilia	Las pruebas serológicas resultan útiles, ya que la detección en heces puede resultar compleja	Triclabendazol, dos dosis de 10 mg/kg, separadas por 12-24 horas

Cestodos (tenias)	*T. solium* (tenia del cerdo) o *T. saginatum* (tenia del ganado vacuno) Teniasis	Dolor abdominal, pasaje de segmentos de gusano	Identificación de huevos o proglótides en heces	Prazicuantel, una dosis de 5-10 mg/kg
	T. solium Cisticercosis	Lesiones del SNC y otros tejidos, convulsiones	Sospecha clínica	Ver texto
	Echinococcus granulosus (equinococosis quística)	Formación de grandes quistes que provocan síntomas en el órgano afectado. El hígado es el principal órgano afectado. Puede diseminarse cuando los quistes se rompen	Pruebas serológicas positivas con quistes asociados en las técnicas de imagen	Enfoque individualizado con base en la clasificación específica de la fase de la enfermedad OMS para la enfermedad hepática y la pulmonar. Extirpación quirúrgica del quiste, y albendazol a largo plazo
	Echinococcus multilocularis (equinococosis alveolar; exclusiva de Norteamérica)	Tumores parasitarios que afectan el hígado, los pulmones, el bazo, el corazón u otros órganos	Pruebas serológicas La TC puede ser de utilidad	Extirpación quirúrgica del quiste y albendazol a largo plazo
	Diphyllobothrium latum (tenia del pez)	Por lo común asintomática; dolor abdominal; puede haber (es rara) carencia de vitamina B12	Identificación de huevos o proglótides en heces (es la tenia más grande que infecta a humanos)	Prazicuantel Niclosamida
	Hymenolepis nana o *Hymenolepis diminuta*	Dolor abdominal leve, anorexia, diarrea y eosinofilia	Identificación de huevos en el examen de heces	Prazicuantel, una sola dosis de 25 mg/kg, repetida a los 10 días

[a] DEC sólo está disponible en Estados Unidos a través de los CDC, y su uso puede aumentar el riesgo de precipitar la ceguera si el individuo está coinfectado con *Onchocerca volvulus.*

CK, creatinina quinasa; DEC, dietilcarbamazina; SNC, sistema nervioso central; TC, tomografía computarizada.

Fisiopatología

- La transmisión de *T. solium* ocurre a través de dos rutas separadas.
  - ○ La **ingestión de carnes infectadas** que contienen cisticercos **provoca teniasis** (infección por cestodos intestinales), que suele ser asintomática.
  - ○ La **ingestión de proglótides o huevos** por transmisión fecal-oral **es causa de cisticercosis**, que puede ser mortal.
- Ciclo vital:
  - ○ Cuando los humanos ingieren carne infectada, las larvas liberan sus vesículas y se adhieren a la mucosa intestinal. Ahí, los gusanos maduran y desarrollan proglótides características, los segmentos reproductivos hermafroditas de las tenias, que liberan huevos en las heces.
  - ○ Los huevos expulsados por los humanos son ingeridos por los cerdos que buscan comida. Los huevos de *T. solium* ingeridos se diferencian para formar larvas (oncosferas), que atraviesan la mucosa intestinal y se diseminan a otros tejidos, formando quistes, denominados cisticercos.
  - ○ La ingestión humana de carne poco cocida que contiene cisticercos completa el ciclo vital.
  - ○ Cuando los humanos de manera inadvertida asumen el papel de los cerdos e ingieren los huevos (vía contaminación fecal-oral), los cisticercos se desarrollan en el tejido humano.
- Efectos en el huésped:
  - ○ Como todas las infecciones por cestodos, la **teniasis** es un proceso infeccioso asintomático, crónico y a largo plazo, que facilita la diseminación prolongada de los huevos.
  - ○ En contraste, la **cisticercosis** provoca una patología significativa, que comprende enfermedad ocular, meningitis y lesiones del encéfalo y la médula espinal.
  - ○ La **neurocisticercosis**, la forma más diagnosticada de infección por *T. solium*, se presenta con convulsiones de nuevo inicio causadas por la inflamación que rodea a un quiste en el SNC. También pueden desarrollarse déficits neurológicos focales, según la ubicación de los quistes.

Factores de riesgo

- El consumo de carne de cerdo es un factor de riesgo de teniasis.
- Entre los factores de riesgo de cisticercosis están las malas condiciones higiénicas, vivir en regiones endémicas, la teniasis o contactos domésticos con ella.

Prevención

- Las estrategias de prevención incluyen las siguientes:
  - ○ Mejora de las condiciones sanitarias y las inspecciones de carnes.
  - ○ Evitar el consumo de carne de cerdo poco cocinada previene la teniasis.
  - ○ El tratamiento de la teniasis reduce el riesgo de cisticercosis.
- No se dispone de vacunas.

DIAGNÓSTICO

Presentación clínica

Historia clínica
- La teniasis suele ser asintomática; los pacientes pueden eliminar proglótides en las heces por años.
- La cisticercosis presenta manifestaciones variables, que van desde síntomas neurológicos difusos a convulsiones y, rara vez, síntomas relacionados con otros órganos infectados.
- La incidencia máxima de la cisticercosis se registra entre los 30 y 40 años.

Exploración física
- Pueden observarse diversos procesos neurológicos según la ubicación de la lesión en el SNC.
- En las lesiones raquídeas, es posible que se produzca una rápida parálisis.
- En ocasiones se identifican lesiones subcutáneas.

Criterios diagnósticos

- El examen de las heces detecta la teniasis.
- La imagenología cerebral detecta la neurocisticercosis.
- Las pruebas serológicas pueden confirmar la exposición, pero no diferencian entre una infección previa y una activa.

Diagnóstico diferencial

El diagnóstico diferencial comprende cualquier posible lesión cerebral expansiva, hemorragia subaracnoidea, absceso bacteriano, toxoplasmosis, nocardiosis, neoplasia maligna y émbolos sépticos.

Pruebas diagnósticas

Pruebas de laboratorio

- La eosinofilia periférica no está presente en la cisticercosis o la teniasis.
- El análisis del LCR puede revelar pleocitosis linfocítica o eosinófilos y proteínas elevados.
- Con frecuencia están indicadas las pruebas serológicas.
  - La **inmunoelectrotransferencia ligada a las enzimas (EITB,** por sus siglas inglés) en suero es muy sensible (98%), más que en LCR (90%), pero sólo en pacientes con ≥ 2 parásitos vivos en el SNC.
  - La sensibilidad cae 50 a 60% en casos con un solo cisticerco intracraneal.
  - El enzimoinmunoanálisis de adsorción (ELISA) presenta reactividad cruzada con *Taenia saginata* (tenia del ganado vacuno) y *Echinococcus.*
  - Para la teniasis se recomiendan al menos tres análisis de heces, con el fin de aumentar la tasa de detección de huevos.

Diagnóstico por imágenes

- La TC cerebral muestra las lesiones típicas, por lo regular pequeñas o calcificadas, con una mancha central clara en el protoescólex.
- La RM ofrece mayor detalle y contribuye a identificar la etiología de las lesiones del SNC.

TRATAMIENTO

- El tratamiento no siempre está indicado, y se recomienda con énfasis la consulta con el especialista en enfermedades infecciosas.
- Cuando esté indicado, el **tratamiento doble con albendazol más prazicuantel** es el régimen más efectivo.[4]
- Los corticosteroides, iniciados 24 horas antes del tratamiento antiparasitario y mantenidos por 1 a 2 semanas, con la subsecuente reducción en la dosis, se recomiendan para reducir el edema cerebral causado por la muerte del parásito.
- La administración de antiepilépticos debe mantenerse durante al menos 6-12 meses después del último episodio convulsivo.[5]

Estrongiloidosis

PRINCIPIOS GENERALES

- *S. stercoralis* y *Strongyloides fuelleborni* son nematodos intestinales que causan estrongiloidosis en humanos.
- A diferencia de otros nematodos, *Strongyloides* **se replica en el interior del huésped humano, lo que hace posible la persistencia de la infección durante varios años sin reexposición.**
- En pacientes inmunodeprimidos se producen **síndromes de hiperinfección** fulminante.

Epidemiología

- La estrongiloidosis afecta de 30 a 100 millones de personas en el mundo, sobre todo en regiones tropicales y subtropicales.[6]
- Es poco frecuente en los países desarrollados con condiciones sanitarias adecuadas.
- Se registra en áreas rurales, centros asistenciales y grupos desfavorecidos.
- En Estados Unidos, la mayoría de los casos es importada por viajeros e inmigrantes, pero se han comunicado casos endémicos de la enfermedad en Kentucky y Tennessee.

Fisiopatología

- Transmisión: las larvas penetran en la piel a partir de suelos contaminados.
- Ciclo vital:
  - Tras atravesar la piel, las larvas migran a los pulmones, donde maduran y después viajan ascendiendo por la tráquea, donde son deglutidas para llegar así hasta la mucosa del intestino delgado.
  - En el intestino delgado, las hembras adultas producen huevos, que o son excretados en las heces, o eclosionan para dar lugar a larvas filariformes, que quedan en los intestinos. **Las larvas filariformes desarrolladas de manera interna pueden penetrar en la mucosa intestinal, perpetuando la infección dentro del huésped (autoinfección).**
- Efectos en el huésped:
  - La respuesta inmunitaria a *Strongyloides* es amplia, lo que induce respuestas celulares y humorales, en coincidencia con la eosinofilia.
  - La inmunodepresión debida a esteroides, neoplasias malignas o fármacos provoca **síndromes de hiperinfección**, en donde los gusanos invaden otros muchos sistemas orgánicos.
  - Sepsis o meningitis por Gram negativos se asocian con destrucción del epitelio intestinal o diseminación de bacterias por los gusanos cuando migran por los tejidos del huésped.
  - Cuando los gusanos quedan atrapados y maduran en los pulmones, se producen casos de neumonía u otras manifestaciones pulmonares.

Factores de riesgo

- Para estrongiloidosis: ir descalzo por zonas infectadas, contacto con excrementos humanos o aguas residuales.
- Para los síndromes de hiperinfección: varias formas de inmunodeficiencia, así como coinfección con virus linfótropo T humano 1 (VLTH-1). La enfermedad por VIH avanzada no plantea un riesgo alto de enfermedad diseminada.

Prevención

- Mejorar las condiciones sanitarias para evitar la defecación al aire libre.
- Evitar caminar descalzo o nadar en áreas potencialmente infestadas con larvas de *Strongyloides* (es decir, contaminadas con heces humanas).

DIAGNÓSTICO

Presentación clínica

Historia clínica
- Las manifestaciones de estrongiloidosis pueden ir de dolor abdominal a síntomas pulmonares.
- Se puede desarrollar una lesión pruriginosa en el punto de entrada.
- Los síntomas pulmonares se desarrollan en poco tiempo y se resuelven de modo espontáneo.
- Las infecciones crónicas en huéspedes inmunocompetentes suelen ser asintomáticas.
- Las alteraciones del estado mental y la meningitis por Gram negativos se asocian con estrongiloidosis diseminada (síndrome de hiperinfección).

Exploración física
- Puede haber signos de neumonía.
- Puede ocurrir exantema recidivante, conocido como "larva corredora", que se presenta como erupción lineal intensamente pruriginosa, que dura varias horas antes de resolverse de forma espontánea.[7]

Diagnóstico diferencial

El diferencial comprende causas crónicas de diarrea, duodenitis y colitis.

Pruebas diagnósticas

Pruebas de laboratorio
- La eosinofilia periférica varía en el curso de la infección.
- En huéspedes inmunodeprimidos puede no haber eosinofilia, y la pérdida de la misma presagia a menudo un peor pronóstico.
- La confirmación parasitológica directa de larvas en heces o pulmones corrobora el diagnóstico. Para establecerlo a veces es necesario un mínimo de tres análisis de heces.
- Las pruebas serológicas detectan anticuerpos en casos sospechosos, pero no distinguen entre la infección previa y la activa.
- La detección sistemática de la enfermedad puede estar indicada en pacientes de alto riesgo que se volverán inmunodeprimidos.

Diagnóstico por imágenes
Según la manifestación de la afectación, es posible observar varias anomalías.

- Infiltrados pulmonares en la radiografía de tórax.
- Duodenitis en la TC o en la esofagogastroduodenoscopia.
- Infartos en el SNC en los síndromes de hiperinfección con diseminación.

TRATAMIENTO

- Todos los casos de la enfermedad deben recibir tratamiento.
- En casos no complicados se usa **ivermectina** (200 µg/kg durante 2-3 días). Las hiperinfecciones requieren ciclos de tratamiento prolongado y asesoramiento de un especialista.
- Se recomiendan exámenes de seguimiento para verificar la curación.
- Es frecuente que se aconseje instaurar un tratamiento empírico en pacientes de alto riesgo sometidos a inmunodepresión.

Toxocariasis

PRINCIPIOS GENERALES

Epidemiología

- *Toxocara canis* (perros) y *Toxocara catis* (gatos) son nematodos intestinales que producen toxocariasis o larva migrans visceral (LMV) en los humanos.
- En Estados Unidos, la tasa de seroprevalencia global es del orden de 14%.[8]
- Los niños de corta edad son en especial vulnerables a esta infección, debido a la pica (geofagia), la falta de higiene o el contacto frecuente con perros.
- El tratamiento de perros y gatos infectados reduce el número de huevos y la carga potencial de enfermedad para los humanos.

Fisiopatología

- Transmisión: la ingestión de huevos presentes en suelos contaminados.
- Ciclo vital: los huevos eclosionan y las larvas migran a través de la circulación hasta el sistema pulmonar, donde ascienden por la tráquea y son deglutidos. En perros y gatos, los gusanos adultos se desarrollan en el intestino y se diseminan huevos en las heces, que contaminan el entorno.
- En los humanos las larvas migran a diversos tejidos (hígado, pulmón, corazón, músculos, cerebro y ojos) y no se desarrollan los gusanos adultos.
- Efectos en el huésped: las larvas migran, pero quedan atrapadas en los tejidos del huésped, sobre todo en el hígado, donde mueren por efecto de reacciones granulomatosas del propio huésped.

DIAGNÓSTICO

Presentación clínica

- La mayoría de las personas infectadas es asintomática o los síntomas son transitorios.
- La gravedad de los síntomas depende del grado de exposición y la cantidad de gusanos resultante.
- En niños, se registran dos síndromes clínicos: la LMV y la toxocariasis ocular (TO).
  ○ La LMV se presenta con episodios de fiebre, tos y sibilancias, anemia, eosinofilia, urticaria y/o hepatomegalia.
  ○ La TO se presenta en forma de masa tisular inflamada semejante a un tumor. El paciente padece pérdida de visión, estrabismo y/o lesiones retinianas.

Diagnóstico diferencial

- Para la LMV: infección por otros helmintos que migran a través de los tejidos (ascariasis, ucinarias, estrongiloidiasis), asma y enfermedades reumatológicas (p. ej. granulomatosis eosinofílica con poliangitis).
- Para la TO: retinoblastoma y otras causas de coriorretinitis.

Pruebas diagnósticas

- Puede haber leucocitosis con eosinofilia e hipergammaglobulinemia.
- **La presencia de larvas en tejidos infectados es diagnóstica, aunque es muy difícil de detectar.**
- **Las pruebas serológicas (ELISA) se usan a menudo pero no diferencian entre infecciones en curso y previas** y dan lugar a reacción cruzada con otros helmintos. La sensibilidad es baja en TO y neurotoxocariasis; las pruebas en humor vítreo/acuoso o LCR pueden mejorar la sensibilidad.[9]
- La radiografía de tórax puede mostrar infiltrados pulmonares inespecíficos.
- En la ecografía abdominal se pueden identificar granulomas en el hígado.

TRATAMIENTO

- Aunque la mayoría de pacientes se recupera con tratamiento sintomático y antiinflamatorios, se recomienda tratar la infección aguda para evitar que las larvas migren al tejido neural.
- **Se recomienda albendazol, 400 mg v.o. cada 12 horas por 5 días para la LMV.**
- En la TO, el tratamiento de la enfermedad aguda puede ayudar a prevenir la pérdida de visión, aunque el daño es irreversible.[9]

Esquistosomiasis

PRINCIPIOS GENERALES

- La esquistosomiasis, también conocida como bilharziasis, es causada por trematodos (duelas) del género *Schistosoma*.
- Hay dos formas clínicas principales de esquistosomiasis: urogenital (*S. haematobium*) e intestinal (*S. mansoni* y *S. haematobium*).
- Las infecciones pesadas pueden causar fibrosis hepática e hipertensión portal.
- Prazicuantel es el tratamiendo de elección para la esquistosomiasis.

Epidemiología

- Alrededor de 230 millones de personas al año se ven afectadas en todo el mundo.[10]
- Las personas expuestas a mayor riesgo son las que nadan en aguas dulces contaminadas.
- La distribución del caracol, vector intermediario, determina la *Schistosoma* spp. presente:
  ○ *S. mansoni:* África, Sudamérica y partes del Caribe

- ○ *Schistosoma haematobium:* África y Oriente Medio
- ○ *Schistosoma japonicum* y *Schistosoma mekongi:* sudeste asiático
- En Estados Unidos no hay caracoles que sean huéspedes adecuados. Los casos suelen ser diagnosticados entre viajeros e inmigrantes.

Fisiopatología

- Transmisión: tiene lugar cuando las cercarias penetran en la piel humana.
- Ciclo vital:
  - ○ Las cercarias penetran en la piel, migran a través de los tejidos del huésped y se desarrollan en gusanos adultos en las vénulas mesentéricas (*S. mansoni y otros*) o perivesiculares (*S. haematobium*).
  - ○ Las hembras adultas son envueltas por los machos adultos para copular, lo que permite que los huevos sean fertilizados y más tarde liberados en la orina (*S. haematobium*) o las heces (el resto de las especies).
  - ○ En las aguas dulces, los huevos se desarrollan hasta formar miracidios, que penetran en el caracol intermediario, evolucionando de manera eventual al estado de cercarias, que son liberadas en el ambiente acuoso para perpetuar el ciclo.
- Efectos sobre el huésped: la patología del huésped tiene lugar debido a la respuesta inflamatoria granulomatosa a la presencia de gusanos y huevos en los tejidos del propio huésped.
  - ○ *S. mansoni, S. japonicum* y *S. mekongi* **residen en la vena mesentérica**, de donde pueden pasar a la vena porta, lo que causa fibrosis periportal e hipertensión portal.
  - ○ *S. haematobium* reside en la **pared vesical**, causando hematuria y un mayor riesgo de cáncer de vejiga. En las mujeres, la infección urogenital también eleva el riesgo de infección por VIH.

DIAGNÓSTICO

Presentación clínica

- Las manifestaciones de la enfermedad crónica dependen de la especie infectante.
- La gravedad de los síntomas depende del alcance de la exposición y la carga de gusanos.

Historia clínica

- El prurito de los nadadores es una dermatitis local, que suele apreciarse al día siguiente de nadar en aguas infectadas. Este exantema pruriginoso puede durar más de 1 semana y ocurrir también tras la exposición a la esquistosomiasis aviar en Estados Unidos (Grandes Lagos).
- La enfermedad aguda (**fiebre de Katayama**) es una afectación febril de resolución espontánea que se presenta de 4-8 semanas en respuesta a la liberación de huevos por los gusanos adultos jóvenes. Los síntomas incluyen fiebre, mialgias, artralgias, cefalea, dolor abdominal y diarrea.
- La infección por *S. haematobium* puede ser asintomática o causar hematuria, micción frecuente, disuria e incontinencia urinaria.
- La esquistosomiasis intestinal provoca dolor abdominal crónico y diarrea.
- La esquistosomiasis hepática se presenta en ocasiones con síntomas de insuficiencia hepática.

Exploración física

- En la enfermedad aguda a veces se observan exantemas.
- Las mujeres infectadas por *S. haematobium* pueden presentar pólipos en los genitales externos.
- En la esquistosomiasis intestinal es posible observar hepatomegalia, esplenomegalia y estigmas de hipertensión portal.
- En la infección por *S. japonicum,* una minoría de pacientes exhibe signos de afectación del SNC o pulmonar.

Diagnóstico diferencial

La geografía y la historia de la exposición proveen indicios útiles, dado que otras infecciones helmínticas tienen presentaciones similares.

Pruebas diagnósticas

- La eosinofilia es frecuente; puede haber anemia en caso de hemorragia crónica.
- En la infección por *S. haematobium*, el análisis de orina puede revelar hematuria.
- El diagnóstico definitivo se establece al identificar huevos de esquistosomas en heces u orina.
- Se dispone de pruebas serológicas, aunque no permiten diferenciar infecciones agudas de crónicas. Pueden ser útiles en la enfermedad aguda previa a la maduración de gusanos adultos.
- Técnicas de imagen abdominales pueden detectar hepatomegalia, fibrosis o hipertensión portal.
- Otras modalidades de imagen se emplean en la afectación pulmonar o del SNC.

TRATAMIENTO

- Se debe ofrecer tratamiento a todos los pacientes aquejados de esquistosomiasis.
- El fármaco de elección es **prazicuantel**. Una dosis de 40 mg/kg/d administrada en 1 o 2 dosis por 1 día es efectiva contra *S. mansoni* y *S. haematobium*. Otras especies pueden requerir una dosis más alta (60mg/kg/d).[10]
- Para los viajeros, el tratamiento debe durar al menos 6-8 semanas después de la exposición más reciente, porque las larvas inmaduras no son tan sensibles a prazicuantel como los adultos.
- A veces está indicado repetir las pruebas de detección seguidas de repetición del tratamiento a las 3-6 semanas, para matar a los gusanos de maduración tardía.
- El abordaje de las complicaciones hepáticas, pulmonares o urinarias debe coincidir con el tratamiento.
- En Estados Unidos, se aconseja consultar con el especialista en enfermedades infecciosas.

REFERENCIAS

1. Hotez PJ, Alvarado M, Basáñez M-G, et al. The global burden of disease study 2010: interpretation and implications for the neglected tropical diseases. *PLoS Negl Trop Dis*. 2014;8(7):e2865. doi:10.1371/journal.pntd.0002865.
2. Starr MC, Montgomery SP. Soil-transmitted helminthiasis in the United States: a systematic review – 1940–2010. *Am J Trop Med Hyg*. 2011;85(4):680-684. doi:10.4269/ajtmh.2011.11-0214.
3. Garcia HH, Gonzalez AE, Evans CAW, Gilman RH. Taenia solium cysticercosis. *Lancet*. 2003;362:547-556. doi:10.1016/S0140-6736(03)14117-7.
4. Garcia HH, Nash TE, Del Brutto OH. Clinical symptoms, diagnosis, and treatment of neurocysticercosis. *Lancet Neurol*. 2014;13(12):1202-1215. doi:10.1016/S1474-4422(14)70094-8.
5. Sharma M, Singh T, Mathew A. Antiepileptic drugs for seizure control in people with neurocysticercosis. *Cochrane Database Syst Rev*. 2015;(3). doi:10.1002/14651858.CD009027.pub2.
6. Olsen A, van Lieshout L, Marti H, et al. Strongyloidiasis–the most neglected of the neglected tropical diseases? *Trans R Soc Trop Med Hyg*. 2009;103(10):967-972. doi:10.1016/j.trstmh.2009.02.013.
7. Toledo R, Muñoz-Antoli C, Esteban JG. Strongyloidiasis with emphasis on human infections and its different clinical forms. *Adv Parasitol*. 2015;88:165-241. doi:10.1016/bs.apar.2015.02.005.
8. Hotez PJ, Wilkins PP. Toxocariasis: America's most common neglected infection of poverty and a helminthiasis of global importance? *PLoS Negl Trop Dis*. 3(3):e400. doi:10.1371/journal.pntd.0000400.
9. Ma G, Holland C V, Wang T, et al. Human toxocariasis. *Lancet Infect Dis*. 2017. doi:10.1016/S1473-3099(17)30331-6.
10. Colley DG, Bustinduy AL, Secor WE, King CH. Human schistosomiasis. *Lancet*. 2014;383:2253-2264. doi:10.1016/S0140-6736(13)61949-2.

Caline S. Mattar y Michael J. Durkin

PRINCIPIOS GENERALES

Décadas de mejoras en la prevención de infecciones han resultado en menos infecciones asociadas con la atención en salud (IAAS). No obstante, éstas aún son una constante amenaza para pacientes hospitalizados y generan tasas importantes de morbilidad y mortalidad, así como notables incrementos de los costos en cuidados de la salud. Los *Centers for Disease Control and Prevention* (CDC) de Estados Unidos estiman que 5-10% de los pacientes hospitalizados desarrolla una IAAS, lo que corresponde a cerca de 2 millones de IAAS, relacionadas con unas 100 000 muertes al año en hospitales estadounidenses.[1,2] La aparición de nuevos patógenos, como el coronavirus del síndrome respiratorio agudo grave o los virus de la gripe aviar y la gripe epidémica y el Síndrome Respiratorio de Oriente Medio, y los cambios en los patógenos ya existentes (p. ej., organismos Gram negativos resistentes a múltiples fármacos, *Staphylococcus aureus* resistente a la meticilina [SARM], *Clostridioides difficile*) crean una necesidad continua de disponer de prácticas de prevención más eficaces en los entornos extra e intrahospitalarios.[3]

ESTRATEGIAS DE PREVENCIÓN DE INFECCIONES

- Las actuales estrategias de prevención de infecciones constan de dos conjuntos de medidas precautorias: **las precauciones estándar y las referidas a la transmisión.**[3]
  - Las primeras se deben aplicar a todos los pacientes hospitalizados. El lavado de manos frecuente con una técnica adecuada es el factor más importante para el control eficaz de la transmisión horizontal de la mayor parte de los patógenos.[4-6]
    - Las actuales recomendaciones de la higiene de manos de la Organización Mundial de la Salud (OMS) describen los siguientes momentos clave para realizarla: 1) antes de tocar a un paciente, 2) antes de los procedimientos de limpieza/asepsia, 3) después de la exposición a fluidos corporales/riesgo, 4) después de tocar a un paciente y 5) después de tocar el entorno del paciente.
    - Los guantes no sustituyen la higiene de manos. Su uso es preciso siempre que los trabajadores de la salud (TS) prevean contacto con sustancias corporales, membranas mucosas y pacientes con la piel no intacta.
    - Otras precauciones, como usar bata y dispositivos de protección ocular/facial (mascarillas y gafas de protección), están indicadas ante las posibles salpicaduras de sustancias corporales o sangre.
    - Las precauciones estándar no sólo se desarrollaron para prevenir la transmisión de patógenos a través de la sangre (p. ej., VIH o virus de hepatitis B y C), por contacto percutáneo y con membranas mucosas, sino también para proteger de la exposición a otros patógenos.[3]
  - Las precauciones relacionadas con la transmisión incluyen la prevención del contacto o de la transmisión por gotas o aire.[3] Se diseñaron para controlar la diseminación de los organismos infecciosos no controlados de modo adecuado sólo con la aplicación de precauciones estándar.
    - Las **precauciones de contacto** se recomiendan para pacientes infectados o colonizados por organismos epidemiológicamente relevantes que se transmiten por contacto directo con el paciente u objetos que se encuentren en su entorno. Los elementos de estas precauciones incluyen uso de batas y guantes en la habitación del paciente, emplear en ella equipamiento específico y asignar a pacientes a habitaciones individuales o el aislamiento de pacientes en grupo, si no se dispone de habitaciones individuales. Las precauciones de contacto se aplican a pacientes infectados por SARM y otros patógenos resistentes a múltiples fármacos.

- Las **precauciones frente a la transmisión por gotas** están indicadas en infecciones dispersadas por gotas respiratorias grandes, como *Neisseria meningitidis*, *Haemophilus influenzae* y el virus de la gripe. Los TS deben utilizar mascarillas quirúrgicas/de aislamiento cuando entran en la habitación de un paciente para el que se han establecido precauciones.
- Las **precauciones frente a la transmisión por aire** se indican en las infecciones que se dispersan a través de pequeñas partículas propagadas por aire. Ya que estas partículas infecciosas pueden permanecer en el aire durante tiempos prolongados, es necesario mantener en las habitaciones ventilación con presión negativa y los TS deben emplear mascarillas N95 que puedan filtrar las partículas pequeñas. Los patógenos frecuentes que requieren estas precauciones incluyen los de tuberculosis, sarampión y varicela (virus de varicela-zóster).

- El *CDC Healthcare Infection Control Practices Advisory Committee* (HICPAC) de Estados Unidos provee directrices sobre las precauciones de aislamiento en hospitales, incluido un apéndice en el que se enumeran los tipos y duraciones de las precauciones necesarias para determinadas infecciones y trastornos.[3]
- En la tabla 19-1 se muestran los tipos de precauciones indicados para determinados patógenos de importancia clínica.[3,7]

IAAS FRECUENTES Y ESTRATEGIAS DE PREVENCIÓN

- Un aspecto importante del control de las infecciones hospitalarias es el desarrollo de estrategias de prevención para reducir el grado de adquisición y transmisión de las IAAS.
- **Las IAAS se definen en general como infecciones que se producen más de 48 horas después del ingreso hospitalario** (dicha definición puede verse modificada en función del tipo de IAAS y del tiempo de incubación de los patógenos responsables).
- Los tipos más comunes de IAAS son **infecciones del torrente circulatorio asociadas con una vía central,**[8,9] **infecciones de vías urinarias asociadas con sondas,**[10,11] **infecciones de sitios quirúrgicos,**[12,13] **neumonía asociada con el ventilador**[14,15] e **infección por *C. difficile*.**[16] Éstas dan lugar a significativos incrementos de costos, morbilidad y mortalidad.
- La prevención de las IAAS es de máxima importancia, ya que a menudo son provocadas por patógenos resistentes a múltiples fármacos, como el SARM, los enterococos resistentes a la vancomicina, los organismos Gram negativos resistentes a múltiples fármacos y *C. difficile*.[17]
- Además de la meticulosa higiene de manos y la aplicación de las precauciones de aislamiento adecuadas, existe una serie de estrategias preventivas detalladas para cada IAAS.

MEDICINA LABORAL Y PREVENCIÓN DE INFECCIONES

- La medicina laboral está muy vinculada con la prevención de infecciones. Los TS están expuestos a riesgo de contraer diversos tipos de infecciones durante la asistencia al paciente. Muchas veces es necesario actuar de inmediato al valorar a un TS expuesto a patógenos infecciosos.
- **La estrategia más importante para proteger a los TS de los patógenos en potencia infecciosos es prevenir la exposición.** Esto se consigue al cumplir con todas las precauciones estándar y las relacionadas con la transmisión que estén recomendadas, ya antes mencionadas.[3]
- Además, la **vacunación contra determinados patógenos es un componente esencial** en un programa de medicina laboral. Entre las vacunas aconsejadas para los TS están las de sarampión/parotiditis/rubéola, varicela, hepatitis B, tos ferina e influenza.
  - La vacunación contra la influenza en los TS es fundamental para prevenir la transmisión de la enfermedad a los pacientes.
  - Los TS deben recibir una vacuna antiinfluenza al año, salvo que presenten alguna contraindicación médica.[18-20]
- Entre los patógenos que suelen identificarse en el contexto de la exposición ocupacional, resultan de particular importancia los transmitidos por la sangre, como los virus de la hepatitis B (VHB), de la hepatitis C (VHC) y el VIH.[21,22]

TABLA 19-1	PRECAUCIONES DE AISLAMIENTO PARA DETERMINADOS TRASTORNOS E INFECCIONES

Infección/trastorno	Tipo	Duración de las precauciones
Patógenos resistentes a múltiples fármacos (SARM, BGn-RMF)	Contacto	CN
Infección por *Clostridioides difficile*	Contacto	DE
Conjuntivitis viral aguda (hemorrágica aguda)	Contacto	DE
Epiglotitis debida a *Haemophilus influenzae*	Gotas	TE (24 h)
Virus de la hepatitis A, pacientes con pañal o incontinentes	Contacto	NP[a]
Virus del herpes simple		
Encefalitis	Estándar	
Infección mucocutánea, diseminada o primaria, grave	Contacto	DE
Influenza (gripe)		
Estacional	Gotas	DE
Aviar (H5N1)	Transmisión por aire	NP[b]
Pandémica (H1N1 2009)	Gotas	DE
Sarampión (rubéola), todas las presentaciones	Transmisión por aire	DE
Meningitis		
Haemophilus influenzae, conocido o sospechado	Gotas	TE (24 h)
Neisseria meningitidis, conocido o sospechado	Gotas	TE (24 h)
Otras bacterias diagnosticadas	Estándar	
Neumonía meningocócica	Gotas	TE (24 h)
Meningococemia (sepsis meningocócica)	Gotas	TE (24 h)
Enfermedades neumocócicas	Estándar	
Parvovirus B19	Gotas	NP[c]
Tos ferina	Gotas	TE (5 días)
Rabia	Estándar	
Infección por el virus respiratorio sincitial, lactantes, niños pequeños o adultos inmunodeprimidos	Contacto	DE
Enfermedad estreptocócica (estreptococos del grupo A), piel, herida o quemadura		
Grave (sin vendaje o con drenaje no contenido)	Contacto	TE (24 h)
Menor o limitada (drenaje contenido)	Estándar	
Tuberculosis		
Extrapulmonar, lesión con drenaje (incluida la debida a escrofulodermia)	Estándar	

(Continúa)

TABLA 19-1	**PRECAUCIONES DE AISLAMIENTO PARA DETERMINADOS TRASTORNOS E INFECCIONES (CONTINÚA)**		
Extrapulmonar, meningitis	Estándar		
Enfermedad pulmonar o laríngea, confirmada o sospechada	Transmitida por aire	NP[d]	
Prueba cutánea positiva, sin evidencia de enfermedad pulmonar	Estándar		
Virus de la varicela-zóster[e]			
Varicela	Transmitida por aire y contacto	NP[f]	
Zóster			
Localizado en paciente inmunodeprimido, diseminado	Transmitido por aire y contacto	NP[e]	
Localizado en paciente normal	Estándar		
Infecciones de heridas			
Graves (sin vendaje o con drenaje no contenido)	Contacto	DE	
Menores o limitadas (drenaje contenido)	Estándar		

Adaptado de Siegel JD, Rhinehart E, Jackson J, Chiarello L. *2007 Guideline for Isolation Precautions: Preventing Transmission of Infectious Agents in Healthcare Settings.* Atlanta, GA: Centers for Disease Control and Prevention; 2007.

[a] Deben mantenerse precauciones en lactantes y niños menores de 3 años durante toda la hospitalización; en niños de entre 3 y 14 años, durante 2 semanas tras el inicio de los síntomas; en niños de más de 14 años, durante 1 semana tras el inicio de los síntomas.

[b] Para consultar las directrices actuales sobre la gripe aviar véase http://www.cdc.gov/flu/ avianflu/. Consultado el 22 de mayo de 2012.

[c] Se deben mantener precauciones durante la hospitalización cuando se produce una enfermedad crónica en un paciente inmunodeprimido. Para pacientes con crisis aplásica transitoria o eritrocítica, las precauciones se mantienen por 7 días. La duración de las precauciones en pacientes inmunodeprimidos con reacción en cadena de la polimerasa positiva persistente no se ha definido, aunque se han registrado casos de transmisión.

[d] Las precauciones se suspenden SÓLO cuando el paciente está recibiendo un tratamiento eficaz, mejora clínicamente Y se obtienen de él tres frotis de esputo negativos consecutivos, con muestras tomadas en diferentes días, o bien si se ha descartado la tuberculosis.

[e] Las precauciones se mantienen hasta que todas las lesiones han formado costra.

[f] Las personas sensibles a la varicela presentan riesgo de contraer la enfermedad cuando se exponen a lesiones de herpes zóster o varicela y no deben entrar en la habitación del paciente.

BGn-RMF, bacilo Gram negativo resistente a múltiples fármacos. SARM, *Staphylococcus aureus* resistente a la meticilina. Duración de las precauciones: CN, hasta final del uso de antibióticos y cultivo negativo; DE, duración de la enfermedad; NP, véase nota a pie de tabla; TE, hasta el tiempo especificado tras el inicio del tratamiento eficaz.

○ Para un TS, los riesgos de contraer una infección por exposición percutánea contaminada al VHB, al VHC o al VIH son de alrededor de 30% (para un TS no vacunado), de 3 y 0.3%, respectivamente.

○ Las exposiciones de alto riesgo incluyen las relativas a fuentes infecciosas con viremia elevada o las que se relacionan con agujas de calibre grueso, punción profunda o gran volumen de sangre visible.

○ Para algunas infecciones se dispone de **profilaxis posterior a la exposición**, que comprende vacunación (p. ej., contra el VHB), uso de inmunoglobulina perfundida (IGIV) (p. ej., contra el VHB o el virus de la varicela) y/o quimioprofilaxis con antimicrobianos y antivirales (p. ej., contra tos ferina o influenza).

○ En la tabla 19-2 se muestran los patógenos que requieren profilaxis posterior a la exposición y los diversos tipos de la misma.[22]

TABLA 19-2	PROFILAXIS POSTERIOR A LA EXPOSICIÓN PARA DETERMINADOS MICROORGANISMOS O INFECCIONES	
Infección o trastorno	**Profilaxis posterior a la exposición**	**Comentarios**
Hepatitis B (fuente de HBsAg positiva conocida)		
Lesión percutánea:		
Trabajador de la salud no vacunado	Serie de IGHB × 1 y vacuna contra el VHB	Si la IGHB está indicada, debe administrarse lo antes posible (es preferible en un plazo de 24 h)
Vacunación previa:		
Responde al tratamiento	Sin tratamiento	
No responde al tratamiento	IGHB × 2 (revacunación previa) O IGHB × 1 e inicio de la revacunación (si no hay revacunación previa)	
Respuesta de anticuerpos desconocida	Prueba de anti-HBsAg en personas expuestas; si la respuesta es adecuada (≥ 10 mUI/mL), no se administra tratamiento; si la respuesta es inadecuada (< 10 mUI/mL), IGHB × 1 y vacuna de refuerzo	
Exposición a sustancias corporales con VIH		
VIH-positivo	Profilaxis posterior a la exposición con tres fármacos[a]	Para más detalles sobre la profilaxis posterior a la exposición, véanse las directrices de USPHS [22]
Reporte de exposición retrasada (más allá de 72 h)	Los beneficios de la PPE no están definidos; tratar con base en cada caso	

(Continúa)

TABLA 19-2	PROFILAXIS POSTERIOR A LA EXPOSICIÓN PARA DETERMINADOS MICROORGANISMOS O INFECCIONES (CONTINÚA)

Infección o trastorno	Profilaxis posterior a la exposición	Comentarios
Fuente desconocida	El uso de PPE debe decidirse según el caso (considerar la gravedad de la exposición y la probabilidad epidemiológica de exposición a VIH)	
Resistencia conocida o sospechada del virus fuente a los antirretrovirales	La administración de PPE debe retrasarse mientras se espera el resultado de la fuente de resistencia	Selección de los antirretrovirales a los que no es probable que el virus fuente sea resistente
Exposición a sustancias corporales con hepatitis C	Sin pruebas de efecto beneficioso del tratamiento (p. ej., inmunoglobulina o tratamiento antiviral) para la profilaxis posterior a la exposición; considere el tratamiento precoz en caso de seroconversión	
Virus de la influenza	Deben considerarse la vacunación contra la influenza y la administración de fármacos antivirales (p. ej., oseltamivir y zanamivir)	Debe considerarse la vacunación en TS no inmunes expuestos La quimioprofilaxis varía en función de la localización, la estación del año y la sensibilidad a fármacos
Bordetella pertussis	Azitromicina, 500 mg v.o. al día × 5 días, o eritromicina, 40 mg/kg v.o. al día (máximo 2 g/día) en cuatro dosis fraccionadas durante 14 días Para TS no inmunes, también está indicada la vacuna TDP[a]	No requiere restricción del trabajo para TS asintomáticos expuestos Los TS infectados pueden regresar al trabajo tras recibir un tratamiento eficaz durante al menos 5 días
Virus de la varicela-zóster	La vacuna de la varicela-zóster se debe considerar en un plazo de 3 días tras la exposición Para TS inmunodeprimidos no inmunes, considere la administración de IGVZ en un plazo de 96 h desde la exposición	Días 8-21 desde la exposición, los TS no inmunes no deben trabajar ni mantener contacto directo con el paciente, sólo con personas inmunes en áreas alejadas de la de asistencia al paciente Para los TS que reciben IGIV, el trabajo se restringe hasta el día 28 La administración de la vacuna no modifica la restricción del trabajo

TABLA 19-2	PROFILAXIS POSTERIOR A LA EXPOSICIÓN PARA DETERMINADOS MICROORGANISMOS O INFECCIONES (CONTINÚA)	
Infección o trastorno	**Profilaxis posterior a la exposición**	**Comentarios**
Virus del sarampión	En TS que no han recibido dos dosis de vacuna del sarampión se considera la administración de vacuna SPR en los 3 días siguientes a la exposición	Días 5-21 desde la exposición, los TS no inmunes deben ser excluidos del entorno de trabajo La administración de la vacuna no modifica la restricción del trabajo
Virus de la rubéola	No se recomienda profilaxis	No se ha demostrado que la vacuna o la inmunoglobulina prevengan la infección tras la exposición Días 7-21 desde la exposición, los TS no inmunes no deben trabajar ni mantener contacto directo con el paciente, sólo con personas inmunes en áreas alejadas de la de asistencia al paciente
Virus de la parotiditis	No se recomienda profilaxis	No se ha demostrado que la vacuna o la inmunoglobulina prevengan la infección tras la exposición Días 12-26 desde la exposición, los TS no inmunes no deben trabajar ni mantener contacto directo con el paciente, sólo con personas inmunes en áreas alejadas de la de asistencia al paciente
Enfermedad meningocócica	Ciprofloxacino, 20 mg/kg (máximo 500 mg) v.o. en una sola dosis, o rifampicina, 10 mg/kg (máximo 600 mg) v.o. cada 12 h por 2 días, o ceftriaxona, 250 mg i.m. en una sola dosis	En trabajadoras de la salud embarazadas se debe utilizar ceftriaxona i.m. La sensibilidad antimicrobiana local para *N. meningitidis* debe comprobarse, dado que en Estados Unidos se han comunicado casos de cepas resistentes al ciprofloxacino

Adaptado de Kuhar DT, Henderson DK, Struble KA, et al. Updated U.S. Public Health Service guidelines for the management of occupational exposures to HIV and recommendations for postexposure prophylaxis. *Infect Control Hosp Epidemiol.* 2013;34:875-892.

[a] Dos inhibidores de la transcriptasa inversa (ITIN) y un inhibidor de la transcriptasa inversa nucleósido (ITINt) es el régimen preferido.

HBsAb, anticuerpo de superficie de la hepatitis B; HBsAg, antígeno de superficie de la hepatitis B; IGHB, inmunoglobulina contra la hepatitis B; IGIV, inmunoglobulina intravenosa; IGVZ, inmunoglobulina contra la varicela-zóster; SPR, vacuna contra el sarampión, la parotiditis y la rubéola; TDPa, vacuna contra tétanos, difteria y tos ferina acelular; TS, trabajadores de la salud; USPHS, Servicio de Salud Pública de Estados Unidos; VHB, virus de la hepatitis B.

REFERENCIAS

1. Klevens RM, Edwards JR, Richard CL, et al. Estimating health care-associated infections and deaths in U.S. hospitals, 2002. *Public Health Rep.* 2007;122:160–166.
2. Centers for Disease Control and Prevention. Healthcare-Associated Infections. http://www.cdc.gov/hai/. Acceso enero 2, 2018.
3. Siegel JD, Rhinehart E, Jackson J, Chiarello L. *2007 Guideline for Isolation Precautions: Preventing Transmission of Infectious Agents in Healthcare Settings.* Atlanta, GA: Centers for Disease Control and Prevention; 2007. http://www.cdc.gov/hicpac/2007IP/2007isolation Precautions.html. Acceso enero 2, 2018.
4. Centers for Disease Control and Prevention. Guideline for hand hygiene in health-care settings. Recommendations of the Healthcare Infection Control Practices Advisory Committee and the HICPAC/SHEA/APIC/IDSA Hand Hygiene Task Force. *MMWR Recomm Rep.* 2002;51(RR-16):1-45.
5. *WHO Guidelines on Hand Hygiene for Health Care.* Geneva: World Health Organization; 2009. http://whqlibdoc.who.int/publications/2009/9789241597906_eng.pdf. Acceso abril 25, 2018.
6. Centers for Disease Control and Prevention. Hand Hygiene Training Tools. http://www.cdc.gov/handhygiene/training.html. Acceso enero 4, 2018.
7. Centers for Disease Control and Prevention. Information on Avian Influenza. http://www.cdc.gov/flu/avianflu/. Acceso abril 25, 2018.
8. Marschall J, Mermel LA, Classen D, et al. Strategies to prevent central line-associated bloodstream infection in acute care hospitals. *Infect Control Hosp Epidemiol.* 2008;29:S22-S30.
9. O'Grady NP, Alexander M, Burns LA, et al. *Guidelines for Prevention of Intravascular Catheter-Related Infections, 2011.* Atlanta, GA: Centers for Disease Control and Prevention; 2011. https://www.cdc.gov/infectioncontrol/guidelines/BSI/index.html. Acceso abril 25, 2018.
10. Lo E, Nicolle L, Classen D, et al. Strategies to prevent catheter-associated urinary tract infections in acute care hospitals. *Infect Control Hosp Epidemiol.* 2008;29:S41-S50.
11. Gould CV, Umscheid CA, Agarwal RK, et al. *Guideline for Prevention of Catheter-Associated Urinary Tract Infections 2009.* Atlanta, GA: Centers for Disease Control and Prevention; 2009. https://www.cdc.gov/infectioncontrol/guidelines/CAUTI/index.html. Acceso abril 25, 2018.
12. Anderson DJ, Podgorny K, Berrios-Torres SI, et al. Strategies to prevent surgical site infections in acute care hospitals. *Infect Control Hosp Epidemiol.* 2014; 35(6):605-627.
13. Berrios-Torres SI, Umscheid CA, Bratzler DW, et al. Centers for Disease Control and Prevention guideline for the prevention of surgical site infection, 2017. *JAMA Surg.* 2017;152(8):784-791.
14. Klompas M, Branson R, Eichenwald EC, et al. Strategies to prevent ventilator-associated pneumonia in acute care hospitals: 2014 update. *Infect Control Hosp Epidemiol.* 2014;35(8):915-936.
15. Tablan OC, Anderson LJ, Besser R, et al. Guidelines for preventing health-care–associated pneumonia, 2003: recommendations of CDC and the Healthcare Infection Control Practices Advisory Committee. *MMWR Recomm Rep.* 2004;53(RR-3):1-36.
16. Dubberke ER, Gerding DN, Classen D, et al. Strategies to prevent *Clostridium difficile* infections in acute care hospitals. *Infect Control Hosp Epidemiol.* 2008;29:S81-S92.
17. Siegel JD, Rhinehart E, Jackson J, Chiarello L. *Management of Multidrug-Resistant Organisms in Healthcare Settings, 2006.* Atlanta, GA: Centers for Disease Control and Prevention; 2006. http://www.cdc.gov/infectioncontrolguidelines/MDRO/index.html. Acceso enero 4, 2018.
18. Centers for Disease Control and Prevention. Prevention Strategies for Seasonal Influenza in Healthcare Settings. http://www.cdc.gov/flu/professionals/infectioncontrol/healthcaresettings.htm. Acceso enero 5, 2018.
19. Grohskopf LA, Sokolow LZ, Broder KR, et al. Prevention and control of influenza: recommendations of the Advisory Committee on Immunization Practices (ACIP). *MMWR Recomm Rep.* 2017;66(RR-5):1-20.
20. Talbot TR, Babcock H, Caplan AL, et al. Revised SHEA position paper: influenza vaccination of healthcare personnel. *Infect Control Hosp Epidemiol.* 2010;31:987-995.
21. U.S. Public Health Service. Updated U.S. Public Health Service guidelines for the management of occupational exposures to HBV, HCV, and HIV and recommendations for postexposure prophylaxis. *MMWR Recomm Rep.* 2001;50(RR-11):1-52.
22. Kuhar DT, Henderson DK, Struble KA, et al. Updated U.S. Public Health Service guidelines for the management of occupational exposures to HIV and recommendations for postexposure prophylaxis. *Infect Control Hosp Epidemiol.* 2013;34:875-892.

Fármacos antimicrobianos

David J. Ritchie, Maren Cowley y Nigar Kirmani

INTRODUCCIÓN

- Este capítulo destaca la información fundamental referida a antibacterianos, antimicobacterianos, antimicóticos y antivirales, y se plantea como referencia rápida para ayudar a los médicos en el uso clínico y el seguimiento de los fármacos analizados.
- El contenido del capítulo deriva de numerosas fuentes primarias, secundarias y terciarias. Datos adicionales sobre los productos mencionados pueden obtenerse en el *American Hospital Formulary Service, Physicians' Desk Reference, LexiDrugs DPA Reference, Pharmacological Basis of Therapeutics*, los prospectos de los respectivos productos, los manuales *Drug Prescribing in Renal Failure: Dosing Guidelines for Adults and Children* y *Treatment Guidelines from the Medical Letter*, y otras numerosas referencias impresas.
- Los términos que se incluyen de manera sistemática en el capítulo incluyen ClCr, eliminación de creatinina; HDVVC, hemodiálisis venovenosa continua; HD, hemodiálisis; DP, diálisis peritoneal; TB, tuberculosis; SASM, *Staphylococcus aureus* sensible a meticilina; SARM, *S. aureus* resistente a meticilina; BLEE, β-lactamasa de espectro extendido; FDA, *Food and Drug Administration*.

Fármacos antibacterianos

β-LACTÁMICOS

- Los principales efectos adversos de estos fármacos son los trastornos gastrointestinales (GI), las reacciones de hipersensibilidad y la flebitis.
- En raras ocasiones se producen alteraciones hematológicas, convulsiones, anomalías electrolíticas o alteraciones en las pruebas de función hepática (PFH) y nefritis intersticial.
- Los pacientes que reciben dosis altas de β-lactámicos deben someterse a seguimiento continuo del estado neurológico para detectar actividad convulsiva.
- La creatinina (Cr) sérica se valora de modo periódico para determinar la idoneidad de la dosis y detectar una posible nefritis intersticial.
- Se debe vigilar de forma regular el hemograma completo (HC) para identificar una posible depresión de la médula ósea, y controlar también la aparición de exantema.
- También deben vigilarse en forma periódica los electrolitos séricos, dado que en ellos pueden ocurrir anomalías.

PENICILINAS

Amoxicilina

Presenta un espectro similar al de la ampicilina, aunque es más eficaz que ésta contra *Salmonella* y menos activa contra *Shigella*.

Dosis y administración
- El intervalo de administración habitual es de 250-500 mg v.o. c/8 h o 500-875 mg v.o. c/12 h.
- *Dosis renal:*

- ClCr 10-50 mL/min: 250-500 mg c/8-12 h
- ClCr < 10 mL/min: 250-500 mg c/24 h
- HD: 250-500 mg c/24 h, con dosis diaria administrada tras la sesión de diálisis los días que corresponda
- DP: 250 mg c/12 h
- HDVVC: 250-500 mg c/24 h

Amoxicilina/ácido clavulánico

La adición de ácido clavulánico a amoxicilina amplía el espectro de ésta, incluidos en él cepas de *Staphylococcus aureus* sensible a la meticilina (SASM), enterococcos, anaerobios, *Haemophilus influenzae, Moraxella catarrhalis* y algunos bacilos Gram negativos. Esta combinación es el agente oral de elección en las infecciones de heridas por mordedura y en el tratamiento de reducción gradual de infecciones polimicrobianas donde no está implicado *Pseudomonas aeruginosa*, ya que el fármaco carece de cobertura para este microorganismo.

Dosis y administración
- El intervalo de administración habitual es: a) 250-500 mg c/8 h o 500-875 mg v.o. c/12 h en comprimidos; b) 90 (mg/kg)/día fraccionados c/12 h en suspensión, o c) 2 000 mg v.o. c/12 h en formulación de comprimidos de liberación prolongada.
- *Dosis renal:*
  - ClCr 15-30 mL/min: dosis habitual c/12 h
  - ClCr 5-15 mL/min: dosis habitual c/24 h
  - ClCr < 5 mL/min: dosis habitual c/48 h
  - HD: 250-500 mg c/24-48 h, con dosis diaria administrada tras la sesión de diálisis los días que corresponda
  - DP: 250 mg c/12 h
  - HDVVC: 250-500 mg c/24 h

Información clave sobre control y seguridad
Los comprimidos masticables y las formulaciones en suspensión oral contienen aspartamo y han de emplearse con precaución en pacientes con fenilcetonuria.

Ampicilina

Se considera el fármaco de elección para tratar infecciones causadas por cepas sensibles de enterococos y *Listeria monocytogenes*.

Dosis y administración
- El intervalo de administración habitual para ampicilina i.v. es de 8-12 g/día en dosis fraccionadas c/4-6 h o en infusión continua. La dosis habitual de ampicilina v.o. es de 250-500 mg c/6 h.
- *Dosis renal:*
  - ClCr 10-50 mL/min: dosis habitual c/6-8 h
  - ClCr < 10 mL/min: dosis habitual c/12-24 h
  - HD: 1-2 g i.v. c/12-24 h, con una de las dosis diarias administrada tras la sesión de diálisis los días que corresponda
  - DP: 250 mg-2 g c/12 h
  - HDVVC: 1-2 g c/6-12 h

Ampicilina/sulbactam

La adición de sulbactam a ampicilina amplía o restablece el espectro de ésta, incluidos cepas de SASM productoras de β-lactamasas, enterococos, anaerobios, *H. influenzae, M. catarrhalis* y algunos bacilos Gram negativos. El componente de sulbactam también es activo contra algunas cepas de *Acinetobacter* resistente a múltiples fármacos.

Dosis y administración
- La dosis habitual es de 1.5-3 g i.v. c/6 h.
- *Dosis renal:*
  ○ ClCr 15-29 mL/min: 1.5-3 g c/12 h
  ○ ClCr 5-14 mL/min: 1.5-3 g i.v. c/24 h
  ○ HD: 1.5-3 g i.v. c/24 h; dosis diaria tras sesión de diálisis cuando corresponda
  ○ DP: 1.5-3 g i.v. c/24 h
  ○ HDVVC: 1.5-3 g c/8 h

Dicloxacilina

Es el fármaco de elección para tratar infecciones menores por SASM, pero ejerce una actividad mínima contra enterococos y bacterias Gram negativas.

Dosis y administración
El intervalo de administración habitual es de 125-500 mg c/6 h. En pacientes con insuficiencia renal o en diálisis no son necesarios ajustes de dosis.

Nafcilina

Es el fármaco de elección para tratar las infecciones por SASM, pero su actividad es mínima contra enterococos y bacterias Gram negativas.

Dosis y administración
El intervalo de administración habitual para nafcilina i.v. es de 8-12 g/día. Puede considerarse la reducción de la dosis en pacientes con insuficiencia hepática significativa. No se requieren ajustes de dosis en pacientes con insuficiencia renal o en diálisis.

Información clave sobre control y seguridad
Nafcilina puede ser más propensa a causar neutropenia que otras penicilinas.

Oxacilina

Es el fármaco de elección para tratar infecciones por SASM, pero tiene una actividad mínima contra enterococos y bacterias Gram negativas.

Dosis y administración
El intervalo de administración habitual para la oxacilina i.v. es de 8-12 g/día. Se debe considerar la reducción de la dosis en pacientes con insuficiencia hepática significativa. No se requieren ajustes en pacientes con insuficiencia renal o en diálisis.

Información clave sobre control y seguridad
Oxacilina puede ser más propensa a causar hepatitis inducida por fármacos que otras penicilinas. Es necesario realizar PFH de modo periódico para controlar los efectos sobre el hígado, en especial en pacientes que reciben ≥ 12 g/día.

Penicilina G

Aún es un fármaco de elección para tratar sífilis, infecciones por *Pasteurella multocida* o *Actinomyces* y determinadas infecciones por anaerobios. Asimismo, es el fármaco de elección para la faringitis estreptocócica del grupo A y como profilaxis de la fiebre reumática y la nefritis glomerular posestreptocócica.

Dosis y administración
- El intervalo de administración habitual para penicilina G i.v. es 12-30 millones de U/día en dosis fraccionadas c/2-4 h o en infusión continua. La dosis oral de penicilina VK es de 250-500 mg c/6 h. La dosis habitual de penicilina procaína es de 0.6-1.2 millones de U/día. La dosis regular de penicilina benzatina es de 1.2-2.4 millones de U administradas de modo intermitente.

- *Dosis renal:*
  - ClCr 10-50 mL/min: 75% de la dosis diaria normal
  - ClCr < 10 mL/min: 25-50% de la dosis diaria normal
  - HD: 2-3 millones de U/día; una de las dosis diarias tras sesión de diálisis cuando corresponda
  - DP: 20-50% de la dosis diaria normal
  - HDVVC: 75% de la dosis diaria normal

Información clave sobre control y seguridad
Pueden darse casos de hiperpotasiemia (en particular con penicilina G potásica) e hipopotasiemia (con penicilina G sódica). Aunque la sal de potasio es la más empleada en la preparación de penicilina G, la sal sódica es la indicada en un contexto de hiperpotasiemia o azoemia.

Piperacilina/tazobactam

Piperacilina, una penicilina de amplio espectro, ha mejorado la actividad contra Gram negativos con respecto a otros derivados de la penicilina, incluida *P. aeruginosa.* Añadir tazobactam a piperacilina mejora el espectro para incluir a cepas de anaerobios productoras de β-lactamasa, bacilos Gram negativos, estafilococos y enterococos.

Dosis y administración
- La dosis usual es 3.375-4.5 g i.v. c/6 h.
- *Dosis renal:*
  - ClCr 10-50 mL/min: 2.25 g c/6-8 h
  - ClCr < 10 mL/min: 2.25 g i.v. c/8 h
  - HD: 2.25 g c/8 h; una de las dosis diarias tras sesión de diálisis cuando corresponda
  - DP: 4.5 g c/12 h
  - HDVVC: 4.5 g c/8 h

CARBAPENÉMICOS

Presentan un espectro de actividad muy amplio contra la mayoría de cepas de anaerobios, bacilos Gram negativos y cocos Gram positivos, incluidas cepas que producen gran variedad de β-lactamasas.

Información clave sobre control y seguridad para todos los carbapenémicos
Puede haber convulsiones, sobre todo con insuficiencia renal y trastornos del sistema nervioso central (SNC) previos. Quienes reciban carbapenémicos han de someterse a seguimiento neurológico continuo para detectar posible actividad convulsiva. La Cr sérica se controla de cerca para evaluar la idoneidad de la dosis y reducir el riesgo de convulsiones. Los pacientes alérgicos a penicilina pueden experimentar reacciones de hipersensibilidad cruzada con carbapenémicos. La coadministración de carbapenémicos y ácido valproico puede reducir las concentraciones de dicho ácido, que pueden aumentar el riesgo de convulsiones interrecurrentes en pacientes que reciben ácido valproico para ellas.

Doripenem

Es un poco más potente que meropenem para *P. aeruginosa,* por lo que están justificadas las pruebas de sensibilidad al doripenem en cepas de *P. aeruginosa* resistentes a otros carbapenémicos. No obstante, doripenem no ofrece una cobertura fiable contra *S. aureus* resistente a la meticilina (SARM), *Enterococcus faecium* y *Stenotrophomonas maltophilia.*

Dosis y administración
- La dosis habitual es de 500 mg durante 1 h c/8 h.
- *Dosis renal:*
  - ClCr 30-49 mL/min: 250 mg durante 1 h c/8 h
  - ClCr 11-29 mL/min: 250 mg durante 1 h c/12 h

- ∘ ClCr ≤ 10 mL/min: recomendaciones específicas no disponibles
- ∘ HD/DP/HDVVC: recomendaciones específicas no disponibles

Ertapenem

No ofrece cobertura fiable contra *P. aeruginosa, Acinetobacter*, enterococos, SARM y *S. maltophilia*, y no es adecuado como tratamiento empírico de infecciones nosocomiales.

Dosis y administración
- La dosis habitual es 1 g i.v. c/24 h.
- *Dosis renal:*
  - ∘ ClCr ≤ 30 mL/min: 500 mg c/24 h
  - ∘ HD: 500 mg c/24 h, con dosis diaria administrada tras la sesión de diálisis cuando corresponda
  - ∘ DP: 500 mg c/24 h
  - ∘ HDVVC: 1 g c/24 h

Imipenem/cilastatina

No ofrece cobertura fiable contra SARM, *E. faecium* y *S. maltophilia*, y es sólo poco activo contra *Proteus, Providencia* y *Morganella*. Cilastatina es inactiva desde el punto de vista microbiológico, pero se añade al imipenem para evitar el metabolismo renal de la deshidropeptidasa I, lo que aumenta las concentraciones en orina de imipenem.

Dosis y administración
- La dosis habitual es de 500 mg i.v. c/6 h o 1 000 mg c/6-8 h.
- *Dosis renal:*
  - ∘ HD: 200 mg c/6 h o 500 mg c/12 h
  - ∘ DP: 250 mg c/12 h
  - ∘ HDVVC: 250 mg c/6 h o 500 mg c/6-8 h

Meropenem

En comparación con imipenem, meropenem presenta una actividad un tanto superior contra microorganismos Gram negativos y algo menor contra Gram positivos. No obstante, meropenem no aporta cobertura fiable contra SARM, *E. faecium* y *S. maltophilia*.

Dosis y administración
- Meropenem se administra en bolo i.v. o infusión durante 30-180 minutos. La dosis habitual es 1 g c/8 h o 500 mg c/6 h, para infecciones sistémicas, y 2 g c/8 h para meningitis.
- *Dosis renal:*
  - ∘ ClCr 10-50 mL/min: 1-2 g c/12 h
  - ∘ ClCr < 10 mL/min: 1-2 g c/24 h
  - ∘ HD: 1-2 g c/24 h, con la dosis diaria administrada tras la sesión de diálisis cuando corresponda
  - ∘ DP: 1-2 g c/24 h
  - ∘ HDVVC: 1-2 g c/12h

Meropenem/vaborbactam

Esta combinación contiene un carbapenémico y un inhibidor de la β-lactamasa de ácido bórico cíclico. Añadir vaborbactam aumenta el espectro de meropenem para incluir enterobacterias productoras de *Klebsiella pneumoniae* carbapenemasa (KPC). Este producto está aprobado por la FDA para infecciones de vías urinarias (IVU) complicadas, como pielonefritis, pero debe reservarse para tratar infecciones por organismos RMF que son sensibles a meropenem/vaborbactam.

Dosis y administración
- La dosis recomendada es de 4 g (meropenem, 2g, y vaborbactam, 2g) cada 8 horas como una infusión i.v. durante 3 horas.
- *Dosis renal:*

- ClCr 30-49 mL/min: 2 g c/8 h
- ClCr 15-29 mL/min: 2 g c/12 h
- ClCr < 15 mL/min: 1 g c/12 h
- HD: 1 g c/12 h; una de las dosis diarias tras sesión de diálisis cuando corresponda
- HDVVC/DP: recomendaciones específicas no disponibles

MONOBACTÁMICOS

Aztreonam

Posee un espectro de actividad clínica relevante que abarca sólo bacterias Gram negativas, incluidas numerosas cepas de *P. aeruginosa*. No ofrece cobertura fiable contra bacterias Gram positivas o anaerobias y tampoco es estable frente a: a) cefalosporinasas cromosómicas tipo AmpC producidas por *Enterobacter, Citrobacter freundi* o *Serratia,* o b) β-lactamasas de espectro extendido (BLEE) mediadas por plásmidos, producidas por *Klebsiella, Escherichia coli* y otros muchos bacilos Gram negativos. Hay una formulación inhalada, que mejora los síntomas respiratorios en pacientes con fibrosis quística con infección respiratoria por *P. aeruginosa.*

Dosis y administración
- La dosis habitual es de 1-2 g i.v. c/8 h. La dosis de la formulación inhalada es de 75 mg tres veces al día (separadas por al menos 4 h) durante 28 días.
- *Dosis renal:*
  - ClCr 10-50 mL/min: 50% de la dosis diaria habitual i.v.
  - ClCr < 10 mL/min: 25 % de la dosis diaria habitual i.v.
  - HD: 1 g i.v. c/24 h, con la dosis diaria habitual administrada tras la diálisis cuando corresponda
  - DP: 25% de la dosis diaria habitual i.v.
  - HDVVC: 1 g i.v. c/12 h

Información clave sobre control y seguridad
En contraste con cefalosporinas y carbapenémicos, aztreonam se considera seguro en pacientes con antecedentes de alergia a los β-lactámicos. La formulación inhalada presenta un grado mínimo de absorción sistémica, aunque requiere tratamiento previo con broncodilatadores para minimizar la probabilidad de broncoespasmo.

CEFALOSPORINAS

- Las cefalosporinas de primera generación presentan actividad contra estreptococos, SASM, diversas *E. coli* adquiridas en la comunidad y *Klebsiella* spp. y *Proteus* spp. Estos fármacos tienen actividad limitada contra otros bacilos Gram negativos y anaerobios intestinales.
- Las cefalosporinas de segunda generación presentan cobertura expandida contra bacilos Gram negativos y anaerobios (sólo cefotetán y cefoxitina).
- Las cefalosporinas de tercera generación tienen una cobertura incluso mayor contra bacilos Gram negativos aerobios intestinales y, en su mayoría, mantienen una buena actividad contra los estreptococos. Sin embargo, no son fiables en el tratamiento de microorganismos productores de β-lactamasas tipo AmpC, sin importar los resultados de las pruebas de sensibilidad.
- La cefalosporina de cuarta generación cefepima ofrece el espectro más amplio de todas las cefalosporinas contra bacilos Gram negativos aerobios, incluidos *P. aeruginosa* y numerosos bacilos Gram negativos resistentes a las cefalosporinas de tercera generación, como los que producen β-lactamasas tipo AmpC.
- **Ceftarolina** es el primer β-lactámico disponible para uso clínico en Estados Unidos con actividad contra SARM y se le clasifica como una cefalosporina con actividad anti-SARM.
- Existen dos productos de combinación de cefalosporina-inhibidor de β-lactamasa (ceftolozano-tazobactam, ceftazidima-avibactam) con actividad contra muchas bacterias Gram negativas RMF, incluida *P. aeruginosa.*

- Todas las cefalosporinas se han asociado con anafilaxia, nefritis intersticial, anemia y leucopenia. Todos los pacientes deben interrogarse sobre posibles alergias a penicilinas o cefalosporinas. Los alérgicos a penicilinas pueden presentar reacciones de hipersensibilidad cruzada con las cefalosporinas. Es característico que el tratamiento prolongado (> 2 semanas) se someta a seguimiento con evaluaciones semanales de Cr sérica y HC.
- En los pacientes tratados con cefalosporinas, sobre todo en dosis elevadas y con insuficiencia renal, es necesario el seguimiento neurológico continuo, a fin de detectar actividad convulsiva. La Cr se evalúa de forma periódica para determinar la idoneidad de la dosis. Asimismo, se han de obtener HC para detectar signos de depresión medular y se debe controlar, además, el aspecto de la piel, en busca de posibles exantemas.

CEFALOSPORINAS DE PRIMERA GENERACIÓN

Cefazolina

Posee actividad contra estreptococos, SASM y numerosas especies de *E. coli, Klebsiella* spp. y *Proteus* spp. Cefazolina no tiene actividad contra SARM, enterococos o *P. aeruginosa,* ni contra otros muchos Gram negativos que producen una amplia variedad de β-lactamasas.

Dosis y administración
- La dosis habitual es de 1-2 g i.v. c/8 h.
- *Dosis renal:*
  ○ ClCr 10-50 mL/min: 1 g c/12 h
  ○ ClCr < 10 mL/min: 1 g c/24 h
  ○ HD: 1 g c/24 h, con dosis diaria administrada tras la sesión de diálisis los días que corresponda o 2-3 g tres veces a la semana tras cada sesión regular de HD en esa frecuencia.
  ○ DP: 500 mg i.v. c/12 h
  ○ HDVVC: 1 g c/12 h

Cefalexina

Dosis y administración
- La dosis habitual es de 250-500 mg v.o. c/6 h.
- *Dosis renal:*
  ○ ClCr 10-50 mL/min: 250-500 mg c/8-12 h
  ○ ClCr < 10 mL/min: 250-500 mg c/12-24 h
  ○ HD: 250-500 mg c/12-24 h, con una de las dosis diarias administrada tras la sesión de diálisis los días que corresponda
  ○ DP: 250-500 mg c/12-24 h
  ○ HDVVC: recomendaciones específicas no disponibles

CEFALOSPORINAS DE SEGUNDA GENERACIÓN

Cefaclor

Dosis y administración
- La dosis habitual es de 250-500 mg v.o. c/8 h para la preparación de liberación estándar, o 375 mg c/12 h para la preparación de liberación prolongada.
- *Dosis renal:*
  ○ ClCr 10-50 mL/min: 50-100% de la dosis diaria habitual
  ○ ClCr < 10 mL/min: 50-100% de la dosis diaria habitual
  ○ HD: 250 mg c/8 h, con una de las dosis diarias administrada después de la sesión de diálisis cuando corresponda
  ○ DP: 250-500 mg v.o. c/8 h
  ○ HDVVC: 250 mg v.o. c/8 h

Información clave sobre control y seguridad

Cefaclor se ha asociado con reacciones similares a las de la enfermedad del suero (0.5%), con mayor frecuencia en niños < 6 años. Los síntomas incluyen exantema, artritis, artralgia y fiebre, que suelen presentarse entre los días 2-11 de tratamiento; por lo regular, se resuelven a los pocos días de suspender el tratamiento.

Cefotetán

Desde el punto de vista químico, cefotetán se clasifica como cefamicina. Un aspecto único de esta cefalosporina es su cobertura contra anaerobios, incluido *Bacteroides fragilis*. Cefotetán es también activo contra la mayor parte de las bacterias Gram negativas productoras de BLEE, si bien no hay datos clínicos que avalen su uso para tratarlas.

Dosis y administración
- La dosis habitual es de 1-2 g i.v. c/12 h.
- *Dosis renal:*
  - ClCr 10-50 mL/min: 1-2 g c/24 h
  - ClCr < 10 mL/min: 1-2 g i.v. c/48 h
  - HD: 1 g c/24 h, con dosis diaria administrada tras la sesión de diálisis cuando corresponda
  - DP: 1 g i.v. c/24 h
  - HDVVC: 1-2 g c/24 h

Información clave sobre control y seguridad

Cefotetán puede producir hemorragias y reacciones tipo disulfiram (si se administra junto con alcohol), por la presencia de una cadena lateral de *N*-metiltiotetrazol contenida en la molécula.

Cefoxitina

Desde el punto de vista químico, cefoxitina se clasifica como cefamicina. Un aspecto único de esta cefalosporina es su cobertura contra anaerobios, incluido *B. fragilis*. La cefoxitina es también activa contra la mayoría de las bacterias Gram negativas productoras de BLEE, pero se carece de datos clínicos que avalen el tratamiento de infecciones graves causadas por estos microorganismos.

Dosis y administración
- La dosis habitual es de 1-2 g i.v. c/6-8 h.
- *Dosis renal:*
  - ClCr 10-50 mL/min: 1-2 g c/8-12 h
  - ClCr < 10 mL/min: 1-2 g c/24-48 h
  - HD: 1 g c/24-48 h, con dosis diaria administrada tras la sesión de diálisis cuando corresponda
  - DP: 1 g i.v. c/24 h
  - HDVVC: 1-2 g c/8-12 h

Cefuroxima i.v.

Dosis y administración
- La dosis habitual es de 750 mg-1.5 g i.v. c/8 h.
- *Dosis renal:*
  - ClCr 10-50 mL/min: 750 mg-1.5 g c/8-12 h
  - ClCr ≤ 10 mL/min: 750 mg-1.5 g c/24 h
  - HD: 750 mg-1.5 g c/24 h; dosis diaria tras sesión de diálisis cuando corresponda
  - DP: 750 mg-1.5 g c/24 h
  - HDVVC: 1 g i.v. c/12 h

Cefuroxima axetilo v.o.

Dosis y administración
- La dosis habitual es de 250-500 mg v.o. c/12 h.
- *Dosis renal:*

- ClCr 10-50 mL/min: 250-500 mg v.o. c/12 h
- ClCr ≤ 10 mL/min: 250-500 mg v.o. c/12 h
- HD: 250-500 mg v.o. c/12 h, con una de las dosis diarias administrada tras la sesión de diálisis cuando corresponda
- DP: 250-500 mg v.o. c/12 h
- HDVVC: recomendaciones específicas no disponibles

CEFALOSPORINAS DE TERCERA GENERACIÓN

Cefdinir

Dosis y administración
- La dosis habitual es de 600 mg v.o. c/24 h o 300 mg v.o. c/12 h.
- *Dosis renal:*
  - ClCr 10-50 mL/min: 300 mg c/24 h
  - ClCr < 10 mL/min: 300 mg c/48 h
  - HD: 300 mg c/48 h, con la dosis diaria administrada tras la sesión de diálisis cuando corresponda
  - DP: 300 mg c/48 h
  - HDVVC: recomendaciones específicas no disponibles

Cefditorén pivoxilo

Dosis y administración
- La dosis habitual es de 200-400 mg v.o. c/12 h con alimentos.
- *Dosis renal:*
  - ClCr 10-50 mL/min: 200 mg c/12-24 h
  - ClCr < 10 mL/min: 200 mg c/24 h
  - HD: 200 mg c/24 h
  - DP, HDVVC: recomendaciones específicas no disponibles

Información clave sobre control y seguridad
Ceftidorén reduce las concentraciones séricas de carnitina, hecho cuyo significado clínico se desconoce. Sin embargo, dichas concentraciones se normalizan en un plazo de 7-10 días. Los comprimidos se formulan con caseinato sódico (proteína de la leche), por lo que debe evitarse en pacientes con antecedentes de sensibilidad a las proteínas de la leche.

Cefixima

Se usó como tratamiento alternativo para gonorrea no complicada en combinación con una sola dosis de azitromicina. Este régimen es menos efectivo que los tratamientos preferidos para la gonorrea, avalados por los CDC.

Dosis y administración
- La dosis habitual es de 400 mg v.o. c/24 h o 200 mg v.o. c/12 h.
- *Dosis renal:*
  - ClCr 21-60 mL/min: 300 mg c/24 h
  - ClCr < 20 mL/min: 200 mg c/24 h
  - HD: 300 mg c/24 h, con dosis diaria administrada tras la sesión de diálisis los días que corresponda
  - DP: 200 mg v.o. c/24 h
  - HDVVC: recomendaciones específicas no disponibles

Información clave sobre control y seguridad
Cefixima se absorbe de forma oral en 30-50% y registra una tasa de diarrea de hasta 27%.

Cefotaxima

Es una alternativa a la ceftriaxona para el tratamiento empírico de neumonía adquirida en la comunidad y meningitis bacteriana.

Dosis y administración
- La dosis habitual es 1 g i.v. c/6-8 h para la mayoría de las infecciones y 2 g c/4 h para meningitis.
- *Dosis renal:*
  - ClCr 10-50 mL/min: 1-2 g c/6-12 h
  - ClCr < 10 mL/min: 1-2 g c/24 h
  - HD: 1 g c/24 h, con dosis diaria administrada tras la sesión de diálisis cuando corresponda
  - DP: 1 g c/24 h
  - HDVVC: 1 g c/12 h

Cefpodoxima proxetilo

Dosis y administración
- La dosis habitual es de 100-400 mg v.o. c/12 h.
- *Dosis renal:*
  - ClCr 10-50 mL/min: 100-400 mg c/24 h
  - ClCr < 10 mL/min: 100-400 mg c/24 h
  - HD: 100-400 mg c/24-48 h; dosis diaria tras sesión de diálisis cuando corresponda
  - DP: 100-400 mg v.o. c/24 h
  - HDVVC: recomendaciones específicas no disponibles

Ceftazidima

Desarrolla una actividad importante en la clínica contra *P. aeruginosa* y es efectiva para tratar infecciones causadas por este microorganismo. Es sólo un poco activa contra bacterias Gram positivas, incluida SASM.

Dosis y administración
- La dosis habitual es de 1-2 g c/8 h para la mayoría de las infecciones y 2 g c/8 h para tratar la meningitis por Gram negativos.
- *Dosis renal:*
  - ClCr 10-50 mL/min: 1-2 g c/12-24 h
  - ClCr < 10 mL/min: 1-2 g c/24 h
  - HD: se recomienda 1 g c/24-48 h, con dosis diaria administrada tras la sesión de diálisis cuando corresponda
  - DP: 500 mg c/24 h
  - HDVVC: 1-2 g c/12 h

Ceftriaxona

Es el fármaco de elección para neumonía adquirida en la comunidad y el tratamiento empírico de meningitis bacteriana. La combinación de ceftriaxona y ampicilina i.v. puede usarse para tratar la endocarditis por *Enterococcus faecalis* sensible a ampicilina. Ceftriaxona i.m. es el fármaco de elección para gonorrea (junto con azitromicina).

Dosis y administración
La dosis habitual es de 1-2 g i.v. c/24 h para la mayoría de las infecciones y 2 g c/12 h para tratar la meningitis y endocarditis por *Enterococcus faecalis* sensible a la ampicilina. No se recomiendan ajustes de dosis en pacientes con insuficiencia renal o en diálisis.

Información clave sobre control y seguridad
Ceftriaxona puede causar barro y litiasis biliares, por su alto grado de excreción biliar, con la consiguiente formación de precipitados de sales biliares. Por su excreción biliar, a menudo provoca

diarrea. Ceftriaxona i.v. y los productos i.v. con calcio no deben administrarse de modo simultáneo a recién nacidos, dado el riesgo de precipitación de sales de ceftriaxona-calcio en pulmón y/o riñón.

CEFALOSPORINA DE CUARTA GENERACIÓN

Cefepima

Desarrolla una actividad importante en clínica contra estreptococos, SASM y bacilos Gram negativos, incluidos *P. aeruginosa* y otras cepas productoras de β-lactamasas tipo AmpC.

Dosis y administración
- La dosis habitual es de 1-2 g c/8-12 h para la mayoría de las infecciones y 2 g c/8 h para tratar la neutropenia febril.
- *Dosis renal:*
  - ClCr 10-50 mL/min: 1-2 g c/24 h
  - ClCr < 10 mL/min: 500 mg-1 g c/24 h
  - HD: 500 mg-1 g c/24 h, con la dosis diaria en los días de diálisis, después de la sesión, o 2 g tras cada sesión de diálisis cuando se sigue un régimen regular de tres sesiones semanales
  - DP: 500 mg-1 g c/24 h
  - HDVVC: 1-2 g c/12 h

CEFALOSPORINA CON ACTIVIDAD ANTI-SARM

Ceftarolina

Es el primer antibiótico β-lactámico aprobado por la FDA con utilidad clínica contra SARM. También es activa contra neumococos RMF y fue aprobada por la FDA para tratar la neumonía adquirida en la comunidad. No obstante, no es activa contra bacterias Gram negativas productoras de BLEE, β-lactamasas tipo AmpC (incluida *P. aeruginosa*) o carbapenemasas de clase A o B (incluidas las *Klebsiella pneumoniae* carbapenemasas), enterococos o anaerobios.

Dosis y administración
- La dosis habitual es de 600 mg i.v. c/12 h.
- *Dosis renal:*
  - ClCr 30-49 mL/min: 400 mg c/12 h
  - ClCr 15-29 mL/min: 300 mg c/12 h
  - ClCr ≤ 14 mL/min: 200 mg c/ 2 h
  - HD: 200 mg c/12 h; una de las dosis diarias tras sesión de diálisis cuando corresponda
  - DP: recomendaciones específicas no disponibles
  - HDVVC: recomendaciones específicas no disponibles

Información clave sobre control y seguridad
Ceftarolina tiene un perfil de seguridad similar al de otras cefalosporinas.

CEFALOSPORINAS CON INHIBIDORES DE β-LACTAMASA

Ceftazidima-avibactam

La adición de avibactam, un inhibidor de la β-lactamasa, mejora el espectro Gram negativo de ceftazidima para incluir a las cepas productoras de β-lactamasa tipo AmpC, BLEE y KPC, además de varias cepas de *P. aeruginosa* RMF. Ceftazidima-avibactam tiene actividad mínima contra anaerobios y bacterias Gram positivas. Es útil para tratar infecciones causadas por patógenos Gram negativos multirresistentes, que están en prueba o que se espera sean sensibles a ceftazidima-avibactam cuando existen preocupaciones de seguridad y/o efectividad con otros agentes.

Dosis y administración
- La dosis habitual es de 2.5 g i.v. c/8 h.
- *Dosis renal:*
  ○ ClCr 31-50 mL/min: 1.25 c/8 h
  ○ ClCr 16-30 mL/min: 0.94 g c/12 h
  ○ ClCr 6-15 mL/min: 0.94 c/24 h
  ○ ClCr < 5 mL/min: 0.94 g c/48 h
  ○ HD: 0.94 g c/48 h administrado tras la sesión de diálisis los días que corresponda

Ceftolozano-tazobactam

Es activo contra muchas cepas de *P. aeruginosa* que son resistentes a otros agentes, así como contra algunas enterobacteriáceas productoras de BLEE. Este fármaco no tiene actividad confiable contra anaerobios y bacterias Gram positivas. Ceftolozano-tazobatam está aprobado por la FDA para tratar IVU complicadas e infecciones intraabdominales complicadas en combinación con metronidazol, pero su mejor uso es el tratamiento de infecciones causadas por *P. aeruginosa* RMF cuando existen preocupaciones de seguridad y/o efectividad con otros agentes.

Dosis y administración
- La dosis habitual es de 1.5 g i.v. c/8 h
- *Dosis renal:*
  ○ ClCr 30-50 mL/min: 750 mg i.v. c/8 h
  ○ ClCr 15-29 mil/min: 375 mg i.v. c/8 h
  ○ ClCr < 10 mL/min: sin datos
  ○ HD: la dosis habitual es una sola dosis de carga de 750 mg seguida por 150 mg i.v. c/8 h, con la dosis diarias administrada tras la sesión de diálisis cuando corresponda

MICRÓLIDOS Y AZÁLIDOS

Actúan contra múltiples patógenos de las vías respiratorias típicos y atípicos, como *Streptococcus pneumoniae, Mycoplasma pneumoniae, Chlamydia pneumoniae* y *Legionella pneumophila*. Además, claritromicina y azitromicina proporcionan cobertura contra infecciones por *H. influenzae* y por el complejo *Mycobacterium avium* (CMA). Sus efectos adversos son trastornos GI, elevaciones en las PFH y la disfunción hepática, reacciones en el sitio de inyección i.v., exantema y, en casos poco frecuentes, ototoxicidad con dosis elevadas continuas.

Azitromicina

Además de su actividad contra patógenos causantes de infecciones respiratorias extrahospitalarias típicos y atípicos, la azitromicina es útil para tratar la infección por CMA y algunas infecciones de transmisión sexual (ITS), como clamidiasis, enfermedad inflamatoria pélvica y chancroide.

Dosis y administración
La dosis habitual es de 250-500 mg v.o. c/24 h o 500 mg i.v. c/24 h. En pacientes con insuficiencia renal o en diálisis no son necesarios ajustes de dosis.

Información clave sobre control y seguridad
A diferencia de eritromicina y claritromicina, azitromicina no inhibe las enzimas hepáticas del citocromo P450 y no se asocia con interacciones farmacológicas implicadas en este mecanismo. Azitromicina se ha usado con seguridad en embarazadas.

Claritromicina

Además de su actividad contra patógenos causantes de infecciones respiratorias extrahospitalarias típicos y atípicos, claritromicina es de utilidad terapéutica para tratar la infección por CMA y la enfermedad por úlcera péptica asociada con *Helicobacter pylori*.

Dosis y administración
- La dosis habitual es de 250-500 mg v.o. c/12 h o 1 000 mg v.o. c/24 h para la formulación de liberación prolongada.
- *Dosis renal:*
  - ClCr 10-50 mL/min: 250-500 mg c/12-24 h
  - ClCr < 10 mL/min: 250-500 mg c/24 h
  - HD: 250-500 mg c/24 h; dosis diaria tras sesión de diálisis cuando corresponda
  - DP: 250-500 mg c/12-24 h
  - HDVVC: 250-500 mg c/12-24 h

Información clave sobre control y seguridad
Claritromicina es un significativo inhibidor de las enzimas hepáticas del citocromo P450 y puede aumentar las concentraciones séricas de carbamazepina, inhibidores de la HMG-CoA reductasa, ciclosporina, tacrolimús, teofilina, warfarina, ergotamina, dihidroergotamina, triazolam y muchos otros fármacos. Su uso debe evitarse durante la gestación.

Eritromicina

No proporciona una cobertura fiable contra *H. influenzae*, pero posee actividad clínica útil contra *Chlamydia trachomatis* y *Campylobacter*.

Dosis y administración
La dosis habitual de eritromicina es 250-500 mg v.o. c/6 h (base, estolato, estearato), 333 mg v.o. c/8 h (base) o 400 mg v.o. c/6 h (etilsuccinato). La dosis común de lactobionato de eritromicina es 500 mg-1 g i.v. c/6 h. La reducción de dosis en pacientes con insuficiencia hepática puede ser aconsejable. En aquéllos con insuficiencia renal o en diálisis no se requiere reducir la dosis.

Información clave sobre control y seguridad
Eritromicina aumenta la motilidad gástrica y es mal tolerada. Es un significativo inhibidor de las enzimas hepáticas del citocromo P450 y puede aumentar las concentraciones séricas de muchos fármacos (similar a claritromicina).

AMINOGLUCÓSIDOS

- Se usan como adyuvantes en infecciones graves por aerobios Gram negativos, y para proporcionar actividad sinérgica junto con β-lactámicos o vancomicina en el tratamiento de infecciones graves por Gram positivos. Tienen actividad reducida en el medio de pH bajo/oxígeno bajo de los abscesos y no presentan actividad contra anaerobios. Su uso es limitado por su nefrotoxicidad y ototoxicidad. La resistencia a un aminoglucósido no se asocia de forma sistemática con resistencia a todos los miembros de la clase.
- La dosis tradicional de aminoglucósidos es c/8 h, con el límite superior reservado para infecciones de riesgo vital. Las concentraciones pico y mínima se obtienen con la tercera o cuarta dosis y, a continuación, cada 3-4 días, junto con un valor de Cr sérica. Un aumento de Cr sérica o concentraciones pico/mínima más allá del intervalo aceptable requiere atención inmediata.
- El intervalo de administración extendido es un método alternativo de administración de aminoglucósidos. La concentración del fármaco se determina 6-14 horas tras la primera dosis, y se consulta un nomograma (fig. 20-1)[1] para determinar el intervalo de administración subsecuente. En el seguimiento se obtiene una nueva concentración de fármaco 6-14 horas después de una dosis cada semana y un valor de Cr sérica tres veces por semana. En pacientes que no responden al tratamiento, verificar la concentración cada 12 horas. Si esta concentración cada 12 horas no es detectable, el intervalo de administración extendido se abandona en favor de la pauta posológica tradicional. Para pacientes obesos (peso real > 20% del peso corporal ideal [PCI]) debe utilizarse el peso para dosificación de obesos (PDO) con el fin de determinar las dosis en el intervalo tradicional o el extendido, como sigue: PDO = PCI + 0.4 (peso real – PCI).

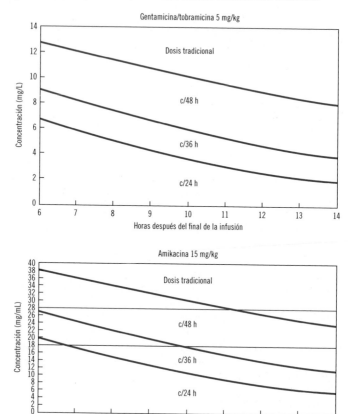

FIGURA 20-1 Nomogramas para dosificación de aminoglucósidos con ampliación del intervalo. Adaptado de Bailey TC, Little JR, Littenberg B, et al. A meta-analysis of extended-interval dosing versus multiple daily dosing of aminoglycosides. *Clin Infect Dis.* 1997;24(5):786-795.

Información clave sobre control y seguridad para aminoglucósidos

- La nefrotoxicidad se suele manifestar tras ≥ 5 días de tratamiento y se caracteriza por reducción de la tasa de filtración glomerular (TFG). Entre los factores de riesgo se cuentan hipotensión, duración del tratamiento, enfermedad hepática asociada, aumento de las concentraciones séricas, edad avanzada y coadministración de otros fármacos nefrotóxicos. La disfunción renal percibida suele ser no oligúrica y, en general, reversible al interrumpir el fármaco. La Cr sérica debe someterse a un estrecho control, al igual que las concentraciones séricas del fármaco, con ajustede dosis y frecuencia oportunas.
- La ototoxicidad asociada con aminoglucósidos suele resultar irreversible y puede ser vestibular o auditiva. La pérdida de audición suele afectar las frecuencias de tono alto. La lesión vestibular se manifiesta con nistagmo, vértigo, náusea o vómito. Los aminoglucósidos también pueden

inducir bloqueo neuromuscular. Los trastornos subyacentes o el uso de otros medicamentos que afecten a la unión neuromuscular potencian este efecto. También se dan casos de hipopotasiemia e hipomagnesiemia. Los pacientes tratados con aminoglucósidos durante periodos prolongados (por lo general > 14 días) deben someterse a estudios audiométricos iniciales y programados a intervalos regulares, a fin de valorar la ototoxicidad. Los que toman otros fármacos nefrotóxicos u ototóxicos se tratan con aminoglucósidos con cautela y un estrecho seguimiento.

• Los aminoglucósidos pueden provocar daño fetal cuando se administran a embarazadas. Estos agentes pueden atravesar la placenta y producir lesión otológica. Su uso durante el embarazo se limita a casos en que los potenciales beneficios superen los posibles riesgos para el feto.

Amikacina

Presenta actividad *in vitro* contra una amplia variedad de bacilos Gram negativos aerobios, incluidos algunos microorganismos resistentes a otros aminoglucósidos. También resulta útil para tratar infecciones causadas por *Nocardia asteroides,* CMA y determinadas especies de micobacterias de crecimiento rápido (*Mycobacterium chelonae* y *Mycobacterium fortuitum*). Como sucede con otros aminoglucósidos, amikacina carece de actividad contra anaerobios y *S. maltophilia*.

Dosis y administración

• La pauta posológica diaria múltiple habitual es de 5-7.5 mg/kg c/8-12 h. Las concentraciones séricas pico y mínima deben medirse una vez que el paciente se estabiliza. Los picos séricos deben ser de 20-30 µg/mL, mientras que los mínimos son de 5-10 µg/mL. Amikacina también se puede administrar en dosis poco frecuentes de 15 mg/kg. Tras 6-14 h de la dosis inicial es necesario evaluar la concentración sérica de manera aleatoria. El intervalo de administración subsecuente se ajusta en función de esta concentración aleatoria al emplear un nomograma (fig. 20-1).[1]

• *Dosis renal:*
  ○ ClCr 10-50 mL/min: 5-7.5 mg/kg c/12-78 h según las concentraciones
  ○ ClCr < 10 mL/min: 5-7.5 mg/kg c/48-72 h según las concentraciones
  ○ HD: 2.5-7.5 mg/kg tras la diálisis los días que corresponda, según las concentraciones
  ○ DP: 5-7.5 mg/kg 1, con control seriado de la concentración
  ○ HDVVC: 5-7.5 mg/kg c/24-48 h, con control seriado de la concentración

Gentamicina

Es el aminoglucósido más consolidado y de uso habitual como **tratamiento sinérgico junto con antibióticos activos contra la pared celular** en abordajes terapéuticos de infecciones graves por Gram positivos.

Dosis y administración

• La pauta posológica diaria múltiple es de 1-1.7 mg/kg c/8 h. Las concentraciones séricas pico y mínimo deben medirse cuando el paciente esté estable. Los **picos** séricos deben ser de 3-4 µg/mL para el abordaje sinérgico de Gram positivos y de 6-10 µg/mL para las infecciones por Gram negativos. Los **mínimos** deben ser < 1 µg/mL. Gentamicina también se puede administrar en dosis poco frecuentes de 5 mg/kg. Tras 6-14 h de la dosis inicial es necesario evaluar la concentración sérica de manera aleatoria. El intervalo de administración subsecuente se ajusta en función de esta concentración aleatoria con un nomograma (fig. 20-1).[1]

• *Dosis renal:*
  ○ ClCr 10-50 mL/min: 1-1.7 mg/kg c/12-48 h según las concentraciones
  ○ ClCr < 10 mL/min: 1-1.7 mg/kg c/48-72 h según las concentraciones
  ○ HD: 0.5-1.7 mg/kg tras la sesión de diálisis los días que corresponda, sólo según las concentraciones
  ○ DP: 1-1.7 mg/kg, con control seriado de la concentración
  ○ HDVVC: 1-1.7 mg/kg c/12-48 h, con control seriado de la concentración

Estreptomicina

Se utiliza como fármaco alternativo para tratar la tuberculosis, como tratamiento sinérgico de la endocarditis enterocócica en un contexto de resistencia de alto nivel a gentamicina, y para tularemia.

Dosis y administración
- Tuberculosis:
  - Tratamiento diario: 15 (mg/kg)/día (máximo, 1 g)
  - Tratamiento dos veces por semana: 25-30 mg/kg (máximo, 1.5 g)
  - Tratamiento tres veces por semana: 25-30 mg/kg (máximo, 1.5 g)
- Sinergia para la endocarditis: 15 (mg/kg)/día fraccionados c/12 h en combinación con un fármaco activo contra la pared celular (p. ej., penicilina, ampicilina y vancomicina)
- Tularemia:
  - 15 mg/kg c/12 h
  - *Dosis renal:*
    - ClCr 10-50 mL/min: dosis c/24-72 h según las concentraciones
    - ClCr < 10 mL/min: dosis c/72-96 h según las concentraciones
    - HD: debe administrarse 50% de la dosis habitual tras la sesión de diálisis cuando corresponda, sólo según las concentraciones
    - DP: dosis habitual × 1, con control seriado de la concentración
    - HDVVC: dosis habitual c/24-72 h, con control seriado de la concentración

Información clave sobre control y seguridad
Los picos deben ser de 20-35 µg/mL, y los mínimos < 5-10 µg/mL. Las inyecciones i.m. de estreptomicina suelen ser dolorosas y en el sitio de inyección pueden aparecer masas calientes sensibles a la palpación. El fármaco también se administra por vía i.v.

Tobramicina

La actividad de tobramicina contra ciertas cepas de *Acinetobacter* spp. y *P. aeruginosa* puede ser mayor que la de gentamicina.

Dosis y administración
- La pauta posológica diaria múltiple es de 1-1.7 mg/kg c/8 h. Las concentraciones séricas pico y mínimas se miden una vez que el paciente esté estable. Los picos séricos deben ser de 6-10 µg/mL para infecciones por Gram negativos. Los mínimos han de ser < 1 µg/mL. Tobramicina también se administra en dosis poco frecuentes de 5 mg/kg. Tras 6-14 h de la dosis inicial es necesario evaluar la concentración sérica de modo aleatorio. El intervalo de administración subsecuente se ajusta en función de esta concentración aleatoria mediante nomograma (fig. 20-1).[1]
- *Dosis renal:*
  - ClCr 10-50 mL/min: 1-1.7 mg/kg c/24-48 h según las concentraciones
  - ClCr < 10 mL/min: 1-1.7 mg/kg c/48-72 h según las concentraciones
  - HD: 0.5-1.7 mg/kg después de la sesión de diálisis los días que corresponda, sólo según las concentraciones
  - DP: 1-1.7 mg/kg, con control seriado de la concentración
  - HDVVC: 1-1.7 mg/kg c/24-48 h, con control seriado de la concentración

FLUOROQUINOLONAS

Se absorben bien por vía oral, con concentraciones séricas que se aproximan a las obtenidas por vía parenteral para varios de estos agentes. Son activas contra enterobacteriáceas, pero sólo ciprofloxacino, levofloxacino y delafloxacino son activos contra *P. aeruginosa*. Las fluoroquinolonas desarrollan actividad contra patógenos causantes de infecciones respiratorias extrahospitalarias atípicos, si bien sólo moxifloxacino, gemifloxacino levofloxacino y delafloxacino se consideran fiables contra neumococo. Delafloxacino es la única fluoroquinolona con actividad clínica confiable contra SARM.

Información clave sobre control y seguridad

• Los principales efectos adversos de las fluoroquinolonas son náusea, trastornos del SNC (p. ej., somnolencia, cefalea, agitación y mareo, en especial en ancianos), exantema y fototoxicidad. Se debe indicar el uso de estos fármacos con precaución al hacer tareas que requieran mantenerse despierto o coordinación. Evitar el exceso de exposición a luz solar.

• Estos fármacos pueden producir prolongación del intervalo QTc y no deben emplearse en pacientes con anomalías de la conducción en el ECG o bradicardia, en los que padezcan hipopotasiemia no corregida y en los que se traten con fármacos antiarrítmicos clases IA o III. Asimismo, se han de usar con precaución en quienes reciban fármacos que puedan ejercer efecto aditivo en la prolongación del intervalo QT (p. ej., eritromicina, antipsicóticos y antidepresivos tricíclicos [ATC]) y en pacientes con trastornos proarrítmicos en curso (p. ej., bradicardia significativa e isquemia miocárdica aguda). Es necesario que los pacientes de riesgo se sometan a un estrecho seguimiento con ECG. En casos de disfunción hepática o que se traten con otros fármacos hepatotóxicos, se realiza seguimiento de las PFH. Las fluoroquinolonas no deben utilizarse como fármacos de rutina en pacientes < 18 años ni en mujeres lactantes o embarazadas. Pueden provocar artropatía relacionada con la edad y deben suspenderse en pacientes que desarrollan dolor articular o tendinitis (por lo regular en el tendón de Aquiles), con posibilidad de rotura tendinosa. Pueden ocurrir exacerbaciones de miastenia grave, neuropatía periférica, roturas o desgarros aórticos e hipoglucemia.

• Los antiácidos que contengan aluminio y magnesio, el sucralfato, el bismuto, el hierro, el calcio y el zinc orales y las fórmulas nutricionales enterales pueden afectar de manera significativa la absorción de quinolonas orales cuando se administran de modo simultáneo. Se recomienda separar las dosis de fluoroquinolona oral de las de estos fármacos al menos 2-6 h.

Ciprofloxacino

Presenta actividad *in vitro* contra una amplia variedad de aerobios Gram negativos, como enterobacteriáceas, *P. aeruginosa* y otros patógenos distintos de enterobacteriáceas, aunque pueden ocurrir resistencias. Ciprofloxacino se considera el **antibiótico oral más consolidado en la clínica para tratar las infecciones por *P. aeruginosa.*** Sin embargo, es un tanto inactivo contra estreptococos y anaerobios, por lo que no se debe emplear en monoterapia contra infecciones extrahospitalarias respiratorias, cutáneas o abdominales.

Dosis y administración

• Para la mayoría de las infecciones se puede utilizar una dosis oral de 500 mg c/12 h. En las infecciones más graves o complicadas, se suelen usar hasta 750 mg c/12 h. En la cistitis aguda no complicada han resultado exitosas las dosis de 100-250 mg c/12 h o 500 mg por día en formulación de liberación prolongada durante 3 días. La dosis i.v. habitual es de 400 mg c/12 h. Para las infecciones más graves se han empleado dosis de 400 mg c/8 h.

• *Dosis renal:*
  ○ ClCr < 30 mL/min: 50% de la dosis habitual
  ○ HD: 200-250 mg c/12 h, con administración de una de las dosis diarias tras la sesión de diálisis los días que corresponda
  ○ DP: 200-250 mg c/8 h
  ○ HDVVC: 400 mg c/24 h

Gemifloxacino

La actividad de gemifloxacino contra *S. pneumoniae* es bastante superior a la de ciprofloxacino y levofloxacino y ligeramente mejor que la de moxifloxacino. No presenta una actividad fiable contra *P. aeruginosa* y sólo está disponible en preparaciones orales.

Dosis y administración

• La dosis habitual es de 320 mg v.o. c/24 h.
• *Dosis renal:*
  ○ ClCr 10-50 mL/min: 160-320 mg c/24 h

- ClCr < 10 mL/min: 160 mg c/24 h
- HD: 160 mg c/24 h, con dosis diaria administrada tras la sesión de diálisis cuando corresponda
- DP: 160 mg c/24 h
- HDVVC: 160-320 mg c/24 h

Información clave sobre control y seguridad

El exantema cutáneo aparece en 2.8 % de los pacientes, y alrededor de 10% de esos casos es grave. La incidencia del exantema cutáneo puede ser > 15% en mujeres < 40 años que reciben tratamiento durante 10 días. Las mujeres, los pacientes < 40 años y las posmenopáusicas sometidas a hormonoterapia restitutiva están expuestos a mayor riesgo de exantema.

Levofloxacino

La actividad de levofloxacino contra *S. pneumoniae* es superior a la de ciprofloxacino pero inferior a la de gatifloxacino y moxifloxacino. La actividad de levofloxacino contra *P. aeruginosa* es inferior a la de ciprofloxacino. Levofloxacino es activo contra *C. trachomatis* y puede ser un tratamiento alternativo de esta infección.

Dosis y administración
- La dosis recomendada habitual es de 500 mg i.v. o v.o. c/24 h. Para infecciones complicadas de piel y estructuras cutáneas y para neumonía se han utilizado dosis de 750 mg c/24 h.
- *Dosis renal:*
  - ClCr 20-49 mL/min: 500-750 mg × 1, y después 250-500 mg c/24 h
  - ClCr 10-19 mL/min: 500-750 mg × 1 y después 250-500 mg c/48h
  - HD: 250-500 mg c/48 h
  - DP: 250-500 mg c/48 h
  - HDVVC: 500 mg c/48h

Moxifloxacino

La actividad de moxifloxacino contra *S. pneumoniae* es mayor que la de ciprofloxacino y levofloxacino. Moxifloxacino no ejerce, en cambio, actividad fiable contra *P. aeruginosa*. Despliega actividad contra anaerobios, como *B. fragilis*, pero la resistencia es frecuente. No debe utilizarse en infecciones urinarias debido a su mínima excreción en orina.

Dosis y administración
- La dosis habitual es de 400 mg c/24 h. En pacientes con insuficiencia renal o en diálisis no son necesarios ajustes de dosis.

Delafloxacino

Posee actividad contra SARM y *P. aeruginosa*. Aunque la evidencia clínica es limitada, los datos *in vitro* revelan que el agente tiene un amplio rango de actividad contra organismos Gram positivos, Gram negativos y anaerobios. Delafloxacino está aprobado por la FDA para tratar infecciones bacterianas de piel y estructuras cutáneas.

Dosis y administración
- La dosis usual es de 450 mg v.o. c/12 h, o 300 mg i.v. c/12 h.
- *Dosis renal:*
  - ClCr 15-30 mL/min: 200 mg i.v. c/12 h; sin ajustes a la dosis para la administración oral
  - ClCr < 15 mL/min: no se recomienda su uso
  - HD/DP/HDVVC: no se recomienda su uso

Información clave sobre control y seguridad
  - Delafloxacino no mostró potencial para la prolongación del intervalo QT o fototoxicidad en los primeros ensayos clínicos.

TETRACICLINAS Y GLICILCICLINAS

Doxiciclina

Es el tratamiento de elección para la mayoría de las infecciones por rickettsias, como la fiebre maculosa de las Montañas Rocosas o la ehrlichiosis, y se usa para tratar infecciones por *Chlamydia, Mycoplasma,* sífilis y neumonía adquirida en la comunidad en régimen ambulatorio. El medicamento también puede ser activo contra algunas bacterias Gram negativas RMF, como ciertas cepas de *Acinetobacter* y *Klebsiella,* por lo que están justificadas las pruebas de sensibilidad contra dichas cepas.

Dosis y administración

La dosis habitual es de 100 mg v.o./i.v. c/12 h. En pacientes con insuficiencia renal o en diálisis no son necesarios ajustes de dosis.

Información clave sobre control y seguridad

Los trastornos GI y la fotosensibilidad son efectos adversos frecuentes, y también se registran casos de úlcera esofágica, insuficiencia hepática y pseudotumor cerebral. Doxiciclina no debe administrarse a niños, ya que puede inducir cambio de color del esmalte dental. A veces, la absorción de doxiciclina se ve reducida por la administración simultánea de antiácidos que contienen aluminio y magnesio, sucralfato, bismuto, hierro oral, calcio oral, zinc oral y fórmulas nutricionales entéricas. Se recomiendan dosis intermitentes de doxiciclina oral por al menos 2-6 horas con respecto a dichas preparaciones.

Doxiciclina oral se toma con un vaso de agua entero para reducir la posibilidad de úlcera esofágica. El fármaco debe evitarse durante el embarazo. Se distribuye a través de la leche materna, así que está contraindicado en madres lactantes.

Minociclina

Se emplea en el tratamiento clínico de acné, nocardiosis, lepra e infección por *Mycobacterium marinum.* También es activa contra algunas bacterias Gram negativas RMF, como cepas de *Acinetobacter, Klebsiella* y *Stenotrophomonas,* por lo que se justifican las pruebas de sensibilidad contra éstas.

Dosis y administración

La dosis habitual es de 200 mg v.o./i.v. × 1 y, a continuación, 100 mg v.o./i.v. c/12 h. En pacientes con insuficiencia renal o en diálisis no son necesarios ajustes de dosis.

Información clave sobre control y seguridad

- Los trastornos vestibulares son más habituales con minociclina que con otras tetraciclinas.
- Los trastornos GI y la fotosensibilidad son efectos secundarios frecuentes.
- También se registran casos de úlcera esofágica, insuficiencia hepática y pseudotumor cerebral.
- Minociclina no se administrar a niños, ya que puede inducir cambio de color del esmalte dental.
- A veces, la absorción de minoxiciclina se ve bastante reducida por la administración simultánea de antiácidos que contienen aluminio y magnesio, sucralfato, bismuto, hierro oral, calcio oral, zinc oral y fórmulas nutricionales entéricas. Se recomiendan dosis intermitentes de minoxiciclina oral por al menos 2-6 horas con respecto a dichas preparaciones.
- Minociclina oral se toma con un vaso de agua entero para disminuir la posibilidad de úlcera esofágica.
- El fármaco debe evitarse durante el embarazo. Se distribuye a través de la leche materna, así que está contraindicado en madres lactantes.

Tigeciclina

Es un antibiótico del grupo de las glicilciclinas, aprobado por la FDA para tratar infecciones abdominales y de piel/estructuras cutáneas, así como de neumonías adquiridas en la comunidad. El fármaco no tiene actividad contra *P. aeruginosa* y se ha demostrado ineficaz contra la neumonía asociada con el ventilador (NAV). También se ha relacionado con bacteriemias interrecurrentes, tal vez debido a sus bajas concentraciones en sangre. Tigeciclina también se ha vinculado con aumento de mortalidad por cualquier causa en ensayos clínicos en fases 3 y 4. La sensibilidad *in vitro* a este fármaco debe documentarse, porque puede ocurrir resistencia.

Dosis y administración
La dosis habitual es de 100 mg × 1 y después 50 mg c/12 h. La dosis se reduce a 100 mg × 1 y después a 25 mg c/12 h en caso de insuficiencia hepática grave. En pacientes con insuficiencia renal o en diálisis no son necesarios ajustes de dosis.

Información clave sobre control y seguridad
Los efectos adversos más comunes son náusea y vómito, diarrea y cefalea. También se dan casos de disfunción hepática y pancreatitis. Personas alérgicas a tetraciclinas pueden experimentar reacciones alérgicas cruzadas con tigeciclina. El agente no debe administrarse en niños, ya que puede inducir cambio de color del esmalte dental. Evitar su uso durante la gestación. Está contraindicado en madres lactantes, ya que es probable que se distribuya a través de la leche materna.

OTROS ANTIBACTERIANOS

Nitrofurantoína

Es un antibiótico oral de utilidad en las IVU no complicadas. Con frecuencia es activo contra enterococos y *E. coli* resistentes a otros fármacos. Presenta actividad mínima contra *P. aeruginosa, Serratia* o *Proteus.* Nitrofurantoína no se emplea para tratar pielonefritis o cualquier otra infección sistémica, debido a su escasa disponibilidad sistémica.

Dosis y administración
La dosis habitual es de 50-100 mg cuatro veces al día en macrocristales y 100 mg c/12 h en formulación de liberación dual. Su uso debe evitarse en pacientes con ClCr < 60 mL/min, ya que no alcanzan concentraciones urinarias adecuadas y están expuestos a mayor riesgo de reacciones adversas.

Información clave sobre control y seguridad
Pueden desarrollarse neuropatía periférica, reacciones pulmonares, hepatotoxicidad, anemia hemolítica, orina parda y exantema. Probenecid y sulfinpirazona tienden a reducir la eficacia de nitrofurantoína al disminuir su eliminación renal. Los antiácidos de trisilicato de magnesio en ocasiones atenúan la absorción de nitrofurantoína. Aunque ésta se ha empleado como tratamiento depresor de las IVU, conviene evitar la práctica, ya que el tratamiento prolongado se asocia con síndromes pulmonares crónicos en potencia mortales. Su uso debe eludirse en embarazadas de término o cuando el parto es inminente, dado el riesgo de hemólisis. También está contraindicado en niños < 1 mes, por riesgo de hemólisis. El fármaco se distribuye a través de la leche materna.

Trimetoprim-sulfametoxazol

Trimetoprim-sulfametoxazol (TMP-SMX) es un antibiótico de combinación (i.v. o v.o.) con un cociente de 1:5 de TMP a SMX. Este medicamento combinado suele aplicarse en IVU no complicadas y es el tratamiento de elección de la neumonía por *Pneumocystis jiroveci* (NP) y de las infecciones por *Nocardia* y *Stenotrophomonas maltophilia.* Numerosas cepas de SARM son sensibles a TMP-SMX, aunque el fármaco no presenta actividad fiable contra *Streptococcus pyogenes,* y debe evitarse en el tratamiento de la celulitis no complicada.

Dosis y administración
- La dosis habitual es de 160 mg TMP/800 mg SMX c/12 h. Para la NP y otras infecciones sistémicas graves la dosis es de 15 (mg/kg)/día, basados en el componente de TMP.
- *Dosis renal:*

- ClCr 10-50 mL/min: dosis habitual c/12 h
- ClCr < 10 mL/min: dosis habitual c/24 h
- HD: dosis habitual c/24 h, con una de las dosis diarias administrada tras la sesión de diálisis cuando corresponda
- DP: dosis habitual c/24 h
- HDVVC: 2.5-10 mg/kg c/12 h

Información clave sobre control y seguridad

- Los trastornos GI, las reacciones de hipersensibilidad y las anomalías hematológicas son efectos secundarios comunes. También se pueden producir cefalea, hepatitis, nefritis intersticial, hiperpotasemia y uropatía obstructiva.
- TMP-SMX puede causar "seudoinsuficiencia" renal, por competencia de la Cr sérica por la secreción tubular. Las elevaciones aisladas de Cr sérica, en ausencia de alteración de otros parámetros de la función renal, han de elevar el nivel de sospecha de este efecto.
- TMP-SMX puede aumentar el efecto hipoprotrombinémico de la warfarina.
- El fármaco también potencia la actividad de la fenitoína y los hipoglucemiantes orales.
- TMP-SMX oral se administra con un vaso de agua para reducir la probabilidad de cristaluria.
- Ésta debe evitarse cuando sea posible en la gestación, en particular durante el tercer trimestre, para minimizar la posibilidad de quernícetro. Se distribuye a través de la leche materna, por lo que no se utiliza en madres lactantes, en especial si los lactantes son < 2 meses.
- Cuando existan dudas sobre la pauta posológica de TMP-SMX se pueden monitorear las concentraciones del fármaco. Las concentraciones séricas pico propuestas de TMP y SMX son de 5-15 y 100-150 µg/mL, de forma respectiva. Los valores sugeridos para las concentraciones séricas mínimas para TMP y SMX son de 2-8 y 75-120 µg/mL, de manera respectiva.

Clindamicina

Presenta un espectro predominante de Gram positivos similar al de eritromicina, que incluye actividad contra algunos anaerobios, además de actividad contra la mayoría de aislamientos de SARM extrahospitalarios y es útil para tratar infecciones menores o moderadas causadas por este microorganismo. Clindamicina se emplea contra toxoplasmosis, en combinación con pirimetamina, y contra NP, en combinación con primaquina, por lo regular en alérgicos a sulfamidas. Se prefiere metronidazol para infecciones intraabdominales, debido a su mayor actividad contra *B. fragilis* en relación con clindamicina.

Dosis y administración

La dosis habitual es de 300-450 mg v.o. c/6-8 h o 600-900 mg i.v. c/8 h. En pacientes con insuficiencia renal o en diálisis no son necesarios ajustes de dosis.

Información clave sobre control y seguridad

Pueden registrarse trastornos GI (entre ellos colitis por *Clostridioides difficile*), elevaciones en las PFH, reacciones en el sitio de punción i.v. y exantema. Clindamicina puede potenciar la actividad de los bloqueadores neuromusculares y es conveniente utilizarla con precaución en este contexto.

Metronidazol

Es más activo contra anaerobios Gram negativos que contra anaerobios Gram positivos, aunque desarrolla actividad contra *C. difficile* y *Clostridioides perfringens*. Se emplea en monoterapia en el tratamiento de la colitis por *C. difficile* y la vaginosis bacteriana. También se suele utilizar combinado con otros antibióticos para tratar infecciones intraabdominales y abscesos cerebrales, así como infecciones por *Giardia, Entamoeba histolytica* y *Trichomonas vaginalis*.

Dosis y administración

La dosis habitual es de 250-500 mg v.o./i.v. c/6-12 h. Se puede usar una sola dosis de 2 000 mg para tratar la tricomoniasis. Se recomienda reducir la dosis en caso de insuficiencia hepática grave. En insuficiencia renal o diálisis no son necesarios ajustes de dosis.

Información clave sobre control y seguridad

Es posible que se produzcan trastornos GI (p. ej., náusea, vómito, diarrea y disgeusia), reacciones tipo disulfiram al alcohol y alteraciones leves del SNC (cefalea, agitación). Rara vez se registran convulsiones y neuropatía periférica. Metronidazol puede aumentar los efectos procoagulantes de warfarina. La administración simultánea de metronidazol y disulfiram a veces causa psicosis y confusión, por lo que debe evitarse.

Vancomicina

Proporciona una útil actividad contra los patógenos Gram positivos más importantes, como estreptococos, enterococos, SARM y neumococos resistentes a otros fármacos. Se considera fármaco de elección para el tratamiento empírico de la infección por SARM sospechada y se mantiene como pilar del abordaje terapéutico de las infecciones por Gram positivos en pacientes alérgicos a β-lactámicos. La sensibilidad *in vitro* a este medicamento debe documentarse, ya que se han reportado casos de cepas no sensibles.

Dosis y administración

- La dosis habitual de vancomicina es de 15 mg/kg del peso corporal real por vía i.v. c/12 h. Es conveniente limitar las dosis diarias de vancomicina a valores inferiores a 4 g/día, ya que dosis superiores aumentan el riesgo de nefrotoxicidad.
- *Insuficiencia renal:*
  - ClCr 10-50 mL/min: 15 mg/kg intermitentes según las concentraciones
  - ClCr < 10 mL/min: 15 mg/kg intermitentes según las concentraciones
  - HD: 15 mg/kg tras la diálisis, con administración de una nueva dosis cuando la concentración cae por debajo de 15-20 µg/mL
  - DP: 15 mg/kg; administrar una nueva dosis si la concentración cae a < 15-20 µg/mL
  - HDVVC: 15 mg/kg c/24 h, con estrecho seguimiento de la concentración sérica y ajuste de la dosis

Información clave sobre control y seguridad

- Los principales efectos adversos de la vancomicina son la flebitis y el exantema.
- También se registra nefrotoxicidad, y la administración concurrente de fármacos con potencial nefrotóxico puede agravar tales efectos.
- La leucopenia, muy rara vez ototoxicidad y el llamado síndrome del hombre rojo (rubefacción de la parte superior del cuerpo al administrar con rapidez el fármaco) son otros efectos adversos.
- Las concentraciones mínimas se determinan una o dos veces por semana. Los pacientes con cambios rápidos de la función renal pueden requerir controles más frecuentes de Cr sérica; ésta también se evalúa de forma periódica para establecer la idoneidad de la dosis. Las dosis se ajustan de modo que la concentración mínima se mantenga entre 10 y 20 µg/mL para las infecciones graves. Las concentraciones mínimas < 10 µg/mL se consideran subterapéuticas, en tanto que las > 20 µg/mL y las dosis diarias > 4 g parecen asociarse con mayor nefrotoxicidad.

Linezolid

Presenta un amplio espectro de actividad contra bacterias Gram positivas, como estreptococos, SASM, SARM, estafilococos coagulasa-negativos y enterococos (incluidos los enterococos resistentes a vancomicina [ERV]). Linezolid o vancomicina se recomiendan para tratar la neumonía intrahospitalaria (NIH) y la NAV causadas por SARM. Linezolid tiene actividad única contra algunas micobacterias y *Nocardia*. El fármaco se ha asociado con una mayor mortalidad al tratar la bacteriemia relacionada con una vía i.v., por lo que debe evitarse en ese contexto. La sensibilidad *in vitro* a este agente debe documentarse, ya que se han reportado casos de cepas no sensibles.

Dosis y administración

La dosis recomendada es de 600 mg i.v. o v.o. c/12 h. En pacientes con insuficiencia renal o en diálisis no son necesarios ajustes de dosis.

Información clave sobre control y seguridad
La trombocitopenia es frecuente en pacientes que reciben ciclos > 2 semanas. También se han referido casos de anemia y leucopenia. Estos parámetros hematológicos pueden recuperar los valores pretratamiento tras suspender el fármaco. En ocasiones se producen acidosis láctica o neuropatía periférica y óptica (en especial con uso a largo plazo). Linezolid es un inhibidor de la monoaminooxidasa no selectivo y reversible. Conviene evitar el consumo de cantidades elevadas de tiramina en la dieta mientras se toma linezolid, para prevenir elevaciones de la presión arterial. Linezolid también presenta potencial de interacción con fármacos adrenérgicos y serotoninérgicos, con riesgo de síndrome de serotonina en pacientes sometidos a tratamiento simultáneo con fármacos serotoninérgicos, como los inhibidores selectivos de la recaptación de serotonina y otros antidepresivos. En pacientes tratados con linezolid se debe obtener un HC semanal, en especial en aquellos que reciben tratamiento > 2 semanas, en los que presentan mielodepresión previa y en quienes reciben inductores de depresión de médula ósea de manera simultánea.

Tedizolid

Es una oxazolidinona similar a linezolid, activa contra algunas cepas resistentes a linezolid. Exhibe actividad contra SASM, SARM, *S. epidermidis* resistente a meticilina (SERM), especies de estreptococos (grupo A, B, de *S. anginosus*) y enterococos (ESV [sensibles a la vancomicina] y ERV). No fue inferior a linezolid para el tratamiento de IBAPE (infección bacteriana aguda de la piel y sus estructuras) y recibió licencia para tal indicación en 2014.

Dosis y administración
La dosis usual es de 200 mg una vez al día por 6 días, i.v. o v.o. No es necesario ajustar la dosis para insuficiencia renal.

Información clave sobre control y seguridad
Los efectos adversos más comunes son cefalea, náusea y diarrea. Pueden ocurrir trombocitopenia y anemia, pero con menos frecuencia que con linezolid. Es un inhibidor MAO débil, y parece tener menos potencial para interacciones serotoninérgicas que linezolid.

Daptomicina

Antibiótico lipopeptídico que presenta un amplio espectro de actividad contra bacterias Gram positivas, como estreptococos, SASM, SARM y enterococos, incluidos los ERV. Es una opción viable para la bacteriemia y la endocarditis por *S. aureus* y también se ha erigido como fármaco de elección para **tratar las infecciones por ERV graves**. La sensibilidad *in vitro* a este fármaco debe documentarse, puesto que se han reportado casos de cepas no sensibles. La daptomicina es fijada por el surfactante pulmonar, por lo que **no** debe emplearse en el tratamiento de la neumonía.

Dosis y administración
• La dosis habitual es de 4-10 mg/kg i.v. c/24 h, según el tipo de infección.
• *Dosis renal:*
  ○ ClCr < 30 mL/min: dosis habitual c/48 h
  ○ HD: dosis habitual después de cada sesión regular de diálisis tres veces a la semana
  ○ DP: dosis habitual c/48 h
  ○ HDVVC: 8 mg/kg c/48 h

Información clave sobre control y seguridad
Pueden registrarse elevaciones de la creatina fosfocinasa (CPK), así como dolor muscular y debilidad, por lo que se requiere un seguimiento basal y seriado (semanal) de la CPK. El fármaco debe interrumpirse en pacientes con miopatía no explicada y CPK > 1 000 U/L y en pacientes sin síntomas musculares con CPK > 2 000 U/L. Daptomicina también se ha asociado con neumonía eosinófila, y el desarrollo de síntomas pulmonares de nueva aparición durante el tratamiento debe levantar sospechas de posible presencia de este efecto adverso. El tratamiento con inhibidores de la

HMG-CoA reductasa en combinación con daptomicina puede aumentar el riesgo de miopatía y se evita siempre que se pueda. El uso combinado de daptomicina e inhibidores de la HMG-CoA reductasa requiere un control más frecuente de la CPK.

Telavancina

Antibiótico lipoglucopeptídico con amplio espectro de actividad contra bacterias Gram positivas, como estreptococos, SASM, SARM y *S. aureus* con resistencia intermedia a vancomicina heterorresistente (SAIV). El fármaco no presenta actividad fiable contra ERV. Es eficaz en infecciones complicadas de piel y estructuras cutáneas, así como contra NIH y NAV. En informes ocasionales se ha referido su eficacia contra bacteriemia, infecciones óseas y articulares y endocarditis.

Dosis y administración
- La dosis habitual es de 10 mg/kg c/24 h.
- *Dosis renal:*
  - ClCr 30-50 mL/min: 7.5 mg/kg c/24 h
  - ClCr 10-29 mL/min: 10 mg/kg c/24 h
  - ClCr < 10 mL/min: recomendaciones específicas no disponibles
  - HD: recomendaciones específicas no disponibles, aunque se ha empleado una dosis de 10 mg/kg tras cada sesión regular de diálisis en régimen de tres sesiones semanales
  - DP/HDVVC: recomendaciones específicas no disponibles

Información clave sobre control y seguridad
- Los efectos adversos más frecuentes son náusea, vómito, alteraciones del gusto y orina espumosa.
- También se han dado casos de nefrotoxicidad, por lo que se justifica el monitoreo de Cr sérica.
- Cada dosis debe administrarse durante 1 h para prevenir el síndrome del hombre rojo.
- El fármaco también se asocia con prolongación escasa del intervalo QTc; tener precaución ante el uso combinado con otros fármacos que puedan prolongar dicho intervalo y evitar la telavancina en pacientes con trastornos asociados con riesgo de arritmias ventriculares.
- El fármaco también puede prolongar falsamente el tiempo de protrombina, el índice internacional normalizado, el tiempo de tromboplastina parcial activado, el tiempo de coagulación activado o las pruebas de factor Xa basadas en la coagulación. Estos valores se han de obtener justo antes de la siguiente dosis de telavancina, o en las 6 h anteriores a ella.
- Pacientes alérgicos a vancomicina pueden presentar reacciones alérgicas cruzadas a telavancina.

Dalbavancina

Es un nuevo lipoglupeptídico similar a vancomicina. Es activo contra bacterias Gram positivas como SARM, SERM, SAIV, muchos estreptococos, enterococos, pero **no** ERV. No tiene actividad contra bacterias Gram negativas. Está aprobado su tratamiento para IBAPE, donde ha mostrado no ser inferior a vancomicina y linezolid.

Dosis y administración
- Dalbavancina tiene una vida media extendida, lo que permite una dosis a la semana. Se ha usado un régimen de dos dosis iniciales de 1 000 mg, seguidas de 500 mg 1 semana después. También es efectivo el régimen de una sola dosis de 1 500 mg.
- Insuficiencia renal: eliminación de Cr < 30 mL/min: 750 mg iniciales seguidos de 375 mg el día 8.

Información clave sobre control y seguridad
Los efectos adversos más comunes incluyen náusea, cefalea, diarrea y exantema, y síndrome del hombre rojo. A veces ocurren elevaciones de ALT, y las PFH deben vigilarse durante el tratamiento. El fármaco debe evitarse en pacientes con antecedentes de alergia a glucopéptidos y suspenderse si ocurre una reacción alérgica.

Oritavancina

Es un nuevo lipoglucopeptídico con una vida media muy prolongada. Es activo contra SARM, SERM, SARV, SAIV y tanto ESV como **ERV**. Los ensayos clínicos han mostrado que no es inferior a vancomicina en el tratamiento de la infección de la piel y los tejidos blandos, y fue aprobada para esta indicación en 2014.

Dosis y administración
Dosis única de 1 200 mg i.v. No se ha estudiado en pacientes con eliminación Cr < 30 mL/min.

Información clave sobre control y seguridad
Los efectos adversos más comunes son cefalea, náusea, diarrea y síndrome del hombre rojo. Puede elevar las concentraciones de warfarina y omeprazol y disminuir las de midazolam y dextrometorfano. Se recomienda cautela al revisar las pruebas de coagulación, porque se une al reactivo fosfolípido. Heparina está contraindicada durante las primeras 48 horas de la administración de oritavancina.

Quinupristina/dalfopristina

Esta combinación tiene actividad contra numerosos Gram positivos resistentes a antibióticos, como SARM, *E. faecium* y *S. pneumoniae* RMF. Por el contrario, su actividad es mínima contra *Enterococcus faecalis*. La sensibilidad *in vitro* a este fármaco debe documentarse, puesto que se han reportado casos de cepas no sensibles.

Dosis y administración
La dosis recomendada es de 7.5 mg/kg i.v. c/8-12 h. Se recomienda reducir la dosis en la insuficiencia hepática grave. En insuficiencia renal o diálisis no es necesario ajustar la dosis.

Información clave sobre control y seguridad
Los principales efectos adversos son artralgias y mialgias (frecuentes y que a menudo obligan a suspender el tratamiento), dolor en el sitio de punción i.v., tromboflebitis (habitual con administración a través de una vena periférica) y elevación de las PFH. La combinación quinupristina/dalfopristina es un significativo inhibidor de la CYP3A4 y puede elevar las concentraciones séricas de los fármacos metabolizados por esa enzima, como carbamazepina, inhibidores de la HMG-CoA reductasa, ciclosporina, tacrolimús, midazolam, triazolam, antagonistas del calcio y muchos otros.

Colistina

Es un antibiótico polipeptídico bactericida que actúa al atacar la membrana celular de bacterias Gram negativas. Tiene una función en **el tratamiento de infecciones por bacilos Gram negativos resistentes a múltiples fármacos** (excepto *Proteus, Serratia, Providencia* y *Burkholderia*). No obstante, colistina **sólo debe administrarse bajo guía de un clínico experto,** ya que su uso parenteral tiene significativos efectos adversos sobre el SNC y nefrotoxicidad potencial. Colistina inhalada es mejor tolerada, y causa apenas una ligera irritación de las vías respiratorias superiores, y tiene cierta eficacia como tratamiento complementario contra *P. aeruginosa*. El fármaco **no es activo** contra bacterias Gram positivas.

Dosis y administración
- La dosis habitual de colistina i.v. es de 2.5-5 (mg/kg)/día fraccionados en dos a cuatro dosis, con dosis máxima de 5 (mg/kg)/día. La dosis habitual de colistina inhalada es de 75-150 mg inhalados dos o tres veces al día.
- Dosis renal:
  - ClCr 50-80 mL/min: 2.5-3.8 (mg/kg)/día fraccionados c/12 h
  - ClCr 10-49 mL/min: 2.5 (mg/kg)/día fraccionados c/12 h
  - ClCr < 10 mL/min: 1.5 mg/kg c/36 h
  - HD: 2 mg/kg después de cada sesión de diálisis

○ DP: 0.75-1.5 (mg/kg)/día
○ HDVVC: 2.5 mg/kg c/48 h

Información clave sobre control y seguridad
Nefrotoxicidad, neurotoxicidad (parestesias, bloqueo neuromuscular) y reacciones de hipersensibilidad son los efectos adversos más comunes y requieren cuidadoso seguimiento durante el tratamiento. La Cr sérica se valora a diario al principio y a intervalos regulares durante todo el tratamiento. Lo idóneo es evitar la coadministración de colistina con aminoglucósidos, otros posibles nefrotóxicos o bloqueadores neuromusculares, dada la posible potenciación de toxicidad.

Cloranfenicol

Antibiótico bacteriostático que se une a la subunidad ribosómica 50S, y bloquea la síntesis de proteína en bacterias sensibles. Tiene una amplia actividad contra bacterias aerobias y anaerobias Gram positivas y negativas, incluido *S. aureus*, enterococos y Gram negativos entéricos. También es activo contra espiroquetas, *Rickettsia*, *Mycoplasma* y *Chlamydia*. Se usa casi de modo exclusivo como tratamiento alterno para infecciones graves por ERV causadas por cepas sensibles a cloranfenicol. Dada su excelente penetración en el SNC, también puede jugar un papel en la meningitis causada por *Francisella tularensis* o *Yersinia pestis*.

Dosis y administración
La dosis habitual de cloranfenicol para adultos es 25 mg/kg i.v. c/6 h, hasta una dosis máxima de 1 g i.v. c/6 h. No se requieren ajustes de dosis en casos de insuficiencia renal o diálisis.

Información clave sobre control y seguridad
Efectos adversos potenciales incluyen anemia aplásica idiopática (~1/30 000) y depresión medular relacionada con la dosis. Revisar las concentraciones pico del fármaco (1 hora tras la infusión) cada 3-4 días (pico objetivo < 25 μg/mL) y ajustar las dosis. Es necesario ajustar las dosis si hay enfermedad hepática significativa. Este antibiótico tiene importantes interacciones farmacológicas.

Fosfomicina

Antibiótico bactericida oral que mata bacterias al inhibir un paso temprano en la síntesis de la pared celular. Su espectro de actividad incluye a la mayoría de patógenos del tracto urinario, como *P. aeruginosa*, especies de *Enterobacter* y enterococos (ERV incluido), y algunas bacterias Gram negativas RMF. Es más útil para IVU no complicadas en mujeres con cepas sensibles de *E. coli* o *E. fecalis*. El sachet de una sola dosis no debe usarse de rutina para tratar pielonefritis o infecciones sistémicas.

Dosis y administración
La dosis habitual es un sachet de 3 g disuelto en agua fría v.o. una sola vez.

Información clave sobre control y seguridad
Los efectos adversos incluyen diarrea. No debe tomarse con metoclopramida, que interfiere con la absorción de fosfomicina.

Fármacos antimicobacterianos

AGENTES PREFERIDOS

Etambutol

Etambutol (E) se usa ante todo en el tratamiento de la TB y la infección por CMA.

Dosis y administración
• Ver tabla 20-1.
• *Dosis renal:*

TABLA 20-1 DOSIFICACIÓN DE ETAMBUTOL		
Intervalo de administración	**Rango de peso corporal ideal (kg)**	
	40-55	56-75	76-90
Diario	800	1200	1600[a]
Tres veces/semana	1200	2000	2400[a]
Dos veces/semana	2000	2800	4000[a]

[a] Dosis máxima con independencia del peso corporal.

- ClCr < 30 mL/min: dosis habitual tres veces a la semana
- HD: 15-20 mg/kg después de cada diálisis
- DP: 15-20 mg/kg c/48 h
- HDVVC: 15-20 mg/kg c/24-36 h

Información clave sobre control y seguridad

El principal efecto adverso de E es una **neuritis óptica** dependiente de la dosis, que puede manifestarse de modo unilateral o bilateral con percepción reducida del rojo/verde, disminución de la agudeza visual y defectos del campo visual. Antes de iniciar el tratamiento, los pacientes que reciben etambutol se someten a pruebas de agudeza visual y percepción del color. La visión debe valorarse cada mes, con evaluación de ambos ojos por separado. No se recomienda en niños cuya agudeza visual no pueda someterse a seguimiento.

Isoniazida

Isoniazida (INH) constituye la base para el tratamiento y la prevención de la TB. Tanto el CMA como *M. marinum* son resistentes al fármaco.

Dosis y administración

Para tratar la infección por *Mycobacterium tuberculosis,* la dosis recomendada es de 5 mg/kg hasta una dosis máxima de 300 mg/día. Para los regímenes de tratamiento dos veces por semana la dosis es de 15 (mg/kg)/dosis hasta un máximo de 900 mg/dosis. En pacientes con insuficiencia renal o en diálisis no se ajustan las dosis. El fármaco se evita en caso de hepatopatía grave. En formas leves de insuficiencia hepática la reducción de la dosis puede estar justificada.

Información clave sobre control y seguridad

- La incidencia de la **hepatitis por isoniazida aumenta con la edad y el consumo de alcohol.** Pueden observarse elevaciones de las transaminasas, aunque **no suele ser necesaria la interrupción de la medicación, a no ser que las concentraciones de transaminasas sean tres a cinco veces mayores que el límite superior de la normalidad**. Al comienzo del tratamiento y cada mes, realizar PFH en los pacientes tratados con isoniazida. En ellos han de evaluarse posibles signos y síntomas de toxicidad hepática, como debilidad, ictericia, orina oscura, pérdida de apetito, náusea y vómito. La hepatotoxicidad de la isoniazida puede aumentar con la administración concurrente de rifampicina.

- La **neuritis periférica y óptica** también pueden ocurrir con INH; los pacientes deben vigilarse para detectar entumecimiento, cosquilleo, escozor, dolor en manos o pies, visión borrosa o pérdida de visión. Tales efectos se dan con más frecuencia en pacientes con acetilación lenta, diabetes o nutrición inadecuada. La administración concurrente de piridoxina (vitamina B_6), en dosis de 25-50 mg v.o. al día, ayuda a evitar estas reacciones. Otros posibles efectos adversos de INH son reacciones de hipersensibilidad (p. ej., fiebre y exantema), reacciones hematológicas (p. ej., agranulocitosis, eosinofilia, trombocitopenia y anemia), síntomas artríticos, encefalitis y convulsiones. INH ejerce un efecto inhibidor directo sobre la dopa descarboxilasa periférica y central y puede acentuar los síntomas parkinsonianos en pacientes tratados con levodopa. INH se distribuye a través de la leche materna. Se han de controlar los posibles efectos adversos en lactantes amamantados por madres tratadas con isoniazida.

Pirazinamida

La pirazinamida (PZA) se emplea en la clínica para tratar la TB y se caracteriza por su capacidad de reducir los regímenes terapéuticos hasta 6 meses.

Dosis y administración
- Ver tabla 20-2.
- *Dosis renal:*
  ○ ClCr < 30 mL/min: dosis habitual tres veces a la semana
  ○ HD: dosis habitual tres veces por semana tras la diálisis
  ○ DP: dosis habitual c/24 h
  ○ HDVVC: dosis habitual c/24 h

Información clave sobre control y seguridad
Un posible efecto adverso grave de este fármaco es la **hepatotoxicidad**, manifestada con elevación de las aminotransferasas séricas, ictericia, hepatitis, fiebre, anorexia, malestar general, dolor a la palpación del hígado, hepatomegalia, cambios de color en orina y/o heces o prurito. Según parece, la hepatotoxicidad se relaciona con la dosis y puede producirse en cualquier momento del tratamiento. Los pacientes con disfunción hepática o factores de riesgo de hepatopatía crónica están expuestos a un mayor nivel de riesgo. PZA produce además hiperuricemia, por inhibición de la excreción renal del ácido úrico, y su uso debe evitarse en pacientes con gota aguda. Se ha reportado poliartralgia no gotosa en hasta 40% de los casos. Antes de comenzar el tratamiento es necesario realizar PFH basales y determinar la concentración de ácido úrico, además de repetir las pruebas en intervalos periódicos.

Rifampicina

Rifampicina (RIF) es activa *in vitro* contra numerosas especies de micobacterias, como *M. tuberculosis, Mycobacterium bovis, M. marinum, Mycobacterium kansasii* y ciertas cepas de *Mycobacterium fortuitum, CMA* y *Mycobacterium leprae.* El fármaco también exhibe actividad *in vitro* contra muchas bacterias Gram positivas, como *S. aureus* y *Bacillus anthracis.* Despliega actividad *in vitro* contra algunas bacterias Gram negativas como *Neisseria meningitidis, H. influenzae, Brucella melitensis* y *L. pneumophila.*

Dosis y administración
La dosis habitual de RIF para tratar TB es de 600 mg una vez al día i.v. o v.o. o 600 mg dos veces por semana como parte de un tratamiento con múltiples fármacos. Una dosis de 300 mg v.o./i.v. c/8 h se recomienda para el tratamiento sinérgico de la endocarditis por infección estafilocócica

TABLA 20-2	DOSIFICACIÓN DE PIRAZINAMIDA		
Intervalo de administración	**Rango de peso corporal ideal (kg)**		
	40-55	56-75	76-90
Diario	1 000	1 500	2 000[a]
Tres veces/semana	1 500	2 500	3 000[a]
Dos veces/semana	2 000	3 000	4 000[a]

[a] Dosis máxima con independencia del peso corporal.

de válvulas protésicas. En pacientes con insuficiencia renal o en diálisis no son necesarios ajustes de dosis. Debe considerarse el ajuste de dosis en la insuficiencia hepática grave.

Información clave sobre control y seguridad
- Los efectos adversos más frecuentes de RIF son los trastornos GI. El fármaco también induce elevaciones en las PFH. Se han reportado casos de **hepatitis** e ictericia en pacientes con hepatopatía preexistente o en los tratados con fármacos hepatotóxicos concurrentes. Las PFH se realizan antes del tratamiento, y se repiten de modo periódico en el curso de la terapia, para evaluar la hepatotoxicidad.
- RIF también causa trombocitopenia, leucopenia, anemia hemolítica, hemólisis, hemoglobinuria y disminución de las concentraciones de hemoglobina. Se han registrado reacciones de hipersensibilidad caracterizadas por un síndrome tipo gripal, así como casos de insuficiencia renal. Otro efecto adverso es la coloración rojo-anaranjada de fluidos corporales, como orina, esputo, sudor y lágrimas; en ocasiones esto provoca tinción permanente de lentes de contacto.
- RIF es un **potente inductor del citocromo P4503A4**, así como de 1A2, 2C9, 2C18, 2C19 y 2D6 y tiene muchas interacciones farmacológicas. Se aprecian reducciones en las concentraciones plasmáticas con numerosos agentes. Se deben valorar los perfiles de los medicamentos en busca de potenciales interacciones entre fármacos antes de iniciar con RIF.

Rifabutina

Agente RIF antimicobacteriano similar a RIF que se usa para tratar TB e infección por CMA en pacientes VIH-positivos que reciben tratamiento antirretroviral, porque tiene menores interacciones farmacológicas que RIF (ver capítulo 12, Virus de la inmunodeficiencia humana y síndrome de inmunodeficiencia adquirida).

Dosis y administración
La dosis habitual es de 300 mg v.o. c/24 h. La dosis debe reducirse a 150 mg v.o. c/24 h para una ClCr < 30 mL/min.

Información clave sobre control y seguridad
Debe advertirse a los pacientes acerca de la coloración rojo-anaranjada de los fluidos corporales, y no se deben usar lentes de contacto durante el tratamiento. Pueden presentarse exantema, trastornos GI, trastornos hematológicos, hepatitis y nefritis intersticial. La uveítis también se asocia con rifabutina. Este fármaco también tiene importantes interacciones farmacológicas, pero se le considera menos propenso a éstas que RIF.

Fármacos antimicóticos

PREPARADOS DE ANFOTERICINA B

- La anfotericina B muestra actividad contra una amplia diversidad de hongos, incluidos levaduras y mohos. Se observa actividad *in vitro* contra *Aspergillus* spp., *Blastomyces dermatitidis, Coccidioides immitis, Cryptococcus neoformans, Histoplasma capsulatum, Paracoccidioides brasiliensis* y la mayoría de las especies de *Candida*. Se han registrado valores elevados de concentración inhibidora mínima y resistencias clínicas en *Pseudallescheria boydii, Fusarium* spp., *Candida lusitaniae* y *Trichosporon* spp. El fármaco está disponible en su formulación convencional de desoxicolato y tiene tres formulaciones lipídicas, diseñadas para minimizar los efectos tóxicos y preservar la eficacia terapéutica de la anfotericina B.
- Los **efectos adversos relacionados con la infusión** incluyen fiebre, escalofríos, malestar general, dolores generalizados, náusea, vómito y cefalea. El pretratamiento con ácido acetilsalicílico, ibuprofeno y paracetamol puede atenuar la respuesta. Los antihistamínicos también pueden ser útiles por su acción sedante. Otros efectos adversos relacionados con la infusión son hipotensión, hipotermia y bradicardia. En el sitio de infusión es posible el desarrollo de tromboflebitis.

- Al principio del tratamiento se registran **disminuciones de la TFG**, que llegan a afectar hasta a 80% de los pacientes. La función renal puede normalizarse, aunque a veces tarda meses. Esto puede prevenirse mediante carga de sodio. En tal contexto se han usado pre y poshidratación con solución salina isotónica (500-1 000 mL). Otra reacción es toxicidad tubular, que se manifiesta como **hipopotasiemia, hipomagnesiemia y acidosis tubular renal**. Los fármacos nefrotóxicos (p. ej., aminoglucósidos, ciclosporina, tacrolimús y pentamidina) inducen deterioro agudo de la función renal si se administran con preparados de anfotericina B. Los fármacos que provocan alteraciones electrolíticas, como la hipopotasiemia observada con diuréticos de asa, se usan con cautela en pacientes que reciben anfotericina B. Durante el tratamiento se debe tener un estrecho seguimiento de los electrolitos (en especial potasio y magnesio).
- Se puede observar anemia normocrómica normocítica hasta bien avanzado el tratamiento. Se han detectado arritmias ventriculares en pacientes con hipopotasiemia, en quienes reciben infusiones rápidas y en los afectados por insuficiencia renal. Los efectos neurotóxicos comprenden confusión, incoherencia, delirio, depresión, comportamiento psicótico, convulsión, temblores, visión borrosa y pérdida de audición. La administración durante el embarazo ha generado elevación de las concentraciones de Cr sérica en los lactantes. La función renal se vigila de cerca en recién nacidos de madres que se hayan tratado con anfotericina B.

Desoxicolato de anfotericina B

Debido a sus mayores reacciones adversas con respecto a las formulaciones a base de lípidos, la anfotericina B convencional i.v. se ha remplazado en buena medida por sus formulaciones lipídicas. Sin embargo, la anfotericina B convencional se reserva aún para casos de administración local, como la irrigación vesical continua o la inyección intravítrea.

Dosis y administración
Las dosis diarias habituales son de 0.5-1 mg/kg, con aumento de dosis inferiores a dosis superiores al principio del tratamiento. Nunca debe excederse una dosis máxima absoluta de 1.5 mg/kg/día. Las infusiones se realizan durante un periodo ≥ 4-6 h. No se requieren ajustes de dosis en pacientes con insuficiencia renal o en diálisis.

Información clave sobre control y seguridad
La anfotericina B convencional es la formulación más tóxica de este principio activo.

Anfotericina B en complejo lipídico

La anfotericina B en complejo lipídico (ABCL) consta de anfotericina B que forma complejos con bicapas lipídicas, que dan lugar a estructuras en cinta.

Dosis y administración
La dosis recomendada es de 5 (mg/kg)/día i.v. a una tasa de 2.5 (mg/kg)/h. No se requieren ajustes de dosis en pacientes con insuficiencia renal o en diálisis.

Información clave sobre control y seguridad
Otros efectos adversos reportados con la ABCL incluyen anomalías de la función hepática, manifestadas con elevaciones de la fosfatasa alcalina, la bilirrubina conjugada y las transaminasas.

Anfotericina B liposomal

La anfotericina B liposomal (AmBL) es el **único preparado auténticamente "liposomal"** de los tres preparados lipídicos disponibles.

Dosis y administración
La dosis recomendada de AmBL es de 3-5 (mg/kg)/día para tratar infecciones micóticas sistémicas. Las infusiones pueden administrarse durante 1 h. Se han utilizado dosis de 3 (mg/kg)/día para el tratamiento empírico de infecciones micóticas sospechadas en caso de neutropenia febril. No se requieren ajustes de dosis en pacientes con insuficiencia renal o en diálisis.

Información clave sobre control y seguridad

AmBL puede asociarse con una menor frecuencia de nefrotoxicidad y reacciones relacionadas con la infusión comparada con otras formulaciones de anfotericina B. Otros efectos adversos referidos con AmBL son las anomalías de la función hepática, manifestadas con elevaciones de fosfatasa alcalina, bilirrubina conjugada y transaminasas.

AZOLES

Fluconazol

Antimicótico triazólico que suele considerarse fungistático, cuya principal actividad se despliega contra *Candida* spp. y *Cryptococcus* spp. Sin embargo, *C. krusei* es intrínsecamente resistente al fármaco y *C. glabrata* presenta una sensibilidad dependiente de la dosis. El fluconazol tiene actividad contra *Coccidioides immitis*, pero limitada contra *H. capsulatum, B. dermatitidis* y *Sporothrix schenckii* y nula contra *Aspergillus* spp. u otros mohos.

Dosis y administración
- La dosis habitual es de 100-400 mg/día. Una sola dosis oral de 150 mg es eficaz para la candidiasis vaginal.
- *Dosis renal:*
  - ClCr ≤ 50 mL/min: 50% de la dosis habitual diaria c/24 h
  - HD: 100% de la dosis habitual diaria tras cada sesión de diálisis o 50% de la dosis habitual diaria una vez al día (después de la sesión de diálisis en los días que corresponda)
  - DP: 50% de la dosis habitual diaria c/24 h
  - HDVVC: 100% de la dosis habitual diaria c/24 h

Información clave sobre control y seguridad
- En pacientes tratados con fluconazol se han referido casos de **hepatitis, colestasis e insuficiencia hepática fulminante**. Se han reportado ligeros aumentos de los resultados de PFH, por lo general reversibles. Las PFH se realizan antes de iniciar el tratamiento y se monitorean durante ciclos prolongados de fluconazol. También puede haber prolongación del intervalo QTc.
- Fluconazol es un sustrato de la isoenzima CYP3A4 y también puede **inhibir el metabolismo de otros fármacos** influidos por dicha isoenzima. Se ha constatado que RIF disminuye el área bajo la curva (ABC) y la vida media de fluconazol (en 25 y 20%, de forma respectiva). Fluconazol también puede reducir el metabolismo de los ATC, carbamazepina, ciertas benzodiazepinas, warfarina, ciclosporina, tacrolimús, fenitoína y sulfonilureas orales.
- Dosis diarias múltiples de fluconazol deben evitarse en el embarazo. Informar a las pacientes gestantes sobre sus riesgos potenciales. El agente se distribuye por la leche materna, con concentraciones que se aproximan a las obtenidas en plasma, y no debe administrarse a mujeres lactantes.

Itraconazol

Es un fármaco antimicótico triazólico importante en la clínica en el tratamiento de *Aspergillus* spp. También presenta actividad *in vitro* contra *B. dermatitidis, H. capsulatum, C. immitis, S. schenckii* y *C. neoformans*.

Dosis y administración

La dosis habitual es de 200-400 mg/día. Para la infección grave se recomiendan dosis de carga de 200 mg tres veces al día por los primeros 3 días. La formulación líquida no resulta muy afectada por la falta de acidez gástrica o alimentos, y su absorción es más confiable que en cápsulas. No se requieren ajustes de dosis en pacientes con insuficiencia renal o en diálisis.

Información clave sobre control y seguridad
- Se ha reportado **hepatotoxicidad** grave, como insuficiencia hepática, en casos raros de pacientes tratados con antimicóticos triazólicos, con o sin hepatopatía preexistente.

- Se han reportado casos de insuficiencia cardiaca congestiva, edema periférico y edema pulmonar, secundarios a un efecto cardiotónico negativo relacionado con la dosis.
- También se ha reportado hipopotasiemia, variable de leve a grave, en pacientes que recibían itraconazol como tratamiento de infecciones micóticas sistémicas.
- Itraconazol **inhibe el metabolismo de otros fármacos metabolizados por la isoenzima CYP3A4**. El uso simultáneo de itraconazol y quinidina o dofetilida está contraindicado debido a potenciales arritmias. Itraconazol también está contraindicado en pacientes que reciben atorvastatina, lovastatina y simvastatina, dado el potencial de rabdomiólisis, y en pacientes tratados con determinadas benzodiazepinas, por los potenciales efectos sedantes e hipnóticos prolongados. Itraconazol debe utilizarse con cautela con otros fármacos metabolizados por la CYP3A4 o con medicamentos que puedan inducir o inhibir el metabolismo de itraconazol. Los perfiles de medicación de los pacientes que toman itraconazol se deben revisar con cuidado por las potenciales interacciones farmacológicas.
- Itraconazol debe usarse para tratar infecciones micóticas sistémicas en el embarazo sólo cuando los beneficios compensen los riesgos para el feto. El fármaco se distribuye a través de la leche materna. En los pacientes que reciben itraconazol oral son necesarias PFH antes del tratamiento y a intervalos regulares a lo largo del mismo. Las concentraciones de potasio también han de controlarse ante el potencial riesgo de hipopotasiemia. La vigilancia de signos y síntomas de insuficiencia cardiaca congestiva es igual de importante en pacientes sometidos a ciclos terapéuticos prolongados. También puede ocurrir prolongación del intervalo QTc.
- Se recomienda **controlar la concentración sérica mínima** de itraconazol, para verificar absorción y concentraciones terapéuticas. Las concentraciones mínimas deseadas son de al menos 1 µg/mL.

Posaconazol

Antimicótico triazólico activo contra *Aspergillus* spp. y cigomicetos, y contra *Candida* spp., *C. neoformans, B. dermatitidis, C. immitis* y *H. capsulatum*. Posaconazol es también eficaz como profilaxis de las infecciones micóticas invasivas en receptores de trasplantes de células madre hematopoyéticas con enfermedad del injerto contra el huésped, y pacientes con neoplasias malignas hematopoyéticas que experimentan neutropenia prolongada tras la quimioterapia.

Dosis y administración
Posaconazol está disponible como comprimido oral de liberación retardada, suspensión oral y formulación i.v. La dosis habitual para el comprimido de liberación prolongada y la formulación i.v. es de 300 mg c/12 h el día 1, seguidos de 300 mg c/24 h en adelante. La dosis habitual de la suspensión oral para profilaxis de la infección micótica es de 200 mg tres veces al día. No se requieren ajustes de dosis en pacientes con insuficiencia renal, diálisis o insuficiencia hepática.

Información clave sobre control y seguridad
- Cada dosis de la suspensión oral debe tomarse en un plazo de 20 minutos después de una comida completa o de una dosis de un suplemento nutricional líquido o una bebida carbonatada ácida (p. ej., *ginger ale*). Los pacientes que reciben posaconazol se someten a PFH antes de iniciar el tratamiento y a intervalos regulares, en especial si se aborda un tratamiento prolongado, dada la posible **hepatotoxicidad**. Puede haber también prolongación del intervalo QTc.
- A pesar de que posaconazol no es metabolizado por las enzimas del CYP450, son muchas las **reacciones farmacológicas** que pueden presentarse, debido a sus efectos sobre la UDP-glucuronidación y el flujo de salida de la glucoproteína p. Rifabutina, fenitoína, cimetidina y efavirenz reducen de forma significativa la exposición a posaconazol y no deben coadministrarse, a menos que los beneficios superen en gran medida a los potenciales riesgos. El **sirolimús está contraindicado** cuando se toma posaconazol, ya que la exposición al primero aumenta de forma drástica. Se recomienda reducir las dosis de ciclosporina y tacrolimús a 75 y 33% de lo normal, de manera respectiva, cuando se administran junto con posaconazol. Es probable que éste también interactúe con otros fármacos, como alcaloides del cornezuelo, alcaloides de la vinca, algunos inhibidores de la HMG-CoA reductasa, ciertos antagonistas del canal del calcio y

digoxina. Cuando se administran junto a posaconazol, controlar los potenciales efectos adversos del midazolam o de los inhibidores de la proteasa.

- Posaconazol sólo debe emplearse durante la gestación cuando los potenciales beneficios superen los posibles riesgos.
- Se aconseja el control de la concentración sérica de posaconazol para verificar la absorción y el mantenimiento de las concentraciones terapéuticas; las mínimas deseables son al menos 0.7 y 1.25 µg/mL.

Voriconazol

Antimicótico triazólico activo contra *Aspergillus* spp.*, Candida* spp., incluidos *C. krusei, C. neoformans, B. dermatitidis, C. immitis* y *H. capsulatum.*

Dosis y administración

- Para la aspergilosis invasiva y las infecciones por *Fusarium* spp. y *Scedosporium apiospermum,* el fabricante recomienda una dosis de carga de 6 mg/kg i.v. c/12 h durante dos dosis, seguida de 4 mg/kg i.v. c/12 h.
- Una vez que el paciente tolere la vía oral, se puede pasar a dosis orales de 200-300 mg c/12h.
- El deterioro renal moderado (ClCr 30-50 mL/min) no afecta la farmacocinética del voriconazol. En pacientes con insuficiencia renal moderada a grave puede ocurrir acumulación del excipiente i.v. β-ciclodextrina sódica de sulfobutilo de éter. Por ello, la formulación i.v. no debe emplearse en pacientes con ClCr < 50mL/min, a no ser que los beneficios superen los riesgos. En tales circunstancias es preferible recurrir a la formulación oral. En pacientes con insuficiencia renal o en diálisis no son necesarios ajustes de dosis basados en farmacocinética.

Información clave sobre control y seguridad

- Ensayos clínicos han reportado **casos de trastornos visuales transitorios**, como visión borrosa, cambios en la percepción de luz, fotofobia y alucinaciones visuales. Es posible que dichas reacciones, que se producen con las primeras administraciones, estén relacionadas con la dosis. Los pacientes deben advertirse sobre las alteraciones visuales asociadas con el uso de este fármaco. Otros posibles efectos adversos son **elevaciones en las PFH**, exantema cutáneo, periostitis, trastornos GI y prolongación del intervalo QTc. Los pacientes que reciben voriconazol se someten a PFH antes de iniciar el tratamiento y a intervalos regulares, en especial si se aborda un tratamiento prolongado, debido a la posible hepatotoxicidad.
- Voriconazol es tanto **sustrato como inhibidor** de las isoenzimas CYP2C9, 2C19 y 3A4. Se recomienda cautela al administrar voriconazol junto con fármacos que son metabolizados o inhibidos/inducidos por las mismas vías. Se ha constatado que RIF, rifabutina y fenitoína inducen el metabolismo de voriconazol, que inhibe a su vez el metabolismo de ciclosporina, sirolimús, tacrolimús, warfarina y omeprazol. Se debe hacer un seguimiento prospectivo de las potenciales interacciones farmacológicas.
- Voriconazol puede causar daño fetal si se administra durante la gestación. A las mujeres que quedan embarazadas mientras toman voriconazol se les debe informar el potencial riesgo fetal.
- Se recomienda el control de la concentración para verificar la absorción y las concentraciones terapéuticas; las mínimas deseadas son ≥ 1 a 5.5 µg/mL.

Isavuconazol

El profármaco sulfato de isavuconazonio de isavuconazol es un azol con una actividad antimicótica de amplio espectro, aprobado por la FDA para tratar aspergilosis y mucormicosis invasivas.

Dosis y administración

- La dosis habitual es de 372 mg de sulfato de isavuconazonio (equivalente a 200 mg de isavuconazol) v.o./i.v. c/8 h por 48 horas, después 372 mg de sulfato de isavuconazonio (equivalente a 200 mg de isavuconazol) v.o./i.v. c/24 h. No se requieren ajustes de la dosis en la insuficiencia renal.

Información clave sobre control y seguridad
- La formulación oral tiene una biodisponibilidad oral de 98% y la absorción no se afecta con los alimentos. La formulación i.v. no contiene un vehículo de ciclodextrina solubilizante, y por lo tanto puede administrarse con libertad a pacientes con ClCr < 50 mL/min.
- Otros eventos adversos incluyen **elevaciones en las PFH**, exantema y molestias GI, como con otros azoles.
- Los pacientes deben someterse a PFH antes del tratamiento y a intervalos regulares, por la posible hepatotoxicidad.
- A diferencia de otros antimicóticos azoles, isavuconazol no prolonga el intervalo QTc y de hecho puede causar un acortamiento menor del intervalo QTC.
- El agente es **sustrato e inhibidor** de CYP3A4 y tiene el potencial de interacción farmacológica mediada por su vía de metabolismo.

Equinocandinas

Las equinocandinas son activas contra *Aspergillus* spp. y la mayoría de *Candida* spp. Estos fármacos no tienen actividad clínica significativa contra especies de *C. neoformans, Histoplasma, Blastomyces, Coccidioides* y *Mucor*.

Anidulafungina
Dosis y administración
La dosis habitual es de 200 mg una vez, seguidos de 100 mg c/24 h. En pacientes con insuficiencia renal o en diálisis, o en un contexto de insuficiencia hepática grave, no son necesarios ajustes de dosis.

Información clave sobre control y seguridad
Para minimizar el riesgo de reacciones relacionadas con la infusión (p. ej., exantema, urticaria, rubefacción, disnea e hipotensión), el fármaco debe administrarse a una velocidad no mayor de 1.1 mg/min. Los pacientes se someten a seguimiento para detectar posibles signos de disfunción hepática, con PFH periódicas. Anidulafungina no es sustrato, inhibidor o inductor significativo de las enzimas del citocromo P450, y no se espera que se asocie con interacciones farmacológicas importantes a través de este mecanismo.

Caspofungina
Dosis y administración
- Caspofungina se administra con una dosis de carga de 70 mg i.v. el día 1, seguida de 50 mg i.v. diarios.
- Las infusiones deben durar alrededor de 1 h.
- En pacientes con insuficiencia renal o en diálisis no son necesarios ajustes de dosis.
- Los pacientes con insuficiencia hepática moderada (puntuación de Child-Pugh de 7-9) deben recibir la dosis de carga inicial de 70 mg y, a continuación, 35 mg i.v. al día.

Información clave sobre control y seguridad
Pueden registrarse **reacciones relacionadas con la infusión** (p. ej., prurito, eritema, induración y dolor) y cefalea. Las **elevaciones en las PFH** son los efectos adversos analíticos referidos con más frecuencia. Cuando se administra con ciclosporina, el ABC de caspofungina aumenta, según se ha referido, en 35%. Debido a las elevaciones en las PFH observadas con administración concurrente de ciclosporina, el fabricante no recomienda su uso en tales condiciones. Con administración simultánea de inductores enzimáticos o inductores/inhibidores enzimáticos mixtos se han observado concentraciones reducidas de caspofungina, también detectadas en la coadministración de efavirenz, nelfinavir, nevirapina, fenitoína, rifampicina, dexametasona o carbamazepina.

Caspofungina debe evitarse durante el primer trimestre de embarazo. Los pacientes se vigilan para detectar reacciones alérgicas y efectos adversos relacionados con la infusión y evidencia de disfunción hepática, incluidas PFH periódicas.

Micafungina

Dosis y administración

La dosis habitual es de 100 mg c/24 h. En pacientes con insuficiencia renal o en diálisis, o en un contexto de insuficiencia hepática, no se recomiendan ajustes de dosis.

Información clave sobre control y seguridad

Para minimizar el riesgo de reacciones relacionadas con la infusión (p. ej., exantema, prurito e inflamación facial), el fármaco debe administrarse durante 1 h. Se debe vigilar a los pacientes para detectar posible signos de **disfunción hepática** con PFH periódicas. Micafungina no es sustrato, inhibidor o inductor significativo de la mayoría de las enzimas del citocromo P450.

OTROS ANTIMICÓTICOS

Flucitosina

Antimicótico del grupo de las pirimidinas fluoradas que se usa sobre todo como **tratamiento adyuvante de la meningitis criptocócica**. El fármaco también es activo *in vitro* contra algunas cepas de *C. albicans, C. glabrata, C. parapsilosis, C. tropicalis* y *C. neoformans,* mientras que *C. krusei* puede ser resistente. Es una alternativa para el tratamiento de la candiduria.

Dosis y administración
- La dosis recomendada es de 100 mg/kg/día fraccionados c/6 h.
- *Dosis renal:*
  - ClCr 10-50 mL/min: 25 mg/kg c/12-24 h
  - ClCr < 10 mL/min: 25 mg/kg c/24-48 h
  - HD: 25 mg/kg después de cada sesión de diálisis
  - DP: 0.5-1 g c/24 h
  - HDVVC: 25 mg/kg c/12-24 h

Información clave sobre control y seguridad
- La **depresión de médula** ósea, con leucopenia y trombocitopenia, es la principal complicación grave de flucitosina. Se produce con más frecuencia en pacientes con concentraciones pico > 100 µg/mL. También puede darse más habitualmente en aquéllos con trastornos hematológicos subyacentes, en afectados por mielodepresión concurrente o en los que reciben fármacos nefrotóxicos que atenúan la eliminación de flucitosina.
- El fármaco puede también causar **efectos adversos GI**, con náusea, vómito, diarrea y anorexia graves. Puede haber elevaciones en las PFH, pero parecen estar relacionadas con la dosis y suelen ser reversibles.
- Antes de iniciar el tratamiento y a intervalos frecuentes durante el mismo, es preciso realizar pruebas hematológicas, pruebas de función renal y PFH.
- Los agentes nefrotóxicos pueden reducir la eliminación renal del fármaco, lo que genera acumulación y efectos adversos. Cuando se administra en combinación con esos fármacos, es necesario controlar las **concentraciones séricas pico** de flucitosina, así como la función renal, con los correspondientes ajustes. Los valores séricos pico se obtienen después de la quinta dosis. Es necesario mantener concentraciones de 25-100 µg/mL. Estas concentraciones séricas pico se vigilan durante todo el tratamiento, en especial en pacientes con signos de toxicidad o cambios en la función renal, o en los que presentan mielodepresión.
- Flucitosina sólo debe usarse durante la gestación cuando los potenciales beneficios superen los posibles riesgos. No se sabe si flucitosina se distribuye a través de la leche materna.

Fármacos antivirales

Los fármacos antirretrovirales empleados en el tratamiento de la enfermedad por el VIH se analizan con detalle en el capítulo 12.

ANTIVIRALES GENERALES

Aciclovir

La actividad antiviral de aciclovir se limita a los virus del herpes. Su mayor actividad se manifiesta contra los virus del herpes simple 1 y 2 (VHS-1 y VHS-2) y el virus de la varicela zóster (VVZ).

Dosis y administración
- La dosis habitual es de 200-800 mg tres a cinco veces al día o 5-10 mg/kg i.v. c/8 h.
- *Dosis renal:*
  - ClCr 10-50 mL/min: dosis habitual c/12-24 h
  - ClCr < 10 mL/min: 50% de la dosis c/24 h
  - HD: 50% de la dosis c/24 h, con dosis diaria administrada tras la diálisis cuando corresponda
  - DP: 50% de la dosis c/24 h
  - HDVVC: 5-10 mg/kg c/24 h

Información clave sobre control y seguridad
- La **nefropatía** reversible debida a cristalización del fármaco en los túbulos renales es un efecto adverso poco frecuente que se observa tras su administración i.v. La insuficiencia renal preexistente, la deshidratación y la administración en bolo pueden aumentar el riesgo de nefrotoxicidad. Este efecto puede evitarse al ajustar las dosis para la disfunción renal.
- Se han reportado casos de **toxicidad del SNC** en forma de temblores, delirio y convulsiones. Tales manifestaciones se dan con dosis elevadas, en pacientes con deterioro de la función renal y en ancianos.
- La flebitis se ha asociado con infusiones i.v.
- Aciclovir se distribuye a través de la leche materna y sus concentraciones en ella pueden ser más altas que las concentraciones plasmáticas maternas concurrentes. Aciclovir debe emplearse con precaución en madres lactantes y sólo cuando esté indicado claramente.
- Es necesario el seguimiento de la función renal, al inicio del tratamiento y durante el mismo, con control de la actividad convulsiva, sobre todo en quienes reciben dosis elevadas, padecen disfunción renal o tienen antecedentes de convulsiones.

Cidofovir

Presenta actividad inhibidora *in vitro* e *in vivo* contra un amplio espectro de virus del herpes, como VHS-1, VHS-2, VVZ, citomegalovirus (CMV), virus de Epstein-Barr (VEB), virus del papiloma, poliomavirus y adenovirus. Su uso es limitado debido a su toxicidad.

Dosis y administración
- La dosis de inducción de cidofovir es de 5 mg/kg infundidos durante 1 h una vez por semana durante 2 semanas consecutivas. Esto va seguido de una dosis de mantenimiento de 5 mg/kg infundidos durante 1 h una vez en semanas alternas.
- Para reducir el riesgo de **nefrotoxicidad debe emplearse probenecid de forma simultánea**. La dosis recomendada es de 2 g 3 h antes de la dosis de cidofovir, seguidos de dosis de 1 g administradas a las 2 y 8 h tras concluir la infusión, hasta una dosis total de 4 g.
- Los pacientes también deben recibir 1 L de cloruro sódico a 0.9%, durante 1-2 h, justo antes de cada infusión de cidofovir. En pacientes que puedan tolerarla, puede iniciarse una segunda infusión de 1 L de cloruro sódico a 0.9% en coincidencia con la administración de cidofovir, o justo después, e infundir durante 1-3 h.

- Cidofovir **está contraindicado** en pacientes con una Cr sérica > 1.5 mg/dL, un ClCr ≤ 55 mL/min o una concentración de proteínas en orina ≥ 100 mg/dL. Si la función renal cambia durante el tratamiento, la dosis deberá reducirse a 3 mg/kg para incrementar la Cr sérica 0.3-0.4 mg/dL por encima del nivel basal.

Información clave sobre control y seguridad
- La **nefrotoxicidad** relacionada con la dosis es el principal efecto secundario de cidofovir i.v. y se caracteriza por proteinuria, azoemia, glucosuria y acidosis metabólica.
- También se presenta a veces síndrome de Fanconi.
- La proteinuria se registra en hasta 50% de los pacientes que reciben dosis de mantenimiento de 5 mg/kg en semanas alternas; la Cr sérica elevada se presenta en 15% de los casos.
- La **neutropenia** puede ocurrir en 20% de los pacientes. Otros efectos adversos que aparecen en la combinación con probenecid son fiebre, náusea, vómito, diarrea, cefalea, exantema, astenia, uveítis anterior e hipotonía ocular.
- La aplicación tópica se asocia con escozor, dolor, prurito y, en ocasiones, úlcera. El uso concurrente de fármacos nefrotóxicos aumenta el riesgo de nefrotoxicidad.
- Cidofovir tiene efectos mutágenos, gonadotóxicos, embriotóxicos y teratógenos y se considera un potencial carcinógeno humano. Puede causar infertilidad en humanos y se desconoce si es excretado en la leche materna.
- Las concentraciones de Cr sérica y proteínas en orina deben determinarse en las 48 h anteriores a cada dosis. La proteinuria puede ser signo precoz de nefrotoxicidad. Debido a la neutropenia asociada con cidofovir, se recomienda que los recuentos de leucocitos con fórmula leucocítica se sometan a seguimiento durante el tratamiento. Se aconseja también que los signos y síntomas de uveítis se controlen junto con la presión intraocular y la agudeza visual.

Famciclovir

Se convierte en la forma trifosfato activa de penciclovir, que tiene actividad contra VHS-1, VHS-2 y VVZ.

Dosis y administración
- La dosis habitual para tratar la infección por VHS o VVZ es de 500 mg c/8-12 h. Las dosis en el tratamiento depresor crónico son de 125-250 mg c/12 h.
- *Dosis renal:*
  - ClCr 10-50 mL/min: dosis habitual c/12-24 h
  - ClCr < 10 mL/min: 50% de la dosis c/24 h
  - HD: 50% de la dosis c/24 h, con dosis diaria administrada tras la diálisis cuando corresponda
  - DP: recomendaciones específicas no disponibles
  - HDVVC: recomendaciones específicas no disponibles

Información clave sobre control y seguridad
Famciclovir parece tolerarse bien en pacientes tanto inmunocompetentes como inmunodeprimidos. Los efectos adversos más comunes comprenden cefalea, náusea y diarrea, por lo general leves o moderadas.

Foscarnet

Es activo contra el VHS-1, VHS-2, VVZ y CMV. Dado que no requiere fosforilación por parte de la timidina cinasa, mantiene su actividad contra numerosas cepas resistentes de VHS y CMV, y se usa ante todo para virus del herpes resistentes.

Dosis y administración
- Retinitis por CMV: la dosis recomendada es de 60 mg/kg infundidos durante 1 h c/8 h o 90 mg/kg infundidos durante 1.5-2 h c/12 h, durante 14-21 días. Este régimen de inducción va seguido de uno de mantenimiento de 90-120 (mg/kg)/día infundidos durante 2 h.

- Virus del herpes simple mucocutáneo resistente a aciclovir: dosis recomendada de 40 mg/kg c/8-12 h durante 14-21 días.
- Herpes zóster en pacientes inmunodeprimidos: dosis recomendada de 40 mg/kg c/8 h, durante 10-21 días o hasta la curación completa de las lesiones. También se han usado dosis superiores de 60 mg/kg c/8 h.
- *Dosis renal:* ver tablas 20-3 y 20-4.
  - ○ HD: 45-65 mg/kg/dosis después de la diálisis (tres veces/semana)
  - ○ DP: se sugiere 6 mg/kg c/8 h
  - ○ HDVVC: 60 mg/kg c/24-48 h

Información clave sobre control y seguridad

- El principal efecto secundario limitante de la dosis de foscarnet es la **nefrotoxicidad**, causante de azoemia, proteinuria ligera y, en ocasiones, necrosis tubular aguda. La función renal debe vigilarse de forma meticulosa durante el tratamiento, y obtener los valores de eliminación de Cr en mL/min/kg de peso corporal, para realizar los ajustes según las directrices específicas del fabricante. El deterioro renal suele comenzar alrededor de la segunda semana de tratamiento y, en la mayoría de los pacientes, es reversible en un plazo de entre 2 y 4 semanas a partir de la suspensión del medicamento. La administración concurrente de otros fármacos nefrotóxicos (p. ej., anfotericina B, cidofovir, aminoglucósidos y pentamidina i.v.) puede derivar en mayor nefrotoxicidad.
- Las anomalías metabólicas incluyen hipocalciemia o hipercalciemia, hipofosfatemia o hiperfosfatemia, hipomagnesiemia e hipopotasiemia. El uso simultáneo de pentamidina i.v. aumenta el riesgo de hipocalciemia. Entre los potenciales efectos secundarios que afectan al SNC cabe citar cefalea, temblor, irritabilidad, convulsiones y alucinaciones. Otras reacciones adversas pueden ser fiebre, exantema, diarrea, náusea, vómito, PFH anómalas, ansiedad, fatiga y úlceras genitales.
- Foscarnet se administra con bomba de infusión a una velocidad no superior a 1 (mg/kg)/ min. Antes y durante la administración, los pacientes deben **hidratarse de forma adecuada**

TABLA 20-3	DOSIS DE INDUCCIÓN DE FOSCARNET PARA PACIENTES CON FUNCIÓN RENAL ANÓMALA			
ClCr en (mL/min)/kg	Virus del herpes simple		Citomegalovirus	
	Equivalente en mg/kg a 40 mg/kg c/12 h	Equivalente en mg/kg a 40 mg/kg c/8 h	Equivalente en mg/kg a 60 mg/kg c/8 h	Equivalente en mg/kg a 90 mg/kg c/12 h
> 1.4	40 c/12 h	40 c/8 h	60 c/8 h	90 c/12 h
> 1-1.4	30 c/12 h	30 c/8 h	45 c/8 h	70 c/12 h
> 0.8-1	20 c/12 h	35 c/12 h	50 c/12 h	50 c/12 h
> 0.6-0.8	35 c/24 h	25 c/12 h	40 c/12 h	80 c/24 h
> 0.5-0.6	25 c/24 h	40 c/24 h	60 c/24 h	60 c/24 h
> 0.4-0.5	20 c/24 h	35 c/24 h	50 c/24 h	50 c/24 h
< 0.4	NR	NR	NR	NR

NR, no recomendada.

TABLA 20-4	DOSIS DE MANTENIMIENTO DE FOSCARNET PARA PACIENTES CON FUNCIÓN RENAL ANÓMALA	
ClCr en (mL/min)/kg	Equivalente en mg/kg a 90 mg/kg una vez al día	Equivalente en mg/kg a 120 mg/kg una vez al día
> 1.4	90 c/24 h	120 c/24 h
> 1–1.4	70 c/24 h	90 c/24 h
> 0.8–1	50 c/24 h	65 c/24 h
> 0.6–0.8	80 c/48 h	105 c/48 h
> 0.5–0.6	60 c/48 h	80 c/48 h
≥ 0.4–0.5	50 c/48 h	65 c/48 h
< 0.4	NR	NR

NR, no recomendada.

para minimizar el riesgo de nefrotoxicidad. Antes de la primera dosis se debe administrar un total de 750-1 000 mL de solución salina isotónica o solución glucosada a 5%. Para dosis adicionales de 90-120 mg/kg, han de administrarse 750-1 000 mL de líquido con cada dosis; para cada dosis de 40-60 mg/kg, la administración simultánea de líquido debe ser de 500 mL. Se debe vigilar la función renal, los electrolitos y el HC al menos dos o tres veces por semana durante la fase de inducción y una vez cada 1 o 2 semanas en la de mantenimiento.
- El fármaco sólo se emplea en embarazadas cuando los potenciales beneficios superen los posibles riesgos. No se sabe si foscarnet se distribuye a través de la leche materna.

Ganciclovir

Potente inhibidor de la replicación del CMV, con concentraciones inhibidoras de 10 a > 50 veces menores que las de aciclovir para cepas de CMV. Ganciclovir también tiene actividad inhibidora contra VHS-1, VHS-2, VEB y VVZ.

Dosis y administración
- Para tratar la enfermedad por CMV, la dosis de inducción es de 5 mg/kg c/12 h durante 2 o 3 semanas, seguidos de una dosis de mantenimiento de 5 (mg/kg)/día i.v.; o 6 mg/kg i.v. 5 días/semana. También puede usarse la inyección intravítrea de ganciclovir para tratar la retinitis por CMV.
- *Dosis renal:*
  ○ ClCr 10-50 mL/min: 25-50% de la dosis c/24 h
  ○ ClCr < 10 mL/min: 25% de la dosis tres veces por semana
  ○ HD: 25% de la dosis después de cada sesión regular de diálisis (tres veces por semana)
  ○ DP: 25% de la dosis tres veces por semana
  ○ HDVVC: 1.25-2.5 mg/kg c/12-24 h

Información clave sobre control y seguridad
- El principal efecto secundario limitante de la dosis es la **mielodepresión**, que induce neutropenia en 15-40% de los pacientes, y trombocitopenia en 5-20%. Estos efectos suelen ser reversibles al cesar la administración del fármaco. Los recuentos de neutrófilos y plaquetas se obtienen cada 2 días, durante la pauta posológica de dos dosis diarias de ganciclovir, y al menos cada semana a continuación. El número de neutrófilos se controla a diario en pacientes que

hayan experimentado leucopenia previa. Ganciclovir no debe administrarse si el recuento de neutrófilos absoluto cae por debajo de 500 células/µL o el de plaquetas por debajo de 25 000/µL.

* Los potenciales **efectos secundarios para el SNC** (p. ej., cefalea, cambios conductuales, convulsiones y coma) pueden ocurrir en 5-15% de los pacientes. Otras reacciones adversas son flebitis relacionada con la infusión, azoemia, anemia, exantema, fiebre, anomalías en las PFH, náusea, vómito y eosinofilia.

* Ganciclovir sólo debe emplearse en el embarazo cuando el potencial beneficio supere al riesgo. No se sabe si se distribuye a través de la leche materna. Ante el riesgo potencial de reacciones adversas graves en lactantes alimentados con leche materna, se recomienda que las madres interrumpan la lactancia cuando toman el fármaco y que no la reanuden hasta ≥ 72 horas después de la última dosis.

Valaciclovir

Profármaco del aciclovir, presenta actividad antiviral limitada a los virus del herpes. Su máxima actividad es contra VHS-1, VHS-2 y VVZ.

Dosis y administración

* La dosis para tratar el herpes zóster es de 1 000 mg v.o. c/8 h durante 7 días, y para la infección genital por VHS es de 1 000 mg v.o. c/12 h durante 10 días para los episodios iniciales y 500 mg v.o. diarios durante 5 días para los recurrentes.

* *Dosis renal:*
  ○ ClCr 10-50 mL/min: dosis habitual c/12-24 h
  ○ ClCr < 10 mL/min: 500 mg c/24 h
  ○ HD: 500 mg c/24 h, con la dosis diaria después de la diálisis los días que corresponda
  ○ DP: 500 mg c/24 h
  ○ HDVVC: 500 mg c/24 h

Información clave sobre control y seguridad

Los efectos adversos son similares a los de aciclovir. En pacientes inmunodeprimidos tratados con dosis elevadas de valaciclovir se han dado casos de **púrpura trombocitopénica trombótica** con síndrome urémico hemolítico. La función renal debe controlarse al inicio del tratamiento y durante el mismo. Se debe vigilar la posible actividad convulsiva, en especial en pacientes tratados con dosis elevadas, en los afectados por disfunción renal y en antecedentes de convulsiones.

Valganciclovir

Profármaco de ganciclovir, es un potente inhibidor de la replicación del CMV. Ganciclovir también tiene actividad inhibidora contra VHS-1, VHS-2 y VVZ. Tiene gran biodisponibilidad y alcanza altas concentraciones séricas.

Dosis y administración

* Para tratar la retinitis por CMV activa en pacientes con función renal normal, la dosis de inducción es de 900 mg (dos comprimidos de 450 mg) dos veces al día durante 21 días, con alimentos. Después de la dosis de inducción, o en pacientes con retinitis por CMV inactiva, la dosis de mantenimiento recomendada es de 900 mg una vez al día, con alimentos.

* *Dosis renal:*
  ○ Ver tabla 20-5
  ○ HD/DP/HDVVC: en estas situaciones se aconseja evitar valganciclovir

Información clave sobre control y seguridad

Los efectos adversos son similares a los de ganciclovir. Otras reacciones adversas asociadas con valganciclovir son diarrea, náusea, vómito, dolor abdominal, cefalea y fiebre. Dado que valganciclovir se considera un potencial teratógeno y carcinógeno en humanos, tener precaución al manipular comprimidos partidos. Los comprimidos no deben partirse ni machacarse, y el contacto directo con comprimidos rotos se debe evitar.

TABLA 20-5	DOSIS RENAL DE VALGANCICLOVIR	
ClCr (mL/min)	Dosis de inducción	Dosis de mantenimiento
≥ 60	900 mg dos veces al día	900 mg al día
40-59	450 mg dos veces al día	450 mg al día
25-39	450 mg al día	450 mg c/2 días
10-24	450 mg c/2 días	450 mg dos veces por semana

FÁRMACOS ANTIGRIPALES

Oseltamivir

Fármaco inhibidor de la neuraminidasa **activo contra los virus de la gripe A y B**.

Dosis y administración
* La dosis de tratamiento recomendada para oseltamivir es de 75 mg v.o. c/12 h por un total de 5 días. El fármaco debe iniciarse **en las primeras 48 h del inicio de los síntomas.**
* *Dosis renal*:
  ◦ ClCr < 30 mL/min: 75 mg c/48 h
  ◦ HD: 30 mg tres o cuatro veces por semana
  ◦ DP: 30 mg una o dos veces por semana
  ◦ HDVVC: 75 mg c/12 h

Información clave sobre control y seguridad
Los principales efectos secundarios son náusea y vómito. Estos efectos adversos GI suelen manifestarse tras la primera dosis y se resuelven en 1 o 2 días con tratamiento continuo. Pueden reducirse al tomar el fármaco con alimentos. Oseltamivir sólo se debe emplear durante el embarazo cuando los potenciales beneficios superen los posibles riesgos. En estudios con animales se ha comprobado que tanto el profármaco como el fármaco activo se distribuyen a través de la leche materna. Se recomienda precaución en madres lactantes.

Peramivir

Inhibidor de la neuraminidasa intravenoso activo contra el virus de la influenza A y B. Está aprobado por la FDA para el tratamiento en una sola dosis de la **influenza aguda y no complicada** en adultos que han tenido síntomas por hasta 2 días. El agente no ha probado ser efectivo para la influenza grave que requiere hospitalización.

Dosis y administración
La dosis recomendada es de 600 mg i.v. como tratamiento de una sola dosis.

Información clave sobre control y seguridad
Los efectos adversos potenciales incluyen diarrea, **reacciones cutáneas**, alteraciones conductuales, neutrófilos < 1 000/µL, hiperglucemia, elevación de CPK y de las transaminasas hepáticas.

Zanamivir

Inhibidor de la neuraminidasa administrado por **inhalación**, activo contra los virus de la gripe A y B.

Dosis y administración
Zanamivir se administra mediante dos inhalaciones de polvo seco (5 mg/inhalación hasta un total de 10 mg) c/12 h para tratar las infecciones por gripe A y B. El disco laminado en el que se

presenta el fármaco se coloca en el dispositivo plástico de inhalación Diskhaler activado por la propia respiración. Se pincha una de las ampollas (blísters) del disco laminado y zanamivir se dispersa en la corriente de aire creada por la inhalación del paciente. Cada disco laminado contiene cuatro ampollas de 5 mg cada una, medicación suficiente para 1 día. La respuesta óptima al tratamiento se observa cuando la administración de zanamivir se inicia en los 2 primeros días desde el comienzo de los síntomas. En pacientes con insuficiencia renal o en diálisis no son necesarios ajustes de dosis.

Información clave sobre control y seguridad

En pacientes con enfermedad respiratoria subyacente se han comunicado casos de **broncoespasmo y reacciones de tipo alérgico**. En consecuencia, deben tenerse precauciones cuando zanamivir se administra a pacientes con afectación respiratoria subyacente, como asma o enfermedad pulmonar obstructiva crónica. A los pacientes con patologías respiratorias se les debe indicar tener a mano un broncodilatador de acción rápida cuando inhalen zanamivir y que interrumpan su uso y se pongan en contacto con su médico si experimentan empeoramiento de los síntomas respiratorios.

REFERENCIA

1. Bailey TC, Little JR, Littenberg B, et al. A meta-analysis of extended-interval dosing versus multiple daily dosing of aminoglycosides. *Clin Infect Dis.* 1997;24(5):786-795.

Optimización de antimicrobianos 21

Kevin Hsueh y Michael J. Durkin

INTRODUCCIÓN

Los antimicrobianos han cambiado de modo radical el paisaje de la enfermedad humana. Ahora es posible curar infecciones bacterianas antes mortales. Sin embargo, los antibióticos también se han convertido en los fármacos de mayor uso indebido en la medicina moderna. Estudios sugieren que hasta 50% del uso antimicrobiano es inapropiado.[1,2] Este mal uso no ha ocurrido sin consecuencias.[3] Las enterobacteriáceas resistentes a carbapenem, la gonorrea resistente a antibióticos, y la diseminación de la epidemia de la infección por *Clostridioides difficile* son, en parte, manifestaciones del abuso de antibióticos.[4] Una estrategia principal de respuesta a estas amenazas ha sido el desarrollo de la optimización antimicrobiana: un esfuerzo organizado por reducir el impacto adverso del uso antimicrobiano al optimizar el uso apropiado de los antibióticos. Este capítulo explica los principios y actividades centrales de la optimización de antimicrobianos.

PRINCIPIOS GENERALES

- **Tratamiento antimicrobiano apropiado:** una estrategia común de la utilización adecuada de los antibióticos son las 5 "D", que sirven para medir qué tan apropiado es el tratamiento:[5]
  - **Diagnóstico apropiado:** con frecuencia los antimicrobianos se usan en forma inapropiada para padecimientos no infecciosos o virales. Es esencial que los médicos identifiquen el **diagnóstico correcto** y determinen si los antibióticos serán benéficos para el paciente.
  - **Droga apropiada:** todos los antimicrobianos tienen un número limitado de organismos contra los que son efectivos, lo que se conoce como su espectro de actividad. A menudo tienen también limitaciones para su actividad, absorción, distribución, eliminación, reacciones adversas y parámetros farmacológicos que los hacen más o menos adecuados para ciertas infecciones y pacientes. La elección apropiada del fármaco intenta mantener una vigorosa **eficacia clínica** contra la infección indicada, mientras minimiza el riesgo de daño colateral. Esto suele significar elegir los antimicrobianos con el **espectro de actividad más estrecho** necesario para dirigirse al (los) organismo(s) en cuestión.
  - **Dosis apropiada:** los antimicrobianos suelen tener dosis recomendadas que corresponden a las mínimas concentraciones del fármaco en los tejidos necesarias para abordar cada indicación infecciosa. La elección apropiada de dosis y frecuencia maximiza la utilidad clínica y minimiza los efectos adversos del fármaco.
  - **Duración apropiada:** la duración apropiada del tratamiento antimicrobiano para cada indicación es la duración efectiva mínima necesaria para la cura o el control consistente de una infección. Estudios modernos han demostrado que las **duraciones más cortas** a menudo son tan efectivas como los tratamientos prolongados tradicionales. Por ejemplo, las investigaciones han revelado de manera consistente que los tratamientos de 5 días no son inferiores a los regímenes más largos en el tratamiento de la neumonía.[6]
  - **Desescalamiento apropiado:** los regímenes antimicrobianos iniciales son por lo común empíricos e incluyen antibióticos de amplio espectro. Sin embargo, a medida que el paciente mejora en la clínica y/o se obtienen datos de confirmación del diagnóstico, **los regímenes antibióticos con frecuencia pueden ser desescalados** a un antibiótico más específico, de espectro más estrecho.[7]

- **Programa de optimización de antimicrobianos** (PROA): un PROA es un grupo formal encargado de mejorar el uso antimicrobiano. En la actualidad, la mayoría de los hospitales en Estados Unidos tiene un PROA debido a los requerimientos regulatorios. Los PROA más establecidos comparten un liderazgo conjunto entre un médico y un farmacólogo. En los hospitales de cuidados agudos, estos programas deben integrarse a las operaciones hospitalarias.[9] Los *Centers for Disease Control and Prevention* (CDC) han definido siete elementos centrales que los programas de optimización deben tener para ser efectivos:[8]
- **Elementos centrales de los PROA hospitalarios**
  - **Compromiso con el liderazgo:** se requieren recursos humanos, financieros y de tecnología de la información dedicados para el éxito de un PROA.
  - **Confiabilidad:** un solo líder designado debe ser responsable de los resultados del programa.
  - **Experiencia y conocimiento farmacológico:** se requiere entrenamiento formal en enfermedades infecciosas y/u optimización antimicrobiana.
  - **Acción:** implementar intervenciones para mejorar el uso antimicrobiano debe ser una prioridad del PROA.
  - **Rastreo:** el PROA debe vigilar el uso antimicrobiano y sus resultados.
  - **Reporte:** las métricas del uso antibiótico deben compartirse con el personal y proveedores de salud adecuados.
  - **Educación:** es imperativa la educación del personal clínico acerca del uso apropiado y la resistencia antimicrobiana.

ESTRATEGIAS COMUNES DE OPTIMIZACIÓN

- Los esfuerzos para mejorar el uso antimicrobiano pueden dividirse en dos amplias categorías. **Apoyo a las decisiones**, o esfuerzos para guiar en forma transparente a los proveedores de salud en la forma adecuada de indicar antibioticos, e **intervención directa**, donde el programa de optimización interviene en casos específicos de uso antimicrobiano. Los campos implicados en las intervenciones de optimización incluyen enfermedades infecciosas, informática médica, epidemiología hospitalaria, farmacología, microbiología, enfermería y educación médica.[10]
- **El apoyo a la toma de decisiones** son intervenciones que tienen como objetivo alentar el uso apropiado de los antimicrobianos por parte de los proveedores sin una clara intervención caso por caso por parte de un programa de optimización. Las herramientas usadas por lo común en este rubro incluyen:
  - **Directrices institucionales:** los lineamientos sobre el uso de antimicrobianos puede tomar la forma de directrices específicas por infección, como una guía para la elección de antimicrobianos, dosis y duración de los padecimientos comunes (p. ej., neumonía adquirida en la comunidad, fiebre neutropénica).
  - **Antibiogramas:** los programas de optimización juegan un papel crítico en publicitar, desarrollar e interpretar antibiogramas que despliegan los patrones históricos de la resistencia bacteriana local para patógenos comunes.
  - **Reporte selectivo sobre los perfiles de resistencia:** la forma en que se reportan los resultados de la sensibilidad bacteriana puede influir en forma significativa en las decisiones de prescripción del proveedor. Una gama demasiado amplia de opciones puede obstaculizar la decisión, mientras que la inclusión de opciones subóptimas puede elevar la probabilidad de su selección. El reporte selectivo (llamado a veces reporte en cascada) minimiza los agentes reportados a un subgrupo de fármacos de espectro estrecho.[11]
  - **Apoyo a las decisiones computarizado:** es un gran subgrupo de apoyo a las decisiones, que incluye intervenciones que pretenden guiar a los proveedores para escribir prescripciones apropiadas de antimicrobianos al tiempo que los disuaden de su uso inapropiado.
    - **Grupos de prescripciones:** paquetes predefinidos de prescripciones, a menudo para una indicación específica (como neumonía), que actúan como directrices *in situ* para el proveedor, y definen los regímenes antimicrobianos apropiados. Suelen incorporar valores por defecto de dosificación o duración, lo que mejora la adherencia a las directrices clínicas.

- **Alertas específicas del padecimiento:** las intervenciones computarizadas que usan información contextual del paciente disparan alertas o acciones recomendadas. El tipo más básico de estas alertas son las advertencias de interacciones farmacológicas, que es una característica de casi todos los sistemas computarizados modernos de emisión de prescripciones.
  - **Pruebas diagnósticas rápidas:** las pruebas diagnósticas oportunas y/o en el punto de cuidado permiten a los médicos diseñar un tratamiento antimicrobiano más rápido. Por ejemplo, los resultados de procalcitonina pueden ayudar a reducir los antibióticos al diferenciar entre padecimientos bacterianos y virales.
- **Intervención directa:** las intervenciones de optimización clásicas establecen el objetivo específico en las prescripciones de antibióticos y pueden incluir:
  - **Restricción previa/preautorización:** esta intervención pide a los proveedores que consulten (u obtengan la autorización de) un servicio separado, para que el paciente reciba un antimicrobiano específico. Por lo común, el servicio consultado es un especialista en enfermedades infecciosas o un farmacólogo. El servicio que autoriza tiene a su cargo la evaluación rápida de si el fármaco requerido es apropiado para ese tratamiento y recomendar alternativas si están disponibles.
  - **Auditoría y realimentación prospectivas** (PAF, por sus siglas en inglés): implica que el equipo de optimización revise las prescripciones de antibióticos dentro de un tiempo tras hacer el pedido, a menudo entre 24-72 horas después. Se considera que PAF es una de las intervenciones centrales de optimización junto con la restricción previa, y puede complementarla o utilizarse solo.[12]
  - **Caducidad antimicrobiana:** esta intervención es una reevaluación obligatoria y periódica por parte del proveedor de la necesidad de aplicar un tratamiento antimicrobiano. Los medios electrónicos para implementar la reevaluación incluyen alertas que aparecen tras un periodo estándar y preestablecen límites para la duración de tratamientos antimicrobianos.
  - **Alertas de uso inapropiado:** estas alertas son banderas computarizadas que se disparan cuando ocurre una combinación específica de elementos en el expediente médico electrónico de un paciente. Las alertas comunes incluyen las que avisan de una cobertura anaerobia o betalactámica duplicada, y la vigilancia de prescripción de fármacos anti-*Stapylococcus aureus* resistente a la meticilina en pacientes en donde sólo se han aislado cultivos de *S. aureus* sensible a la meticilina.

MÉTRICAS DE RASTREO DE LA OPTIMIZACIÓN

- Uno de los deberes principales de un programa de optimización es el rastreo de patrones de uso de antimicrobianos y sus resultados asociados. Las métricas asociadas con los antimicrobianos rastreadas con frecuencia por un PROA caen en tres amplias categorías:[13]
- **Utilización de antimicrobianos:** es una medición de la cantidad de uso de antimicrobianos dentro de un contexto específico. Hay distintas formas de medir el uso de antimicrobianos:
  - **Días de terapia** (DT): esta métrica calcula la exposición antibiótica acumulada al estimar el número de días que un paciente ha recibido cualquier antibiótico específico. A menudo se conjunta con el denominador de días-paciente (número de días en que un paciente está en una ubicación en particular).
  - **Dosis diaria definida** (DDD): esta métrica calcula el uso de antibióticos con base en la cantidad física acumulada del fármaco utilizado dividida entre el estimado estandarizado del uso antibiótico diario individual "normal" según lo define la Organización Mundial de la Salud, para crear un estimado del número de pacientes ideales tratados por día.
- **Métricas del proceso de optimización:** al evaluar la eficacia de una intervención de optimización, un PROA debe depender sólo de las métricas de utilización antimicrobiana.
  - **Tasa de intervención:** es la métrica de proceso más básica para rastrear cualquier intervención; en su mayoría se aplica a intervenciones directas del PROA.
  - **Características de la intervención:** en el caso de muchas intervenciones, se requiere información detallada adicional acerca de los casos individuales para hacer un uso pleno de los datos. Las características adicionales útiles incluyen el antibiótico y la infección objetivo, el curso de acción recomendado y la tasa de éxito/aceptación.

- **Métricas de resultados:** son puntos de datos que pretenden medir los impactos secundarios de las intervenciones de optimización en el sistema médico. Las métricas de resultados más comunes usadas por los PROA incluyen:
  - **Pertinencia antimicrobiana:** suele medirse como un porcentaje de inicios antimicrobianos que son apropiados (o, por lo contrario, inapropiados) y pueden ser globales o específicos a fármacos o indicaciones.
  - **Costos:** el impacto de los esfuerzos de optimización antimicrobiana en los gastos médicos es uno de los resultados más comunes monitoreados por los programas de optimización.
  - **Microbiología:** las tasas de infección por *C. difficile* (ICD) están estrechamente ligadas a la utilización antimicrobiana, y un PROA efectivo puede ver una reducción de las tasas de ICD en el hospital.
  - **Resultados a nivel de paciente:** la mayoría de los hospitales monitorea la duración de la estancia, las tasas de readmisión y las tasas de mortalidad, y por lo tanto están disponibles para uso de los PROA.

REPORTE Y EDUCACIÓN DE LA OPTIMIZACIÓN

- El reporte de optimización para grupos de interés es una responsabilidad crucial de un PROA.
- **Reporte gubernamental:** recientemente, los CDC implementaron un sistema voluntario nacional de reporte y rastreo para los hospitales de todo el país, llamado Módulo de Resistencia y Uso Antimicrobiano (AUR, por sus siglas en inglés), que permite un amplio reporte de patrones de uso de antimicrobianos en los hospitales de cuidados agudos, así como de resistencia antimicrobiana por parte de los laboratorios de microbiología de los hospitales. El Módulo AUR incluye una herramienta de punto de referencia llamada **razón de administración antimicrobiana estandarizada** (SAAR, por sus siglas en inglés), que es uno de los primeros esfuerzos por comparar los patrones de uso de antimicrobianos.
- **Reporte de liderazgo:** se exige a los PROA que reporten su progreso al liderazgo del hospital, lo cual suele involucrar actualizaciones periódicas dentro de los comités hospitalarios.
- **Reporte individual:** un PROA dará realimentación frecuente a los proveedores específicos del hospital, grupos de proveedores o pabellones. Uno de los métodos de reporte más común es el punto de referencia, en el cual los proveedores o unidades se comparan con sus pares. El punto de referencia también se ha utilizado con éxito en entornos ambulatorios para mejorar la prescripción de antibióticos.[14]

REFERENCIAS

1. Scheckler WE, Bennett JV. Antibiotic usage in seven community hospitals. *JAMA*. 1970;213:264-267.
2. Braykov NP, Morgan DJ, Schweizer ML, et al. Assessment of empirical antibiotic therapy optimisation in six hospitals: an observational cohort study. *Lancet Infect Dis*. 2014;14:1220-1227.
3. Penicillin's finder assays its future: Sir Alexander Fleming says improved dosage method is needed to extend use other scientists praised self-medication decried. *The New York Times* [Internet]. June 26, 1945 [cited 2018 May 30]. Disponible en https://www.nytimes.com/1945/06/26/archives/penicillins-finder-assays-its-future-sir-alexander-fleming-says.html (último acceso 7/5/18).
4. Centers for Disease Control and Prevention (CDC). *Antibiotic Resistance Threats in the United States, 2013* [Internet]. Atlanta: CDC; 2013. Disponible en http://www.cdc.gov/drugresistance/threat-report-2013/pdf/ar-threats-2013-508.pdf (último acceso 7/5/18).
5. Doron S, Davidson LE. Antimicrobial Stewardship. *Mayo Clin Proc* 2011;86:1113-1123.
6. Uranga A, España PP, Bilbao A, et al. Duration of antibiotic treatment in community-acquired pneumonia: a multicenter randomized clinical trial. *JAMA Intern Med*. 2016;176:1257-1265.
7. Stevens DL, Bisno AL, Chambers HF, et al. Practice guidelines for the diagnosis and management of skin and soft tissue infections: 2014 update by the Infectious Diseases Society of America. *Clin Infect Dis*. 2014;59:e10-e52.

8. Pollack LA, Srinivasan A. Core elements of hospital antibiotic stewardship programs from the Centers for Disease Control and Prevention. *Clin Infect Dis.* 2014;59:S97-S100.

9. Dellit TH, Owens RC, McGowan JE, et al. Infectious Diseases Society of America and the Society for Healthcare Epidemiology of America guidelines for developing an institutional program to enhance antimicrobial stewardship. *Clin Infect Dis.* 2007;44:159-177.

10. Barlam TF, Cosgrove SE, Abbo LM, et al. Implementing an antibiotic stewardship program: guidelines by the Infectious Diseases Society of America and the Society for Healthcare Epidemiology of America. *Clin Infect Dis.* 2016;62:e51-e77.

11. McNulty CAM, Lasseter GM, Charlett A, et al. Does laboratory antibiotic susceptibility reporting influence primary care prescribing in urinary tract infection and other infections? *J Antimicrob Chemother.* 2011;66:1396-1404.

12. Doernberg SB, Abbo LM, Burdette SD, et al. Essential resources and strategies for antibiotic stewardship programs in the acute care setting. *Clin Infect Dis.* 2018;67(8):1168-1174. [Epub ahead of print].

13. Spivak ES, Cosgrove SE, Srinivasan A. Measuring appropriate antimicrobial use: attempts at opening the black box. *Clin Infect Dis.* 2016;63:1639-1644.

14. Linder JA, Meeker D, Fox CR, et al. Effects of behavioral interventions on inappropriate antibiotic prescribing in primary care 12 months after stopping interventions. *JAMA.* 2017;318:1391-1392.

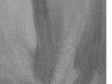

Lo que era antiguo es nuevo otra vez: arbovirus y fiebres hemorrágicas

22

Michael Tang y Steven J. Lawrence

Arbovirus

PRINCIPIOS GENERALES

- Los arbovirus son virus transmitidos por artrópodos.
- Los principales vectores son los mosquitos y las garrapatas.
  - *Aedes aegypti* y *A. albopictus* son los mosquitos vectores más importantes.
    - Pican de manera agresiva durante el día.
    - Prefieren los entornos urbanos.
    - Son raros en Estados Unidos, salvo por Florida, la Costa del Golfo y el Sudoeste.
  - La vigilancia de vectores es importante para controlar la enfermedad.
- La endemicidad se define por el rango geográfico de los vectores.
- Ocurren epidemias explosivas cuando se introducen por primera vez en una región.
- Los *Centers for Disease Control and Prevention* (CDC) son una excelente fuente para ver actualizaciones de las áreas con riesgo de transmisión.

DIAGNÓSTICO

Presentación clínica

- Son comunes la fiebre, el exantema y los dolores articulares/musculares.
- Deben considerarse las infecciones por arbovirus en viajeros que acaban de regresar de áreas endémicas.

Pruebas diagnósticas

- Es difícil la confirmación de un diagnóstico específico.
- Los departamentos locales de salud pública pueden ayudar con las pruebas.
- Hay pruebas de reacción en cadena de la polimerasa para algunas infecciones arbovirales para confirmar la infección actual.
- En general se confía en las pruebas serológicas en la convalecencia para confirmar una infección reciente. Es común la reactividad cruzada entre flavivirus, lo que dificulta el diagnóstico serológico.

TRATAMIENTO

El tratamiento es principalmente de apoyo y sintomático, porque no existen fármacos antivirales aprobados para las infecciones por arbovirus.

PREVENCIÓN

La clave de la prevención es evitar a los mosquitos cuando se está en áreas endémicas.

- Aplicar al menos 20% de N,N-dietil-meta-toluamida (DEET) en la piel expuesta
- Aplicar permetrina a la ropa
- Utilizar mosquiteras para dormir
- Reducir los criaderos de mosquitos eliminando el agua estancada

Virus del dengue

PRINCIPIOS GENERALES

Epidemiología

- Se calcula que ocurren 390 millones de infecciones por año en todo el mundo, aunque se desconoce la verdadera carga de la enfermedad.
- Es endémico en más de 100 países en Asia, el Pacífico, el continente americano, África y el Caribe.
- Se calcula que ocurren 500 000 casos de fiebre hemorrágica del dengue (FHD) al año, con 22 000 muertes, sobre todo en niños.[1]

Fisiopatología

- Es un virus ARN, de la familia Flaviviridae. Existen cuatro serotipos; la infección por un serotipo no protege de las otras.
- Los mosquitos *Aedes* son los vectores primarios.
- La trasmisión a través de trasplante de órganos, transfusiones sanguíneas y transmisión vertical materno-fetal es poco frecuente.
- Se aprecian FHD o síndrome de shock por dengue (SSD) en infecciones secundarias por serotipo diferente. El mecanismo se relaciona con resalte anticuerpo-dependiente de la infección viral en células que contienen receptores de Fc y aumento subsecuente de la permeabilidad capilar.[2]

Factores de riesgo

- Viajar a áreas endémicas de dengue.
- Los factores de riesgo para el dengue grave son juventud, género femenino, alto IMC, variante genética MHC de clase 1 e infección secundaria por serotipos diferentes.

DIAGNÓSTICO

Presentación clínica

- Se presentan síntomas inespecíficos (fiebre, cefalea, mialgias, exantema maculopapular o petequioso) después de un periodo de incubación de 3-7 días y duran 3-7 días. Son comunes las artralgias prominentes ("fiebre quebrantahuesos").
- Ocurre FHD/SSD tras la defervescencia en ~ 0.4% de los casos. Se presenta con sobrecarga de volumen, insuficiencia hepática, hemorragia mucosal, miocarditis, SIRA y encefalopatía.
- Tasa de fatalidad > 20% sin tratamiento, pero de ~ 2.5% al tratarse con medidas sintomáticas.[2]
- Hallazgos de laboratorio:
  - Pueden apreciarse trombocitopenia y leucopenia leves a moderadas con elevación moderada de las aminotransferasas (AST/ALT) en la fase febril inicial.
  - Los hallazgos comunes de la enfermedad grave incluyen hematocrito elevado, hipoalbuminemia, trombocitopenia grave, aPTT elevado y fibrógeno bajo.

Diagnóstico diferencial

Otras infecciones por arbovirus, sarampión, rubéola, enterovirus, adenovirus, influenza, tifoidea, paludismo, leptospirosis, hepatitis viral, enfermedad por rickettsias.

Criterios diagnósticos

Clasificación de la Organización Mundial de la Salud, 2009:[3]

- Viaje/exposición a áreas endémicas con fiebre y ≥ 2 de los siguientes:
  - Náusea y vómito
  - Exantema

- ○ Leucopenia
- ○ Cefalea, dolor ocular, muscular o articular
- ○ Prueba de torniquete positiva
- Dengue con signos de advertencia. Los criterios anteriores más cualquiera de los siguientes:
- ○ Dolor abdominal grave
- ○ Vómito persistente
- ○ Acumulación clínica de líquidos (ascitis/derrame pleural)
- ○ Sangrado de las mucosas
- ○ Crecimiento del hígado (> 2 cm)
- ○ Letargo
- ○ Aumento en el hematocrito con disminución en el recuento de plaquetas
- Dengue grave. Dengue con al menos uno de los siguientes:
- ○ Fuga de plasma, que provoca shock o acumulación de líquido con dificultad respiratoria
- ○ Hemorragia grave
- ○ Grave afectación orgánica, incluidos AST/ALT > 1 000, conciencia alterada o insuficiencia orgánica

Pruebas diagnósticas

- Reacción en cadena de la polimerasa para la infección activa.
- Pruebas serológicas agudas o en convalecencia para la infección reciente.
- Puede requerir consulta con el departamento de salud local o estatal.

TRATAMIENTO[2]

- Tratar los síntomas es clave, con el triaje de pacientes con base en la gravedad de la enfermedad.
- ○ Evite los antiinflamatorios no estoroideos (AINE) o el ácido acetil salicílico. Use acetominofén para controlar la fiebre.
- ○ Asegure una hidratación adecuada.
- ○ No hay indicación para esteroides o transfusión de plaquetas.
- Los pacientes en alto riesgo de complicaciones (embarazo, infancia, diabetes, mala situación socioeconómica, edad avanzada, insuficiencia renal) pueden requerir manejo hospitalario.
- El dengue grave requiere manejo en la UCI.
- ○ Vigilancia estrecha de los signos vitales, saturación de oxígeno y función renal y hepática.
- ○ Reemplazo agresivo de cristaloide IV aun en ausencia de hipotensión.
- ○ Pueden requerirse infusiones coloidales guiadas por hematocrito o transfusiones de paquete de eritrocitos.

PREVENCIÓN

- Tomar medidas para evitar a los mosquitos (ver "Arbovirus: principios generales").
- En algunos países hay vacuna contra el dengue, pero no está aprobada en Estados Unidos.

Virus del Zika

PRINCIPIOS GENERALES

Epidemiología

- Era una causa rara de enfermedad esporádica antes de 2007.
- Es endémico a muchos países africanos y del Sureste Asiático.
- Desde 2007 se han registrado grandes brotes en las Islas del Pacífico y Centro y Sudamérica, con gran parte de la población afectada (> 1 millón de personas en Brasil).[4]

Fisiopatología

- Virus ARN, de la familia Flaviviridae.
- El mosquito *Aedes* es el vector principal.
- Transmisión por causa diferente a mosquitos:
  - Transmisión vertical de una embarazada a su feto.
  - Transmisión sexual; puede encontrarse ARN viral en el esperma de algunos hombres por muchos meses después de la convalecencia.[5]
  - Transfusiones sanguíneas, en particular en áreas endémica o epidémica.
- El síndrome de Zika congénito se produce por infección transplacentaria de las células madre neuronales del progenitor fetal.

Factores de riesgo para el síndrome de Zika congénito

- La infección durante el primer trimestre de embarazo plantea un riesgo más alto, pero puede ocurrir a partir de infecciones más adelante en la gravidez.[5]

DIAGNÓSTICO

Presentación clínica

- La mayoría de las infecciones es asintomática.
- El periodo de incubación es de 3-14 días. Los síntomas comunes son fiebre, exantema maculopapular, conjuntivitis, artralgias (en especial de las articulaciones pequeñas) y cefalea. Los síntomas pueden durar días a semanas.
- El síndrome de Guillain-Barré es una complicación rara.[6]
- La infección congénita por Zika:[5]
  - Proviene de la infección fetal dentro del útero.
  - El espectro de la enfermedad va de microcefalia grave con cráneo parcialmente colapsado y graves retrasos en el desarrollo, a deficiencias de visión/audición y deformidades en extremidades.

Pruebas diagnósticas

- Las pruebas se recomiendan para pacientes con síntomas compatibles que puedan haber estado expuestos a Zika recientemente por viaje o contacto sexual.
- Las recomendaciones de las pruebas, en especial para las embarazadas, pueden cambiar a medida que se entienda mejor el síndrome de Zika congénito, haya cambios en la incidencia de Zika y nuevas opciones de pruebas diagnósticas. Visite el sitio web de CDC para las recomendaciones más actualizadas.
- Reacción en cadena de la polimerasa para la infección activa.
- Pruebas serológicas agudas y en la convalecencia para la infección reciente.
- Puede requerir una consulta con el departamento de salud local o estatal.

TRATAMIENTO

- No existe un tratamiento antiviral específico para la enfermedad por virus de Zika.
- Se recomienda reposo, líquidos, analgésicos y antipiréticos según sea necesario.
- Evitar el uso de AINE o ácido acetil salicílico hasta que se haya descartado el dengue.
- Protegerse contra la exposición a los mosquitos durante la primera semana de enfermedad para prevenir la transmisión local.

PREVENCIÓN

Tomar medidas para evitar a los mosquitos (ver "Arbovirus: principios generales").

Virus del Nilo Occidental

PRINCIPIOS GENERALES

Epidemiología

- Está muy diseminado en el continente americano, el Medio Oriente, África, el sur de Asia y Australia.[7]
- Ha aparecido en todo Estados Unidos continental.
- La incidencia varía de un año a otro.

Fisiopatología

- Virus ARN de la familia Flaviviridae.
- Los mosquitos culex son el vector principal. Son más activos en el crepúsculo y más comunes en áreas boscosas.
- La transmisión ocurre rara vez a través de trasplantes de órganos.
- La transmisión por transfusión sanguínea casi se ha erradicado con las pruebas sanguíneas universales.
- La enfermedad neuroinvasiva se presenta en un estimado de 1/150 casos.[8] No está claro el mecanismo de entrada para esta enfermedad.

Factores de riesgo

Para la enfermedad neuroinvasiva. los factores de riesgo son: edad mayor a 60 años, neoplasias malignas, diabetes, hipertensión, enfermedad renal crónica y la etapa postransplante, que aumentan el riesgo de enfermedad neurológica grave.

DIAGNÓSTICO

Presentación clínica

- La mayoría de las infecciones es asintomática.
- La incubación es de 2-14 días; puede ser más prolongada en pacientes inmunodeprimidos.
- De los casos, 20% cursa con fiebre, cefalea, dolores corporales, dolor articular con o sin exantema. Puede haber un curso prolongado de fatiga y debilidad.
- La enfermedad grave se presenta en menos de 1% de los pacientes.
  - Meningitis: cefalea, rigidez de la nuca
  - Encefalitis: confusión, temblores, convulsiones, obnubilación
  - Parálisis: debilidad flácida asimétrica similar a la poliomielitis
  - Hallazgos en el líquido cefalorraquídeo (LCR): pleocitosis linfocítica
  - Hallazgos cerebrales con la RM: anomalías normales o variables en los ganglios basales, tálamo, tallo cerebral o columna vertebral anterior
  - Tasa de fatalidad ~ 10% (más alta para encefalitis)
  - A largo plazo son comunes las secuelas en los supervivientes

Pruebas diagnósticas

- Anticuerpos IgM específicos para el virus del Nilo Occidental en suero o LCR.
  - Detectables 3-8 días después del inicio de la enfermedad, y persisten hasta por 90 días.[8]
  - Falsos positivos con encefalitis de San Luis o infección por dengue recientes, o vacunación reciente contra la fiebre amarilla.
- Pueden hacerse pruebas de reacción en cadena de la polimerasa en LCR, sangre y tejidos en la enfermedad temprana en los laboratorios de salud públicos estatales o los CDC, pero su sensibilidad es limitada.[7]

TRATAMIENTO

- No existen antivirales específicos. No está claro el beneficio de interferón, IGIV o corticosteroides.
- Atención de apoyo:
  - Hidratación y control del dolor.
  - En pacientes con encefalitis, se deben vigilar el aumento de la presión intracraneal y las convulsiones.
  - Los pacientes con encefalitis y poliomelitis deben vigilarse para proteger las vías aéreas y detectar la insuficiencia respiratoria neuromuscular.

PREVENCIÓN

Tomar medidas para evitar a los mosquitos (ver "Arbovirus: principios generales").

Chikungunya

PRINCIPIO GENERALES

Epidemiología

- Es endémica, con epidemias frecuentes en el sur y sureste de Asia, África, y algunos países del sur de Europa.
- Fue introducida al continente americano en 2014, con epidemias explosivas en muchos países de Centro y Sudamérica.

Fisiopatología

- Alfavirus ARN perteneciente a la familia Togaviridae.
- Los mosquitos *Aedes* son los principales vectores.
- Es rara la transmisión por otro medio que no sean mosquitos. La transmisión vertical es poco frecuente y está muy limitada a mujeres que son virémicas en el momento del parto, pero no hay evidencia de transmisión a través de la leche materna.

Factores de riesgo

- Quienes están en alto riesgo de enfermedad grave son los neonatos expuestos en el parto, los adultos mayores y personas con hipertensión, diabetes y enfermedad cardiovascular.
- Las muertes son poco frecuentes y por lo general sólo ocurren en los adultos mayores.

DIAGNÓSTICO

Presentación clínica[9]

- La incubación es de 3-7 días. Una minoría de las infecciones es asintomática.
- Son comunes la fiebre, el exantema maculopapular, las poliartralgias simétricas graves de las articulaciones distales, cefalea, fatiga y linfadenopatía, y persisten ~ 1 semana.
- Hallazgos de laboratorio: leucopenia, trombocitopenia, hipocalcemia, transaminitis moderada.
- Artritis poliarticular distal prolongada semejante a AR en las pequeñas articulaciones.[10]
  - Ocurre en ~ 25% de los casos
  - No responde a los esteroides
  - Puede tener una asociación con HLA B27
- Las complicaciones raras incluyen miocarditis, meningoencefalitis, hemorragia, síndrome de Guillain-Barré, parálisis flácida aguda, uveítis y retinitis.
- Infección neonatal: enfermedad neurológica, hemorragia, enfermedad miocárdica.

Pruebas diagnósticas

- Puede usar reacción en cadena de polimerasa en la primera semana para confirmar infección aguda.
- Pruebas serológicas agudas y en convalecencia para la infección reciente.
- Puede requerir consulta con el departamento de salud estatal o local.

TRATAMIENTO

- Tratamiento sintomático con reposo, líquidos y AINE.
- Protegerse de la exposición a los mosquitos durante la primera semana de enfermedad para evitar la transmisión local.

PREVENCIÓN

Tomar medidas para evitar a los mosquitos (ver "Arbovirus: principios generales").

Fiebre amarilla

PRINCIPIOS GENERALES

Epidemiología[11]

Es endémica, con grandes epidemias ocasionales en varios países de África y Sudamérica, con un riesgo 20-30 veces mayor en las naciones africanas.

Fisiopatología

- Virus ARN de la familia Flaviviridae.
- Los mosquitos *Aedes* y Haemagogus son los vectores principales.

Factores de riesgo

- Se sospecha una sensibilidad aumentada en pacientes caucásicos.[11]
- Los pacientes inmunodeprimidos tienen un riesgo más alto de enfermedad grave.

DIAGNÓSTICO

Presentación clínica

- El periodo de incubación es de 3-6 días.
- La mayoría de las infecciones por el virus de la fiebre amarilla es asintomática o leve.
- Se presenta inicio súbito de fiebre alta, cefalea, escalofríos, dolor lumbar, dolores corporales, náusea, vómito, fatiga y debilidad por ~ 3 días.
- Bradicardia relacionada con temperatura corporal elevada (signo de Faget), es un hallazgo común.
- También puede haber TP y TTP elevados, trombocitopenia e hiperbilirrubinemia. Las transaminasas pueden estar elevadas durante meses.
- De los pacientes, 15% desarrolla enfermedad grave.
  - Náusea, vómito, dolor epigástrico, ictericia, encefalopatía y shock.
  - Son probables las manifestaciones hemorrágicas (p. ej. hematemesis, melena, hematuria, equimosis, epistaxis).
  - La tasa de fatalidad para los pacientes con enfermedad grave es de 20-50%.

Pruebas diagnósticas[12]

- Usar reacción en cadena de polimerasa los primeros días para confirmar infección aguda.
- Pruebas serológicas agudas y en convalecencia para la infección reciente. Falsos positivos derivados de vacunación previa u otras infecciones por flavivirus.
- Puede requerir consulta con el departamento de salud local o estatal.

TRATAMIENTO

- No existe un tratamiento antiviral específico.
- El tratamiento sintomático es con líquidos, reposo y antipiréticos. Evitar los AINE, que pueden aumentar el riesgo de sangrado.
- Protegerse de exposición a los mosquitos durante los primeros 5 días de enfermedad para evitar la transmisión local.

PREVENCIÓN[12]

- Vacuna con virus vivos atenuados.
  - Se recomienda para personas > 9 meses que viajan a o viven en áreas de riesgo de transmisión en Sudamérica y África.
  - Puede requerirse la vacuna para entrar a ciertos países.
  - La protección es de por vida en la mayoría de pacientes, aunque se pueden necesitar refuerzos.
  - Contraindicada en pacientes inmunodeprimidos.
  - Los efectos adversos raros incluyen enfermedad viscerotrópica (1/250 000) y enfermedad neurológica (1/125 000) asociadas con la vacuna contra la fiebre amarilla.
- Tomar medidas para evitar a los mosquitos (ver "Arbovirus: principios generales").

Virus de fiebre hemorrágica

Virus Ébola

PRINCIPIOS GENERALES

Epidemiología

- Descubierto en 1976 en la República Democrática del Congo.
- Sucedieron brotes esporádicos en África Central que involucraron < 500 casos.
- De 2014 a 2016, la epidemia en África Occidental tuvo > 28 000 casos y > 11 000 muertes.[13]
- Se han aislado casos raros en Estados Unidos en viajeros recientes y trabajadores de la salud provenientes de áreas epidémicas o que se involucraron en el cuidado de pacientes infectados.

Fisiopatología

- Virus ARN perteneciente a la familia Filovirus.
- El virus de Marburgo es un filovirus estrechamente relacionado que causa una enfermedad similar a la enfermedad por virus Ébola (EVE).
- Transmisión:
  - Contacto directo con la sangre o los fluidos corporales de humanos o animales infectados.
  - El índice de casos epidémicos suele asociarse con la carne de caza salvaje.
  - Los pacientes no son infecciosos antes del inicio de los síntomas.
  - Es posible la transmisión sexual: las partículas virales pueden persistir en el semen > 12 meses después del inicio de los síntomas.[14]
- El virus puede persistir en otros sitios inmunoprivilegiados, como ojo y SNC. Se asocia con una recaída rara de la enfermedad sintomática en estos sitios meses tras la convalecencia.

Factores de riesgo

Cualquier exposición a sangre o fluidos corporales de pacientes o animales infectados con el virus.

- Personal del cuidado de la salud
- Contactos familiares estrechos
- Personas involucradas en los rituales fúnebres tradicionales[15]

DIAGNÓSTICO

Presentación clínica[16]

- El periodo de incubación es de 2-21 días.
- EVE:
  - Inicial: fiebre no específica, cefalea, exantema, dolor abdominal, mialgias
  - Es común la fase GI: vómito grave, diarrea en grandes volúmenes, deshidratación
  - Fiebre hemorrágica: 18% con sangrado o moretones
  - Enfermedad neurológica ocasional: encefalopatía, convulsiones
  - Hallazgos de laboratorio: leucopenia, trombocitopenia, transaminitis, anemia, coagulación intravascular diseminada (CID), insuficiencia renal y anomalías electrolíticas
  - La tasa de fatalidad varía de 20% en instalaciones avanzadas de cuidados a la salud a > 70% en instalaciones de cuidado mínimas.

Pruebas diagnósticas

- La reacción en cadena de polimerasa tiene alta sensibilidad para infección activa y predice riesgo de contagio.
- Es necesaria la consulta con el departamento de salud pública local o estatal si existe sospecha de EVE.

TRATAMIENTO

- Los cuidados de apoyo con atención a la hidratación agresiva y la repleción electrolítica, así como el tratamiento sintomático, han demostrado mejorar de manera significativa la supervivencia.
- Se han probado varios agentes antivirales experimentales, pero ninguno ha sido aprobado.

PREVENCIÓN

- La participación de la comunidad es clave para controlar con éxito los brotes, incluyendo manejo de casos, prácticas de prevención y control de la infección, vigilancia y rastreo de contactos. El uso apropiado de equipo protector personal de alto nivel es crucial para la segura atención médica de los pacientes con EVE.
- Los supervivientes masculinos deben usar condones hasta obtener dos pruebas de semen negativas por reacción en cadena de polimerasa separadas cuando menos 1 semana entre sí.
- Una vacuna, rVSV-ZBOV, ha demostrado su efectividad en prevenir la infección a través de un ensayo de vacunación en anillo en un brote en Guinea y Sierra Leona.[17]

REFERENCIAS

1. Dengue. https://www.cdc.gov/dengue/index.html. Acceso 10/12/2017.
2. Simmons CP, Farrar JJ, Nguyen vV, Wills B. Dengue. *N Engl J Med*. 2012;366(15):1423-1432. doi:10.1056/NEJMra1110265.
3. World Health Organization. *Dengue: Guidelines for Diagnosis, Treatment, Prevention and Control*; 2009. Disponible en http://www.who.int/tdr/publications/documents/dengue-diagnosis.pdf (último acceso 6/15/18).
4. Zika virus spreads to new areas – region of the Americas, May 2015–January 2016. *MMWR Morb Mortal Wkly Rep*. 2016;65:55-58.
5. Petersen LR, Jamieson DJ, Powers AM, Honein MA. Zika virus. *N Engl J Med*. 2016;374(16):1552-1563. doi:10.1056/NEJMra1602113.
6. Cao-Lormeau VM, Blake A, Mons S, et al. Guillain-Barré syndrome outbreak associated with Zika virus infection in French Polynesia: a case-control study. *Lancet*. 2016;387(10027):1531. [Epub 2016 March 2].
7. West Nile Virus: Information for Health Care Providers. https://www.cdc.gov/westnile/healthcare-providers/index.html. Acceso 10/12/2017.

8. Peterson LR, Brault AC, Nasci RS. West Nile virus: review of the literature. *JAMA*. 2013;310(3): 308-315. doi:10.1001/jama.2013.8042.

9. Staples J, Breiman RF, Powers AM. Chikungunya fever: an epidemiological review of an re-emerging infectious disease. *Clin Infect Dis*. 2009;49(6):942-948.

10. Rodríguez-Morales AJ, Cardona-Ospina JA, Fernanda Urbano-Garzón S, Sebastian Hurtado-Zapata J. Prevalence of post-chikungunya infection chronic inflammatory arthritis: a systematic review and meta-analysis. *Arthritis Care Res (Hoboken)*. 2016;68(12):1849.

11. Monath TP, Vasconcelos PF. Yellow fever. *J Clin Virol*. 2015;64.

12. Yellow Fever. https://www.cdc.gov/yellowfever/index.html. Acceso 10/12/2017.

13. CDC: Ebola. https://www.cdc.gov/vhf/ebola/index.html. Acceso 10/12/2017.

14. Diallo B, Sissoko D, Loman NJ, et al. Resurgence of Ebola virus disease in Guinea linked to a survivor with virus persistence in seminal fluid for more than 500 days. *Clin Infect Dis*. 2016;63(10):1353. [Epub 2016 septiembre 1].

15. Ebola transmission linked to a single traditional funeral ceremony – Kissidougou, Guinea, diciembre, 2014–enero 2015. *Morb Mortal Wkly Rep*. 2014;64:386-388.

16. CDC – Ebola Virus Disease (EVD) Information for Clinicians in U.S. Healthcare Settings. https://www.cdc.gov/vhf/ebola/healthcare-us/preparing/clinicians.html. Acceso 12/1/2017.

17. Henao-Restrepo AM, Longini IM, Egger M et al. Efficacy and effectiveness of an rVSV-vectored vaccine in preventing Ebola virus disease: final results from the Guinea ring vaccination, open-label, cluster-randomised trial. *Lancet*. 2017;389(10068):505-518.

Índice

Nota: los números de página seguidos de "f" y "t" hacen referencia a figuras y tablas, respectivamente.